무엇을
먹을
것인가

• 일러두기

1. 원서의 'plant-based diet'를 식물식으로, 'wholefood, plant-based diet; WFPB diet'를 자연식물식으로
   번역했다.

2. 인명 및 지명은 국립국어원의 외래어 표기법을 따랐다.

3. 본문에 나온 도서 중 국내 출간 번역서는 영문 원제 없이 출판사와 출간연도를 병기했으며, 미출간 도서는
   영문을 병기했다.
   예: 『당신이 병드는 이유』(열린과학, 2016), 『팔레오 식이요법The Paleo Diet』

4. 단행본은 겹낫표(『 』), 신문 · 잡지는 겹꺾쇠표(《 》), 논문 · 보고서 · 영화 등은 홑꺾쇠표(〈 〉)로 표기했다.

THE
CHINA STUDY

무엇을
먹을
것인가

콜린 캠벨 · 토마스 캠벨 지음

유자화 · 홍원표 옮김 | 이의철(전문의) 감수

열린
과학

추천의 글

과학적인 연구와 수많은 통계가 탄탄하게 뒷받침된, 건강한 생활을 위한 기본으로 채식에 대한 근거들이 이보다 설득력 있게 제시된 적은 없다.

– 브래들리 사울Bradly Saul, 오가닉애슬리트닷컴OrganicAthlete.com

지난 75년간 출간된 영양과 건강에 관한 책 가운데 가장 중요한 책이다. 모든 사람이 반드시 읽어야 하고, 대학에서 가르치는 영양학 프로그램의 모델이 되어야 한다. 이 책은 전율할 정도로 놀랍고 감동적이며 과학적인 결론은 아름답기까지 하다. 캠벨 박사의 영양학에 대한 헌신과 성실함이 책 사이사이에서 빛을 발한다.

– 데이비드 클라인David Klein, 《리빙 뉴트리션 매거진Living Nutrition Magazine》 발행인 겸 편집자

캠벨 박사의 연구는 중국의 2,400개가 넘는 지역에서 식생활과 암으로 인한 사망률 사이의 관계를 조사한 것으로, 역사에 길이 남을 연구이자 식습관이 영양과 건강에 미치는 의미와 중요성을 탐구한 기념비적인 업적이다. 콜린 캠벨 박사와 그의 아들 토마스 캠벨은 폭넓게 들여다볼 만한 예리하고 도발적인 책을 저술했다.

– 프랭크 로데스Frank Rhodes, 전前 코넬대 총장

캠벨의 책은 엄청난 사실을 말해주는 동시에 흥미진진한 재미를 더해준다. 그는 식생활과 질병 사이의 관계를 파헤쳐 놀라운 결론을

내놓았다. 이 책은 우리 모두가 알아야 할 이야기를 담고 있다.

이 책에는 의사, 과학자 그리고 건강에 관심 있는 독자들이 오랫동안 추구한 해답을 제시하는 획기적인 연구 결과가 담겨 있다. 수십년 동안 심혈을 기울인 조사를 토대로 가장 중요한 영양에 관한 의문을 파헤쳐 놀라운 해답을 내놓았다. 진짜 암을 유발하는 것은 무엇일까? 어떻게 생명을 연장할 수 있을까? 전염병처럼 번지는 비만을 어떻게 잠재울 수 있을까? 이 책은 탄탄하고 설득력 있는 근거를 기반으로 일시적인 유행 식이요법을 단숨에 날려버린다. 세계에서 가장 존경받는 영양학 권위자가 확실한 메시지를 담아 멋지게 써낸 이 책은 우리가 건강을 이해하는 데 있어 중요한 전환점이 될 것이다.

돌림병처럼 번지는 비만에 처한 사람, 건강에 관심 있는 사람 그리고 비틀거리는 서구 식생활 환경과 사회적인 영향을 우려하는 사람은 모두 캠벨의 책에서 현명하고 실질적인 해결 방안을 찾을 수 있을 것이다.

영양학 분야의 모든 사람은 누구나 이 분야의 거장 캠벨 박사의 어깨에 서 있다.『무엇을 먹을 것인가』는 지금까지 나온 영양에 관한 책 중 가장 중요한 책이다. 이 책을 읽는 것은 당신의 생명을 구하는 일이다.

– 딘 오니시Dean Ornish, 예방의학연구소PMRI 창립자, 캘리포니아 의과대학 임상교수,
클린턴 전 대통령 주치의

이 책은 심장질환, 암 그리고 서구병을 식습관 개선으로 예방할 수 있다는 근거를 가장 설득력 있게 제시하고 있다. 선진국뿐 아니라 경제 발전과 생활방식에서 급속한 변화를 겪고 있는 사람들이 반드시 읽어야 할 책이다.

– 준시 첸Junshi Chen, 중국 질병통제 및 예방센터 소장

캠벨 박사의 책은 건강과 식생활 사이의 중요한 연관성을 이해하고 설명하려는 노력과 연구 과정에 얽힌 감동적이고 통찰력 있는 역사를 보여준다. 캠벨 박사는 영양학에 관한 최고의 전문가다. 그는 연구를 시작한 이래 음식과 암 사이의 연관성을 조사하는 데 앞장섰으며, 이런 노력은 미국 국립과학원NAS의 〈식습관, 영양, 그리고 암에 관한 보고서〉와 미국암연구소AICR의 보고서인 〈식품, 영양, 그리고 암의 예방: 세계적인 시각〉에서 계속되었다. 그 결과 그는 문제의 모든 측면을 조명할 수 있었다. 캠벨 박사가 30년 전부터 시작한 위대

한 연구 덕분에 미국암연구소는 암의 위험을 낮추기 위해 식물식 생활을 하라고 권고한다.

— 마릴린 젠트리Marilyn Gentry, 미국암연구소 회장

이 책은 과학적인 근거를 토대로 현대의 식습관과 생활방식 그리고 의약품과 의학적 오류를 분석했으며 이런 잘못을 바로잡기 위한 해결책을 제시한다. 〈중국 연구The Chine Study〉를 통해 얻은 교훈은 건강을 지키고 풍요병의 위험을 낮추기 위해 합리적 근거를 들어 자연식물식을 해야 한다는 사실을 강조한다.

— 수시마 팔머Sushma Palmer, 미국국립과학원 식품 및 영양위원회 사무국장

이 책은 잘 쓰였을 뿐 아니라 우리에게 무척 도움이 되는 의미 있는 책이다. 캠벨 박사의 연구는 혁명적이면서도 전달하는 메시지가 분명하다. 나는 용기와 지혜가 담긴 이 책을 통해 엄청나게 많은 것을 배웠다. 당신이 아침으로 베이컨과 달걀을 원하고 콜레스테롤 저하제를 복용하고 싶다면, 그것은 당신의 권리다. 하지만 당신이 정말로 자신의 건강을 책임지고 싶다면 이 책을 읽어라, 지금 당장! 이 특별한 지침서의 조언에 주의를 기울인다면 당신의 몸은 평생 동안 날마다 감사할 것이다.

— 존 로빈스John Robbins, 베스트셀러 『육식, 건강을 망치고 세상을 망친다 (아름드리미디어, 2000)』의 저자

이런 책은 쉽게 만날 수 없다. 마침내 세계적으로 유명한 영양학자가 식생활과 건강에 관한 진실을 모든 사람이 쉽게 이해할 수 있도록 설명해주었다. 이것은 우리 모두가 알아야 할 놀라운 사실이다. 캠벨 박사는 그의 뛰어난 연구에서 얻은 지혜를 우리에게 전해준다. 가족과 자신을 위해 건강에 이르는 길을 찾으려고 애쓰지만 혼란을 느끼는 사람이라면 이 책에서 소중한 답을 얻게 될 것이다. 놓치지 마라!

- 더글러스 J. 리슬Douglas J. Lisle · 앨런 골드해머Alan Goldhamer,
『쾌락의 함정: 건강과 행복을 해치는 숨어 있는 적을 정복하기The Pleasure Trap: Mastering the Hidden Force that Undermines Health & Happiness』의 저자

아주 많은 식이요법과 건강에 관한 책들이 혼란을 부추기는 조언을 담고 있지만 무엇인가를 팔고자 하는 의도 한 가지만큼은 공통적이다. 캠벨 박사의 유일한 의도는 진실이다. 유명한 코넬대 교수 캠벨 박사는 영양학의 아인슈타인이다. 이 책은 의심스러운 동시에 근거도 없는 존 식이요법, 앳킨스 식이요법, 무설탕 식이요법, 그 외의 다른 유행 식이요법 책과는 달리 중요한 과학적 연구를 기반으로 한다. 캠벨 박사는 평생 동안 연구한 결과를 이해하기 쉽고 재미있게 썼다. 이 책을 읽어보라. 내가 이렇게 말하는 이유를 곧 알게 될 것이다.

- 제프 넬슨Jeff Nelson, 세계에서 방문객이 가장 많은 식품 관련 웹사이트 Vegsource.com 회장

무엇을 먹을 것인가

건강, 업무 능력의 향상, 그리고 성공을 원한다면 즉시 이 책을 읽으라. 드디어 우리에게 단백질이 얼마나 필요하고, 어디서 얻어야 하는지 알려주는 과학적이고 객관적인 지침서가 나왔다. 이 연구 결과가 미칠 영향은 상상할 수 없을 정도로 크다.

— 존 알렌 몰렌하우어John Allen Mollenhauer,
마이트레이너닷컴MyTrainer.com 및 뉴트리언트리치닷컴NutrientRich.com 창업자

더 오래 건강하고 행복한 삶을 살고 싶지만 어디서부터 시작해야 할지 모르겠는가? 이 책은 '건강 지키기'라는 100만 개 이상의 신호를 보낸다. 그것은 분명 새로운 논의를 시작하게 할 것이다. 하지만 그보다 더 많은, 다른 삶을 시작하고자 하는 누구에게나 새로운 지평을 열어줄 것이다.

— 비테니스 안드리우카이티스vytenis andriukaitis, 유럽연합EU 보건 · 식품안전 담당 집행위원

감사의 글

　처음 구상에서부터 마지막 형태를 갖추기까지 이 책이 나오는 데는 오랜 시간이 걸렸다. 그러나 마지막 3년 동안 구체적인 모양을 갖추기 시작했다. 내 평생의 사랑이자 43년 동안 아내로 곁에 있어준 캐런 덕분이다. 나도 이 일을 이루기 원했지만 캐런은 나보다 더 많이 원했다. 캐런은 이 세상의 아이들을 위해서 반드시 이 책을 내놓아야 한다고 했다. 캐런은 이 책에 최선을 다해야 한다고 나를 구슬리고, 등을 떠밀고, 고집을 부렸다. 원고를 일일이 읽어 보고, 내용을 수정하려고 몇 번씩이나 확인했다. 나의 다섯 아이 중 막내인 톰과 함께 이 책을 쓰라고 제안한 것도 캐런이었다. 톰의 글쓰기 능력, 명확하게 메시지를 전달하는 정확성, 내용을 빨리 터득하는 이해력 덕분에 가능한 일이었다. 또한 다른 아들과 딸들은 언제나 나를 격려해 주었으며, 그들의 사랑과 지지는 말로 형용할 수 없을 정도였다. 내가 빚을 진 또 다른 가족이 있다. 나와 함께 일한 똑똑한 학부 학생들, 대학원 석박사 과정 학생들, 박사후 과정의 연구진들, 동료 전문가들은 내게 보석 같은 존재들이다. 하지만 유감스럽게도 이 책에는 그들이 발견한 내용의 일부만 언급되었다.

　많은 친구와 동료가 세심하게 원고를 읽어 주고 진지한 조언으로 많은 도움을 주었다. 넬슨 캠벨, 론 캠벨, 켄트 캐롤, 안토니아 데마스, 마크 엡스타인, 존 퍼거와 마사 퍼거, 킴벌리 카단, 도그 레슬리, 존 로빈스, 폴 손

트롭, 글렌 예페스가 있다. 그 외에도 많은 조언과 여러 방식으로 도움을 준 이들로 닐 버나드, 조디 블랭코, 준시 첸, 로버트 굿랜드, 마이클 제이콥슨, 테드 랑게, 하워드 리먼, 밥 메코이, 존 알렌 몰렌 하우어, 제프 넬슨, 수시마 팔머, 제프 프린스, 프랭크 로즈, 밥 리처드슨, 그리고 캐시 워드가 있다.

물론 서투른 글을 읽기 쉽도록 고쳐준 리아 윌슨을 비롯해 글렌 예페스, 샤나 코게이, 메건 쿡켈먼, 로라 왓킨스를 비롯한 벤벨라 출판사의 모든 직원에게도 감사드린다. 더불어 켄트 캐롤의 뛰어난 편집 덕분에 전문적인 내용들이 명확하고 쉽게 전달될 수 있었다.

이 책의 핵심은 중국 연구가 많은 부분을 차지하고 있다. 베이징의 준시 첸과 준야오 리, 영국 옥스퍼드대학교의 리처드 페토와 질리안 보어햄, 그리고 코넬대학교의 린다 영맨, 마틴 루트와 바누 파피아처럼 훌륭한 지도력과 헌신적인 노력이 없었다면 중국에서의 실질적인 연구는 이루어지지 못했을 것이다. 준시 첸은 중국에서 국가적인 연구를 수행하는 동시에 200명이 넘는 전문가들을 지도했다. 나는 그가 전문가로서뿐만 아니라 개인적으로 보여준 인품에 큰 감명을 받았다. 그의 연구와 인품은 이 세상을 더 나은 곳으로 만들어주었다.

또한 이 연구에 함께 참여했던 두 의사 콜드웰 에셀스틴 주니어와 존 맥두걸에게도 감사를 드린다. 그들의 헌신과 용기는 감동적인 것이었다.

이 모든 일은 나의 부모님인 톰 캠벨과 베티 캠벨로 인해 시작되었고, 그분들 덕택에 가능했으므로 이 책을 그분들께 바치고 싶다. 나와 우리 형제들을 향한 두 분의 사랑과 헌신은 우리가 꿈꾸었던 것보다 훨씬 많은 기회를 만들면서 살아갈 힘을 주었다.

마지막으로 나는 세금을 내는 미국 시민과 독자들에게 감사를 드리고 싶다. 당신은 40년 이상 나의 연구 자금을 지원했다. 이제 내가 얻은 교훈을 알려줌으로써 그동안 진 빚을 갚고자 한다.

– 콜린 캠벨

앞서 언급된 분들 외에 부모님께 감사드린다. 이 책에 참여할 수 있었던 것은 부모님으로부터 받은 평생의 선물이었다. 훌륭한 선생님, 지지자, 힘을 북돋아주는 부모님이 계신다는 것은 이루 말할 수 없는 행운이다.

– 토마스 캠벨

무엇을 먹을 것인가

초판에서 '내 생각을 깎아내리기 위해 노력한 사람들, 드물지만 개인적으로 나를 신뢰하지 않는 사람들'에게 다시 한번 감사의 말을 전하고 싶다. 그들의 기여가 얼마나 현실적일지 나는 잘 몰랐다.

음식이 건강에 어떤 역할을 하는지 논의한 이 책의 메시지에 대한 그들의 적개심은 매우 분명하고 열정적이라 자주 놀랐다. 그들은 꽤 명료하고 어떤 면에서는 과학적으로도 매우 뛰어난 모습을 보였다. 내가 눈여겨 본 바, 과학보다는 언어에 능숙한 것 같지만 말이다. 이들 중 일부는 심지어 문서 초안을 작성할 때 자신들보다 더 뛰어난 과학적 지식을 지닌 사람을 이용하기도 했다. 결론적으로 그들은 대중이 신뢰할 만한 그럴 듯한 의견을 내놓고 그걸 믿게 하는 데 꽤 능숙하다.

그리고 가장 적대적이며 이 책에 대해 용납할 수 없는 말을 하는 비평가들이 있다. 나는 그들의 열정이 궁금했고, 자신들이 그렇게 행동함으로써 더 이상 시장에서의 입지가 좁아지지 않을 거라고 믿는 주요 기업의 이익을 대변한다고 생각한다.

나는 이 비평가들의 비판을 순수하게 믿는 사람들이 있다고 확신하는데, 그들과 그들의 가족 그리고 친구들은 아마도 오랫동안 미국식 식습관을 유지했을 것이고, 오래된 습관은 쉽게 바뀌지 않으며 미래는 너무 불확실해서 고민할 수 없을지도 모른다. 그래도 이러한 비판에는 날카로운 비평과 상관없이 실체가 있으니 반드시 답해야 한다. 이 책에서 그에 대해 다룰 것이다.

초판 발행 이후 내가 행한 500여 개의 강연에 참석한 무수한 사람들에게도 감사한다. 그들의 질문은 중요했고, 의심할 여지없이 내 논평과 생각을 더 잘 표현하는 법을 배울 수 있게 도와주었다. 큰 행운이었다.

아내 캐런과 우리 가족(톰, 댄, 키스, 리앤, 넬슨, 에린, 리사, 킴)은 이 책의 메시지를 전달하는 데 있어 끊임없는 지지와 열의 이상의 역할을 해주었다. 그리고 브라이언 웬델과 존 코리가 제작하고 리 풀커슨 감독이 연출한 다큐멘터리 〈칼보다 포크Forks over Knives〉(2011)의 제작에도 감사한다. 극장 상영과 DVD는 이 책이 전하고자 하는 바를 전하는 데 매우 효과적이었다.

톰은 이 책의 초판을 공동 저술한 다음, 새로운 열정으로 연극에서 의학으로 진로를 바꿨다(지금은 의사 면허를 취득했다). 그럼으로써 그는 이 주제에 대해 색다른 지식을 얻었다. 나는 그와 다른 젊은 의학자들 덕분에 이 책의 메시지가 앞으로도 더 널리 알려질 것이라고 확신한다.

– 콜린 캠벨

『무엇을 먹을 것인가』 초판 출간 이래 나는 의료 시스템에 완전히 몰두해 의사 면허를 취득했다. 아버지와 함께 집필에 몰두한 4년간의 노력이, 의학 교육이라는 완전히 다른 세계에서, 사람들의 삶이 달라지는 것을 보는 것은 놀라운 경험이었다.

나의 멘토와 스승들에게 감사의 마음을 전하고 싶다. 특히 레지던트 시절 지원과 교육을 아끼지 않은 로체스터대 가정의학과 교수진들에게 감사드린다. 'UR 1차 의료 네트워크'도 지난 몇 년 동안 아낌없이 협조해주었다. 나와 내 아내가 UR의 영양 의학 프로그램URNutritionInMedicine.com의 환자들에게 식이요법과 생활습관 개선을 처방할 수 있도록 허락함으로써 그들은 건강관리 분야의 미래지향적인 리더들로 구성된 그룹에 속한다는 것을 증명했다.

많은 의사들이 말하듯, 가장 의미 있는 스승은 내 환자였을 것이다. 환자가 자기 자신을 치유할 수 있도록 돕는 것보다 큰 만족은 없으며, 이 책의 목적은 독자들이 그렇게 할 수 있도록 돕는 것이다.

영양 의학 프로그램Nutrition in Medicine의 공동 설립자인 아내 에린에게도 감사한다. 그녀의 개인적이고 전문적인 지원과 관심은 그녀의 기술과 능력과 더불어 이 모든 것을 가능하게 했다.

마지막으로 비영리 재단인 콜린 캠벨 영양연구소T. Colin Campbell Center for Nutrition Studies의 직원들에게도 감사드린다. 콜린 캠벨 영양연구소는 식물 기반 인증 프로그램을 사이버 코넬eCornell에서 가장 인기 있는 프로그램 중 하나로 발전시켰다. 1년 반 이상을 전무로 지내며 제니 밀러, 앤 레드베터, 세라 드와이어, 후안 루브, 제레미 로즈, 질 에드워즈, 마이클 레드베터, 센터 강사들과 과거 직원들 모두가 '중국 연구'의 메시지를 알리기 위해 전 세계 어느 누구 못지않게 노력했다고 자신 있게 말할 수 있다.

– 토마스 캠벨

자연식물식, 더는 미룰 수 없는 처방전

– 이의철 직업환경의학 · 생활습관의학 전문의, 베지닥터 사무국장

콜린 캠벨을 알게 된 것은 10여 년 전이다. 고혈압, 당뇨병, 고지혈증, 지방간 등 일상에서 흔히 마주치는 건강 문제로 내원한 환자들에게 평생 약을 먹어야 한다고 말하는 것에 회의감이 들었던 때였다. 당시 나는 현미식물식을 실천하면서 그간 느껴보지 못했던 몸의 변화를 겪고 있었다. 일주일도 안 돼 피로감이 사라지고, 6주 만에 6kg이 빠지고, 허리둘레가 32인치에서 28인치로 줄었다. 그리고 혈압, 콜레스테롤, 간수치가 정상 상한치 수준에서 확실한 정상 수준으로 낮아졌다. 한마디로 인생 최고의 컨디션이었다. 하지만 아무리 교과서나 진료지침, 논문을 찾아봐도 내가 겪은 변화를 설명하는 내용을 찾을 수 없었다. 또한 이런 변화가 단지 여러 건강 지표에만 영향을 미치는지, 그 너머의 건강 상태에도 영향을 미치는지에 대해서도 알 수 없었다. 나보다 먼저 채식을 실천하고 있었던 아내는 채식과 관련된 여러 책들을 추천해 줬는데, 그중에 콜린 캠벨의 책이 있었다. 이후 지금까지 수많은 책과 수백 편의 논문, 공신력 있는 기구들의 보고서들을 검토하면서 사람들의 건강 상태를 개선할 수 있는 가장 강력한 수단이 바로 '자연식물식wholefood, plant-based diet; WFPB diet'이라는 것을 보다 상세히 이해할 수 있게 됐다. 하지만 지난 10년간 읽은 수많은 참고문헌 가운데 내게 가장 큰 영향을 미친 책을 고르라면 주저 없이 『무엇을 먹을 것인가』를 고를 것이다. 이 책을 비롯한 콜린 캠벨의 다른 책들과 칼

럼들, 강의들은 지난 10년간 나의 건강을 바라보는 관점을 새롭게 다지고, 다양한 건강 문제의 구체적인 원인을 이해하는 데 튼튼한 기초가 되었다. 이 책에서 알게 될 가장 충격적인 사실은 단백질과 암의 관련성에 대한 연구 결과다. 현재의 영양학은 단백질 영양학이라 해도 과언이 아닐 만큼 단백질을 숭배한다. 몸보신, 영양식 하면 다들 육류 위주의 단백질을 떠올린다. 하지만 우리 몸은 이런 식품들과 단백질을 그렇게 많이 필요로 하지 않는다. 오히려 필요 이상의 단백질은 암을 비롯한 다양한 만성질환을 일으킨다. 콜린 캠벨이 20여 년간 수행한 연구의 결론은 단백질이 암 발생을 껐다 켰다 하는 '암 발생의 스위치' 역할을 한다는 것이다. 단백질을 섭취 칼로리의 10퍼센트를 넘게 섭취할 경우 암 발생이 증가한다! 믿기지 않겠지만, 다양한 실험 및 역학연구를 통해 입증된 엄연한 사실이다. 더 놀라운 것은 식물성 단백질은 암을 유발하지 않고, 동물성 단백질만 암을 유발한다는 것이다. 고기, 생선, 계란, 우유 등 동물성 식품 섭취가 늘면서 암과 각종 만성질환이 폭발적으로 증가한 우리나라가 살아 있는 증거다.

한국영양학회의 일일 단백질 섭취 권장량은 체중 $1kg$ 당 0.91g이다. 하지만 WHO의 보고서에 따르면 일일 단백질 손실량은 1kg당 0.3g이고, 이를 보충하기 위해 2배인 0.66g을 평균필요량으로 권한다. 한국영양학회는 WHO에 비해 단백질 섭취를 더욱 강조해왔다. 그 결과 암은 1980년대 이후 줄곧 한국인의 사망 원인 1위를 차지하고 있다. 그리고 심장과 뇌혈관이 막혀서 발생하는 허혈성심장질환과 뇌경색으로 인한 사망도 기하급수적으로 증가하고 있다. 이 두 종류 질환들만 피할 수 있다면 현재 사망의 50퍼센트를 예방할 수 있다.

하지만 아직 늦지 않았다. 이런 건강상 재앙을 막을 수 있는 방법이 분명히 있기 때문이다. 콜린 캠벨은 그 방법이 결코 어려운 것이 아니라는 것을 보여준다. 단백질, 특히 동물성 식품을 통한 단백질 섭취를 줄이고, 가공되지 않은 식물성 식품들에서 대부분의 칼로리를 섭취한다면 암뿐만 아니라 현대인들을 괴롭히는 대부분의 만성질환(뇌심혈관질환, 당뇨병, 자가 면역질환, 골다공증 등)을 퇴치할 수 있다는 것을 보여준다. 현미의 경우 칼로리의 8퍼센트 가량이 단백질에서 나오기 때문에 현미밥으로 대부분의 칼로리를 섭취할 경우 추가적인 단백질은 거의 필요하지 않다. 즉, 현미밥에 채소와 과일만 먹어도 단백질은 결코 부족하지 않으며, 부족한 영양소 섭취를 위해 동물성 식품을 먹을 필요가 없어지는 것이다. 사람들은 암이나 질병에 걸릴까 두려워 민간의료보험을 든다. 하지만 보험에 가입한다고 질병이 예방되는 것이 아니다. 암과 질병을 예방하려면 먹는 음식을 식물성 식품으로 바꾸고, 생활습관을 보다 건강하게 바꿔야 한다.

2020년, 우리는 이른 폭염과 긴 장마, 그리고 연이은 태풍의 상륙을 경험했다. 이 모든 변화는 2019년 유례없이 따듯했던 겨울이라는 확연한 기후변화의 연장선 위에 있었다. 파국을 피하기 위해 인간이 총력을 기울여야 할 시간이 불과 10여 년밖에 남지 않았다는 절박함은 먹거리와 농업의 신속한 전환의 중요성을 환기시켰다. 인간이 고기와 우유 먹기를 중단하면, 온실가스를 배출하던 가축 사육지와 사료 재배 농경지가 숲과 밀림으로 바뀌면서 온실가스를 흡수하는 존재로 바뀌기 때문이다. 이런 이유로 '기후변화에 관한 정부간 협의체IPCC'는 2019년 8월 에너지와 운송 수단 전환만으로는 기후 위기에 대응할 수 없다며 '기후 위기와 토지' 특별보고서를 발표했다. 보고서에는 전 세계 모든 사람들이 동물성 식품을 전혀 먹지 않고, 식물성 식품만 먹게 된다면 매년 80억 톤의 온실가스를 줄일 것이라는 추정치가 실려 있다. 이는 인간이 배출하는 온실가스의 20퍼센트를 상회하는 양으로 전체 운송과정에서 발생하는 온실가스보다 많은 양이다.

이런 시점에 자연식물식을 통해 사회를 바꾸려는 미국 풀뿌리 운동의 촉매가 된 『무엇을 먹을 것인가』 개정증보판 출간은 더할 나위 없이 반가운 일이다. 개정증보판은 2016년 미국에서 출간된 개정판에 추가된 내용들과 이전 번역본에서 생략됐던 내용들이 다수 보강됐다. 더 많은 지면을 할애해 음식과 영양이 건강에 미치는 과정을 보다 상세하고 복잡하게 설명해도 될 정도로 한국 사회의 지적 토양이 무르익은 것이다. 또한 『무엇을 먹을 것인가』 개정증보판은 비건주의veganism와는 조금 다른 관점으로 순식물성 식단을 규정하는 자연식물식 의미를 분명히 한다는 점에서도 큰 의미가 있다. 한국에서도 이제 자연식물식을 채식 혹은 비건식과 구별해 쓰기 시작했다.

충분히 치료할 수 있고, 예방할 수 있는 건강 문제들로 고통받고 있는 사람들을 생각하며, 지난 10여 년간 진료실 밖에서 약 300여 회의 강연을 했다. 이 책의 내용과 마찬가지로 기존의 통념에 반하는 매우 도발적인 내용이었지만, 적지 않은 청중이 자연식물식의 원리를 이해하는 자리가 되었다. 또한 '기후위기 비상행동' 채식분과에서 진행한 포럼에서 기후 위기로 피해를 많이 받는 만성질환자를 줄이고 기후 위기를 완화하려면 자연식물식을 실천해야 한다는 '멸종저항 영양학' 강연을 한 이래 기후 위기와 자연식물식의 상관관계에 관해 수많은 인터뷰 및 기고, 방송 출연 요청이 있었다. 크지 않은 변화일지도 모르겠지만, 무언가 근본적인 변화가 일어나고 있다는 것을 느꼈다. 이런 변화 속에서 다시 읽어 본 『무엇을 먹을 것인가』 개정증보판은 건강 위기와 기후 위기라는 두 가지 위기에 직면한 한국사회에 '자연식물식'이라는 강력한 처방전을 선사해 줄 훌륭한 길잡이가 될 것이란 확신이 들었다. 이제 암과 기후 위기로 벌어지는 재앙의 스위치를 끌 때다. 교훈을 얻기 위한 희생은 이미 충분하다.

콜린 캠벨은 북부 버지니아의 농촌에서 태어났다. 우리는 만나기만 하면 농장 시절 이야기를 나누곤 한다. 소에서 나온 거름을 뿌리는 일과 트랙터 운전, 소떼를 몰던 일까지 어린 시절 이야기는 끊이지 않는다. 성장 배경은 같지만 그와 나는 서로 다른 길을 걸었다. 나는 콜린이 이룬 직업적 성취에 경탄했다. 그는 훗날 '다이옥신dioxine'이라 불리게 된 화학물질을 발견한 연구에 참여했고 지금까지 수행된 그 어떤 식습관과 건강 연구보다도 중요한 연구를 이끌었다. 바로 '중국 연구'였다. 그동안 그는 수많은 학술 논문을 발표했고 오랫동안 정부와 전문가 그룹에서 일했으며 미국암연구소, 세계암연구재단 같은 전국적이고 국제적인 단체가 제자리를 잡을 수 있도록 도왔다. 콜린은 과학자로서 식습관과 건강에 대해 균형 잡힌 시각을 형성하는 데 중추적인 역할을 했다.

콜린을 개인적으로 잘 알게 되면서 다른 이유로 그를 존경하게 되었다. 바로 그의 용기와 청렴성이었다. 콜린은 많은 논쟁의 중심에서 설사 과학적인 사실이 그의 편이었어도 조금도 불편한 심기를 드러내지 않았다.

오프라 윈프리가 공개적으로 소고기를 먹지 않을 작정이라고 밝히자 목축업자들이 그녀를 고소했을 때 나는 그녀와 함께 공동피고인이었다. 나는 워싱턴 D. C.에서 농산물의 생산방식을 바람직한 방향으로 바꾸기 위해 로비 활동을 했고 식품을 만드는 방식을 바꾸기 위해 싸웠다. 미국에서 가장 영향력이 크고 자금이 풍부한 집단을 상대해 보았기 때문에 그 일이 쉽지 않다는 것을 잘 알고 있다.

나도 그와 비슷한 길을 걸었으므로 콜린이 처한 상황이 남의 일 같지 않았다. 우리는 삶을 농장에서 시작했고, 작은 공동체 안에서 살며 독립심과 정직, 청렴을 배웠으며 사회에 나가 경력을 쌓았다. 비록 우리 모두 성공을 거두었지만, 우리가 살고 있는 세계는 개선의 여지가 많다는 사실을 깨달았다. 우리에게 큰 보상을 안겨 준 시스템에 도전하는 일은 강철 같은 의지와 털끝만큼의 거리낌도 없는 청렴성이 요구되었다. 콜린은 그 둘을 모두 갖추었고, 이 책은 그의 오랜 경력에 빛을 더해줄 것이다. 콜린은 자기 분야에서 정점에 도달했지만 항상 요구되는 변화에 부응해 더 높은 곳에 오르려는 용기를 가진 사람이었다. 여러분이 건강을 염려해서 혹은 미국의 참담한 건강 상태를 우려해서 이 책을 집어 들었든 간에 이 책은 당신에게 풍부한 보상을 해줄 것이다. 이 책을 자세히 읽는다면 이제 그것을 삶에 적용하는 일만 남았다.

– 하워드 리먼Howard Lyman
『나는 왜 채식주의자가 되었는가(문예출판사, 2004)』의 저자만일 당신이 오늘날 대부분의 미국인과 다를 바 없는 생활을 하고 있다면, 온통 패스트푸드에 둘러싸인 채 살고 있을 것이다. 정크푸드 광고가 끊임없이 쏟아지고, 먹고 싶은 것을 가리지 않고 먹으면서 운동을 하지 않고도 살을 뺄 수 있다는 광고가 넘쳐난다. 사과보다 스니커즈 초코바, 빅맥, 콜라가 가까이 있다. 또한 아이들은 햄버거에 바른 케첩이 채소라는 생각을 가지고 학교 식당에서 점심을 먹는다.

건강에 관한 조언을 구하기 위해 의사에게 가더라도 마찬가지다. 대기실에는 《가정의학: 건강과 복지를 위한 필수적인 지침서》라는 243쪽짜리 잡지가 눈에 띈다. 2004년, 미국가정의학협회가 5만 개에 이르는 가정의학과 진료실에 무료로 배포한 잡지에는 컬러로 된 맥도널드, 닥터페퍼, 초콜릿 푸딩, 오레오 쿠키 광고가 가득하다. 내셔널지오그래픽협회가 아동을 위해 발행하는 잡지인 《내셔널 지오그래픽 키즈》를 집어 든다. 하지만 그 잡지에도 트윙키, 엠앤엠스, 콘플레이크 같은 광고들로 가득하다.

이것이 바로 과학자들과 식품 운동가들이 유해한 식품 환경이라고 부르는 것이며, 우리들은 이런 환경에서 살고 있다. 부인할 수 없는 사실은 불량식품을 팔아서 엄청나게 많은 돈을 버는 사람들이 있다는 것이다. 그들은 당신이 계속해서 그런 음식을 먹어주길 원한다. 그들은 당신이 불량식품을 먹고 살이 쪄서 활력을 잃고, 삶의 질이 떨어지고, 수명이 단축되어도 개의치 않는다. 그들은 당신이 먹으라는 대로 먹고, 불평도 하지 말고, 아무것도 알지 않기를 원한다. 그들은 당신이 이런 사실을 깨닫거나 활발하고 열정적으로 사는 것을 원치 않는다. 그들은 이런 목표를 달성하기 위해 한 해에 수억 달러를 쓴다.

당신은 이 모든 일에 순종적으로 따르면서 정크푸드 판매업자에게 무릎을 꿇을 수도 있지만, 우리 몸과 음식 사이에서 건강하고 삶의 긍정적인 면을 찾을 수도 있다. 당신이 밝고 건강하게 살고자 한다면, 날씬하고 활력 있는 몸을 갖고 싶다면 이런 오염된 환경에서 벗어나게 해줄 조력자를 찾아야 한다.

콜린 캠벨 박사는 명석한 학자이면서 헌신적인 과학자, 위대한 인본주의자로 널리 인정받고 있다. 그의 친구가 되는 기쁨과 특권을 가진 나는 그가 말하는 모든 것을 보증할 수 있다. 또한 그는 겸손하고 깊은 인간애를 지닌 사람으로 그의 삶을 이끄는 것은 인간에 대한 사랑이다.

캠벨 박사가 새로 내놓은 이 책은 식습관과 건강에 대한 전망과 현실을 샅샅이 밝혀 시대의 어둠 속에서 한 줄기 밝은 빛을 비춘다. 그는 당신이 이윤을 챙기려고 잘못된 정보를 주고 혼란스럽게 하는 식품업자들의 희생양이 되지 않도록 인도한다.

내가 이 책에 감사하는 많은 이유 중 하나는 자신이 내린 결론을 맹목적으로 따르라고 하지 않는다는 점이다. 그는 당신을 어린아이 대하듯 이것을 먹어야 하고 저것은 먹지 말아야 한다고 설교하지 않는다. 그 대신 식습관과 건강에 관해 알아야 할 정보와 지식을 온화하고 분명하게, 알기 쉽게 전해 준다. 그는 당신 스스로 선택할 수 있는 능력을 부여해 준다. 물론 그는 조언을 하고 충고하는 일에도 무척 능하다. 하지만 왜 그런 결론에 어떻게 이르게 되었는지를 보여준다. 진실은 무엇보다 중요하다. 그가 가진 유일한 의도는 당신이 가능하면 올바른 정보를 획득해서 건강하게 살도록 도우려는 것이다.

　나는 이 책을 이미 두 번이나 읽었는데 읽을 때마다 엄청나게 많은 것을 배웠다. 이 책에는 용기와 지혜의 메시지가 담겨 있다. 당신이 아침으로 베이컨과 계란을 먹기 원하고 콜레스테롤 저하제를 복용하고 싶다면, 그것은 당신의 권리다. 하지만 당신이 정말로 건강을 지키고 싶다면 이 책을 읽어라, 지금 당장! 이 특별한 지침서의 조언에 주의를 기울인다면 당신의 몸은 날마다 감사할 것이다.

－ 존 로빈스John Robbins 『육식, 건강을 망치고 세상을 망친다』의 저자

영양과 건강 연구에 평생을 바쳤건만 건강 정보를 향한 대중의 갈증은 가라앉을 줄 모른다. 건강 정보를 다룬 책은 영원한 베스트셀러다. 잡지마다 영양에 관한 조언을 특집으로 다루고, 신문들도 정기적으로 기사를 내보내며 텔레비전과 라디오도 끊임없이 식습관과 건강 문제를 논한다. 인터넷에서는 당신의 마음에 드는, 설득력 있는 건강에 관한 조언을 구할 수 있다.

이렇게 쏟아지는 정보를 볼 때 당신은 건강해지기 위해 어떻게 해야 하는지 알고 있는가? 살충제에 노출된 식품을 피하기 위해 유기농 표시가 붙은 식품을 사야 할까? 화학물질은 암의 1차적인 원인일까? 아니면 건강은 물려받은 유전자에 의해 미리 결정되는 것일까? 탄수화물은 정말 우리를 살찌게 만들까? 우리가 섭취하는 지방에 관심을 가져야 할까? 아니면 단순히 포화지방과 트랜스지방에만 신경을 쓰면 될까? 비타민을 복용해야 한다면 어떤 비타민을 선택해야 할까? 섬유질이 첨가된 식품을 선택해야 할까? 아니면 생선을 먹어야 할까? 그러면 얼마나 자주 먹어야 할까? 콩을 먹으면 심장질환을 막을 수 있을까?

추측컨대, 당신은 이런 질문에 확실한 대답을 못할 것이다. 하지만 그것이 사실이다 하더라도 당신 혼자만 그런 것은 아니다. 정보를 많이 알고 의견은 풍부해도 건강해지는 방법을 제대로 아는 사람은 거의 없다.

그동안 영양과 건강에 관해 엄청나게 많은 연구가 이루어졌다. 우리는 영양과 건강 사이의 연관성에 대해 많은 것을 알고 있다. 그러나 과학과 하등 관련이 없거나 심지어 해로운 정보인 쓰레기 과학, 유행 식이요법, 식품산업의 광고 같은 것들 아래 파묻혀 있다. 나는 그런 현실을 바꾸고 싶다. 영양과 건강에 관한 이해를 도울 수 있는 새로운 프레임, 혼란을 없앨 수 있는 기본 틀을 제시해 질병을 예방하고, 당신이 더욱 충만한 삶을 살 수 있도록 도와주고 싶다.

나는 약 60년 동안 영양과 건강에 관한 대규모 연구 프로젝트를 설계하고 이끌었으며, 어떤 연구에 자금을 지원해야 할지 결정하는 일을 했다. 또한 관련 학회나 학술지에 엄청난 양의 연구 결과를 논문과 보고서 형태로 제출했다. 그리고 연구와 정책 수립 분야에서 오랫동안 일을 한 끝에 사람들이 왜 그렇게 혼란스러워하는지 알게 되었다.

연구와 건강에 관한 정책 수립을 위해 공적 자금을 부담하는 납세자로서, 당신은 식품과 건강 그리고 질병에 관해 대부분 잘못 알고 있는 다음과 같은 사실을 알 권리가 있다.

- 우리가 먹는 음식에 들어 있는 합성 화학물질과 환경은 문제가 되지만 암의 주요 원인은 아니다.
- 10가지 주요 사망 원인 중에 부모에게 물려받은 유전자가 가장 큰 역할을 하는 건 아니다.
- 유전자 연구로 새로운 치료약을 개발할 수 있을 것이라는 희망이 현재 쓰이는 효과적인 치료법을 소홀하게 만든다.
- 탄수화물, 지방, 콜레스테롤, 오메가-3 지방 같은 한 가지 영양소를 잘 섭취한다고 건강이 보장되지는 않는다.

- 비타민과 영양제는 질병에 걸리지 않도록 건강을 지켜주지 못한다.
- 약품과 수술은 죽음에 이르는 질병의 보호막이 되지 못한다.
- 의사는 최적의 건강 상태를 유지하기 위해 당신에게 무엇이 필요한지 다 알고 있지 못하다.

나는 '좋은 영양소'라는 것을 다시 정의하고 싶다. 지난 40년 동안 생의학 연구에서 얻은 놀라운 결과는 올바르게 먹는 일이 우리 생명을 구할 수 있다는 것을 보여주었다.

일부 인기 있는 저자들처럼 과학적인 근거도 없이 개인적으로 관찰한 것에서 나온 결론을 믿으라는 것은 아니다. 이 책을 쓰기 위해 참고한 서적은 800권이 넘고 그중 대부분은 암, 심장질환, 뇌졸중, 비만, 당뇨병, 자가면역질환, 골다공증, 알츠하이머병, 신장결석, 실명(백내장, 황반변성)에 관한 수백 권에 이르는 학술 논문이다. 가장 권위 있는 학술지에 발표된 논문의 결과 중 일부는 다음과 같은 것들을 말해준다.

- 식단을 바꾸면 당뇨 환자가 약을 먹지 않아도 된다.
- 식이요법만 해도 심장질환을 고칠 수 있다. 식이요법을 통해 동물성 단백질 섭취를 줄일 수 있는데, 이는 포화지방을 줄이는 것보다 더 중요하다.
- 유방암은 에스트로겐 수치와 관련이 있으며, 이는 우리가 먹는 음식에 따라 결정된다.
- 유제품 섭취는 전립선암의 위험을 높인다.
- 과일과 채소에 들어 있는 항산화제는 노인의 치매를 예방한다.
- 신장결석은 건강한 식사로 예방할 수 있다.

• 어린이가 걸릴 수 있는 가장 위험한 질병 제1형 당뇨병은 유아기의
  식생활과 연관되어 있다.

이런 결과는 좋은 식습관이 질병에 대항해 싸울 수 있는 가장 강력한
무기라는 사실을 보여준다. 이런 과학적인 근거를 이해하는 것은 개인의
건강 증진에도 중요할 뿐만 아니라 사회 전체에 엄청난 영향력을 미친다.
우리는 왜 사회가 잘못된 정보에 지배당하며, 식습관과 질병을 연구하는
방법과 건강을 증진하고 질병을 치료하는 과정에서 얼마나 커다란 실수
를 저지르고 있는지 그 이유를 알아야 한다.

어떤 조치를 강구하든 사람들의 건강은 점점 나빠지고 있다. 미국의 경
우 건강관리에 쏟는 돈이 세계에서 가장 많지만 국민의 3분의 2가 비만
이고, 1,500만 명이 당뇨병을 앓고 있으며 그 수는 빠르게 증가하고 있다.
40년 전과 마찬가지로 심장질환은 여전히 첫 번째 사망 원인으로 자리 잡
고 있고, 1970년대부터 시작된 암과의 전쟁은 참담한 실패를 맛보았다. 미
국인의 절반은 매주 처방약을 필요로 할 만큼 건강에 문제가 있다. 최근 들
어 그 규모가 알 수 없는 이유로 감소 추세로 돌아서긴 했지만, 여전히 7천
만 명에 달하는 미국인들이 고콜레스테롤혈증 증세를 안고 살고 있다.

안타깝게도 젊은 세대들마저도 일찌감치 질병의 길로 들어서고 있다.
미국 어린이 가운데 3분의 1이 비만이거나 비만이 될 위험에 처해 있다.
예전에는 성인에서만 볼 수 있었던 당뇨병도 점점 늘고 있으며 현재 유년
층은 그 어느 때보다 많은 처방약을 복용하고 있다. 이런 문제는 모두 세
가지로 귀결된다. 즉, 우리가 매일 먹는 아침 · 점심 · 저녁이다.

60년 전, 내가 처음 이 길로 들어섰을 때만 해도 음식이 건강과 이렇게
밀접한 연관성을 갖고 있는지 몰랐다. 오랫동안 나는 어떤 음식을 먹어야

건강에 좋은지 따위의 문제는 생각하지 않았다. 그저 다른 사람들이 먹는 것, 사람들이 좋은 것이라고 말하는 것을 먹었을 뿐이다. 우리는 모두 맛있거나 먹기 편한 음식, 아니면 부모님이 좋은 음식이라고 알려준 것을 먹는다. 우리는 음식을 비롯하여 생활습관이 나름대로 정해진 문화의 테두리 안에 살고 있다.

나도 마찬가지다. 나는 우유가 삶의 중심이었던 낙농장에서 자랐다. 우리는 학교에서 우유가 뼈와 이를 튼튼하고 건강하게 만들어 준다고 배웠다. 우유는 자연에서 구할 수 있는 가장 완벽한 음식이라고 했다. 농장에서는 식량의 대부분을 밭이나 목장에서 직접 길러 먹었다.

나는 우리 가족 중에 처음으로 대학에 들어갔다. 펜실베이니아 주립대에서 수의과 예과 과정을 공부했고 이어서 조지아대 수의과대학을 1년간 다녔을 때 코넬대에서 '동물 영양학' 석사 연구를 할 수 있는 장학금을 받으면서 학교를 옮겼다. 학교를 옮긴 이유는 학비를 내는 대신 돈을 받고 학교에 다닐 수 있었기 때문이었다.

나는 음식 섭취량을 평소보다 줄여 쥐의 수명을 늘렸던 연구로 유명한 코넬대의 클리브 멕케이Clive McCay 교수의 마지막 제자였다. 코넬대에서 소나 양을 빨리 키울 수 있는 방법을 연구해 박사학위를 받았는데, '좋은 영양소'라고 알고 있었던 동물성 단백질의 생산 능력을 향상시키기 위한 연구였다.

나는 고기, 우유, 계란을 많이 섭취해 건강해지는 방법을 찾기 위해 노력했다. 농장에서 성장한 나로서는 당연한 귀결이었고, 미국인의 식단이 세상에서 최고라고 믿었다. 그렇게 음식과 건강에 관한 생각을 형성해가는 동안 반복해서 만났던 주장은 우리가 건강에 좋은 음식을 먹고 있다는 사실이었다. 특히 고품질의 동물성 단백질을 풍부하게 섭취하고 있다는 것에 자부심을 가졌다.

초기 연구 생활은 지금까지 발견된 화학물질 중에서 가장 독성이 강한 다이옥신과 아플라톡신aflatoxin에 몰두했었다. MIT에서 처음 연구한 것은 닭의 사료 문제였다. 사료에 알 수 없는 화학물질이 들어 있어 한 해에 수백만 마리의 닭이 죽었기에 화학물질을 분리해서 그 구조를 알아내야 했다. 2년 반을 연구한 끝에 지금까지 발견된 물질 가운데 가장 독성이 강하다고 알려진 다이옥신을 찾아냈다. 이 화학물질은 그 후 많은 관심을 받았는데, 베트남 전쟁에서 삼림을 초토화시키는 데 사용된 '에이전트 오렌지'에도 들어갔기 때문이다.

MIT를 떠나 버지니아공대 교수로 재직할 때는 필리핀의 영양 결핍 아이들을 돕기 위한 프로젝트를 기술적으로 지원했다. 당시 필리핀에서 특히 높은 어린이 간암 유병률을 조사했다. 간암은 대개 성인에게 발생하는 병이었는데, 땅콩과 옥수수에서 발견되는 곰팡이 독소인 아플라톡신을 많이 섭취하면 간에 문제를 일으키는 것으로 판단되었다. 아플라톡신은 지금까지 발견된 것 중 가장 강력한 발암물질로 알려져 있다.

10년 동안 진행된 필리핀 연구 프로젝트의 일차적인 목표는 가난한 아이들의 영양 결핍을 해소하는 것으로, 이 프로젝트는 미국국제개발처 USAID의 후원을 받았다. 우리는 필리핀 전역에 약 110개의 영양교육센터를 세우기에 이르렀다. 필리핀에서의 목표는 아주 간단했다. 어린이들에게 가능한 많은 단백질을 먹이는 것이었다. 세계 대부분의 지역에서 어린이 영양 결핍은 단백질 부족, 특히 동물성 식품을 먹지 못하기 때문에 발생한다고 간주되었다. 전 세계의 모든 대학과 정부는 개발도상국의 '단백질 부족'을 줄이기 위해 노력했다.

그러나 프로젝트를 진행하는 동안 나는 어두운 비밀을 밝혀냈다. 단백

무엇을 먹을 것인가

질이 많은 음식을 먹는 어린이들이 간암에 걸리는 비율이 가장 높았다! 간암에 걸린 아이들은 부유한 집안의 아이들이었던 것이다.

다음으로 내 주의를 끈 것은 연구 주제와 관련하여 흥미로운 결과를 보여주는 인도의 연구 보고서였다. 인도의 과학자들은 쥐를 두 집단으로 나누어 연구했는데, 한 집단에는 암을 일으키는 아플라톡신을 투여한 다음 단백질을 20퍼센트 함유한 먹이를 주었다. 서구인이 섭취하는 단백질 양과 거의 동일한 수준이었다. 또 다른 집단에는 같은 양의 아플라톡신을 투여하고 단백질을 5퍼센트만 함유한 먹이를 주었다.

놀랍게도 단백질을 20퍼센트 함유한 먹이를 먹은 쥐는 한 마리도 빼놓지 않고 모두 간암에 걸렸지만, 단백질을 5퍼센트만 섭취한 쥐는 단 한 마리도 간암에 걸리지 않았다. 이는 영양소가 화학적인 발암물질, 심지어 아주 강력한 발암물질까지도 억제한다는 의심의 여지가 없는 확실한 결과였다.

이런 정보는 내가 배운 모든 사실에 위배되었다. 단백질이 암의 형성을 촉진한다는 생각은 말할 것도 없고 건강에 좋지 않다고 말하는 것은 이례적인 일이었다. 내 경력에 큰 영향을 미칠 중요한 순간이었다. 일찍부터 그런 도발적인 문제를 연구하는 것은 현명한 선택이라고 볼 수 없었다. 설사 '건실한 과학'의 시험대를 거쳤다고 할지라도 단백질과 동물성 식품에 의문을 제기하는 것은 이단아로 낙인찍힐 위험이 있었다.

하지만 나는 맹목적으로 정해진 길을 따르는 사람은 아니었다. 처음 말이나 소떼를 몰고, 사냥을 하거나 낚시할 때, 또는 들판에서 일할 때부터 독립적인 사고가 필요하다는 것을 받아들였다. 혼자서 방법을 찾아야 했다. 들판에서 어떤 문제가 생기면 스스로 해결 방법을 알아내야 했다. 농장의 아이라면 누구나 들판은 위대한 교실이라고 말할 것이다. 나는 지금도 그런 독립심을 잃지 않고 있다.

어려운 선택의 기로에서 암의 발생에서 영양소의 역할, 특히 단백질의 역할을 조사하기 위한 심층 프로그램을 시작하기로 결정했다. 동료들과 세심한 주의를 기울여 가설을 수립했고, 방법론에 정확성을 기했으며, 그 결과를 해석하는 데도 심혈을 기울였다. 또한 암 형성의 생화학적인 세부 사항들에 대해 매우 기초적인 과학 수준에서부터 시작했다. 단백질이 암을 촉진하는 원인뿐 아니라 어떻게 촉진하는지 이해하는 것이 중요했기 때문이다. 건실한 과학의 규칙들을 세심하게 따름으로써, 급진적인 아이디어에 따르는 거부 반응 없이, 논란이 될 수 있는 주제를 무사히 연구할 수 있었다. 결국 국립보건원NIH과 미국암학회ACS, 미국암연구소AICR등 가장 권위 있는 조직들이 지난 27년 동안 연구 자금을 지원했다. 연구 결과는 여러 유명 학술지에 발표되었고 많은 사람이 충격에 빠졌다.

저단백질 식단은 아플라톡신에 의한 암의 발생을 억제했다. 실험동물에게 발암물질을 얼마나 많이 투여했는지에 관계없이 동일한 효과가 나타났다. 또한 암이 발생한 후에도 저단백질 식단은 암의 성장을 눈에 띄게 저하시켰다. 즉, 저단백질 식단을 통해 발암성이 매우 높은 화학물질에 대한 암의 생성은 극적으로 줄어들었다. 사실 단백질의 영향력은 매우 커서 단백질 양을 조절하는 것만으로 암의 성장을 촉진하거나 억제할 수 있었다.

한 가지 주목해야 할 사실은 쥐에 투여한 단백질의 양은 우리가 평상시에 섭취하는 수준으로, 다른 발암물질을 연구할 때처럼 많은 양의 단백질을 투여하지 않았다.

이게 전부가 아니었다. 모든 단백질이 이런 효과를 나타내지 않는다는 사실 또한 알아냈다. 그러면 어떤 단백질이 지속적으로 그리고 강력하게 암의 유발을 촉진할까? 우유 단백질의 87퍼센트를 차지하는 카세인casein 은 모든 단계에서 암의 발생을 촉진했다. 그러면 어떤 단백질을 섭취해야 암을 일으키지 않을까? 밀이나 콩에서 얻는 식물성 단백질이었다. 그림이 구체화되면서 내가 소중히 품고 있던 믿음이 산산조각나기 시작했다.

동물실험 연구는 거기에서 끝나지 않았다. 이 책 초판을 집필할 당시에는 인간을 대상으로 한 생의학 연구 역사상 유래가 없을 정도로 포괄적인 식습관과 생활방식, 그에 따른 질병 연구가 시작되었다. 코넬대, 옥스퍼드대, 중국예방의학아카데미가 공동으로 참여한 대규모 프로젝트였다.

《뉴욕타임스*New York Times*》는 이 연구 프로젝트를 "역학의 그랑프리"라고 했다. 이 프로젝트는 중국 농촌 지역과 대만에서 질병과 식습관, 생활방식의 다양한 요소들을 광범위하게 조사하는 것이었다. 〈중국 연구 *China Study*〉로 잘 알려진 이 프로젝트는 결국 다양한 식습관과 질병 사이의 8,000가지 이상의 통계적으로 의미 있는 연관성을 찾아냈다! 이 프로젝트가 더욱 의미 있는 것은 식생활과 질병 사이에서 발견된 수많은 연관성이 같은 결과를 보여준다는 점이었다. 즉, 동물성 식품을 많이 먹은 사람은 만성질환에도 자주 걸렸다. 심지어 동물성 식품을 적게 섭취한 사람도 나쁜 영향을 받는 것으로 나타났다. 반면 식물성 식품을 많이 섭취한 사람은 건강하고 만성질환에도 강한 저항력을 보였다. 이런 결과는 매우 중요하다. 동물성 단백질의 영향에 대한 초기 동물실험 연구에서부터 인간을 대상으로 한 식생활 형태에 따른 대규모 연구에 이르기까지 모든 연구 결과는 일관성 있게 나타났다. 즉, 동물성 영양소와 식물성 영양소에 대한 인체의 건강 상태는 매우 달랐다.

동물 실험과 중국에서 시행한 대규모 연구로부터 매우 인상적인 결과를 얻었지만 그것에만 의존할 수 없었다. 그래서 다른 연구자들의 임상 연구 결과를 찾아보았다. 그들이 얻은 결과는 이 책의 제2부 내용처럼 심장질환, 당뇨병, 비만이 건강한 식단으로 회복될 수 있다는 사실을 보여주는 등 지난 50년간의 그 어떤 연구들보다도 흥미로웠다. 또한 암, 자가면역질환, 뼈, 신장, 노인의 시력과 (인지능력 부전과 알츠하이머병 같은) 뇌질환에 이르기까지 다양한 질병이 식습관에 영향을 받는다는 것을 보여주었다. 가장 중요한 것은 이런 질병들을 극복하고 예방하는 식단은 동물실험과 중국 연구에서 여러 차례 입증된 것처럼 자연식물식whole foods, plant-based, WFPB이라는 것이다.

하지만 이런 정보가 주는 희망이 있음에도 사람들은 여전히 혼란을 느낀다. 심장질환이 피할 수 없는 질병이라고 생각해서 절망에 빠진 친구가 있다. 유방암이 두려운 나머지 자기 유방을, 심지어 딸의 유방을 절제하기를 원하는 여성들과 이야기를 나눈 적도 있다. 그들은 그것이 위험을 최소화하는 유일한 방법이라고 여겼다. 그렇게 내가 만난 사람들은 질병의 낭떠러지로, 절망과 혼란의 나락으로 떨어졌다.

사람들이 많은 혼란을 겪고 있는 이유를 말해야겠다. 제4부에서 설명하겠지만, 그 이유는 건강 정보가 어떻게 생성, 소통되고 누가 그런 활동을 통제하는가에 달려 있다. 나는 오랫동안 건강 정보가 생성되는 현장에 있었고, 실제로 그런 일이 일어나고 있는 실태를 보았으므로 무엇이 잘못되었는지 세상을 향해 말할 준비가 되어 있다.

정부와 기업, 과학과 의학의 구별은 모호해졌다. 이윤 추구와 건강 증진의 구분도 흐려졌다. 이러한 문제는 사람들의 이목을 사로잡는 할리우드 스타일의 부패가 아니다. 훨씬 미묘하고 위험한 동시에 잘못된 정보들이 엄청나게 쏟아져 나오고, 그로 인해 일반 소비자들은 비싼 대가를 치르고 있다. 그들은 건강 연구를 위해 세금을 내고, 심지어 예방 가능한 질병을 치료하기 위해 쓰지 않아도 될 비용까지 물고 있다.

이 책의 주제는 어린 시절의 경험에서 시작해 건강과 영양에 대한 새로운 이해를 쌓아가면서 만들어낸 이야기다. 나는 MIT와 버지니아공대에서 가르치다 40년 전 코넬대로 다시 돌아와 화학, 생화학, 생리학, 독성학의 개념과 원리들을 통합한 고급 영양학 과정을 책임져 왔다. 20년 전에는 코넬대에서 '채식 영양학Vegeterian Nutrition'이라는 새로운 선택 과목을 만들어서 가르쳤다. 미국에서는 이런 강의가 처음 개설되었지만 예상했던 것보다 훨씬 큰 성공을 거두었다. 채식 영양학 강의는 식물성 식품이 인간의 건강에 얼마나 중요한지 알려주는 데 중점을 두었다. 이 강의는 내가 설립에 참여한 비영리 조직과 코넬대의 파트너십을 통해 지금도 학부생 대상 온라인 강의로 개설 중이다. 이 책의 공동 저자인 내 아들 토마스 캠벨의 의학적 자문 아래, 나의 오랜 동료인 제니 밀러가 총괄하고 있는 이 강의는 코넬대 온라인 강의 중 수강생이 200명 이상인 인기 강의 중 하나로 부상하고 있다. 토마스는 로체스터 의대의 새로운 영양 의학 프로그램에서 임상 책임자를 맡고 있다.

40년 넘게 연구와 교육을 위해 애쓰고 건강 관련 정책을 결정하면서, 내 연구 결과와 경험을 하나의 설득력 있는 이야기로 통합할 수 있다는 상당한 확신을 갖게 되었다. 이 책의 수많은 독자들과 우리 연구를 바탕으로 제작된 세 편의 성공적인 다큐멘터리—〈칼보다 포크〉, 〈플랜트퓨어 네이션PlantPure Nation〉(2015), 〈플래닛Planeat〉(2010)—의 시청자들은 자기 삶이 보다 나아졌다고 말한다. 대부분의 경우, 앎이 삶을 구한다. 개정판을 통해 나와 토마스가 하고자 하는 말이 바로 그것이다. 나의 딸 르앤 캠벨의 『무엇을 먹을 것인가: 요리편The China Study Cookbook』과 며느리인 킴 캠벨의 『순식물성 요리법The PlantPure Nation Cookbook』 그리고 토마스의 『무엇을 먹을 것인가: 솔루션The China Study Solution』은 이 책이 전하는 메시지를 실용적으로 활용하게 도와줄 것이다.

PART 1

중국에서 얻은 교훈

Chapter 1 건강, 무엇이 문제인가?　44

인간은 질병으로 고통받아야 할까? | 이런, 그럴 의도는 아니었는데…
돈을 들여서 건강을 해친다? | 사람들은 왜 혼란스러워할까?
식이요법 돌림병 | 미래의 헛된 약속

PART 2

풍요병

심장질환은 최고의 사망 원인 | 심장 수술은 최선의 방안일까?
세계에서 가장 좋은 심장센터 | 약품이나 수술을 사용하지 않는 치료
생활방식의 변화

PART 3
건강한 영양 지침

PART 4

누구를 위한 건강인가?

PART
1

중국에서 얻은
교훈

건강, 무엇이 문제인가?

음식을 모르면서 어떻게 인간의 질병을 이해할 수 있을까?
- 히포크라테스

황금빛으로 빛나던 1946년 어느 날 아침, 여름이 자취를 감추는 사이로 가을이 비집고 들어오면서 낙농장은 고요한 침묵에 잠겨 있었다. 차가 지나가는 소리나 머리 위로 띠구름을 만들며 지나가는 비행기 소리도 들리지 않았다. 그저 고요함뿐이었다. 물론 새가 노래하는 소리와 소 울음소리, 간간이 꼬꼬댁거리는 수탉 소리가 들렸지만 이런 소리는 단지 고요함을 달래는 평화의 소리일 뿐이었다.

열두 살의 행복한 소년이었던 나는 육중한 갈색 문을 활짝 열어 놓아 햇빛이 쏟아져 들어오는 헛간 2층에 서 있었다. 계란, 베이컨, 소시지, 감자튀김, 햄과 우유로 시골의 아침 식사를 끝낸 참이기도 했다. 어머니가 만들어 주는 아침은 정말로 맛있었다. 새벽 4시 30분부터 아버지, 형과 함께 소젖을 짰으므로 밥맛도 좋았다. 당시 45세였던 아버지는 고요한 햇빛 속에 서 있었다. 아버지는 20킬로그램도 넘는 자주개자리(affalfa, 사료 작물 인 콩과 식물 – 옮긴이) 자루를 열고 나무로 된 헛간 바닥에 작은 씨앗을 쏟아 부었다. 그런 다음 검은색 가루가 든 상자를 열었다. 아버지는 그 가루가 자주개자리를 잘 자라게 해줄 세균이라고 했다. 세균이 씨앗에 달라붙으면 뿌리의 일부가 된다고 했다. 아버지는 정식 교육이라고는 단 2년밖에 받지 못했지만, 세균이 공기 중의 질소를 단백질로 바꿔준다는 사실을 알고 있다는 것에 자랑스러워했다.

단백질은 자주개자리를 먹게 될 소한테도 좋다고 했다. 그래서 그날 아침 우리는 자주개자리 씨앗을 뿌리기 전에 세균과 씨앗을 잘 섞었다. 나는 언제나 호기심이 많은 아이였으므로 아버지에게 왜 그런 일이 일어나는지 물었다. 아버지는 내 질문에 기꺼이 설명해주었다. 농장 아이에게는 그런 지식이 매우 중요했다.

그로부터 17년 후인 1963년, 아버지는 처음으로 심장마비를 일으켰다. 당시 아버지는 61세였고, 그 후 70세에 두 번째로 심각한 심장마비로 세상을 떠났다. 나는 망연자실했다. 평화로운 시골에서 오랜 세월 나와 우리 형제들을 지켜주던, 내게 많은 것을 가르쳐 주던 아버지는 그렇게 세상을 떠났다.

오랫동안 식습관과 건강에 대한 연구를 하면서, 아버지의 목숨을 앗아간 심장질환이 이젠 예방 가능하고 회복될 수 있다는 사실을 알고 있다. 혈관(동맥과 심장)은 생명을 위협하는 수술이나 치명적인 부작용을 일으키는 약품 없이도 건강해질 수 있다. 올바른 음식을 먹는 것만으로도 가능한 일이다.

이 책은 음식이 우리 삶을 어떻게 바꿀 수 있는지에 관한 이야기다. 나는 왜 어떤 사람들은 건강하고 또 어떤 사람들은 건강하지 못한지 그 복잡한 미스터리를 연구하고 가르쳤다. 그로부터 건강을 결정하는 것이 음식이라는 사실을 알게 되었다. 이런 정보를 일찍 알았더라면 좋았겠지만 그러지 못했다. 건강관리 시스템은 비용이 많이 들고, 그나마 혜택을 받지 못하고 있는 사람이 많으며, 오히려 건강을 지키고 질병을 예방해야 하는 본연의 임무를 다하지 못하고 있다. 이런 문제를 어떻게 해결할 수 있을지에 대한 책은 많지만 성과는 거의 없다.

인간은 질병으로 고통받아야 할까?

미국암학회는 미국 남성이 암에 걸릴 확률이 47퍼센트라고 말한다. 여성이라면 좀 낮지만 그래도 평생 암에 걸릴 확률이 38퍼센트에 이른다.[1] 미국인은 암으로 목숨을 잃을 확률이 세계에서 가장 높고 흡연과 폐암, 염장음식과 위암의 관계처럼 몇 가지 암들은 발암물질에 대한 대중적 인지가 높아지면서 감소 추세로 돌아서긴 했지만 상황은 점점 악화되고 있다.[2] 45년 동안 암과의 전쟁에 엄청난 돈을 쏟아부었지만 성과는 아직 미약하다. 발암물질을 조심하는 것을 넘어 더 나은 암 치료를 발견하는 데까지는 나아가지 못했다.

많은 사람이 믿고 있는 것과는 달리 암은 자연스러운 현상이 아니다. 건강한 식사와 건전한 생활방식으로 상당수의 암을 예방할 수 있다. 노년 생활도 우아하고 평화로울 수 있으며, 마땅히 그래야만 한다.

암은 질병과 죽음처럼 큰 그림의 일부일 뿐이다. 주위를 둘러보아도 건강 상태는 전반적으로 좋지 못하다. 예를 들면, 미국인은 지구상에서 체중이 가장 많이 나가는 사람들로 변하고 있다. 지금 미국의 비만 인구는 건강한 체중을 유지하는 사람 수를 크게 웃돈다. 1980년에는 비만율이 15퍼

센트에 지나지 않았지만 2000년에는 35퍼센트로 가파르게 치솟았다.[3]

비만이란 무엇인가?

키(cm)	비만 체중(kg)
152	69
157	74
162	79
162	84
172	89
177	95
182	100
187	106

미국 국립보건통계센터NCHS에 따르면 20세 이상 성인의 3분의 1이 비만이다! 표준 체중보다 30퍼센트 이상 나가면 비만으로 간주된다. 더욱 놀라운 점은 이런 일이 2세 이하의 연령에서도 일어나고 있다는 것이다.[4]

미국인의 건강에 커다란 그림자를 드리우고 있는 것은 암과 비만 외에도 많다. 당뇨병 또한 전례를 찾아보기 힘들 정도로 늘고 있다. 현재 미국인 11명 중 1명이 당뇨병을 앓고 있지만 그 비율은 지속적으로 증가하고 있다. 우리가 먹는 음식의 중요성을 간과한다면 앞으로 수백만의 미국인이 자기도 모르는 사이에 당뇨병에 걸려 실명, 사지 절단, 심장질환, 신장질환, 조기 사망을 겪게 되거나 합병증으로 고통받을 것이다.

이런 배경에는 아무런 영양가도 없는 음식을 제공하는 패스트푸드 식당이 거의 모든 곳에 터줏대감처럼 버티고 있다. 그 어느 때보다 외식을 많이 하고,[5] 음식의 질보다 음식이 얼마나 빨리 나오느냐를 중시한다. 게다가 많은 시간을 텔레비전이나 비디오 게임, 컴퓨터 게임을 하면서 보내느라 신체 활동이 훨씬 줄었다.

이 책을 처음 출간했을 때 두 가지 우려스러운 통계를 제시한 바 있다. 30대의 경우 10년도 채 안 되는 시점에 당뇨병을 앓는 사람이 70퍼센트 증가했고, 지난 30년 동안 비만 인구가 두 배 증가했다는 통계치였다. 청장년층 질병의 급속한 증가는 앞으로 다가올 건강관리에 재앙을 예고하는 전주곡이다. 이미 많은 면에서 재정적으로 압박을 받고 있는 건강관리 체계에 견디기 힘든 부담이 될 수 있다.

우리의 암울한 전망 이후 발표된 미국당뇨협회ADA의 2012년 통계에 따르면 당뇨병 때문에 지불된 비용은 2,450억 달러로, "당뇨병 치료에 필요한" 건강관리 직접비용 총량의 20퍼센트를 초과한 수준이다.[9] 불과 최근 2년 동안 당뇨 환자의 수는 2,580만 명에서 2,910만 명으로 13퍼센트 증가했다. 우리는 이미 재앙 위에 서 있다.

하지만 비만, 당뇨병, 암이 서구 사회의 주된 사망 원인은 아니다. 가장 많이 사람의 목숨을 앗아가는 것은 여전히 심장질환이다. 미국인 3명 중 1명의 목숨을 앗아가고 있는 것 또한 심장질환이다.

당뇨병 통계

1990년에서 1998년까지 당뇨병 발생 증가율[6]
• 연령 30~39세(70%) • 40~49세(40%) • 50~59세 (31%)

질병을 인식하지 못하고 있는 당뇨환자 비율[6] **34%**

당뇨 합병증[7] 심장질환, 뇌졸중, 실명, 신장질환, 신경계 장애, 구강질환, 사지 절단

당뇨병으로 인한 경제적 비용[8] : 980억 달러/년

미국심장협회AHA에 따르면 현재 6천만 명이 넘는 사람들이 고혈압,

뇌졸중, 심장병을 비롯한 각종 심혈관질환으로 고통받고 있다.[10] 나처럼 지인이 심장병으로 목숨을 잃은 사람이 있을 것이다. 하지만 50년 전 나의 아버지가 심장마비로 세상을 떠난 이후, 심혈관질환에 대해 많은 것이 밝혀졌다. 최근에 알려진 사실 가운데 가장 놀라운 것은 심장질환이 예방 가능할 뿐 아니라 건강한 식사로 회복될 수 있다는 점이다.[11, 12] 심장 통증으로 가장 기본적인 활동조차 어려웠던 사람이라도 음식을 바꾸는 것만으로 새로운 삶을 살 수 있다. 이런 혁명적인 정보를 받아들인다면 생명을 위협하는 심장질환으로부터 벗어날 수 있다.

이런, 그럴 의도는 아니었는데…

이 책의 초판 발행 이후 건강관리에서 식사와 영양의 중요성에 대한 의료사회의 관심이 증가하기는 했지만, 안타깝게도 최근 수십 년간 신문과 법정에는 부적절한 의료 관리가 만연해 있다는 이야기와 사례가 여전히 넘쳐난다.

이 책의 초판 집필 이후, 의료계를 대변하는 가장 권위 있는 학술지인 《미국의학협회저널JAMA》은 의료 사고와 약 처방 사고, 수술 부작용과 약물 부작용으로 목숨을 잃는 사람이 225,400명에 달한다는 바바라 스타필드Barbara Starfield의 논문을 출간했다.[13] 이는 암과 심장질환에 이어 의료 관리 체계가 미국의 사망 원인 3위를 기록하고 있음을 보여준다.[14]

주요 질병으로 인한 사망자 수[14]

사망 원인	연간 사망자 수(명)
심장질환	710,760
암	553,091
의료 관리[13]	225,400
뇌졸중(뇌혈관 질환)	167,661
만성 하부기도 질환	122,009
사고	97,900
당뇨병	69,301
독감과 폐렴	65,313
알츠하이머병	49,558

의료 관리의 부실로 인한 사망자 수[13]

사망 원인	연간 사망자 수(명)
투약 실수[15]	7,400
불필요한 수술[16]	12,000
병원 내 예방 가능한 실수[13]	20,000
병원 내 감염[13]	80,000
약품 부작용[17]	106,000

의료 관리로 인한 사망에서 마지막 항목을 차지한 원인은 약품 부작용인데,[17] 정상적인 용량을 투여했을 때 일어난 경우였다.[18] 건강을 회복하기 위해 승인된 약품을 사용했고 정확한 방법으로 투약했지만, 해마다 10만 명이 넘는 사람들이 약품 부작용으로 목숨을 잃고 있는 것이다.[17]

한 가지 덧붙여서, 논문에 의하면 환자의 7퍼센트(15명 중 1명)가 심각한 약품 부작용을 경험하거나 그로 인해 입원을 해야 했으며, 장기적인 입원이 필요했던 경우는 영구적인 장애나 죽음에 이르렀다. 의사의 지시대로 약을 투약했음에도 이런 불행에 처해야 했다.[17] 게다가 약품의 부정확한 투약으로 고통받은 사람들은 숫자에 포함되지 않았다. 또한 '발생 가능한 부작용'이라고 표시된 약품으로 인해 사망으로 이어진 경우도 제외되었다. 한마디로 15명 중 1명이라는 숫자는 대충 그 정도라는 이야기였다.[17]

지난 10년간 변화가 있었나? 아니다. 모든 지표가 보여주는 것은 오히려 반대다. 2013년에 발표된 새로운 추계는 "병원에서 사전에 막을 수 있었던 피해로 인한 사망자가 최소 매해 21만 명에 달하고, 예방 가능한 사고로 인한 조기 사망자 수는 실제 연간 40만 명을 넘는 것으로 추정"했다. 또한 "치사에 이르지 않은 심각한 피해 건수는 사망 피해의 10배에서 20배에 달할 것으로 추정했다." 이 추계는 2008년에서 2011년 사이에 발표된 4편의 핵심 연구를 통해 이루어졌는데 이전 연구에 비해 보다 신뢰성이 높고 확실한 방법론을 사용했다.[19]

그 누구도 병원에서 일어나는 건강관리 체계의 취약함이 점차 늘어나고 있다는 점에 대해 부정할 수 없다. 오히려 최근의 보고서들은 피해자와 생존자에 대한 체계적인 조사를 통해 "지금이라도 의료관리 체계에 대한 각성과 변화를 추진해야 한다고 촉구"하고 있다.[19] 하지만 확실한 것은 공식 의료기관들이 여전히 귀를 막고 있다는 것이다. 10대 사망 원인 통계를 작성하는 미국 질병통제예방센터CDC는 의료사고 사망의 경우 순위는 고사하고 통계 목록에 포함조차 시키지 않고 있다. 의료사고가 세 번째 사망 원인임에도 말이다.

우리가 영양을 잘 이해하고, 의료계에서 예방 차원의 자연적인 치료를 적극적으로 수용한다면 해롭고 치명적일 수 있는 약품을 우리 몸에 쏟아뿟지 않아도 될 것이다. 증상을 완화시킬 뿐 질병의 원인과 아무런 관련도 없는 약품을 광적으로 찾지 않아도 될 것이다. '마법의 탄환magic bullet(부작용 없이 병원균·암세포만 골라 파괴하는 약—옮긴이)'을 개발하고 광고하는 데 엄청난 돈을 쓰지 않아도 될 것이다. 지금의 의료 체계는 이런 약속을 실현하지 못한다. 지금은 우리가 건강에 대한 시야를 넓히고, 좋은 영양이란 무엇인지를 이해하고 적극적으로 추구하는 관점을 가져야 할 때다.

돈을 들여서 건강을 해친다?

미국이 건강관리에 들이는 비용은 세계 어떤 나라보다 많다. 1997년 건강관리에 쏟아부은 돈은 자그마치 1조 달러가 넘는다. 2005년에도 이야기한 것처럼, 사실 건강관리 비용은 통제 불가능할 정도로 가파르게 증가했고, 당시 보건의료재정관리국의 예상에 의하면 2030년 16조 달러에 이를 것이라고 한다.[20] 미국은 전체 경제가 생산하는 부의 7분의 1 이상을 꾸준히 건강관리에 쏟아부었다.

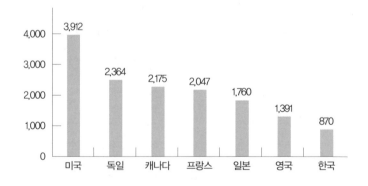

1인당 건강관리에 들어가는 비용 (1997년, 미국달러)[20]

무엇을 먹을 것인가

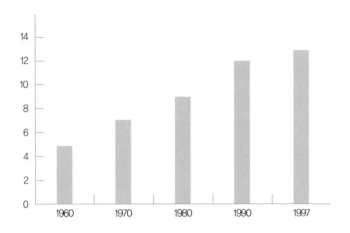

미국의 GDP에서 건강관리 비용이 차지하는 비율[20, 21]

2013년 현재 미국, 캐나다, 호주, 그리고 몇몇 유럽 국가들을 포함한 34개국의 건강 실태를 비교한 연구가 있다.[22] 그에 따르면 다른 나라들이 건강관리에 쓴 돈은 미국의 절반 혹은 그보다 적은 수준이다. 그러면 미국의 건강관리 체계가 다른 나라보다 낫다고 기대할 수 있을까? 하지만 안타깝게도 건강 면에서 언제나 가장 최하위 수준을 기록해 왔다.[13] 또 다른 분석에 따르면 세계보건기구WHO는 미국의 건강관리 수행도가 세계 37위라고 평가했다.[23] 이 글을 쓰고 있는 현재, 미국인의 기대 수명은 평균보다 짧다. 스위스와 비교할 때 남성은 4.2년, 여성은 4.8년 짧다. 미국의 건강관리 체계는 세계에서 가장 비쌀지언정 세계 최고는 아니다.

지난 10년간 심각한 경기 침체를 겪는 와중에 미국은 건강관리 체계를 재구성하는 논쟁(이른바 오바마 케어)까지 시작했다. 2013년 10월 '환자 보호 및 건강보험료 적정 부담법'이 시행되었지만, 아직까지 건강재정 지출에 이 법이 효과를 미치고 있는지 명확하지 않다. 따라서 향후 수년간 건강비용 추이를 예측하는 것은 어려운 일이다.

하지만 2013년에도 미국은 OECD 34개 가입국 중 1인당 건강 비용을 가장 많이 지출했고, 그 격차 역시 상당한 수준이다. 또한 경제적으로 어려움을 겪고 있는 그리스와 폴란드를 제외하면 OECD 국가 중 보편적 보건의료 체계를 운영하지 않는 국가는 미국이 유일하다. 2015년 미국의 의료비 총지출은 2.8조 달러에 달하고, 이는 1997년에 추계했던 비용의 2배가 넘는 수준이다.[24]

더욱 우려스러운 점은 가처분 소득 대비 의료비 총지출 비중이 점점 더 증가하고 있다는 점이다. 메르카투스센터의 경제학자 베로니크 드 러기Veronique de Rugy에 따르면, "1980년대 9퍼센트였던 미국의 GDP 대비 의료비 총지출 비중이 2011년 18퍼센트까지 증가했다."[25] 연방정부 산하 기관인 메디케어/메디케이드 서비스센터는 2022년에 의료비 총지출 비중이 GDP 대비 19.9퍼센트에 달할 것으로 추정하고 있다.[26] 초판에서도 이처럼 막대한 의료비 지출이 지속되기 어렵다고 지적한 바 있지만, 지금은 그보다 더 많은 돈을 쓰고 있다. 이 상태가 얼마나 더 지속될 수 있을까?

최근 몇 년간은 경기 침체가 의료비 물가 증감에 미친 영향에 대해서도 관심을 가졌다. 전문회계법인인 프라이스워터하우스쿠퍼는 2007년에서 2011년까지 5년 사이에 의료비 물가 인상률 증가 속도가 감소 추이에서 다시 증가 추이로 돌아섰다고 주장한다. 2014년 6.5퍼센트였던 의료비 물가인상률이 2015년 6.8퍼센트를 기록했다. 그에 비해 전반적인 물가 인상률은 2014년에 1.58퍼센트에 불과했고, 2015년에는 0.09퍼센트 감소했다.[27] 그러니까 2007년에서 2015년 사이에 우리가 벌어들인 전체 파이 중 의료비가 먹어치우는 부분은 점점 더 커졌고, 심지어 경제 전체 파이가 줄어들 때도 그랬다. 지속가능한 상태가 아니다.

다양한 추이와 추계를 살펴보다 다소 의아한 부분을 찾아냈는데, 의료비 지출에 대한 거시적 논의는 감소한 반면, 내원이나 왕진처럼 의료행위 시행 장소에 따른 비용, 행정업무의 간소화, 전문의약품 개발과 가격, 비용 효과적인 건강관리 프로그램에 대한 소비자 선택 등과 같은 세부적 문제에 대해서는 상대적으로 과잉 집중되고 있다는 점이다. 즉, 보건의료 수요를 근본적으로 감소시킬 수 있는 공중보건, 영양 문제, 생활습관 개선 같은 수단은 외면한 채 그저 누가 돈을 낼 것인가에 대해서만 미주알고주알 따지고 있는 것이다.[28] 비유하자면, 1층에서 난 불을 끌 생각보다는 2층으로 번지는 걸 막는 데 필요한 저렴한 내연재 구입에 정신을 팔고 있는 셈이다.

미국 의사들은 종종 환자의 상태가 아닌 보험의 보장범위를 기준으로 처방을 내리곤 한다. 초판을 집필할 당시 의료보험이 없는 미국인은 4,400만에 육박했다.[29] 이 규모는 2013년까지 꾸준히 증가해 전체 인구의 14.4퍼센트(4,540만)까지 달했고, 오바마 케어 도입으로 2014년 11.5퍼센트(3,680만), 2015년 9.2퍼센트(2,940만)로 감소했다.[30] 지구상 그 어느 나라보다 건강관리에 많은 돈을 들인 나라에서 여전히 많은 사람이 기본적인 건강관리의 혜택조차 받지 못하고 있다는 사실은 정말 받아들이기 힘든 일이다.

질병의 이환율, 의료관리의 효율성, 그리고 경제라는 세 가지 시각에서 볼 때 미국의 의료 체계는 심각한 문제가 아닐 수 없다. 단순히 숫자와 통계만 나열해 문제를 제기하는 것이 아니다. 실제로 주위의 많은 사람들이 병원과 요양원에서 끔찍한 시간을 보내다가 결국 병마에 쓰러지는 것을 보고 있다. 아마 당신 자신이 환자일 수도 있고, 의료관리 체계가 얼마나 형편없는지 직접 경험했을지도 모른다. 우리를 건강하게 만들어야 하는 의료 체계가 오히려 상처를 주는 현실이 역설적이지 않은가?

사람들은 왜 혼란스러워 할까?

우리는 진실을 알아야 하며, 연구로 밝혀낸 것을 마땅히 알아야 할 필요가 있다. 연구에 수억 달러의 돈을 쓰면서도 왜 고통을 당해야 하는지, 왜 많은 사람이 일찍 목숨을 잃어야 하는지 이유를 알아야 한다. 아이러니한 것은 해결책이 간단하면서도 비용이 많이 들지 않는다는 점이다. 건강해지기 위한 해답은 우리가 매일 먹는 음식에 있다. 어떤 음식을 먹을지는 선택의 문제이며, 그만큼 해결이 간단한 문제다.

사람들은 영양에 관해 잘 안다고 생각하지만, 현실은 그렇게 간단하지 않다. 우리는 패션처럼 유행하는 식이요법에 맹종하는 경향이 있다. 포화지방, 버터, 탄수화물에는 질색하고 비타민 E, 칼슘 보충제, 아스피린이나 아연은 환영하며, 마치 특정 식품이 건강에 대한 비밀의 열쇠인 것처럼 에너지와 노력을 집중시킨다. 한마디로 환상이 사실을 앞서는 경우가 많다.

1970년대 후반에 미국을 휩쓸었던 단백질 식이요법이 있다. 그 식이요법이 약속한 것은 진짜 음식 대신 단백질 셰이크로 대체하면 체중을 줄일 수 있다는 것이었다. 하지만 얼마 지나지 않아 약 60명에 이르는 여성들이 단백질 식이요법으로 목숨을 잃었다. 최근에는 수백만 명이 『앳킨스 박사의 새로운 식이요법 혁명Dr. Atkins' New Diet Revolution』, 『단백질 파워 Protein Power』, 『사우스 비치 식이요법The South Beach Diet』, 『좋은 칼로리 Good Calories』, 『나쁜 칼로리Bad Calories』, 『팔레오 식이요법The Paleo Diet』 같은 책에서 주장하는 고단백질, 고지방 식이요법 방법을 따랐다. 이런 단백질 식이요법이 건강에 많은 위험을 불러온다는 증거는 점점 많아지고 있다. 우리가 영양에 관해 잘 모르거나 이해하지 못한다면 자신에게 해를 입힐 수 있다.

나는 20년 이상 대중의 혼란과 싸워왔다. 1988년에는 미국 상원의 초청으로 식단과 영양에 관해 대중이 혼란스러워 하는 이유에 대한 나의 견해를 밝히기도 했다. 혼란의 주요 원인 가운데 하나는 과학자들이 자주 큰 그림을 무시한 채 세부적인 사항에만 치중하기 때문이다. 이를테면 질병을 예방하거나 치료하기 위해 하나의 성분이나 영양소에만 노력과 희망을 집중한다. 그래서 암을 예방하기 위한 비타민 A, 심장마비를 예방하기 위한 비타민 E 따위의 식이요법이 주를 이루었다.

우리는 자연의 무한한 복잡성을 과도하게 단순화시키고, 심지어 무시한다. 식품의 생화학적인 세부사항을 가지고 식습관과 건강에 대해 광범위한 결론을 도출해내는 것은 모순된 결과를 가져오기 십상이다. 모순된 결과는 과학자와 정책 입안자의 혼란을 불러일으키고, 그 영향은 고스란히 일반 대중의 몫으로 돌아간다.

식이요법 돌림병

영양을 다룬 베스트셀러 저자들 대부분은 자기가 직접 연구했다고 주장한다. 그러나 그들의 연구가 정말 가치 있고, 전문적인 실험 결과로부터 나온 것인지는 의심스럽다. 다시 말해, 과학적이고 객관적인 방법에 따라 연구를 고안하고 수행하지 않았다는 의미다. 그런 저자들 가운데 전문 학술지에 논문을 낸 사람은 손에 꼽을 정도이거나 혹은 전혀 없다. 실제 정식으로 영양학 교육을 받은 적이 없거나 전문적인 학회에 소속된 것도 아니며 학술지 심사위원으로 활동해 본 적도 없다. 그럼에도 기를 쓰고 책을 내는 이유는 돈을 벌 수 있기 때문이다. 그들은 독자에게 쓸데없는 식이요법 정보를 떠넘기는 대신 거액을 챙긴다. 서점에 자주 가는 사람이라면 식이요법에 관한 책들을 익히 보았을 것이다. 이런 책들은 건강 정보를 혼란스럽고 이해하기 어렵게 해서 결국은 건강을 정의하기도 어렵게 한다.

빠른 시간 안에 체중을 줄일 수 있다는 방법을 따라해 본 사람이라면 힘들지도 않았고, 변비에 걸리지도 않았으며, 굶주려 살지도 않았을 것이다. 하지만 칼로리를 계산하고 탄수화물, 단백질, 지방이 몇 칼로리나 들어 있는지 살피느라 머리가 빙빙 돌 지경이었을 것이다. 그렇다면 진짜 문제는 무엇일까? 지방이 문제일까? 아니면 탄수화물일까? 어떤 영양소를 어떤 비율로 섭취해야 체중이 가장 줄어들까? 내 혈액형에는 십자화과 채소가 좋을까? 영양제를 제대로 먹고 있을까? 비타민 C는 얼마나 필요할까? 단백질은 몇 그램이나 필요할까?

이제 당신도 눈치 챘을 것이다. 이것은 건강이 아니다. 최악의 의학과 과학, 그리고 대중매체를 이용해 잠시 유행하는 식이요법이다. 만일 당신이 2주 만에 체중을 줄일 수 있는 식단을 원한다면, 이 책은 당신을 위한 것이 아니다. 내가 말하고자 하는 것은 건강에 이르는 심오하고 좋은 길이다. 간단하고 따르기 쉬우며 약품이나 수술보다 부작용이 없는, 최고의 건강을 위한 처방이다. 이 처방은 결코 단순한 식단이 아니다. 매일 그래프를 그리거나 칼로리를 계산해야 할 필요도 없고, 더구나 금전적인 이익을 챙기기 위한 것도 아니다. 그러면 처방은 무엇일까? 당신이 먹고 생활하는 방식을 바꾸라. 그러면 그 보답으로 최상의 건강을 얻을 것이다.

좋은 건강을 위해서는 어떻게 해야 할까? 간단히 말해 육류와 유제품,

달걀을 포함한 동물성 식품을 먹지 말고 가공하지 않은 자연식품, 즉 무가공 식물성 식품을 먹으면 된다. 나는 무가공 식물성 식품의 가치를 입증하기 위해 선입견이나 철학적인 이야기를 하지 않았다. 나는 개인적으로 고기를 좋아하는 낙농업자의 아들로서 그리고 전문가이자 과학자로서 이야기를 시작했다. 심지어 나는 의예과 학생들에게 영양학과 생화학을 가르치면서 채식주의자의 시각을 비난하던 사람이었다.

이제 나의 견해에 대해 명확한 학문적인 근거를 설명해야 할 시간이다. 식습관을 바꾸는 일은 사실에 근거하여 그에 따른 장점을 체험할 때만 가능하다. 사람들이 무엇을 먹을지 결정하는 데는 수많은 이유가 있고 건강상의 고려는 그중 한 가지일 뿐이다. 이제 내가 할 일은 가장 쉽게 과학적인 근거를 제시하는 것이고, 나머지는 당신에게 달렸다.

내 견해에 대한 과학적인 근거는 관찰과 실험을 통해 증명된 것들이다. 내가 제시한 근거들은 나를 비롯해 동료 과학자들이 인간을 대상으로 한 연구에서 나왔다. 이런 연구들은 필리핀 어린이들의 간암과 곰팡이 독소인 아플라톡신,[31, 32] 그리고 영양실조에 걸린 필리핀 어린이를 돕기 위한 영양교육 프로그램에서 나왔다.[33] 또한 중국에서 800명의 여성을 대상으로 한 골밀도와 골다공증에 영향을 주는 식이 요인 연구,[34~36] 유방암이 발생하는 생화학 지표 연구,[37, 38] 그리고 중국과 대만의 170개 마을을 대상으로 수행한 질병 사망률과 관련된 식생활과 생활방식에 대한 포괄적인 연구[39~42]를 근거로 한 것이다. 매우 광범위하게 이루어진 연구들은 식생활에서 비롯된 다양한 질병들을 대상으로 하고 있다. 중국에 대한 연구는 1983년에 시작되었다.

나는 인간을 대상으로 하는 연구뿐만 아니라 지난 27년 동안 동물을 대상으로 하는 연구를 해왔다. 1960년대 후반, 미국 국립보건원의 자금 지원을 받은 연구는 식단과 암의 연관성을 깊이 있게 조사하는 것이었다. 최고의 학술지에 실린 연구 결과들은 암의 원인과 관련해서 광범위하게 수용되던 핵심적인 원칙에 의문을 제기했다. 연구를 하는 동안 나는 350개가 넘는 논문을 발표했다. 나와 동료들은 오랫동안 연구와 발표를 통해 수많은 상을 받았다. 1998년에 받은 미국암연구소 상, 1998년 《셀프self》가 선정한 '식품에 가장 큰 영향을 미친 25인' 상이 있으며, 2004년 미국자연건강식품협회에서 수여한 버튼 칼만 학술상도 있다. 또한 40개 이상의 주州정부와 외국의 연구소, 의료기관에 초빙되어 강의를 했다는 것은 많은 사람들이 연구 결과에 큰 관심을 갖고 있음을 보여준다. 의회와 연방정부, 주정부 기관에 초대받은 일은 그만큼 대중의 관심이 컸음을 나타낸다. 그뿐 아니라 최소한 25개 이상의 텔레비전 방송에서 인터뷰를 했으며, 《USA 투데이USA Today》, 《뉴욕 타임스》, 《새터데이 이브닝 포스트Saturday Evening Post》에 기사가 실렸고, 유명 방송국에서 다큐멘터리 프로그램을 만들기도 했다. 이러한 활동은 우리의 공적 활동의 일환이기도 하다.

2005년 이 책의 초판이 발행된 이후, 미국을 비롯해 해외 각국에서 의료기관이 주최하거나 후원한 강의에 수백 차례 초대되었다. 토마스는 레지던트 수련의를 포함 7년간의 과정을 마쳤고 의사 면허를 취득했다. 지금은 로체스터 의과대학의 임상 가정의학 전임강사, 비영리조직인 콜린캠벨영양학연구센터nutritionstudies.org 의료 관리자, 로체스터대 의료센터의 영양프로그램URNutritionInmedicine.com의 공동 설립자 및 임상 관리자로 일하고 있다. 또한 나를 비롯한 동료 전문가를 대상으로 한 강의를 하고 있다.

미래의 헛된 약속

이런 연구들을 통해 톰과 나는 식물식 식단이 주는 장점은 약품과 수술보다 훨씬 다양하고 놀랍다는 사실을 확인했다. 식물식을 하면 노화, 심장질환, 암, 당뇨병, 뇌졸중을 비롯하여 고혈압, 관절염, 백내장, 알츠하이머병, 발기부전 같은 만성질환들도 대부분 예방 가능성이 높아진다. 어떤 과학자들은 영양을 통해 심장질환을 예방할 수 있다는 사실을 마지못해 받아들였지만, 질병이 이미 진행된 상태에서는 회복될 수 없다고 거세게 부정하던 때가 있었다. 하지만 그들은 이제 그러한 사실을 더 이상 무시할 수 없다. 영양으로 질병을 이길 수 없다고 생각하는 과학자나 의사들은 고집스러운 것이 아니라 단지 무책임할 뿐이다.

더욱 반가운 사실은 좋은 영양을 통해 유전적인 소인으로 여겨지던 질병도 예방이 가능하다는 것이다. 질병을 일으키는 유전자를 갖고 있더라도 '유전적인' 질병을 피할 수 있다. 하지만 이런 유전자가 작동하지 않게 하는 연구에 자금을 지원하는 일은 특정 유전자가 질병을 일으킨다는 잘못된 믿음을 키운다.

제약회사는 미래에 유전자 정보를 가진 신분증을 갖고 다니게 될 것이라고 광고한다. 그 신분증을 의사에게 보여 주면 나쁜 유전자를 억제할 수 있는 약을 처방받을 수 있다는 것이다. 이런 마술 같은 일은 절대로 일어날 수 없다. 그런 일을 시도한다면 오히려 의도하지 않은 심각한 결과를 초래할 것이다. 미래의 터무니없는 꿈들은 저렴하고 효과적인 해결책, 즉 영양에 기초한 해결 방안을 외면하게 한다.

바르게 먹는 것은 질병을 예방할 뿐만 아니라 몸을 건강하게 만들며 정신적인 안정감을 준다. 미국 트라이애슬론(철인3종경기) 6관왕 챔피언 데이브 스코트Dave scott, 육상 선수 칼 루이스Carl Lewis와 에드윈 모제스

Edwin Moses, 테니스 스타 마르티나 나브라틸로바Martina Navratilova, 세계 레슬링 챔피언 크리스 캠벨Chris Campbell, 78세의 마라토너 루스 하이드리히Ruth Heidrich 같은 세계적인 기량을 자랑하는 운동선수들은 저지방·식물식 식단으로 운동 능력을 크게 높인다.

대부분의 미국인 먹는 것과 비슷한 동물성 단백질이 풍부한 먹이를 준 실험 쥐와 동물성 단백질을 적게 먹인 실험 쥐의 운동 능력을 비교해 보았다. 어떤 결과가 나왔을까? 동물성 단백질을 적게 먹은 쥐들이 그렇지 않은 쥐들보다 운동을 많이 하면서도 덜 지쳤다.

이런 연구는 기존 의료계에서도 새삼스런 것이 아니다. 100년 전에도 예일대 의과대학의 교수이자 유명한 영양학자인 러셀 치헌던Russell Chittenden이 식물성 식품이 학생들의 신체적인 역량에 어떤 영향을 미치는지 조사했다.[43, 44] 자기 자신은 물론이고 학생들과 교직원들에게 저지방·식물식을 하도록 한 다음 신체의 운동 능력을 측정했다. 그가 얻은 결과는 100년 후 우리가 실험실에서 쥐를 통해 얻은 결과와 놀랍도록 똑같았다.

그러면 약품과 수술에 의존하는 현실에 의문을 가져야 하지 않을까? 간단하지만 올바른 식생활을 하면 약품에 따른 부작용뿐만 아니라 비용을 크게 줄일 수 있다. 또한 건강관리 비용이 줄어들고 의료 사고도 감소할 것이며, 자기 수명을 다하지 못한 채 목숨을 잃는 사람도 적어질 것이다. 기본적으로 건강관리 체계가 건전해지고 우리는 그만큼 건강해질 것이다.

단백질에 대한 오해

생의학을 연구하던 시절, 중심에는 언제나 단백질이 있었다. 단백질은 보이지 않는 끈처럼 내가 가는 곳마다 따라다녔다. 기초 연구실에서부터 필리핀의 영양 결핍 아동을 위한 급식 프로그램까지, 그리고 건강 정책을 수립하던 정부 회의실까지 따라왔다. 단백질에 관한 지식과 중요성은 영양학의 과거와 현재를 연결하는 연구의 중심에 서 있었고, 건강과 식단에 관한 실용적 지식은 물론 전문 영역에까지 스며들어 우리의 삶 자체에 이미 깊숙이 들어와 있었다.

단백질에 대한 이야기는 과학의 일부, 문화의 일부이기도 하지만 우상화된 신화이기도 하다. 뛰어난 강사이자 저자 그리고 전직 목장 경영자이기도 한 친구 하워드 리먼한테서 처음 들은 괴테의 말이 떠오른다. "우리는 훤히 보이는 것들을 숨기기 위해 최선을 다한다." 단백질에 대해 알려지지 않은 이야기만큼 잘 숨겨진 것도 없다. 단백질을 둘러싼 일방적인 신조는 생의학 연구에서 우리들이 갖는 거의 대부분의 생각을 직간접적으로 질책하고, 비난하고, 특정 방향으로 인도한다.

1839년, 네덜란드 화학자 게르하르트 물더Gerhard Mulder가 질소를 함유한 화학물질을 발견한 이래 단백질은 모든 영양소 가운데 가장 신성한 것으로 추앙받았다.[1] 단백질이란 단어는 그리스의 프로테이오스proteios에서 유래한 말로 '최고로 중요한 것'이란 뜻이다. 단백질은 고기와 그 부산물에서만 얻을 수 있다는 잘못된 믿음을 포함해, 왜 하나의 영양소에 불과한 성분에 대해 그토록 비이성적 집착이 팽배했는지에 대한 질문은 여기서 시작된다. 동물을 잡아먹는 행위가 힘과 지구력, 민첩성을 길러줄 것이라는 사람들의 믿음에서 시작됐다고 추정하는가 하면, 다른 생명체에 대한 인간의 지배 욕구와 관련된 것이라고 설명하는 이들도 있다. 그 동기가 무엇이든, 19세기에는 단백질이 고기와 동의어로 쓰였고 이는 100년 이상 지속되어 지금까지도 식생활 관습에 지대한 영향을 미치고 있다.

지금도 사람들은 단백질을 동물성 식품과 같은 의미로 여긴다. 단백질과 결부시켜 가장 먼저 생각나는 음식을 말하라고 하면 아마 소고기라고 대답할 것이다. 그렇게 대답하는 사람이 당신 혼자만은 아니다. 이런 혼란은 단백질에 대한 가장 기초적인 질문에서도 보인다.

- 양질의 단백질 공급원은 무엇일까?
- 단백질은 얼마나 섭취해야 하는가?
- 식물성 단백질은 동물성 단백질만큼 좋을까?
- 완벽한 단백질을 얻으려면 식사 때마다 특정 식물성 식품들을 조합해서 먹어야 하는가?
- 단백질 파우더나 아미노산 보충제가 도움이 될까? 특히 운동을 열심히 하는 사람이나 운동선수에게?

무엇을 먹을 것인가

- 근육을 키우려면 단백질 보충제를 먹어야 할까?
- 질이 높은 단백질, 질이 낮은 단백질은 무엇을 의미할까?
- 채식주의자는 어디에서 단백질을 얻을까?
- 채식만 하는 어린이는 동물성 단백질 없이도 제대로 성장할 수 있을까?

이런 질문과 우려에는 근본적으로 고기와 단백질이 동일하다는 믿음이 깔려 있고, 그 믿음은 동물성 식품의 핵심이 단백질이라는 사실에 근거를 두고 있다. 육류와 유제품에서 지방을 제거해도 사람들은 여전히 육류와 유제품으로 인식한다. 지방을 제거한 살코기를 먹고 탈지우유를 마신다. 그러나 동물성 식품에서 단백질을 제거하면 속 빈 강정일 뿐이다. 예를 들어 단백질이 없는 스테이크는 수분, 지방 그리고 소량의 비타민과 무기질이 든 덩어리에 불과하다. 누가 그것을 먹겠는가? 간단히 말해 동물성 식품으로 인정받으려면 단백질이 들어 있어야 한다. 그만큼 단백질은 동물성 식품의 핵심 요소다.

독일의 과학자 칼 보이트Carl Voit(1831~1908) 같은 학자들은 단백질의 충성스런 신봉자였다. 그는 인간에게 필요한 단백질이 하루에 48.5그램이라는 사실을 알았지만, 당시 문화적인 편견으로 인해 터무니없이 많은 118그램을 권고했다. 단백질은 곧 고기였고, 누구나 큰 집과 빠른 차를 갖고 싶어 하듯 식탁에 고기가 올라오기를 열망했다. 보이트는 좋은 것이라면 지나치게 먹어도 아무런 문제가 없다고 생각했다. 그는 막스 루브너 Max Rubner(1854~1932)와 윌버 올린 애트워터Wilbur Olin Atwater(1844~1907)를 비롯한 1900년대 초기의 유명한 영양학자들을 가르쳤다. 두 사람 다 스승 보이트의 조언을 충실히 따랐다. 루브너는 "높은 단백질 허용량은 문명인의 권리"라고 하며 고기를 의미하는 단백질 섭취가 문명의 상징이라고 했다. 애트워터는 미국 농무부USDA에 최초의 영양학 연구실을 세웠고, 연구실장으로 있으면서 하루에 단백질 125그램을 섭취하도록 권고했다(현재 하루 권장량은 약 55그램이다). 나중에 이런 선례가 정부의 조직과 정책에 얼마나 중요한 영향을 미쳤는지 살펴볼 것이다.

문화적인 편견은 단단히 박혀 있는 돌과 같다. 당시 문명인이라면 단백질이 풍부한 음식을 먹어야 했다. 부자는 고기를 먹고, 가난한 사람은 감자와 빵 같은 식물성 식품을 먹는다는 생각이 만연했다. 빈곤 계층의 사람들은 고기, 즉 단백질을 섭취하지 못해 게으르고 무기력한 것으로 간주되었다. 이처럼 19세기에는 엘리트 의식과 편견이 영양학을 지배했다. 클수록 우월하고, 문명화되고, 보다 영적일 것이라는 관념이 단백질에 대한 모든 생각에 스며들어 있었다.

20세기 초, 영국의 의사였던 맥케이 소령은 식민지였던 인도에 주둔하면서 현지인 가운데 훌륭한 군인을 찾아내고자 했다. 그는 다른 어떤 요소보다 단백질을 적게 먹는 사람이 빈약한 체격에 비굴하고 사내답지 못한 기질을 지녔다고 말했다. 이런 편견은 오늘날에도 여전히 남아 있다.

좋은 단백질이란?

우리는 소비 에너지의 대부분을 단백질, 지방, 탄수화물, 알코올에서 얻는다. 지방, 탄수화물, 단백질은 '다량 영양소macronutrient'로서 음식 무게의 대부분을 차지하고, 물을 제외한 나머지는 비타민과 무기질 등 '미량 영양소micronutrient'들이다. 최적의 건강을 위해 필요한 미량 영양소의 양은 밀리그램mg에서 마이크로그램μg 단위로 매우 적다.

단백질은 모든 영양소 중에서 우리 몸을 구성하는 데 필수적인 요소이고 종류만 해도 수십만 가지에 이른다. 단백질은 생명을 유지하는 데 필수적인 효소나 호르몬을 만들며, 세포 조직을 구성한다. 단백질은 수백에서 수천 개의 아미노산으로 이루어진 긴 사슬로 구성되는데, 약 15~20여 가지 종류가 있다. 우리 몸은 단백질을 끊임없이 소비하므로 단백질을 함유한 식품으로 보충해야 한다. 단백질은 소화되어서 새로운 아미노산 블럭을 공급하고, 이 아미노산은 소모된 단백질을 대체할 새로운 단백질을 만드는 데 쓰인다.

다양한 식품에서 얻는 단백질은 질이 다른 것으로 알려져 있는데, 단백질의 질은 우리 몸에 필요한 아미노산을 얼마나 잘 공급하느냐에 따라 달라진다.

단백질의 주원료인 아미노산을 분해하고 재조직하는 과정은 낡은 목걸이의 없어진 구슬을 보충해 다양한 색깔의 원래 목걸이를 만드는 것과 같다. 그러나 우리에게 주어진 구슬들은 처음과 같은 순서로 되어 있지 않다. 따라서 다양한 색깔의 구슬을 모은 다음 목걸이를 끊어서 원래 색깔대로 구슬을 꿰어 재구성해야 한다. 하지만 만약 파란색 구슬이 부족하다면 그 구슬을 얻을 때까지 목걸이를 만드는 과정을 늦추거나 멈춰야 한다. 이런 과정은 소모된 단백질을 보충하여 새로운 조직을 만드는 것과 비슷한 개념이다.

조직을 구성하는 단백질을 만드는 데 필요한 8개의 아미노산(색깔구슬)은 우리가 먹는 음식을 통해서만 얻을 수 있다. 우리 몸에서 만들어내지 못하기 때문에 '필수 아미노산'이라고 한다. 만일 음식에서 필수 아미노산 중 하나라도 흡수하지 못하면 단백질 합성과정은 느려지거나 멈춘다. 여기에서 단백질의 질적인 개념이 대두된다.

질이 높은 단백질은 소화과정에서 이 새로운 영양분을 효율적으로 합성하기 위해 필요한 아미노산의 종류와 양을 적절하게 제공한다. 이것이 '질'이 진정으로 의미하는 것이다. 새로운 단백질을 만들기 위한 적절한 종류와 양의 아미노산을 공급할 수 있는 능력 말이다.

그러면 어떤 음식을 먹어야 단백질을 가장 효율적으로 제공받을까? 답은 인육이다. 인체의 단백질은 우리가 필요로 하는 아미노산을 꼭 필요한 만큼 제공한다. 하지만 동족을 식탁에 올릴 수 없는 노릇이니 다른 동물로부터 단백질을 얻어야 한다. 동물의 단백질도 필요한 아미노산을 모두 갖고 있으므로 인체의 단백질과 유사하다. 이런 단백질은 매우 효율적으로 쓰여서 '고품질 단백질'로 불린다. 동물성 식품 가운데 우유와 계란에 든 단백질은 인체의 단백질과 부합하는 최고의 아미노산을 포함하고 있으므로 가장 좋은 단백질로 간주된다. 한편 '질 낮은 단백질'이라고 하는 식물성 단백질은 필수 아미노산 몇 가지가 부족하지만 하나의 식품군으로서 모든 아미노산을 함유하고 있다.

'질'의 개념은 식품 속에 들어 있는 단백질이 성장을 촉진하는 데 얼마나 뛰어난 효율성을 가지고 있느냐에 따라 달라진다. 효율성이 가장 좋다는 말이 최상의 건강을 의미한다면 더할 나위 없이 좋겠지만, 실제로는 그렇지 않다. 이것이 효율성과 질이라는 용어가 오해를 일으키는 이유다.

이제 앞으로 전개될 이야기를 잠깐 언급하자면, 단백질을 합성하는 데 속도는 느리지만 안정적인 '질 낮은' 식물성 단백질이 가장 건강한 형태의 단백질이라는 사실을 증명하는 연구가 수두룩하다. 느리지만 꾸준한 것이 경주에서 이기는 법이다. 특정한 음식에 들어 있는 단백질의 질은 그것을 섭취한 동물이 얼마나 빨리 성장하는가에 달려 있다. 일반적으로 동물성 식품은 단백질 효율비(이유기에 있는 실험동물에게 일정한 기간 동안 단백질을 공급했을 때 섭취한 단백질 양에 대한 증가된 체중의 비율—옮긴이)와 '질'

무엇을 먹을 것인가

이 높다.[2]

이는 신체 성장의 효율성에 초점을 맞춘 개념임에도, 마치 좋은 건강을 보장하는 것처럼 '질'이 높은 단백질의 섭취를 장려하고 있다. 시장에서 장사를 하는 사람이라면 누구나 질 좋은 상품은 금방 소비자의 신뢰를 얻는다는 사실을 알고 있다. 우리는 100년 이상 오해의 소지가 있는 표현에 사로잡혀 질이 높으면 건강에 좋다고 비약했다.

사람들은 단백질의 질에 대한 기본 개념을 모르고 있으며, 잘못된 인식에서 퍼진 부정적인 영향력은 지금도 여전하다. 심지어 채식을 하기로 마음먹은 후 "그럼 나는 단백질을 어디서 얻지?" 하는 의문을 가진다. 마치 식물에는 단백질이 들어 있지 않은 것처럼 말이다. 설사 식물에 단백질이 들어 있다는 것을 알더라도 여전히 질이 낮다고 걱정한다. 이런 우려는 식물에 부족한 아미노산을 보충하려면 식사 때마다 여러 종류의 식물성 음식을 세심하게 조합해서 먹어야 한다는 믿음을 만들었다. 그러나 전적으로 과장된 말이다. 인체는 엄청나게 복잡한 대사 체계를 통해 매일 마주 치는 자연의 다양한 식물성 단백질에서 필요한 아미노산을 모두 얻을 수 있다. 식물성 식품을 많이 먹어야 한다거나 식단을 세심하게 계획하지 않아도 된다는 말이다. 그러나 불행하게도 단백질의 질에 대한 견고한 개념이 이런 정보를 심각하게 가로막았다.

제3세계 어린이들의 단백질 부족

연구를 시작한 지 얼마 되지 않았을 당시 영양과 농업 분야에서 가장 중요한 문제는 단백질 섭취를 늘릴 수 있는 방법을 찾는 것이었다. 그리고 가능하면 최고의 질을 보장하는 것이었다. 나와 동료들도 이러한 공통의 목표를 추구했다. 농장에서 자란 성장기부터 대학원 시절까지 나는 단백질에 경외심이 있었다.

어린 시절의 기억을 돌이켜보면, 동물 사료 중에서 가장 비쌌던 것은 소와 돼지에게 먹였던 단백질 보충제였다. 대학원에 다닐 때도 박사학위 의 연구 주제는 '고품질 단백질'의 공급을 늘릴 수 있도록 소와 양을 살찌 워서 소고기와 양고기를 최대한 얻을 수 있는 방법을 알아내는 것이었다. 나는 대학원 재학 시절 내내 동물성 식품에 들어 있는 '고품질 단백질'을 늘리는 것이 중요한 과제라는 뿌리 깊은 믿음을 갖고 있었다. 대학원 시 절에 수행한 연구는 세계적으로 거론되던 단백질 문제를 해결하려는 커 다란 노력의 일부였다.

1970년대까지 나는 개발도상국의 소위 '단백질 부족'이라는 말을 귀가 아프게 들었다.[3] 이 단백질 부족이라는 개념은 개발도상국 어린이들의 기 아와 영양실조는 충분한 단백질, 특히 동물성 단백질을 섭취하지 못한 결 과라고 규정했다.[1, 3, 4] 이런 시각에 따르면 개발도상국 어린이들은 양질의 단백질, 즉 동물성 단백질이 부족했다. 따라서 단백질 부족을 해결하기 위 해 다양한 프로젝트가 벌어졌다.

1976년, 어느 유명한 MIT 교수는 "적절한 단백질 공급이 세계 식량 문 제의 핵심"이라고 결론 내렸다. 또한 "우유, 계란, 육류나 생선이 어느 정 도 보충되지 않는 이상 가난한 나라의 주식인 곡류 위주의 식사로는 성장 기 어린이들에게 단백질은 부족할 수밖에 없다"고 했다.[4] 이런 심각한 문 제를 다루기 위해

- MIT는 INCA-ARINA라는 단백질이 풍부한 식품 보충제를 개발 했다.
- 퍼듀대학은 옥수수 단백질에 결핍된 아미노산 라이신을 많이 함유

한 옥수수를 만들기 위해 품종을 개량했다.

- 미국 정부는 전 세계 빈곤층에게 양질의 단백질을 공급하기 위해 분유 생산에 보조금을 지급했다.
- 코넬대학은 필리핀에 고단백질 쌀 품종 개발 및 축산업 발전을 위해 인재 지원을 했다.
- 오번대학과 MIT는 전 세계 빈곤층을 위해 생선을 갈아 만든 어류 단백질 농축물을 생산했다.

국제연합UN과 미국 정부의 평화식량 프로그램, 그리고 주요 대학들과 수많은 조직은 양질의 단백질로 세계의 기아를 뿌리 뽑기 위한 전쟁에 뛰어들었다. 나는 대부분의 프로젝트를 조직하고 이끈 사람들뿐 아니라 프로젝트의 성격도 잘 알고 있다. 유엔식량농업기구FAO는 농업개발 프로그램으로 개발도상국에 상당한 영향력을 끼쳤다. 1970년 유엔식량농업기구 직원 중 2명이 이렇게 단언했다.[5] "어느 모로 보나, 단백질 결핍은 개발도상국의 영양 상태에서 질적으로 가장 심각한 문제이다. 대부분의 인구가 단백질이 부족한 식물성 식품에 의존해 살고 있고, 그 결과는 건강 악화와 1인당 생산성 저하로 나타나고 있다." 당시 유엔식량농업기구에서 중요한 위치에 있었던 M. 오트렛M. Autret은 "개발도상국에서는 동물성 단백질이 부족한 식생활을 하기 때문에 영양 상태가 좋지 못하다"고 덧붙였다. 그는 동물성 식품과 연간 소득 사이에 밀접한 연관성이 있다고 말했다. 오트렛은 전 세계의 단백질 부족 현상을 해소하기 위해 동물성 단백질의 생산과 섭취를 늘려야 한다고 주장했다. 또한 "단백질이 풍부한 식품을 개발하는 데 모든 과학과 기술, 자원을 총동원해야 하고, 지금까지 충분히 활용되지 못했던 자원을 최대한 끌어내 인류를 먹여 살려야 한다"

고 주장했다.[3]

동물성 식품을 먹어야 한다고 주장한 미국 상무부의 브루스 스틸링스 Bruce Stillings는 1973년 "식단 자체에 동물성 단백질이 필요한 것은 아니지만, 동물성 단백질의 양은 식단의 전체적인 단백질 질에 대한 지표가 된다"고 했다. 그는 이어서 다음과 같이 덧붙였다. "동물성 식품을 적절하게 공급하는 것이 세계적으로 건강을 증진시키는 이상적인 방법이다."[1] 물론 단백질 공급이 개발도상국의 영양을 증진시킬 수 있는 중요한 방법이라는 말은 옳다. 모든 사람이 한 가지 식물에서만 칼로리를 얻는다면 특히 그렇다. 그러나 그것이 유일한 길은 아니며, 장기적인 건강을 위해 가장 좋은 길도 아니다.

영양 결핍을 해결하기 위한 국제 프로그램

1965년, 나는 버지니아 공과대학 교수로 임용되어 MIT를 떠났다. 당시 버지니아 공대 생화학 및 영양학과 학장이었던 찰리 엥겔Charlie Engel 교수는 영양실조 어린이들을 위한 국제적인 영양 프로그램을 개발하는 데 큰 관심이 있었다. 그는 필리핀에서 육아교육 프로젝트를 실행하는 일에도 많은 관심을 기울였다. 이 프로젝트는 영양실조 아동의 어머니들에 대한 교육에 중점을 두었으므로 '육아'라는 말이 들어갔다.

어머니들로 하여금 그 지역에서 만들어진 식품 중에서 올바른 식품을 선택하는 법을 가르치면 아이들의 영양 상태를 좋게 할 수 있고, 그렇게 되면 부족한 의약품과 의사에게 의존하는 일이 줄어들 거란 생각이었다. 1967년 이 프로그램을 시작한 엥겔은 마닐라에 정착했고, 나를 지도교수로 초빙하면서 장기간 필리핀에 머물러 달라고 부탁했다.

영양실조를 해결하기 위한 수단으로 단백질에 중점을 두던 관행에 따라 우리는 단백질을 '육아교육센터'의 교육 중심에 두었고, 그렇게 단백질 섭취를 늘리는 데 동참했다. 생선에서 단백질을 얻을 수 있는 곳은 해안 지역으로 제한되었으므로 땅콩을 재배하기로 했다. 땅콩은 어떤 곳에서든 재배가 가능하다는 장점이 있었고 알팔파(자주개자리), 콩, 클로버, 완두콩과 같은 콩과작물로 단백질이 풍부한 작물이었다.

그러나 콩과작물에는 골치 아픈 문제가 있었다. 처음에는 영국에서[6-8] 그리고 MIT의 연구를[9, 10] 통해 땅콩이 종종 아플라톡신AF이라는 곰팡이가 생산하는 독소에 오염된다는 무시하기 어려운 증거가 대두되었기 때문이다. 아플라톡신은 쥐에서 간암을 일으키는 것으로 보고되었으므로 매우 심각한 문제였다. 사실 아플라톡신은 지금까지 발견된 그 어떤 화학물질보다 강력한 발암물질이었다. 따라서 어린이 영양실조를 해결하는 동시에 아플라톡신 오염 문제라는 밀접하게 연관된 두 프로젝트와 씨름해야만 했다.

필리핀으로 가기에 앞서 버지니아 공과대학 동료인 켄 킹Ken King과 릴랜드 웹Ryland Webb 교수가 조직한 몇몇 육아센터를 살펴보려고 아이티로 갔다. 저개발 국가 방문은 그때가 처음이었다. '파파 독Papa Doc'이란 별명을 가진 아이티 대통령 프랑수아 뒤발리에François Duvalier는 혼자 풍요로운 삶을 누리기 위해 얼마 되지 않는 자원들을 빼돌렸다. 당시 아이티에서는 전체 어린이의 54퍼센트가 5살 생일을 맞이하기 전에 목숨을 잃었는데, 대부분 영양실조 때문이었다.

필리핀에서도 아이티와 똑같은 상황과 마주했다. 각 마을의 영양 결핍상태를 점검한 후에 육아교육센터를 어디에 세울지 결정했다. 도움이 가장 절실한 마을에 모든 지원이 집중되었다. 마을별 상태를 확인하기 위한 예비 조사로 아이들의 몸무게를 측정한 다음 연령에 따라 서구 기준과 비교해 영양 결핍 정도를 3개 항목으로 나누었다. 65퍼센트 미만에 해당하는 아이들은 최악의 영양 결핍 상태인 3등급으로 분류했다. 100퍼센트에 해당하는 어린이가 미국 평균에 해당하는 어린이라는 것을 감안할 때 65퍼센트 미만은 거의 기아 상태나 마찬가지였다. 일부 대도시에 사는 3세에서 6세 어린이들도 15~20퍼센트가 3등급으로 판정되었다.

필리핀에 막 도착해서 어린이들을 보았을 때의 기억이 생생하다. 불면 날아갈 것 같은 몸을 한 어머니가 눈이 튀어나온 3살 쌍둥이를 안고 있었는데 한 아이는 5킬로그램, 다른 아이는 6킬로그램이었다. 그 어머니는 아이들 입에 죽을 넣어주려고 애쓰고 있었다. 영양실조로 실명한 큰아이도 동생 손에 이끌려 나와 음식을 얻어먹었다. 음식을 한 입이라도 받아먹으려고 다리나 팔이 없는 아이들도 나왔다.

단백질에 대한 놀라운 발견

이런 장면들은 프로젝트를 강력하게 추진해야 한다는 커다란 동기 부여가 되었다. 먼저 단백질 원천 식품으로 선택한 땅콩의 아플라톡신 오염 문제를 해결해야 했다. 문제 해결을 위한 첫 단계는 기본적인 정보를 모으는 일이었다. 필리핀에서 누가 아플라톡신을 먹고, 누가 간암에 걸릴까? 이 문제에 대한 답을 구하기 위해 미국 국립보건원에 연구 보조금을 신청했다. 또한 아플라톡신이 실제로 간암에 어떤 영향을 미칠까라는 질문에 대한 답을 구하기 위해 두 번째 전략을 세웠다. 실험쥐를 이용해 분자 수준에서 연구해보기로 했다. 이 연구 자금도 국립보건원에서 지원받았다. 그래서 두 가지 연구를 동시에 수행할 수 있었다. 하나는 기초 연구고 다른 하나는 응용 연구로, 이는 평생의 연구로 이어졌다.

기초와 응용 연구 모두 큰 보상이 있었다. 음식이나 화학물질이 건강에

무엇을 먹을 것인가

미치는 영향뿐만 아니라 어떻게 작용하는지 알 수 있었기 때문이다. 연구를 통해 음식과 건강의 생화학적 기초뿐만 아니라 일상생활에서 어떻게 연결되어 있는지 잘 이해할 수 있었다. 일련의 체계적인 단계를 밟아가며 조사가 시작되었다. 우선 어떤 음식에 아플라톡신이 가장 많이 들어 있는지 알아보았는데 땅콩과 옥수수가 가장 오염이 심했다. 식료품점에서 구입한 땅콩버터 29병이 모두 아플라톡신에 오염되어 있었다. 오염 정도는 미국 식품 기준치의 300배 이상이었다. 하지만 가공되지 않은 땅콩은 오염 정도가 덜했고, 미국 식품 기준치를 초과하지 않았다. 이런 차이는 공장에서 시작되었다. 공장의 컨베이어 벨트에서 땅콩을 선별할 때 최고 품질의 땅콩은 칵테일 병에, 곰팡이가 슨 땅콩은 땅콩버터용으로 분류되었던 것이다.

두 번째 의문은 아플라톡신 오염으로 인한 암 발생에 가장 큰 영향을 받는 사람들은 누구냐는 것이었다. 우리는 아이들이 가장 많은 영향을 받는다는 것을 알게 되었다. 아이들은 아플라톡신이 가득 든 땅콩버터를 먹었기 때문이다. 땅콩버터를 먹는 아이들의 소변을 분석해 아플라톡신 양을 추정했다.[11]

이런 정보가 모아지면서 흥미로운 양상이 나타났다. 필리핀에서 가장 높은 간암 발생률을 보이는 지역은 마닐라와 세부였다. 아플라톡신을 가장 많이 먹는 곳과 동일한 지역이었다. 땅콩버터는 대부분 마닐라에서 소비되었고, 옥수수는 필리핀에서 인구가 두 번째로 많은 세부에서 소비되었다.

이야기는 여기서 끝나지 않는다. 마르코스 대통령의 고문으로 일하던 호세 카에도Jose Caedo 박사의 이야기를 들으면서 어떤 의문점이 떠올랐다. 그는 필리핀에서 간암 문제가 상당히 심각하다며, 10살도 안 된 아이들이 목숨을 잃는 것을 보면 참으로 안타깝다고 했다. 서구에서 간암은 대부분 40살 이후의 중년층에서 발병했다. 카에도는 간암에 걸린 4살 미만의 아이들을 수술한 적도 있다고 했다!

믿기 어려운 이야기들이었지만, 당시 그가 들려준 이야기에는 훨씬 더 충격적인 것도 있었다. 간암에 걸리는 아이들은 부유한 집안의 아이들이라는 사실이었다. 부유한 가정은 가장 건강한 음식이라고 여기는, 미국인들이 주로 먹는 육류를 많이 먹었다. 그들은 필리핀의 그 어떤 가정보다도 동물성 단백질을 많이 섭취했다. 하지만 간암에 걸렸다!

어떻게 이런 일이 일어날 수 있을까? 전 세계적으로 단백질 섭취율이 가장 낮은 나라에서 간암 발생률이 제일 높다니……. 그래서 간암은 단백질 결핍에서 비롯되었다고 믿었다. 또한 단백질 결핍 문제는 우리가 필리핀에서 일하는 중요한 이유이기도 했다. 영양실조인 아이들에게 단백질 섭취를 늘려주는 것이 우리 목표였다. 하지만 그때 카에도 박사는 단백질을 풍부하게 섭취하고 있는 아이들이 가장 높은 간암 발생률을 보인다고 말했다. 처음에는 그런 사실을 도저히 받아들일 수 없었지만 시간이 흐르면서 사실로 판명되었다.

당시 인도에서 나온 어떤 연구 논문이 잘 알려지지 않은 의학 저널에 실렸다.[12] 실험쥐를 두 집단으로 나누어 간암과 단백질 섭취와의 연관성을 실험한 연구였다. 한 집단에게는 아플라톡신을 투여한 다음 20퍼센트의 단백질 음식을 주었고 두 번째 집단에는 같은 양의 아플라톡신과 5퍼센트의 단백질 음식을 주었다.

20퍼센트의 단백질을 섭취한 쥐는 모두 간암이 발생했지만 5퍼센트의 단백질을 섭취한 쥐는 단 한 마리도 간암에 걸리지 않았다. 이는 결코 사소한 차이가 아니었다. 100퍼센트 대 0퍼센트의 차이였다. 또한 필리핀

무엇을 먹을 것인가

어린이들을 관찰한 결과와도 일치했다. 간암에 가장 취약한 사람은 단백질을 많이 섭취한 사람이었다.

당시 인도에서 나온 보고서를 인정하는 사람은 없어 보였다. 나는 디트로이트에서 열린 컨퍼런스에 참석했다 돌아오는 비행기 안에서 MIT의 동료이자 선배인 폴 뉴베르네Paul Newberne 교수에게 필리핀에서 알게 된 사실과 인도에서 나온 논문에 대해 이야기했다. 뉴베르네는 당시 영양소가 암의 발생에 미치는 작용에 많은 관심을 기울이고 있는 몇 안 되는 사람이었다. 그는 동물의 수를 바꿔서 센 게 아니냐며 고단백질 음식이 암 발생을 촉진한다는 건 절대로 말이 안 된다고 하면서 그 논문을 간단히 무시했다.

나는 동료들의 불신 정도가 아니라 분노를 자극하는 도발적인 생각과 만났다는 것을 깨달았다. 단백질이 암 발생을 촉진한다는 사실을 심각하게 받아들여 바보 취급을 당하는 위험을 감수해야 할까? 아니면 이쯤에서 그만두어야 할까?

어떤 면에서 이 순간은 내 인생에 있었던 여러 사건들에 의해 예고되었던 것 같다. 내가 5살 때 함께 살던 숙모가 암으로 죽어가고 있었다. 삼촌은 형과 나를 병원에 데려가곤 했다. 어렸지만 암이라는 말이 내 마음 속 깊이 각인되었던 것을 기억한다. 어른이 되어 암 치료법을 찾아내겠다고 생각했었다.

세월이 흘러 결혼한 지 얼마 안 되었을 때 장모님이 51살이라는 젊은 나이에 대장암으로 투병 중이었다. 당시 나는 필리핀에서 일을 시작했고, 초기 연구에서 음식이 암과 관련이 있을지도 모른다는 가능성을 인식하고 있었다. 장모님은 건강보험이 없어 적절한 치료를 받지 못하고 있어서 특히 어려웠다. 내 아내 캐런은 외동딸이었고 장모님과 매우 각

별했다. 이런 힘든 경험이 연구 방향을 선택하기 쉽게 해주었다. 내 연구가 이 끔찍한 질병을 잘 이해할 수 있는 길로 인도한다면 어디든 가겠다고 결심했다.

돌이켜보면 이런 경험이 바탕이 되어 음식과 암의 관계를 연구하기 시작했다. 단백질과 암의 관계를 알아보기로 결정한 시기는 연구의 전환점이 되었다. 이 주제를 계속 연구하고 싶다면 해결책은 한 가지뿐이었다. 근본적인 실험 연구를 통해 단백질을 많이 섭취할 때 암이 발생하는지 알아보고, 어떻게 그런 일이 일어나는지 밝히는 것이다. 그것이 바로 내가 한 일이었고 상상했던 것보다 훨씬 멀리 나아갔다. 그 놀라운 결과를 알게 되면 당신은 지금 먹고 있는 것을 다시 생각해보게 될 것이다.

암 스위치를 꺼라

오늘날 사람들이 가장 두려워하는 병은 암이다. 죽음에 이르기까지 몇 달 심지어 몇 년 동안 암에 의해 생명이 서서히 꺼지는 일은 끔찍하지 않을 수 없다. 암이 다른 질병보다 무서운 이유다.

대중매체에서 새로운 발암성 화학물질이 발견됐다고 보도할 때마다 대중은 재빨리 반응한다. 어떤 발암물질은 완전히 공포 반응을 일으키기도 했다. 몇 년 전, 성장 조절제로 사과에 뿌리던 화학물질 알라Alar도 그랬다. 천연자원보호협의회NRDC가 〈묵과할 수 없는 위험: 어린이 음식에 들어 있는 살충제Intolerable Risk: Pesticides in Our Children's Food〉라는 보고서를 발표한 직후였다.[1] CBS의 텔레비전 프로그램 〈60분60Minutes〉에서 알라에 관한 방송을 내보냈다. 천연자연보호협의회 대표는 사과 산업에서 쓰이는 화학물질이 인체에 유입되는 "가장 강력한 발암물질"이라고 주장했다.[2, 3]

대중의 반응은 즉각적이었다. 아이가 가져간 사과를 회수하려고 스쿨

버스를 쫓아가달라고 경찰서에 전화를 건 엄마도 있었다.[4] 전국의 학교에서 특히 뉴욕, 로스앤젤레스, 애틀랜타, 시카고의 학교는 사과와 사과 제품 급식을 중단했다. 사과협회 회장이었던 존 라이스에 따르면 이로 인해 사과 산업은 2억 5천만 달러의 손실을 입는 엄청난 타격을 받았다.[5] 결국 대중의 거센 항의로 1989년 6월 알라의 생산과 사용이 금지되었다.[3]

지난 몇십 년 동안 발암물질로 언론에 보도되었던 화학물질들 중에 당신도 기억하는 것이 있을 것이다.

- 아미노트리아졸Aminotriazole-크랜베리에 사용하던 제초제로 1959년에 '크랜베리 공포증'을 야기했다.
- 디디티DDT-레이첼 카슨의 책『침묵의 봄』으로 널리 알려졌다.
- 아질산염Nitrite-육류 보존제이며 핫도그와 베이컨의 색깔을 바꾸는 풍미 강화제로 쓰였다.
- 적색 2호 안료Red Dye Number 2
- 인공 감미료(시클라메이트cyclamate와 사카린saccharin)
- 다이옥신Dioxin-산업공정 혹은 베트남전에 사용된 고엽제인 '에이전트 오렌지'의 오염물
- 아플라톡신 - 곰팡이 핀 땅콩과 옥수수에서 발견되는 독소

나는 이런 고약한 화학물질들을 잘 알고 있다. 미국 식품의약국FDA이 인공감미료 사용을 금지해 대중의 반발이 빗발쳤을 때, 국립과학원의 사카린의 잠재적인 위험을 평가하는 책임을 맡은 '사카린과 식품 안전정책에 관한 전문가 패널(1978~1979)'의 일원이었다. 또한 다이옥신을 처음 분리해낸 과학자 가운데 한 명이고, MIT 실험실에서 아질산염에 관한 연구

무엇을 먹을 것인가

를 했었다. 그리고 지금까지 발견된 발암성 화학물질 중 가장 강력한 아플라톡신을 연구하고 그 결과를 발표하기도 했다.

이런 화학물질들은 분자 구조는 다를지언정 암과 관련된 이야기는 모두 비슷하다. 각각의 사례, 아니 모든 경우에서 이런 화학물질들이 암의 발생률을 높인다는 사실이 동물실험에서 밝혀졌다.

핫도그 미사일

당신이 위험한 '중년'의 나이를 넘긴 연령대라면 아질산염, 핫도그, 암이란 말이 나오자마자 의자 뒤로 몸을 젖히고 고개를 끄덕이며 "오! 그래요. 나도 그 일을 기억하죠"라고 말했을 것이다. 젊은 세대라도 귀를 기울이시라. 역사는 아주 우스운 방법으로 반복되는 것이니.

1970년대 초반이었다. 베트남 전쟁이 끝나가고 있었고, 리처드 닉슨은 워터게이트와 영원히 엮일 예정이었고, 에너지 위기는 주유소에 길게 늘어선 행렬을 만들었고, 아질산염은 뉴스의 헤드라인으로 등장하고 있었다.

아질산나트륨: 1920년대부터 사용된 육류 보존제.[6] 세균을 죽이고 핫도그, 베이컨, 통조림 육류에 보기 좋은 분홍색과 좋은 식감을 더함.

1970년 《네이처Nature》는 우리가 섭취하는 아질산염이 인체에서 반응해 니트로사민nitrosamine을 생성한다고 보고했다.[7]

니트로사민: 악명 높은 화학물질. 최소한 17개의 니트로사민만큼은 미국 독성물질국가관리프로그램NTP에 의해 "합리적으로 인간 발암물질일 것으

로 예측됐다."[8]

왜 이 악명 높은 니트로사민이 인간 발암물질일 것으로 예상될까? 간단한 답은 다음과 같다. 동물실험에서 화학물질 노출이 증가할수록 암 발생 또한 증가했다. 그러나 이 답은 충분하지 않다. 더 완벽한 답이 필요하다.

니트로사민의 한 종류인 N-니트로소사코신N-Nitrososarcosine, NSAR을 보자. 한 연구에서 20마리의 쥐rat(집쥐)를 두 집단으로 나누어 서로 다른 농도의 NSAR에 노출시켰다. 고농도 노출 집단은 저농도 노출 집단의 2배 농도에 노출됐다. 저농도의 NSAR에 노출된 쥐들 가운데 35퍼센트 이상만 식도암으로 사망했다. 고농도에 노출된 쥐들은 실험의 두 번째 해 동안 100퍼센트 암으로 사망했다.[9~11]

쥐들이 섭취한 NSAR은 얼마나 될까? 저농도 집단이 노출된 양은, 사람으로 환산하면, NSAR이 함유된 볼로냐소시지 1파운드(약 453그램)가 들어간 샌드위치 27만 개를 먹었을 때의 양이다.[9, 12] 하루 세 끼 모두 볼로냐소시지 샌드위치를 먹는다 하더라도 30년 이상 먹어야 한다. 이것이 '저농도' 집단이 노출된 NSAR의 양이다.

쥐뿐만 아니라 생쥐mouse(작은 쥐) 실험에서도 다양한 방법으로 노출되었을 때 암 발생률이 관찰되어 NSAR은 "합리적으로 인간 발암물질일 것으로 예측됐다." 인간을 대상으로 한 발암성 평가 연구는 없지만, 종種이 다른 쥐와 생쥐 모두에게 일관되게 암을 유발하는 화학물질은 인간에게도 일정 농도 이상이 되면 암을 유발할 수 있다. 그러나 어느 정도의 노출 수준이 인간에게 암을 유발하는지는 알 수 없다. 특히 동물실험에서는 노출 수준이 천문학적이기 때문이다. 그럼에도 동물실험만으로도 NSAR은

무엇을 먹을 것인가

인간 발암물질이라고 "합리적으로 예측된다."[9]

1970년 권위 있는 학술지 《네이처》에 실린 한 논문에서 아질산염이 체내에서 암 유발을 조장한다고 암시했을 때 사람들은 경각심을 갖기 시작했다. 이것이 공식 입장이다. "아질산염과 특히 식품에 들어 있는 2차 아민에 대한 노출을 감소시키면 암의 발생률을 저하시킬 수 있다."[7] 갑자기 아질산염은 잠재적인 살인자가 되었다.

사람들은 핫도그, 베이컨 같은 가공 육류 섭취로 아질산염에 노출되어 있었으므로 일부 제품이 엄청난 공격에 시달렸다. 핫도그는 모두의 공격 목표가 되었다. 핫도그는 아질산염과 같은 첨가제가 들어 있을 뿐 아니라 동물의 입술, 코, 주둥이, 목과 같은 부위를 갈아 만든다.[13] 미국 소비자 운동의 기수 역할을 했던 랄프 네이더Ralph Nader는 핫도그를 "미국의 가장 치명적인 미사일 중 하나"라고 했다.[14] 일부 소비자보호단체는 아질산염 첨가제 사용 금지를 요청했고 정부는 아질산염의 잠재적인 건강 위협 문제를 심각하게 검토하기 시작했다.[3]

이 문제는 1978년에 다시 튀어나왔다. MIT의 연구 결과, 아질산염이 쥐에게 임파선 암을 일으킨다는 발표가 있었다. 1979년 《사이언스 Science》에 실린 이 연구는 아질산염을 투여한 쥐 가운데 평균 10.2퍼센트가 임파선 암에 걸렸다고 밝혔다.[15] 아질산염을 투여하지 않은 쥐 중에 임파선 암에 걸린 비율은 단 5.4퍼센트였다. 이 결과는 공분을 일으키기에 충분했다. 정부, 기업, 학계에서 뜨거운 논쟁이 일었다. 어느 정도 논쟁이 가라앉자 전문가들은 아질산염 사용을 줄이라고 권고하고, 기업은 아질산염 사용을 줄였다. 그리고 이 논란에 대한 관심은 사그라졌다.

요약하자면, 암을 유발하는 화학물질과 관련한 부실한 연구 결과가 대중에게 커다란 파장을 일으킬 수 있다는 것이다. 아질산염을 대량으로 투여한 쥐의 암 발생률이 5퍼센트에서 10퍼센트로 증가한 연구는 폭발적인 논란을 야기했다. 당연하게도 MIT의 연구 결과를 조사하고 논의하는 데 수백만 달러가 쓰였다. 아질산염으로부터 생성될 수 있는 니트로사민인 NSAR은 실험동물을 수명의 절반이 넘는 기간 동안 천문학적인 고농도의 화학물질에 노출시키는 몇몇 동물실험이 이루어진 후에야 "합리적으로 인간 발암물질로 예측되었다."

단백질이 암에 미치는 영향

요점은 아질산염이 안전하다는 것이 아니다. 대중이 경각심을 느낄 만한 암을 일으킬 수 있다는 것은 단지 가능성이다. 그것도 아주 가능성이 낮은. 만일 연구자들이 훨씬 실제적이고 인상적인 연구 결과를 도출했다면 어떨까? 어떤 화학물질이 실험동물의 100퍼센트에 암을 유발하고, 노출되지 않은 동물들의 암 발생률이 0퍼센트라면 어떨까? 게다가 이 화학물질이 NSAR 실험처럼 천문학적으로 높은 수준의 노출이 아닌, 일상적인 섭취 수준에서도 작용한다면? 이런 화학물질을 발견하는 일은 암 연구의 성배를 발견하는 것과 비슷하며, 그 결과가 가져오는 여파는 엄청날 것이다. 사람들은 아질산염과 알라보다 이 화학물질에 훨씬 더 많은 관심을 보일 것이고, 고도의 발암물질이라고 알려진 아플라톡신보다 훨씬 심각한 것이라고 말할 수 있다.

이것이 바로 필리핀에 있을 때 인도의 연구 논문에서 본 것이다.[16] 이 화학물질은 바로 단백질이다. 그것도 일상적으로 섭취하는 범위 내의 단백질! 이 결과는 놀라움 이상이었다. 연구에 의하면 모든 쥐에게 아플라톡신을 투여해 간암에 대한 소인을 갖게 했지만, 20퍼센트의 단백질을 먹은 쥐만 암에 걸렸고 5퍼센트의 단백질을 먹은 쥐는 걸리지 않았다.

과학자라면 누구나 의심을 하는 경향이 있고, 특히 예상치 못한 결과와 맞닥뜨렸을 때는 그런 경향이 심해진다. 과학자로서 이런 도발적인 결과가 나오면 당연히 의문을 갖고 탐구해야 한다. 이런 결과가 아플라톡신에 노출된 쥐에게만 보이는 독특한 현상이고, 인간을 포함한 다른 종에게는 일어나지 않는다고 의심해 볼 수도 있다. 이런 데이터에 영향을 주는 다른 영양소가 있을지도 모른다. 앞서 언급했다시피 이런 의문을 파헤치기 위해 두 개의 연구자금을 신청했다. 하나는 인간을 대상으로 한 연구였고, 다른 하나는 실험동물에 대한 연구였다. 연구자금을 신청하면서 단백질이 암을 촉진할 수 있다고 하지 않았다. 이단아의 길을 걸으면 득보다 실이 많다. 또한 실제로 단백질이 해로울 수 있다는 확신도 없었다. 실험동물 연구에서는 "아플라톡신 대사에 미치는 '다양한 요인들'의 영향을 조사하겠다"고 했다. 제2장의 필리핀 어린이들의 사례로 간략하게 살펴본 인간에 대한 연구는 아플라톡신이 간암에 미치는 영향에 초점을 맞춰 3년 만에 결론을 냈다. 이 연구는 이후 중국에서 진행된 훨씬 더 정교한 연구를 통해 재고되었다.

단백질이 종양 발생에 미치는 영향에 관한 연구는 극도로 세심하게 이루어져야 했다. 기대에 미치지 못하는 연구는 그 누구도, 특히 연구자금 요청을 심사하는 전문가들을 설득하지 못한다. 돌이켜 보면 연구를 성공적으로 해냈던 모양이다. 국립보건원은 그 후 19년 동안 연구자금을 지원했고 미국암학회, 미국암연구소, 미국암연구재단CRFA을 비롯한 다른 연구기관의 지원도 잇따랐다. 실험동물에 대한 연구로만 최고의 학술지에 100개 이상의 논문을 발표했다.

암 발달의 세 단계

암은 발현기, 촉진기, 진전기의 3단계를 거쳐 진행된다. 비유하자면, 암의 진행과정은 잔디를 기르는 것과 비슷하다. 발현기는 땅에 씨를 뿌리는 시기, 촉진기는 잔디가 자라기 시작하는 시기, 진전기는 잔디가 완전히 통제에서 벗어나 진입로, 울타리, 보도까지 침범하는 시기이다.

아플라톡신에 의해 간세포에서 암이 발생하는 과정

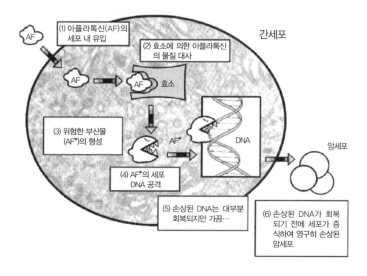

암의 발현기

세포에 들어온 후, 대부분의 발암물질은 스스로 암을 발생시키지 않는다(1단계). 발암물질은 먼저 효소의 도움으로 보다 반응성이 강한 물질로 변환되어야 한다(2단계와 3단계). 이런 발암성 산물(발암물질 대사물 - 옮긴이)은 세포의 DNA에 단단히 결합해 발암물질—DNA 복합체나 부가물을 형성한다(4단계). 발암물질—DNA 부가물은 회복되거나 제거되지 않는 한 세포의 유전자에 혼란을 가져올 수 있다. 하지만 자연은 슬기롭다. 이런 부가물은 대부분 복구 가능하고 재빨리 회복된다(5단계). 그러나 세포들이 새로운 딸세포를 형성하기 위해 분화하는 동안 부가물이 남아 있다면 유전적인 손상이 일어나고, 이 유전적 기형(돌연변이)이 그 후 형성되는 모든 새로운 세포들에 전달된다(6단계).[17]

무엇을 먹을 것인가

그러면 애초에 잔디 씨를 성공적으로 뿌리는 과정, 즉 암에 걸리기 쉬운 세포를 만드는 것은 무엇일까? 암세포를 만드는 화학물질을 발암물질이라고 한다. 이런 화학물질은 아플라톡신처럼 자연에서 형성되기도 하지만 대부분 산업 공정에서 나오는 부산물인 경우가 많다. 발암물질은 정상세포를 유전적으로 변형시키거나, 돌연변이를 일으켜 암에 걸리기 쉬운 세포로 만든다. 돌연변이는 DNA가 손상을 입어 세포의 유전자가 영구적으로 변한 것이다. 발현기 단계는 매우 짧은 시간에, 심지어 몇 분 안에 일어날 수도 있다. 발현기는 섭취한 발암물질이 혈액에 흡수되고, 세포로 이동하고, 활성화 상태로 변환되고, DNA와 결합하고, 딸세포로 전달되는 데 필요한 시간으로 새로운 딸세포가 형성되면 이 과정은 완료된다. 딸세포와 이들의 모든 자손들은 영원히 유전적으로 손상을 입어 암을 일으킬 가능성을 가진다. 아주 드문 경우를 제외하고 발현기 단계가 완료되면 다시 복구되는 것은 사실상 불가능하다. 다시 잔디밭 비유로 돌아가자. 뿌려진 잔디 씨앗이 싹을 틔울 준비가 되면 발현기가 완료된다.

두 번째 성장 단계는 촉진기로, 씨앗이 싹을 틔워서 푸른 잔디밭으로 변할 준비가 된 것처럼 새롭게 형성된 '암에 걸리기 쉬운 세포'가 눈으로 볼 수 있는 암이 될 때까지 자라고 증식할 준비가 된 상태이다. 이 단계는 발현기보다 훨씬 오랜 기간에 걸쳐 일어나며 인간의 경우 몇 년이 걸리기도 한다. 하지만 땅에 뿌려진 씨앗처럼 초기 단계의 암세포도 적당한 조건이 갖추어지지 않으면 증식하지 못한다. 땅 속의 씨앗은 푸른 잔디밭이 되기 위해 충분한 양의 수분과 햇빛, 기타 영양소를 필요로 한다. 이런 요소 가운데 어느 하나라도 없거나 부족하면 자라지 못한다. 성장이 시작된 후에도 이런 요소들 중 어느 하나라도 빠지면 성장은 멈춘다. 이는 촉진기의 중요한 특징이다. 촉진기는 가역적이며, 초기의 암 성장은 적합한 환경에 놓이느냐 아니냐에 의해 결정된다. 음식이 중요한 이유가 바로 여기에 있다. 촉진자promoters라 불리는 식이 관련 요인들은 암 성장을 촉진하고, 항촉진자anti-promoter라 불리는 다른 식이 관련 요인들은 암 성장을 늦춘다. 촉진자가 많으면 암 성장이 왕성해지고, 항촉진자가 우세하면 암 성장이 늦춰지거나 멈춘다. 촉진기의 이러한 가역성은 아무리 강조해도 지나치지 않을 만큼 중요하다.

세 번째 단계는 진전기이다. 진행된 암세포들의 덩어리가 조직에 손상을 일으킬 때까지 성장을 계속하면서 시작된다. 이는 완전히 자란 잔디들이 정원, 진입로, 보도를 비롯해 주변으로 퍼지는 과정과 비슷하다. 성장하는 암 종양은 처음 발생한 곳에서 벗어나 주변 조직이나 멀리 떨어진 조직까지 침투한다. 암이 이런 치명적인 특성을 갖게 될 때 '악성화'되었다고 하며, 처음 발생한 장소 이외의 곳에서 떠돌아다닐 때 '전이'되었다고 한다. 이런 암의 마지막 단계는 죽음으로 귀결된다.

단백질과 암의 발현기

단백질 섭취는 어떻게 암의 발현기에 영향을 미칠까? 첫 번째 과제는 단백질 섭취가 아플라톡신 대사에 관여하는 효소인 복합기능효소MFO; mixed function oxidase에 어떤 영향을 미치는지 알아보는 것이었다. 이 효소는 아플라톡신뿐 아니라 우리 몸의 친구 혹은 적이 되는 다른 치료제나 화학물질을 대사하기 때문에 매우 복잡하다. 역설적이게도 이 효소는 매우 특이한 전환물질로 아플라톡신을 해독하기도 하고 활성화하기도 한다. 처음 연구를 시작했을 때 섭취한 단백질이 간에 있는 이 효소의 아플라톡신 해독에 변화를 초래해 종양의 성장을 변화시킬 것이라는 가설을 세웠다. 먼저 섭취한 단백질 양이 효소 활성에 변화를 끼치는지 확인했다.

효소 공장

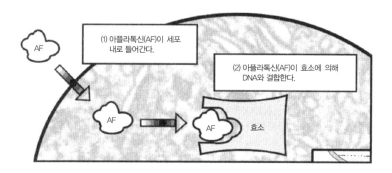

(1) 아플라톡신(AF)이 세포 내로 들어간다.

(2) 아플라톡신(AF)이 효소에 의해 DNA와 결합한다.

효소

일련의 실험 후, 답은 명확해졌다. 효소 활성은 섭취 단백질 수준을 바꿈으로써 쉽게 완화시킬 수 있었다.[18~21]

인도의 연구에서와 같은(20퍼센트에서 5퍼센트로) 단백질 섭취 감소는 효소 활성을 확실하게 감소시켰을 뿐 아니라 매우 신속하게 감소시켰다.[22] 이것이 뜻하는 바는 무엇인가? 저단백 식이에 의한 효소 활성 감소는 더 적은 양의 아플라톡신이 위험한 아플라톡신 대사물로 변환된다는 것을 의미한다. 아플라톡신 대사물은 DNA에 결합하고 돌연변이를 유발한다. 저단백 식이가 실제로 아플라톡신 산물의 DNA 결합을 감소시키고, 더 적은 부가물을 초래하는지도 확인했다. 우리 연구실의 학부생 연구원인 레이첼 프레스톤이 이 실험을 했고, 단백질 섭취량이 적을수록 아플라톡신-DNA 부가물의 양도 적다는 것을 보여주었다.[23]

낮은 단백질 섭취가 확연하게 효소 활성을 떨어뜨리고, 위험한 발암물질-DNA 결합을 예방한다는 사실은 확실히 매우 인상적인 소견이다. 이 사실만으로도 단백질 섭취량이 적을수록 암도 적게 발생하는 이유를 충분히 '설명'할 수 있다.

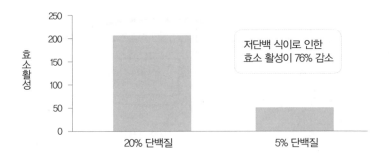

효소 활성에 대한 식이단백질의 효과

효소 활성이 76% 감소

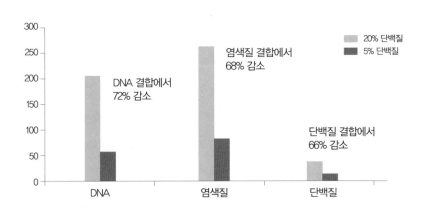

저단백 식이에 의한 핵 성분에 대한 발암물질의 결합 감소

하지만 단백질이 미치는 효과를 이중으로 확인하기 위해 계속해서 다른 설명을 찾았다. 시간이 흐름에 따라 정말로 놀랄 만한 것들을 배우게 되었다. 단백질이 그 효과를 발휘하는 방법 및 기전을 찾으려 할 때마다 거의 항상 찾을 수 있었다! 예를 들면 저단백 식이 혹은 그 비슷한 식이는 다음과 같은 기전들로 종양을 감소시킨다는 것을 발견했다.

무엇을 먹을 것인가

- 더 적은 아플라톡신이 세포 내로 들어온다.[24~26]
- 세포 증식이 보다 느려진다.[18]
- 효소복합체 내에 다양한 변화가 발생해 효소의 활성이 감소한다.[27]
- 암세포 발생과 관련된 효소의 핵심 요소의 양이 감소한다.[28, 29]
- 아플라톡신-DNA 부가물이 적게 생성된다.[23, 30]

저단백 식이가 작동하는 다양한 기전을 발견한 사실은 눈이 휘둥그레질 만한 일이었다. 이러한 연구 결과들은 인도 연구진들의 결과에 엄청나게 큰 힘을 실어주었고, 흔히 단일 반응들로 작동하는 것처럼 묘사되는 생물학적 영향이 동시다발적인 수많은 반응을 통해 작동하는, 고도로 통합되고 일치된 방식으로 작동한다는 것을 보여주었다.

드디어 광범위한 연구로부터 하나의 개념이 명확해지는 것처럼 보였다. 적은 단백질 섭취가 종양 발현을 극적으로 감소시킨다는 사실이 충분히 입증되었음에도, 매우 도발적인 내용이라 관련 분야 전문가들조차도 이러한 사실이 있다는 것을 좀처럼 이야기하려 하지 않는다. 고단백 섭취가 암 발현에 영향을 미친다는 관찰 결과는 단백질 숭배에 이의를 제기하는 것이므로 잘못된 것이어야만 했다.

단백질과 암의 촉진기

잔디밭 비유로 돌아가보면, 흙에 씨앗을 뿌리는 것이 발현기이다. 일련의 실험들은 저단백 식이가 씨뿌리기 시점에서 발암성 잔디밭의 수많은 씨앗을 감소시킬 수 있다는 것을 확정적으로 보여준다. 믿을 수 없을 만큼 놀라운 발견이었지만, 이 이상의 것이 필요했다. 촉진기, 가장 중요한 가역적인 단계인 이 시기에 어떤 일이 벌어지는지 알아야 했다.

현실적으로 말하자면, 암의 촉진기를 연구하는 것은 시간적으로나 금전적으로나 어려운 일이다. 쥐의 종양이 완전히 자랄 때까지 관찰하는 연구는 비용이 많이 든다. 이런 연구들은 각각 2년 이상(쥐의 정상적인 수명)의 연구 기간과 10만 달러(요즘은 이보다 더 많이 든다) 이상의 비용이 필요하다. 수많은 질문에 대한 답을 찾기 위해 매번 종양이 완전히 자라는 연구를 했다면 엄청난 비용과 시간이 필요했을 것이며, 아직도 답을 찾고 있었을 것이다.

이때 발현기가 완료된 직후에 나타나는 암 유사세포의 작은 무리를 측정할 수 있는 방법을 알려주는 연구를 접했다.[31] 현미경으로 관찰할 수 있는 이 작은 세포 무리는 '병소'라고 부른다. 병소는 종양으로 자랄 세포 무리들의 전구체로서 대부분의 병소가 종양으로 자라는 것은 아니지만 종양 발달의 예측 지표가 된다. 병소를 관찰해 얼마나 크게 자라는지 측정하면[32] 암이 어떻게 형성되고 단백질이 어떤 작용을 하는지 간접적으로 알 수 있다. 병소의 성장을 관찰하고 수와 크기가 어떻게 변하는지 측정함으로써 간접적으로나마 종양이 어떻게 성장하고 단백질이 미치는 영향은 무엇인지 알 수 있다. 종양을 대신해 병소의 촉진기에 대한 단백질의 영향을 연구함으로써 실험실에서 보낼 시간과 수백만 달러의 비용을 줄일 수 있었다.

우리가 발견한 것은 진정 놀라웠다. 병소 성장은 아플라톡신을 얼마나 많이 섭취했느냐가 아니라 단백질을 얼마나 많이 섭취했느냐에 따라 거의 모두 결정됐다!

이런 결과는 여러 흥미로운 방법으로 기록되었다. 병소는 아플라톡신에 의해 발현된 후 20퍼센트의 단백질 식이를 했을 때 5퍼센트의 단백질 식이에 비해서 훨씬 많이 성장했다.[33, 34]

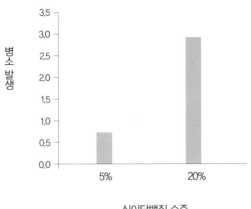

식이단백질과 병소 형성

병소 발생 / 식이단백질 수준

이때까지 모든 실험동물은 같은 양의 아플라톡신에 노출되었다. 그런데 초기 아플라톡신 노출이 달라지면 어떻게 될까? 단백질은 여전히 효과를 보일까? 이 문제를 위해 쥐를 두 그룹으로 나눠 표준 식이를 주고 각각 고농도와 저농도의 아플라톡신을 투여했다. 두 그룹의 쥐들은 다른 양의 발현된, 암에 걸린 '씨앗'을 보유한 상태로 암 발생과정을 시작하게 되었다. 이후 촉진기 동안 고농도 아플라톡신 그룹에 저단백 식이를 시키고, 저농도 아플라톡신 그룹에 고단백 식이를 시켰다. 과연 암에 걸린 씨앗을 많이 갖고 있는 쥐들이 저단백 식이를 함으로써 암을 극복할 수 있을까?

다시 한번, 결과는 놀라웠다. 암 발현이 가장 많은 상태에서 시작한 쥐들(고농도 아플라톡신 투여)은 5퍼센트의 단백질을 섭취했을 때 상당히 적은 병소가 발생했다. 반대로, 저농도 아플라톡신을 투여한 쥐들은 20퍼센트의 단백질을 섭취했을 때 상당히 많은 병소가 발생했다.

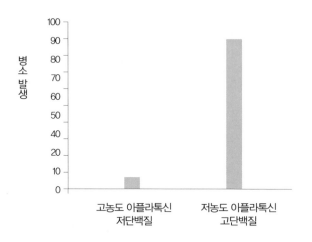

식이단백질과 병소 형성

병소 발생

고농도 아플라톡신
저단백질

저농도 아플라톡신
고단백질

원칙이 확립되었다. 초기에 노출된 발암물질의 양에 의해 결정된 병소 발생이 촉진기 동안 섭취한 식이단백질에 의해 실제로 한층 더 잘 조절된다. 촉진기의 단백질이 초기 노출 수준과 상관없이 발암물질을 이겼다.

이런 배경 지식을 바탕으로 보다 더 중요한 실험을 진행했다.[35] 모든 동물에게 같은 농도의 발암물질을 투여하고, 12주의 촉진기 동안 5퍼센트와 20퍼센트의 식이단백질을 여러 방법으로 교대로 먹게 했다. 12주의 실험 기간을 각각 3주씩 4기로 나눴다. 1, 2기 동안 쥐들이 20퍼센트의 단백질 식이를 하면(20-20), 예상대로 병소는 지속적으로 커졌다. 그러나 3기에 저단백 식이로 전환되면(20-20-5), 병소 성장이 급격하게 감소한다. 그리고 4기 동안 20퍼센트의 단백질 식이로 다시 전환되면(20-20-5-20), 병소 성장도 다시 예전으로 돌아간다.

또 다른 실험에서 1기 동안 20퍼센트의 식이단백질을 먹었지만 2기에서 5퍼센트의 식이단백질로 전환한(20-5) 쥐들의 병소 성장이 급격하게 감소했다. 그러나 이 쥐들이 3기 동안 20퍼센트 단백질 식이로 되돌아가면(20-5-20) 병소 성장을 촉진하는 식이단백질의 극적인 힘을 다시 볼 수 있었다.

이 연구들은 매우 큰 의미가 있다. 섭취하는 단백질의 양을 변화시킴으로써 병소 발생의 전 과정에 걸쳐 성장이 오르락내리락 변화될 수 있다.

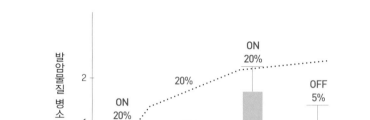

식이단백질의 초기 암에 대한 중재 효과

＊원서에는 없지만, 독자들의 이해를 돕기 위해 콜린 캠벨의 Plant-based nutrition 강의 교재에서 인용한다 - 감수자

이 실험들은 우리 몸이 저단백 식이로 종양의 활동이 중단된 상태라 하더라도 초기 발암물질 손상을 '기억'할 수 있다는 것 또한 보여준다.[35, 36] 아플라톡신 노출은 유전적 '각인'을 남기는데, 이 각인은 20퍼센트의 식이단백질에 의해 깨어나 병소를 형성할 때까지 5퍼센트의 식이단백질 상태에서 휴면 상태로 남아 있다. 간단히 말해서, 몸은 원한을 품고 있다. 과거에 발암물질에 노출되었다면, 휴면 상태에 있는 소량의 암이 발현되는

데 이 암은 이후 언젠가 나쁜 영양 상태에 의해 다시 깨어날 수 있다. 이 연구들은 상대적으로 크지 않은 단백질 섭취 변화에 의해 암 발생 여부가 결정된다는 것을 보여준다. 그러나 얼마만큼의 단백질이 과도하게 많거나 과도하게 적은 것일까? 쥐를 이용한 4~24퍼센트 범위의 식이단백질에 대한 연구를 보면, 약 10퍼센트의 식이단백질까지는 병소가 성장하지 않았다. 그러나 10퍼센트를 넘어서면 식이단백질 증가에 따라 병소 발생이 극적으로 증가했다.

식이단백질에 의한 병소 형성[37]

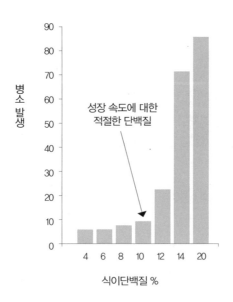

이 실험에서 가장 의미 있는 발견은, 동물들이 그들의 성장 속도를 만족시키는 데 필요한 식이단백질 양(12%)을 충족하거나 초과할 때만 병소가 성장한다는 것이다.[38] 즉, 동물들이 단백질 필요량을 충족하거나 초과할 때 질병이 발생한다.

무엇을 먹을 것인가

이 결과는 비록 쥐를 대상으로 한 연구였지만 인간에게도 상당한 연관성이 있다. 쥐와 인간 모두 성장과 건강을 유지하는 데 필요한 단백질이 놀랍도록 유사하기 때문이다.[39, 40]

단백질 일일 권장량RDA에 따르면, 인간은 에너지의 10퍼센트를 단백질에서 얻어야 한다. 이는 실제로 필요한 양을 크게 웃돈다. 하지만 필요량은 개인마다 다를 수 있으므로 모든 사람에게 적절한 섭취량을 보장하기 위해서 10퍼센트의 단백질을 권고하고 있다('권장량'과 '필수 요구량'의 차이를 구분하는 것이 중요하다). 우리가 하루에 먹는 단백질 양은 얼마나 될까? 실제로 10퍼센트보다 훨씬 높다. 일반적으로 미국인은 15~16퍼센트의 단백질을 섭취하고 있고, 미국 정부는 17~21퍼센트의 섭취를 권장하고 있다. 동물 실험은 이런 상황에서 암에 걸릴 위험이 크다는 것을 보여준다. 이는 단백질의 영향도 있지만, 단백질 섭취 때문에 제대로 다른 음식을 섭취하지 못하기 때문이기도 하다.

10퍼센트의 단백질은 하루에 50~60그램의 단백질을 먹는 것에 해당한다. 평균이 15~16퍼센트라면, 실제로 하루에 약 70~100그램의 단백질을 먹고 있다는 말이다. 식품의 경우 100칼로리의 시금치(425그램)에는 약 12그램의 단백질이 들어 있고, 100칼로리의 병아리콩(테이블스푼 두 개가 조금 넘는 양)에는 5그램의 단백질이 있다. 100칼로리의 스테이크(45그램)에는 단백질이 13그램이나 들어 있다. (이 장의 뒷부분에서는 어떤 단백질을 얼마나 섭취하는지에 따라 결과가 어떻게 달라지는지 이야기한다.) 우리의 연구는 또 다른 질문도 제기한다. 단백질 섭취는 아플라톡신 용량과 병소 형성 사이의 지극히 중요한 관련성(용량반응관계—감수자)을 변화시킬 수 있는가? 화학물질은 보통 고용량에서 암 발생률을 높이지 않는 한 발암물질로 간주하지 않는다. 예를 들면, 아플라톡신은 용량이 증가함에 따라 병소와 종양 성장도

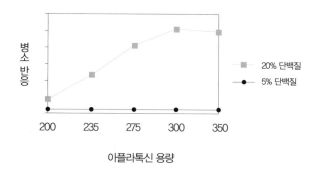

아플라톡신 용량-병소 반응

병소 반응 (y축)

아플라톡신 용량 (x축)

200 235 275 300 350

■ 20% 단백질
● 5% 단백질

그에 상응하여 증가한다. 만약 의심되는 발암물질에 대해 증가하는 반응이 관찰되지 않는다면, 그 물질이 진짜 발암물질인지 심각한 의문이 제기된다. 이 용량반응 문제를 연구하기 위해 쥐를 10개 그룹으로 나눠 아플라톡신의 양을 점진적으로 늘려 투여하고, 촉진기 동안 표준 용량(20퍼센트) 혹은 낮은 용량(5~10퍼센트)의 단백질을 먹였다.

20퍼센트의 단백질을 먹인 그룹에서 예상했던 대로 아플라톡신 용량이 증가함에 따라 병소는 수적으로나 크기 상으로나 증가했다. 용량반응 관련성은 강력하고 명확했다. 그러나 5퍼센트의 단백질을 먹인 그룹에서는 용량반응곡선이 완전히 사라졌다. 최대 용량의 아플라톡신을 투여해도 병소 반응이 없었다. 이는 저단백 식이가 아플라톡신 같은 매우 강력한 발암물질의 발암 효과를 중단시킬 수 있다는 것을 보여주는 또 다른 결과이다.

일반적으로 영양적인 조건이 '적절'하지 않으면 화학적 발암물질이 암을 초래하지 않는 것이 가능한가? 인생의 상당 기간을 암을 일으키는 화학물질에 소량 노출했어도 종양 성장을 촉진하거나 키우는 음식들을 섭취하지 않는다면, 암이 발생하지 않는 것이 가능한가? 영양을 통해 암을 조절할 수 있을까?

식물성 단백질은 달랐다

지금까지 이 이야기를 따라왔다면, 이 결과들이 얼마나 도발적인지 봤을 것이다. 영양을 통해 암을 조절한다는 것은 매우 급진적인 생각이다. 이것으로도 충분하지 않다면 더욱 충격적인 정보를 제시하겠다. 우리는 실험에서 우유 단백질의 87퍼센트를 이루는 카세인을 사용했다. 그러면 식물성 단백질도 우유 단백질과 같은 암 촉진 효과를 낼까? 답은 놀랍게도 '아니오'였다. 식물성 단백질은 많은 양을 투여했어도 암의 성장을 촉진하지 않았다. 밀 단백질인 글루텐을 20퍼센트 수준으로 먹였을 때도 카세인과 같은 결과는 나오지 않았다.

콩 단백질이 병소 발생에 있어서 카세인과 같은 효과가 있는지도 실험했다. 쥐에게 20퍼센트의 콩 단백질을 투여했지만 밀 단백질과 마찬가지로 초기 병소를 형성하지 않았다. 갑자기 우유 단백질이 나쁘게 보이기 시작했다. 우리는 이미 낮은 단백질 섭취가 암의 발현을 줄이고 동시에 여러 방법으로 작용한다는 것을 발견했다. 또한 성장에 필요한 양을 초과하는 단백질 섭취가 발현기 이후 암을 촉진한다는 사실도 밝혀냈다.

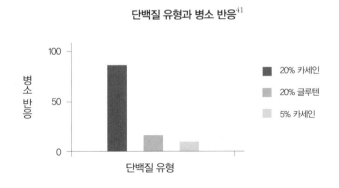

단백질 유형과 병소 반응[41]

초기 발암물질 노출 양과는 상관없이 단지 단백질 수준을 변화시키는 것만으로 스위치를 켜고 끄는 것처럼 암의 성장을 조절할 수 있었다. 이 때 암을 촉진하는 요소는 우유 단백질이었다. 동료들은 단백질이 암을 성장시킨다는 생각을 쉽게 받아들이지 못했다. 게다가 우유 단백질이 그렇다니? 내가 미친 것일까?

대단원의 막

지금까지 우리는 종양 발달의 초기 지표인 초기 암-유사 병소를 측정하는 실험을 수행했다. 이제 완전히 형성된 종양에 대해 연구를 해야 할 시점이었다. 우리는 수백 마리의 쥐를 이용한 대규모 연구를 조직했고, 서로 다른 접근법을 이용해 평생에 걸친 종양 형성을 조사했다.

종양 발생에 대한 단백질 섭취의 영향은 그야말로 극적이다. 쥐의 수명은 일반적으로 약 2년이므로 100주에 걸쳐 연구를 진행했다. 아플라톡신을 투여하고 카세인(우유 단백질) 20퍼센트를 투여한 쥐는 100주 안에 모두 간암으로 죽거나 죽음 직전에 이르렀다.[36, 42] 같은 수준의 아플라톡신을 투여했지만 5퍼센트의 단백질을 투여한 쥐는 100주 차에도 모두 살아 있었고, 잘 자랐으며 털에도 윤기가 돌았다. 이것은 사실상 '전부' 아니면 '전무'의 결과이며 보통의 연구에서는 거의 찾아볼 수 없는, 인도의 연구 결과와 거의 동일한 것이었다.[16]

같은 연구에서 40주나 60주째에 일부 쥐의 음식을 바꿔 암 촉진이 역전될 수 있는지를 조사했다.[36] 고단백에서 저단백으로 식이를 바꾼 쥐들은 고단백 식이를 한 쥐들보다 암 성장이 현저히 낮았다(35~40퍼센트 미만). 기대수명이 절반 정도가 되는 시점에서 저단백에서 고단백으로 식이를 바꾼 쥐들은 다시 암이 자라기 시작했다. 완전히 자란 암에 대한 연구 결과는 병소를 이용한 이전의 결과를 더욱 확실하게 증명한다. 말 그대로, 영양적인 조치로 암을 '켰다' '껐다' 할 수 있다는 것이다.

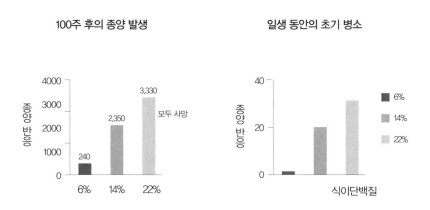

우리는 또한 식이단백질에 대한 반응이 이후 발생한 암 성장 반응과 비슷한지 확인하기 위해 '평생' 연구들에서도 초기 암 성장 또는 초기 병소를 측정했다. 병소 성장과 종양 성장의 관련성은 이 이상 클 수 없었다.[36, 42] 병소 발달은 이후 발생하는 암 성장의 매우 인상적인 전조 증세였다.

우리는 지금까지의 연구 결과들이 이렇게 믿을 수 없을 정도로 일관되고, 생물학적으로 타당하고, 통계적으로도 의미가 있을 것이라고 상상도 하지 못했다. 이례적으로 인도 연구진의 연구 결과를 충분히 재확인한 것이었다. 의심의 여지없이 아플라톡신에 노출된 쥐에게 카세인은 매우 강력한 암 촉진 인자다. 이 촉진 효과가 설치류와 인간이 일반적으로 섭취하는 식이단백질 수준(10~20퍼센트)에서 발생한다는 사실이 특히 안타깝고 화가 났다.

다른 암, 다른 발암물질

자, 이제 중요한 질문을 해보자. 이런 결과가 인간의 건강, 특히 인간의 간암에 어떻게 적용될 수 있을까? 이런 의문을 해결하는 방법은 다른 종, 다른 발암물질, 다른 장기에 대해서도 연구하는 것이다. 이 연구에서도 암에 대한 카세인의 영향이 일관되게 나타난다면 경각심을 갖고 주의를 기울여야 한다. 그래서 우리의 연구 범위는 넓어졌고, 우리가 발견한 사실이 유효한지 확인해보았다.

쥐를 이용한 연구가 진행되는 동안 B형 간염 바이러스HBV가 간암의 주요 요인이라는 연구가 발표되었다.[43, 44] 연구에 의하면 만성적으로 HBV에 감염되어 있는 사람은 간암에 걸릴 위험성이 20~40배나 높아진다고 했다.

그 후 바이러스가 어떻게 간암을 유발하는지 많은 연구가 이루어졌다.[45] 실제로 바이러스 유전자의 일부 조각이 간암을 발현시키는 생쥐의 유전물질 안으로 스스로를 삽입시킨다. 소위 '유전자 변형'이라 부르는 이런 과정이 실험적으로 이루어졌을 때 이 동물을 유전자 변형되었다고 한다.

거의 모든 실험실에서 이루어지는 HBV 유전자 변형 생쥐에 대한 연구는 1차적으로 HBV에 대한 기전을 이해하는 것이었다. 영양소와 종양 발생에 영양소가 끼치는 영향에 대한 관심은 없었다. 몇 년간 어떤 연구 그룹이 인간 간암의 주요 원인이 아플라톡신이라고 주장하고, 다른 연구 그룹은 HBV라고 주장하는 것을 재미있게 지켜봤다. 하지만 어떤 연구에서도 영양소가 질병과 연관이 있다고 말하지 않았다. 우리는 생쥐(생쥐mice는 쥐rat와 종이 다른 동물이다—감수자)에서 카세인이 B형 간염 바이러스에 의해 생성된 간암에 어떤 영향을 미치는지 알아보고 싶었다. 이는 크게 한 걸음 내딛는 연구였다. 발암물질인 아플라톡신과 실험동물의 종種으로서 쥐를 뛰어넘는 것이었다.

연구를 위해 유전자 변형 생쥐가 필요했다. 당시 두 종류의 유전자 변형 쥐가 있었는데, 각각 캘리포니아와 메릴랜드에 있었다. 각각의 품종은 HBV 유전자의 서로 다른 조각이 간세포의 유전자에 삽입되어 있어서 간암이 발생할 확률이 높았다. 책임 연구자들에게 연락해 우리 연구에 필요한 생쥐 집단을 확립하는 데 도움을 청했다. 두 연구팀 모두 연구 목적이 무엇인지 물었고, 둘 다 단백질의 영향을 연구하는 건 어리석은 짓이라고 생각했다.

이 연구를 위한 연구비도 신청했으나 거절당했다. 검토위원들은 바이러스에 의해 발생한 암에 대한 영양소의 영향, 특히 식이단백질의 영향이라는 발상을 긍정적으로 받아들이지 않았다. 단백질의 신화적 가치에 대한 문제제기가 너무 자극적인 건 아닌지 고민이 생겼다. 연구비 신청에

현미경으로 본 생쥐의 간 횡단면

22% 우유 식이단백질을 투여한
비유전자 변형 생쥐

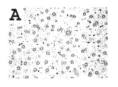

6% 우유 식이단백질을 투여한
유전자 변형 생쥐

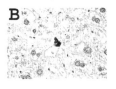

14% 우유 식이단백질을 투여한
유전자 변형 생쥐

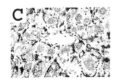

22% 우유 식이단백질을 투여한
유전자 변형 생쥐

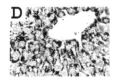

대한 평가는 분명히 그런 가능성을 시사했다. 어쨌든 연구비를 얻어 두 품종의 생쥐로 관련 연구를 했고, 쥐에서 얻었던 것과 본질적으로 동일한 연구 결과를 얻었다.[46, 47]

〈현미경으로 본 생쥐의 간 횡단면〉에서 짙은 색으로 보이는 물질은 암 발생을 나타낸다(구멍은 정맥의 횡단면이니 무시하라). 22퍼센트의 카세인을 투여한 생쥐에게는 강력한 초기 암이 형성되었으며(D), 14퍼센트의 카세인을 투여한 생쥐는 암의 형성이 훨씬 적으며(C), 6퍼센트의 카세인을 투여한 생쥐는 이런 변화가 전혀 보이지 않는다(B). 나머지 사진(A)은 바이러스 유전자가 없는 간을 나타낸다.

다음 그래프는 생쥐의 간에 삽입되어 암을 일으키는 두 가지 HBV 유전자의 활성도를 보여준다. 간 횡단면 사진과 그래프 모두 같은 결과를 보여준다. 22퍼센트의 카세인 투여는 암을 유발하는 바이러스 유전자의 발현을 켜고, 6퍼센트의 카세인 투여는 이런 활성을 거의 보이지 않는다.

지금까지 무시무시한 우유 단백질 카세인이 다음과 같은 경우 드라마틱하게 간암을 촉진한다고 결론 내리기에 충분한 정보를 얻었다.

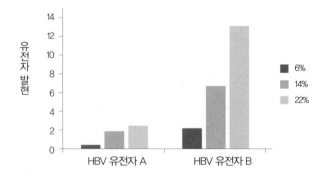

유전자 발현에 대한 식이단백질의 영향(생쥐)[46]

무엇을 먹을 것인가

- 아플라톡신을 투여한 쥐
- HBV에 감염된 생쥐

우리는 단백질의 이런 영향이 확실하다는 것뿐만 아니라, 이러한 영향을 일으키는 보완적인 기전들의 네트워크 또한 발견했다.

다음 질문은 이런 결과들을 다른 암과 다른 발암물질까지 일반화할 수 있느냐이다. 시카고에 있는 일리노이드 메디컬 센터 연구진이 쥐로 유방암에 대한 연구를 진행했다.[48~50] 이 연구는 쥐에게 주는 음식의 카세인 양이 유방암 발생을 촉진한다는 것을 보여주었다. 연구진은 카세인 섭취 증가와 유방암 발생과 관련해 다음과 같은 사실을 발견했다.

- 두 가지 실험적 발암물질 DBMA(7, 12-dimethybenz(a)anthracen)와 N-nitroso-methylurea를 투여한 쥐에서 유방암을 촉진한다.
- 암 증가와 결합된 반응들의 네트워크를 통해 작동한다.
- 인간에게서 작용하는 동일한 에스트로겐을 통해 작용한다.

거대한 암시

인상적일 정도로 일관된 경향이 드러나기 시작했다. 카세인은 두 종류의 장기, 4가지 발암물질, 그리고 서로 다른 두 종에서 매우 통합적인 기전들의 시스템을 통해 암의 성장을 촉진했다. 매우 강력하고 설득력이 있으며 일관된 영향이다. 예를 들어 카세인은 세포가 발암물질과 상호작용하는 방식, DNA가 발암물질과 반응하는 방식, 암세포가 성장하는 방식에 커다란 영향을 미친다.

이런 실험 결과들의 깊이와 일관성은 다음과 같은 이유로 인간과도 관련이 있음을 강력하게 시사한다.

첫째, 쥐와 인간의 단백질 필요량은 거의 비슷하다. 둘째, 단백질은 쥐에게서 작동하는 것과 거의 동일한 방식으로 인간에게서도 작동한다. 셋째, 쥐에서 암의 성장을 야기하는 단백질 섭취 수준은 보통 인간이 섭취하는 수준과 같다. 마지막으로 설치류와 인간 모두 암의 촉진기는 발현기보다 훨씬 중요하다. 우리는 일상생활에서 (비록 소량이지만) 어느 정도의 발암물질에 노출되기 쉽지만, 이 발암물질들이 완전히 성장한 종양으로 이어질지 여부는 성장 촉진이 있느냐 없느냐에 달려 있기 때문이다.

카세인 섭취 증가가 암을 촉진한다고 확신했지만, 이 가설을 일반화하는 데는 여전히 주의해야 했다. 엄청난 비난과 매우 큰 논란을 일으킬 수 있는 문제였기 때문이다. 하지만 앞으로 다가올 파장을 암시하는 징조이기도 했다. 나는 더 많은 증거를 확보하고 싶었다. 이 연구 결과가 더 커다란 진실을 드러낼 단초가 될 수도 있었다. 다른 영양소는 암에 어떤 영향을 미치고, 다른 종류의 발암물질이나 다른 장기와는 어떻게 상호작용할까? 다른 영양소, 다른 발암물질, 다른 장기의 영향이 상쇄될 수 있을까? 특정 식품의 영양소에 대한 영향이 일관적인가? 암의 촉진기를 역전시킬 수 있을까? 만일 그렇다면 암을 촉진하는 영양소 섭취를 줄이고 암을 억제하는 영양소를 섭취하는 것만으로 암을 조절하거나 없앨 수 있다.

우리는 생선 단백질, 지방, 카로티노이드로 알려진 항산화제를 포함해 몇 가지 다른 영양소를 이용해 많은 연구를 했다. 이 영양소들의 간암과 췌장암에 대한 영향을 측정했다. 이 연구를 비롯해 다른 많은 연구 결과들은 암 촉진을 조절하는 데 발암물질 노출량보다 영양이 훨씬 더 중요하다는 것을 보여주었다. 촉진기 동안 영양소가 종양 성장에 일차적으로 영향을 미친다는 생각은 영양과 암의 관련성에 대한 일반적인 특성으로 받

무엇을 먹을 것인가

아들여지기 시작했다. 미국 국립암연구소NCI의 공식 간행물인 〈국립암연구소 저널*Journal of the National Cancer Institute*〉은 이런 연구에 주목했고, 연구 결과의 일부를 특집으로 머리기사로 실었다.[51]

뿐만 아니라 동물성 식품에서 얻은 영양소는 종양 발달을 촉진하지만, 식물성 식품에서 얻은 영양소는 종양 발달을 감소시킨다는 경향이 나타났다. 쥐를 이용한 아플라톡신 유도 종양실험과 HBV에 의한 생쥐 실험에서도 이런 경향은 일관되게 나타났다. 다른 연구 집단이 수행한 다른 발암물질에 의한 유방암 실험에서도 마찬가지였다. 췌장암과 다른 영양소에 대한 연구에서도 이 경향은 일치했다.[51, 52] 카로티노이드계 항산화물질과 암 발현에 대한 연구에서도 경향은 일관됐다.[53, 54] 암 발현기에서 암 촉진기까지 경향은 일관됐다. 하나의 기전에서 다른 기전에 이르기까지 일관성 있는 패턴이었다.

일련의 연구 결과를 70년대, 80년대, 90년대에 거쳐 최고 수준의 전문 학술지에 발표하고, 이 책 초판을 통해 핵심 내용을 소개한 이후, 사람들의 반응을 접할 수 있었다. 100만 명이 넘는 독자를 포함해 수많은 사람이 주목했다는 것은 주지의 사실이다. 예상했던 바대로 매우 다양한 반응이 있었지만, 그러한 반응이 매우 개인적이라는 것 역시 명확했다.

책을 읽은 누군가는 "그래, 맞아" 하면서 식생활을 스스로 바꿔 나갔다. 숭배해 마지않던 영양소가 과다 섭취할 경우 가장 두려운 질병을 일으킨다는 생각은 굳이 말을 더하지 않아도 당장 식단을 바꾸기에 충분한 이유가 되었다. 오랜 식습관 문화에 젖어 있던 어떤 이들은 똑같이 "그래, 맞아" 하면서 읽던 책을 내려놓고, 무엇보다 이런 연구를 한 의도가 뭐지라는 질문으로 시작하는 장황한 비난을 늘어놓았다. 어느 쪽이든 이러한 반응들은 우리가 찾은 근거가 오래된 신념을 흔들어 놓았음을 의미한다.

제한된 영역에서 이루어지긴 했지만 매우 인상적이고 일관된 근거들이 건강 문제에 관해 중요한 실마리를 제공할 가능성을 그때나 지금이나 여전히 무시할 수 없다고 생각한다. 하지만 주의도 필요한데, 특히 모든 근거가 전부 동물실험에서 나왔다는 연구의 특성 때문이다. 이런 도발적인 결과가 인간의 건강과 질적으로 관련되어 있다는 강력한 논거가 있다 할지라도, 양적인 관련성은 알 수 없다. 다시 말해 동물성 단백질과 암의 관련성에 대한 원칙이 모든 상황에서 모두에게 중요한 영향을 미치는지, 아니면 단순히 특수한 상황에 처해 있는 소수에게만 국소적인 영향을 미치는지에 대한 질문이 남아 있다. 이 원칙이 매년 수천 명의 암환자에게 적용되는지, 아니면 100만이나 그 이상의 암환자에게 적용되는지에 대한 질문이 남아 있다. 인간을 대상으로 한 연구를 통한 직접적인 근거가 필요하다. 이상적인 근거는 비슷한 생활방식과 유전적 배경을 가지고 있으면서 질병 발생률이 넓은 폭으로 다양한 대규모의 인구집단을 연구대상으로 하여 엄격한 방법론이 적용되고, 식이 경향이 포괄적으로 조사된 연구에서 도출된 것이어야 한다.

이런 연구를 할 수 있는 기회는 거의 없었지만 내게 믿기 어려울 정도로 큰 행운이 따랐다. 필요한 연구를 할 수 있는 기회가 온 것이다. 1980년 중국 과학자 준시 첸Junshi Chen 박사가 우리 실험실을 방문해 우리에게 진실을 알아낼 수 있는 기회를 가져다주었다. 그 덕분에 실험실에서 발견한 사실을 다음 단계로 끌어올리는 과정, 즉 인간을 대상으로 하는 연구를 할 수 있었다. 의학 역사상 그 어떤 연구보다 광범위하게 영양소와 생활방식, 그리고 질병에 관한 연구가 될 터였다. 그렇게 우리는 '중국 연구'를 시작했다.

중국에서 얻은 교훈

시간의 스냅 사진

어떤 순간을 영원히 붙잡아두고 싶다는 느낌을 받아본 적이 있는가? 살다보면 절대로 잊지 못할 것처럼 우리를 붙드는 순간이 있다. 어떤 사람들은 가족이나 친구, 혹은 가까운 사람들과 지낼 때, 또 어떤 사람들은 자연, 영성, 종교에서 그런 순간을 느낀다. 누구나 느끼는 이런 순간은 우리의 기억을 정의하는 행복과 슬픔의 개인적인 순간이 된다. 이런 순간에는 모든 일이 다 조화를 이룬 것처럼 보인다. 그 순간들은 우리가 살면서 경험한 것을 단적으로 보여주는 시간의 스냅 사진이다.

과학자들은 이런 스냅 사진의 순간을 놓치지 않는다. 그들은 앞으로 다가올 어떤 순간의 구체적인 결과를 예상하면서 실험을 구상한다. 나는 운 좋게도 1980년대 초 중국의 준시 첸 박사가 코넬대의 연구실을 방문했을 때 그런 기회를 얻었다. 그는 중국 총리 직속의 건강연구실 부실장이었고, 미국과 중국이 외교 관계를 수립한 후 미국을 방문한 몇 안 되는 중국 학자였다.

암 지도를 만들다

1970년대 초반, 중국 총리였던 저우언라이周恩來는 암 투병 중이었다. 그는 잘 알려지지 않은 자신의 질병에 관한 정보를 모으기 위해 전국적인 조사에 착수했다. 2,400개의 지역과 8억 8천만 명을 대상으로 12종류의 암에 대한 사망률을 조사했다. 조사에 참여한 인원만 65만 명이나 되었던 역사상 유래를 찾아보기 힘든 생의학 연구 프로젝트였다. 이러한 조사의 최종 결과는 지역에 따라 암의 발생률이 특히 높은 곳을 보여주는 훌륭하고 생생한 지도였다.[1]

이 지도 덕분에 중국에서 암이 지리적으로 다른 분포를 보인다는 사실이 분명해졌다. 어떤 암은 다른 지역보다 흔하게 발생했다. 물론 이전 연구도 각 나라별로 발생하는 암의 종류가 다르다는 사실을 보여주었기 때문에 이런 생각을 더욱 발전시킬 수 있는 계기가 되었다.[2~4] 그러나 중국에서 얻은 데이터는 암의 발생률이 지리적인 요인에 따라 훨씬 다양했으므로 특히 주목할 만했다. 단일한 소수민족이 사는 지역에서도 많은 차이가 있었다.

지역이나 유전적인 배경은 비슷한데 암의 발생률은 왜 엄청난 차이를 보일까? 유전적인 영향이 아니라 환경적인 요소 또는 생활방식의 차이로 암이 발생하는 것일까? 몇몇 유명한 과학자는 이미 그런 결론을 내놓았다. 1981년 미국 의회에 제출된 식생활과 암에 관한 보고서의 한 저자는 유전적인 요인에 의해 전체 암에 걸릴 위험성은 약 2~3퍼센트뿐이라고 추정했다.[4]

중국의 암 지도에 깔린 데이터의 의미는 심오했다. 일부 암의 지역별 발생률에서 최고와 최저의 차이는 100배나 됐다. 정말 놀라운 숫자였다. 미국에서는 지역별로 암의 발생률을 비교할 때 기껏해야 2~3배밖에는

중국의 암 지도

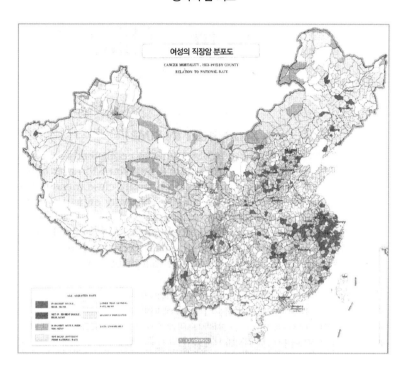

여성의 직장암 분포도

CANCER MORTALITY, 1973-1975 BY COUNTY
RELATION TO NATIONAL RATE

중국에서 발생한 암의 종류와 사망자 수

암의 발생 부위	남자	여자
모든 종류의 암	35–721	35–491
비인두	0–75	0–26
식도	1–435	0–286
위	6–386	2–141
간	7–248	3–67
장	2–67	2–61
폐	3–59	0–26
유방	–	0–20

*표준 인구 10만 명당 사망자 수/연간

차이가 나지 않았다.

암의 발생률에서 나타나는 작고 사소한 차이는 커다란 뉴스와 많은 돈, 그리고 정치적 이슈를 만든다. 내가 사는 뉴욕주 롱아일랜드에서는 유방암 발생률이 다른 지역보다 높다는 이야기가 오랫동안 있었다. 이 문제를 조사하기 위해 엄청난 돈(약 3천만 달러)[5]을 쏟아 부으며 수년 동안 연구가 이어졌다.

어느 정도의 비율이기에 이런 법석이 났을까? 롱아일랜드의 두 지역에서 유방암 발생률이 주 평균보다 단지 10~20퍼센트 높았을 뿐이었다. 이런 차이는 신문 1면을 장식하고, 사람들을 공포에 떨게 하고, 정치인을 움직였다. 일부 지역의 암 발생률이 다른 지역에 비해 100배(10,000퍼센트) 차이가 나는 중국과 대조적이다.

중국은 미국에 비해 유전적인 면에서 비교적 균질하므로 이런 차이는 환경적 원인에 의해 설명되어야 한다는 점이 분명했다. 수많은 중요한 의문이 제기되었다.

- 왜 중국의 일부 농촌지역에서 암이 많이 발생할까?
- 왜 그토록 놀라운 차이를 보일까?
- 왜 중국은 미국보다 암의 발생률이 낮을까?

챈 박사와 이야기를 나누면서 중국 농촌지역의 식생활과 환경에 대한 시간의 스냅 사진이 있었으면 좋겠다고 생각했다. 그들의 생활을 들여다볼 수 있다면 무엇을 먹고, 어떻게 생활하는지, 혈액과 소변에는 무엇이 들어 있는지, 어떻게 죽음을 맞이하는지 기록할 수 있을 테니까. 만약 그들의 삶을 전례 없이 명확하고 자세하게 그려서 몇 년 동안 연구할 수 있

무엇을 먹을 것인가

다면, 그렇게 할 수 있다면, 우리가 가진 의문에 어느 정도 해답을 찾을 수 있을 것이다.

때때로 과학, 정치, 돈이 하나가 되어 정말 가치 있는 특별한 연구가 이루어질 때도 있다. 바로 그런 일이 우리에게 일어났으며, 우리가 원하는 일을, 아니 그 이상으로 할 수 있는 기회를 얻었다. 드디어 유래를 찾아볼 수 없을 정도로 매우 포괄적인 음식과 생활방식 그리고 질병에 대한 스냅사진을 찍을 수 있었다.

역학의 그랑프리

우리는 세계 최고의 연구팀을 구성했다. 중국 최고의 식생활 건강연구소 부소장인 첸 박사도 있었다. 『암 지도 조사*Cancer Atlas Survey*』의 저자 중 한 명이며 중국 위생부 산하 중국의학원의 준야오 리Junyao Li 박사도 영입했다. 세 번째 연구자는 세계에서 가장 유명한 역학자로 존경받는 옥스퍼드 대학의 리처드 페토Richard Peto 교수였다. 페토는 암 연구로 기사 작위를 받았을 뿐 아니라 수많은 상을 수상했다.

모든 준비가 이루어졌다. 중국과 미국 사이에 처음으로 이루어진 중요한 연구 프로젝트였다. 우리는 CIA의 참견과 중국 정부의 속내를 알 수 없는 침묵을 이겨냈으며 연구 자금이라는 장애물도 뛰어넘었다.

우리는 연구를 최대한 포괄적으로 수행하기로 했다. 암 지도를 통해 암, 심장질환, 감염성 질환을 포함해 48가지 이상의 질병에 대한 사망률을 얻었다.[6] 367개 요인에 대한 데이터를 모은 다음 각각의 요인을 다른 모든 요인과 비교했다. 중국 전역에 걸쳐 65개 지역에서 질문지를 작성하고 6,500명의 성인을 대상으로 혈액 검사를 했다. 소변을 모으고 3일 동안 가족이 먹은 것을 빠짐없이 조사했다. 또한 중국의 모든 시장에서 나온 온갖 식품들을 분석했다.

연구 대상으로 중국의 농촌지역과 준농촌지역 65곳을 선택했다. 평생 같은 지역에서 살고 같은 음식을 먹은 사람들을 연구하기 위해 모든 것이 치밀하고 의도적으로 설계되었다. 성인 대상자의 평균 90~94퍼센트가 태어난 지역을 떠나지 않고 같은 곳에 살고 있는 것으로 나타났으므로 이 전략은 매우 성공적이었다. 이 연구에서 우리는 생활방식, 식생활, 그리고 질병 사이에 8,000가지 이상의 통계적으로 유의미한 연관성을 얻었다. 포괄성이나 질적인 측면은 물론 고유성에서 비할 상대가 없을 만큼 탁월했다.《뉴욕타임스》는 이 연구를 일컬어 "역학의 그랑프리"라고 했다.

이제 동물실험에서 얻은 결과를 검증하기 위한 완벽한 기회가 주어졌다. 실험실에서의 연구 결과가 실제 인간을 대상으로 한 연구 결과와 일치할까? 쥐의 간암 발생을 유도했던 아플라톡신에 대한 결과가 인간의 암과 다른 질병에도 적용이 될까?

중국인과 미국인의 음식

중국 연구의 핵심 사항은 농촌에서 먹는 음식이었다. 이는 식물성 식품을 주식으로 하는 생활이 건강에 어떤 영향을 미치는지 연구할 수 있는 드문 기회였다.

미국에서는 우리가 섭취하는 전체 칼로리의 15~16퍼센트를 단백질에서 얻고, 그 가운데 81퍼센트 이상을 동물성 식품에서 얻는다.[7] 하지만 중국 농촌에서는 전체 칼로리의 단 9~10퍼센트만을 단백질에서 얻고, 그 가운데 10퍼센트를 동물성 식품에서 얻었다.[8] 이런 차이는 중국과 미국의 식생활에 중요한 영양학적 차이가 있음을 의미했다.

아래 표는 체중 65킬로그램을 표준화한 결과이다. 중국은 건강 관련

무엇을 먹을 것인가

정보를 기록할 때 이런 방식으로 표준화하는데, 이 방식은 다른 인구집단과 비교하기 쉽다(77킬로그램의 미국 성인 남자라면 하루 칼로리 섭취량은 약 2,400칼로리이다. 평균 77킬로그램의 중국 농촌 남성일 경우 약 3,000칼로리에 해당한다.)

중국인과 미국인의 음식 섭취

영양소	중국	미국
칼로리(kcal/일)[9]	2,641	1,989
전체 지방(칼로리 비율)	14.5	34~38
식물성 식이섬유소(g/일)	33	12
전체 단백질 (g/일)	64	91
동물성 단백질(칼로리 비율)	0.8	10~11
철분(mg/일)	34	18

모든 항목에서 중국과 미국의 식생활에 엄청난 차이가 있었다. 음식에서 섭취하는 전체 열량은 중국인이 훨씬 높지만 지방과 단백질 섭취량은 적고, 동물성 식품은 훨씬 적게 섭취하며, 식이섬유소와 철분 섭취는 많았다. 이런 식생활의 차이는 매우 중요했다.

중국인의 식습관은 미국인과 비교해서 큰 차이가 있었지만, 같은 중국인 사이에서도 많은 차이가 있었다. 식생활과 건강 사이의 연관성을 조사할 때 실험적인 차이(수치의 범위)는 필수적이다. 다행히 중국 연구에서는 측정 요소 사이에 상당한 차이가 존재했다. 특히 질병률에서 큰 차이가 있었는데, 임상적인 측정치와 음식 섭취에서 모두 합당한 차이 이상을 보여주었다. 예를 들면, 혈중 콜레스테롤은 최고치와 최저치의 차이가 거의 2배였고 베타카로틴 수치는 9배, 혈중 지질은 약 3배였다. 지방 섭취는 6배, 식이섬유소 섭취는 약 5배의 차이가 있었다. 중국의 모든 지역을 서로 비교했으므로 이런 차이는 매우 중요했다.

이것은 식생활이 건강에 미치는 결과를 조사한 최초의 대규모 연구였다. 실제로 중국인 가운데 식물성 식품을 적당하게 섭취한 사람과 매우 높게 섭취한 사람을 비교했다. 다른 연구의 대상은 대부분 서구인이었기 때문에 동물성 식품에 대해서만 비교했다. 중국 농촌의 식생활과 서구 식생활의 차이, 그에 따른 질병의 차이는 엄청났다. 언론은 중국 연구를 "획기적인 연구"라고 호평했다. 《새터데이 이브닝 포스트》는 이 프로젝트가 "모든 의학 연구자와 영양학 연구자들을 쇄신시킬 것"이라고 했다.[10] 기존 의학계에서 두 번 다시 이런 연구는 없을 것이라고 평가하기도 했다.

이제 이 연구를 통해 지난 20년 이상의 연구, 생각, 경험이 영양과 건강의 연관성에 관한 내 생각을 어떻게 바꾸었는지, 나와 내 가족의 식생활을 어떻게 바꾸었는지 이야기하겠다.

빈곤병과 풍요병

과학자가 아니라도 사람이 죽을 확률은 100퍼센트라는 것은 누구나 다 알고 있다. 삶에서 반드시 겪게 될 일이 바로 죽음이다. 이런 사실을 들어 건강 정보에 대한 이중성을 합리화하는 사람들을 자주 본다. 하지만 내 생각은 다르다. 나는 불로장생을 위해 건강을 추구하지 않는다. 우리는 주어진 시간을 온전히 즐기기 위해 건강해야 한다. 장애나 고통스럽고 기나긴 질병과의 싸움은 피하면서 가능하면 최고 수준으로 살자는 것이다. 사는 방식이나 죽는 방식에는 항상 보다 나은 길이 있기 마련이다.

중국의 암 지도가 48종 이상의 질병에 대한 사망률을 보여준 덕분에 사람이 죽음에 이르는 여러 방식을 연구할 수 있는 드문 기회가 찾아왔다. 한 나라 안에서 어떤 질병이 특정 지역에 집중되는 경향을 보이는지 궁금했다. 예를 들면, 대장암과 당뇨병은 같은 지역에서 많이 발생할까? 만일 그렇다면 당뇨병과 대장암(아니면 함께 묶인 다른 질병들) 발생에는 공통의 원인이 있다고 추측할 수 있다. 지리적 요인과 환경적 요인, 생물학적 요인에 이르기까지 다양할 수 있다. 그러나 질병이란 인체의 기능이 잘못되는 과정이므로 어떤 원인이라도 결국 생물학적으로 설명할 수 있다.

어떤 질병률을 다른 질병률과 비교할 때 두 집단 사이에 서로 다른 양상이 나타나는 경우가 있다. 경제가 발달된 지역에서 전형적으로 나타나는 질병(풍요병)과 그에 비해 낙후한 농촌지역에서 발견되는 질병(빈곤병)이다.[11]

중국의 도시 지역과 농촌에서 관찰된 질병 그룹

풍요병(영양 과다)	암(대장, 폐, 유방, 백혈병, 소아 뇌, 위, 간), 당뇨병, 관상동맥 심장질환
빈곤병(영양 부족과 위생 불량)	폐렴, 장폐색, 위궤양, 소화기 질환, 결핵, 기생충 질환, 류마티스성 심장질환, 당뇨병, 임신성 질환 및 기타

서로 다른 그룹의 질병 사이에 뚜렷한 연관성은 없지만 같은 그룹의 목록에 있는 질병들에는 어떤 연관성을 보이는 경향이 있었다. 예를 들면, 폐렴 환자가 많은 중국의 한 농촌지역은 유방암 발생률이 낮은 반면 기생충 질환 발생률은 높았다. 많은 서구인을 죽음으로 몰아넣는 관상동맥 심장질환은 유방암이 많은 지역에서 많이 나타났다. 관상동맥 심장질환은 개발도상국에서는 비교적 드물다. 이는 젊은 나이에 죽어서 이런 서구식 질병을 피했기 때문이 아니다. 이런 비교는 연령의 표준화된 비율이며, 다시 말해 같은 연령대의 사람들을 비교한 것을 의미한다.

이런 식의 질병에 대한 연관성은 꽤 오래전부터 알려졌다. 그러나 중국 연구는 다른 많은 질병의 사망률과 여타 연구에서는 찾아볼 수 없었던 식생활 양상에 대한 엄청나게 많은 양의 데이터를 제공했다. 예상했던 대로 지리적으로 같은 지역에서 비슷한 종류의 질병이 발생했는데, 이 사실은 어떤 공통의 원인이 있을지도 모른다는 것을 암시한다.

이러한 두 가지 질병 그룹은 보통 풍요병과 빈곤병이라고 불린다. 개발도상국이 발전하면서 식습관, 생활방식, 위생 상태가 바뀌자 점점 많은 사람이 풍요병으로 목숨을 잃고 있다. 풍요병은 식습관과 무척 밀접한 연관성이 있으니 '영양 과다병'이라고 부르는 게 나을지도 모른다. 미국을 비롯한 서구권의 대다수가 이 풍요병으로 사망하기 때문에 '서구병'이라고 부르기도 한다. 어떤 지역에서는 풍요병이 거의 없는 반면, 다른 지역은 훨씬 더 많았다. 중국 연구의 핵심 질문은 이것이다. 식습관의 차이에서 비롯된 것일까?

콜레스테롤의 비밀

우리는 각 지역의 질병을 식생활과 생활양식의 변수에[12] 따라 비교했는데, 놀랍게도 서구식 질환의 가장 강력한 예측 변수 중 하나가 혈중 콜레스테롤이라는 사실을 발견했다.

콜레스테롤은 크게 식이성 콜레스테롤과 혈중 콜레스테롤의 두 종류로 나뉜다. 식이성 콜레스테롤은 당분, 지방, 단백질, 비타민, 무기질처럼 식품의 한 구성요소로 우리가 먹는 음식에 존재한다. 식이성 콜레스테롤은 동물성 식품에서만 발견되며 식품 성분 표시에 기재된다. 콜레스테롤 검사를 한다고 해도 그것을 얼마나 먹는지 알아낼 방법은 없다. 핫도그나 닭가슴살을 얼마나 먹는지 의사가 측정할 수 없는 것처럼 식이성 콜레스테롤을 얼마나 먹는지 측정할 방법은 없다. 대신 의사는 혈액 속에 있는 콜레스테롤의 양을 측정하는데, 이것이 혈중 콜레스테롤이다. 혈중 콜레스테롤은 간에서 만들어진다. 혈중 콜레스테롤과 식이성 콜레스테롤은 화학적으로 동일하지만 하는 일은 서로 다르다.

지방의 경우도 비슷하다. 식이성 지방은 우리가 먹는 음식에 들어 있다. 예를 들어, 감자튀김 기름은 식이성 지방이다. 한편 체지방은 몸에서 만들어지는데, 아침마다 토스트에 발라 먹는 버터나 마가린 같은 지방과는 매우 다르다. 식이성 지방과 식이성 콜레스테롤은 체지방과 혈중 콜레스테롤로 바뀌지 않는다.

체지방과 혈중 콜레스테롤이 만들어지는 방식은 몸 안에서 수백 가지 화학 반응과 수십 가지 영양소가 관여하는 극도로 복잡한 과정이다. 이런 복잡성 때문에 식이성 지방과 식이성 콜레스테롤이 건강에 미치는 영향은 높은 혈중 콜레스테롤이나 몸에 과다하게 쌓인 지방이 건강에 미치는 영향과는 다르다.

중국 농촌지역에서 혈중 콜레스테롤 수치가 높은 것으로 나타난 곳에서는 서구식 질환의 발생률 또한 높았다. 무척 놀라운 사실은 중국인들의 수치가 예상했던 것보다 훨씬 낮았다는 것이다. 혈중 콜레스테롤 수치는 127mg/dL이었는데, 미국인 평균(215mg/dL)보다 거의 100mg/dL이나 낮은 수치였다.[13] 일부 지역은 평균 수치가 94mg/dL 미만이었다. 중국 내륙지방에 사는 25명 정도의 여성들로 구성된 두 집단은 놀랍게도 혈중 콜레스테롤이 80mg/dL밖에 되지 않았다. 미국인의 콜레스테롤 수치와 비교하면 이 수치가 얼마나 낮은지 알 수 있다. 미국인의 콜레스테롤 수치는 170~290mg/dL 범위다. 미국인에게 낮은 콜레스테롤 수치가 중국 농촌에서는 높은 수치에 해당했다. 미국에서는 콜레스테롤 수치가 150mg/

dL 아래로 내려가면 건강에 문제가 생긴다는 믿음이 있다. 만일 그 믿음이 사실이라면 중국 농촌 사람들의 약 85퍼센트는 건강 문제를 겪어야 한다. 하지만 사실은 그렇지 않았다. 서구에서 최저치로 여겨지는 값보다 낮은 혈중 콜레스테롤 수치에서는 심장질환이나 암에 걸리는 비율이 훨씬 적었다.

연구 당시 내가 알고 있는 모든 문헌에서는 총 콜레스테롤 수치가 140~150mg/dL보다 낮은 경우를 다룬 것을 본 적이 없었기에 이 수준이 제대로 된 것인지 아닌지 알 수 없어 당혹스러웠다. 우리 연구 방법의 신뢰성이 문제인 건 아닐까? 그래서 우리는 연구 결과를 두 가지 추가적인 분석 수단으로 비교함으로써 샘플에 포함된 콜레스테롤 중 일부가 용액과 분리돼 분석과정에서 누락된 것인지 확인해 보았다. 하지만 중국 농촌 지역의 낮은 콜레스테롤 수치는 방법론의 문제가 아니었다. 실제로 그런 수치였고, 우리는 혈중 콜레스테롤에 대해, 특히 질병과 콜레스테롤과의 관계에 대해 지금까지 우리가 알고 있던 지식을 수정해야 한다는 진실을 마주해야만 했다.

중국 연구를 처음 시작할 때는 어느 누구도 콜레스테롤과 질병 사이에 연관성이 있을 거라고 예측하지 않았다. 우리는 매우 놀라운 결과를 얻은 것이다! 혈중 콜레스테롤 수치가 170mg/dL에서 90mg/dL으로 떨어지면 간암, 직장암, 대장암, 폐암, 유방암, 소아 백혈병, 성인 백혈병, 소아 뇌암, 성인 뇌암, 위암, 식도암(인후암)도 감소했다. 보다시피 상당히 많은 질병이 이런 연관성을 보였다. 대부분의 미국인은 콜레스테롤이 높으면 심장을 염려해야 한다는 사실은 알지만 암을 우려해야 한다는 것은 알지 못한다.

혈중 콜레스테롤에는 저밀도 지방LDL과 고밀도 지방HDL 콜레스테롤을 포함하여 몇 가지 종류가 있다. LDL은 나쁜 종류고, HDL은 좋은 종류다. 중국 연구를 한 결과, 나쁜 LDL 콜레스테롤 수치의 증가는 서구식 질환과 많은 연관이 있었다.

하지만 서구 세계와 비교할 때 중국에서는 이런 질병들이 비교적 드물고, 혈중 콜레스테롤 수치도 서구와 비교해 상당히 낮다는 것을 잊어서는 안 된다. 우리가 얻은 결과는 많은 중국인이 낮은 콜레스테롤 수치에서, 심지어 170mg/dL 이하 수준에서도 건강하다는 사례를 보여주었다. 이제 중국인의 평균보다 훨씬 높은 혈중 콜레스테롤 수치를 보이는 나라에는 심장질환과 암 같은 질병들이 만연할 것이며 주요 사망원인이 된다는 것을 예상할 수 있을 것이다.

실제로 서구에서는 이런 일들이 일어나고 있다. 몇 가지 예를 든다면 관상동맥 심장질환으로 인한 사망률은 미국인 남성이 중국의 농촌 남성보다 17배나 높았다.[14] 미국인의 유방암 사망률은 중국 농촌지역보다 5배나 높았다. 이보다 훨씬 놀라운 사실이 있다. 쓰촨성四川省과 구이저우성貴州省을 비롯한 중국 남서부 지역은 관상동맥 심장질환이 현저하게 낮았는데, 3년의 관찰 기간 동안(1973~1975), 구이저우성의 남성 246,000명과 쓰촨성의 여성 181,000명 가운데 64세가 되기 전에 이 질병으로 목숨을 잃은 사람은 단 한 사람도 없었다![15]

중국인의 콜레스테롤 수치가 매우 낮다는 연구 결과를 발표한 후, 3명의 유명한 심장질환 연구자이자 의사인 빌 카스텔리Bill Castelli, 빌 로버츠Bill Roberts, 콜드웰 에셀스틴 주니어Caldwell Esselstyn Jr로부터 새로운 사실을 들었다. 의사로서 오랫동안 진료를 했지만 혈중 콜레스테롤 수치가 150mg/dL 이하인 사람이 심장질환으로 사망한 사례를 보지 못했다는 것이다. 카스텔리는 국립보건원에서 그 유명한 프레밍햄 심장 연구

Framingham Heart Study를 오랫동안 이끌었고, 에셀스틴은 클리블랜드 클리닉의 유명한 외과의로 심장질환의 회복에 관한 놀라운 연구를 수행했으며, 로버츠는 의학학술지《심장학Cardiology》에서 오랫동안 편집인으로 일했다.

동물성 단백질과 콜레스테롤

혈중 콜레스테롤이 질병의 매우 중요한 지표라는 것은 분명했다. 다음으로 중요한 질문은 음식이 어떻게 혈중 콜레스테롤에 영향을 미치는지에 대한 것이었다. 결론부터 말하자면, 동물성 식품은 혈중 콜레스테롤 증가와 연관이 있고, 거의 예외 없이 식물성 식품의 영양소는 혈중 콜레스테롤 감소와 연관이 있다.

음식과 혈중 콜레스테롤의 관계

육류, 우유, 계란, 생선, 지방과 같은 동물성 단백질 섭취	혈중 콜레스테롤 증가
식물성 단백질, 식이섬유, 셀룰로오스, 헤미셀룰로오스, 가용성 탄수화물, 식물성 비타민 B(카로틴, B_2, B_3), 콩류, 선명한 색깔의 채소, 과일, 당근, 감자와 몇 가지 곡류를 포함한 식물성 식품 섭취	혈중 콜레스테롤 감소

동물 실험과 인간을 대상으로 한 실험으로 몇몇 연구가 입증한 것처럼 동물성 단백질 섭취는 혈중 콜레스테롤 수치를 증가시킨다.[16~19] 비록 동물성 단백질만큼은 아니더라도 포화 지방과 식이성 콜레스테롤 또한 혈중 콜레스테롤을 증가시킨다.[17~20] 이와 반대로 식물성 식품은 콜레스테롤이 포함되어 있지 않을뿐더러 다양한 방식으로 우리 몸이 만들어낸 콜레스테롤을 감소시킨다. 이 모든 사실은 중국 연구에서 얻은 결과와

일치했다.

미국을 기준으로 했을 때 중국에서는 혈중 콜레스테롤과 동물성 식품 섭취가 모두 낮았기 때문에 혈중 콜레스테롤과 질병의 연관성이 두드러졌다. 중국 농촌에서는 1인당 동물성 단백질 섭취량이 하루 평균 7.1그램이었다. 반면, 미국인은 그보다 훨씬 많은 70그램이다. 7그램의 동물성 단백질은 맥도널드에서 먹는 치킨 너겟 3조각에서 얻을 수 있는 양이다.

미국의 동물성 단백질 섭취와 혈중 콜레스테롤 수치가 중국 농촌에서 볼 수 있는 수치만큼 낮다면 서구식 질병은 더 이상 없을 것으로 예상할 수 있다. 하지만 우리가 틀렸다. 중국 농촌에서는 적은 양의 동물성 식품 섭취로도 서구식 질병의 위험성이 있었다.

우리는 각각의 혈중 콜레스테롤에 대한 식생활의 영향을 연구했다. 연구에 의하면 동물성 단백질은 나쁜 혈중 콜레스테롤 증가와 관련이 있었고, 식물성 단백질 섭취는 나쁜 콜레스테롤 감소와 연관되었다.

혈중 콜레스테롤 수치에 영향을 주는 요소가 무엇인지 물어보면 모든 의사가 포화 지방과 식이성 콜레스테롤이라는 대답을 내놓을 것이다. 최근 어떤 사람들은 콩이나 식이섬유소가 많은 밀기울 제품이 콜레스테롤을 낮추는 효과가 있다고 했지만, 동물성 단백질이 혈중 콜레스테롤 수치와 연관성이 있다고 한 사람은 없다. 언제나 이런 식의 식이요법이었다.

옥스퍼드대학에서 안식년을 보내고 있을 때, 의과대 학생들과 함께 어느 유명한 교수의 심장질환과 식이성 원인에 대한 강의를 청강했다. 그는 식이성 요인에서 중요한 것은 그것뿐이라는 듯 계속해서 포화 지방과 콜레스테롤 섭취가 관상동맥 심장질환에 얼마나 해로운지 이야기했다. 그는 동물성 단백질 섭취가 나쁜 콜레스테롤 수치와 연관성이 있다는 사실을 인정하지 않았다. 당시 동물성 단백질이 포화 지방이나 식이성 콜레스테롤보다도 혈중 콜레스테롤 수치와 큰 연관성을 보인다는 증거가 풍부하고 명백했는데도 말이다. 다른 사람들과 마찬가지로 그 교수 역시 현상유지에 대한 맹목적인 신념으로 새로운 사실을 받아들이지 못했다. 이런일들이 계속 이어지면서 나는 개방적이고 유연한 마음이 사치품이 아니라 필수품이라는 것을 깨달았다.

30퍼센트 지방 권장량의 의미

만약 영양소들이 카퍼레이드를 벌인다면 지방은 다른 영양소보다 훨씬 큰 차를 타야 할 것이다. 연구자부터 교육자까지, 정책 입안자에서 기업체까지 많은 사람이 오랫동안 지방을 연구하거나 지방에 관련된 이야기를 언급했다. 반세기 이상 수많은 사람이 지방에 관해 엄청나게 많은 것을 밝혔다.

카퍼레이드가 미국의 대로에서 벌어진다면 길가에 있는 사람들의 관심은 틀림없이 지방에 쏠릴 것이고 "나는 지방과 가까이하면 안 돼"라고 말할 것이다. 그러면서도 엄청나게 지방을 섭취하고 있다. 또 어떤 사람들은 차량의 절반을 차지하는 불포화 지방으로 올라가 대부분의 지방은 건강하지만 포화 지방은 나쁘다고 주장할 것이다. 많은 과학자가 지방을 가리키며 뒤에 심장질환과 암이라는 어릿광대가 숨어 있다고 외칠 것이다.

소비자들은 혼란스러울 수밖에 없다. 과거 40년 동안 지방에 관한 의문은 해결되지 않은 채 여전히 그대로다. 우리가 먹는 음식에는 얼마나 많은 지방이 들어 있을까? 그리고 어떤 종류의 지방이 들어 있을까? 불포화 지방이 포화 지방보다 나을까? 오메가-3나 오메가-6, 트랜스 지방,

무엇을 먹을 것인가

DHA 같은 특수 지방은 도대체 뭘까? 코코넛 지방도 피해야 할까? 생선 기름은 어떨까? 도대체 고지방 식이요법과 저지방 식이요법의 차이는 무엇일까?

이런 문제는 전문적인 과학자에게도 혼란스러울 수 있다. 이런 의문에 깔린 사항들을 하나하나 개별적으로 고려하다 보면 잘못된 방향으로 나갈 가능성이 크다. 사실 화학물질을 개별적으로 살피기보다 화학물질이 어떻게 네트워크를 이루어 작용하는지를 아는 것이 훨씬 의미가 있다.

지난 40년 동안 회자된 지방 이야기를 좀 더 면밀하게 살펴보자. 그러면 사람들이 왜 지방과 식이요법에 대해 그렇게 혼란스러워했는지 알 수 있다.

우리는 전체 칼로리의 35~40퍼센트를 지방에서 얻는다. 19세기 후반 산업혁명의 시작과 더불어 사람들은 고지방 음식을 먹기 시작했다. 생활이 풍요로워지면서 지방이 상대적으로 많이 들어 있는 육류나 유제품을 먹은 것이다. 우리는 그런 음식을 풍요의 상징으로 알았다.

그러다 20세기 중후반부터 과학자들은 지방 함량이 높은 식단을 섭취하는 데 의문을 품었다. 미국 국내외에서 칼로리의 30퍼센트 미만으로 지방 섭취를 줄여야 한다고 제안하는 영양소 권장량이 등장했다.[21~24] 이 권장량은 20년 동안 지속되었지만, 현재 고지방 식이요법을 둘러싼 두려움은 점차 누그러지고 있다. 인기 있는 식이요법 책 저자들이 지방 섭취를 늘려야 한다고 외치고 있는 탓이다! 일부 경험 많은 연구자들에 따르면 좋은 지방을 섭취하는 한 30퍼센트 미만으로 낮출 필요가 없다고 한다.

30퍼센트의 지방이 중요하다는 어떤 근거가 없는데도 이 수치는 기준점이 되었다. 다음과 같은 몇 가지 식품의 지방 함량을 통해 이 수치가 무엇을 의미하는지 살펴보자.

음식에 들어 있는 지방 함량

식품	지방에서 얻는 열량 비율
버터	100%
맥도널드 더블 치즈버거	67%
전지분유	64%
햄	61%
핫도그	54%
콩	42%
저지방 우유(또는 2% 우유)	35%
닭	26%
시금치	14%
시리얼	8%
탈지 우유	5%
완두콩	5%
당근	4%
콩	3.5%
구운 통감자	1%

몇 가지 예외를 제외하면, 동물성 식품은 식물성 식품보다 훨씬 많은 지방을 함유하고 있다.[25] 이는 다른 나라의 식단에 포함된 지방의 양을 비교할 때 더 잘 드러난다. 지방과 동물성 단백질 섭취는 90퍼센트 이상 상관관계가 있다.[26] 즉, 지방 섭취가 동물성 단백질 섭취와 병행해 증가한다는 것을 의미하며, 더 나아가 식이 지방은 식단에 동물성 식품이 얼마나 많이 포함되어 있는지를 나타내는 지표임을 의미한다.

지방과 암에 관한 보고서

1982년 미국 국립과학원은 〈식습관, 영양, 그리고 암에 관한 보고서 Diet, Nutrition and Cancer〉를 내놓았다. 내가 공동 저자로 참여한 이 보고

무엇을 먹을 것인가

서는 식이성 지방과 암을 조심스럽게 연관시킨 최초의 전문 보고서였다. 이 보고서에서 최초로 암을 예방하기 위해 지방 섭취를 칼로리의 30퍼센트로 제한할 것을 권고했다. 이에 앞서 조지 맥거번George McGovern[27] 상원의원이 의장을 맡은 미 상원 영양문제특별위원회는 식생활 및 심장질환에 대한 공청회를 열고 최대 30퍼센트의 식이 지방 섭취를 권고했다. 맥거번 보고서는 식이생활과 질병에 대한 공개적인 논의를 만들었는데, 1982년 국립과학원 보고서가 이 논의에 힘을 실었다. 이 보고서에서 심장질환이 아닌 암에 중점을 둔 것은 대중의 관심과 우려가 높았던 사실을 반영한다. 이로 인해 많은 추가 연구가 이어졌고, 대중은 질병을 예방하는 데 식생활의 중요성을 새롭게 인식했다.

당시 많은 보고서가 건강을 위해 식이성 지방을 얼마나 섭취해야 하느냐는 문제를 집중적으로 다루었다.[21, 28, 29] 그 가운데 국제적인 연구들을 통해 식이성 지방이 유방암과 대장암, 그리고 심장질환 발생률과 밀접하게 연관되어 있다는 것을 증명하면서 지방에 관심이 집중되었다. 서구에서는 많은 사람들이 이런 질병들로 인해 수명을 다하지 못하고 죽어가고 있었기 때문에 대중이 큰 관심을 가질 수밖에 없었다. 중국 연구는 이런 분위기에서 시작되었다.

내가 보기에 켄 캐롤Ken Carroll 캐나다 웨스턴 온타리오 대학의 교수의 연구가 가장 잘 알려진 연구였다.[30] 그의 연구 결과는 식이 지방과 유방암 사이의 매우 인상적인 관계를 보여주었다(표 〈전체 지방 섭취량과 유방암〉). 다른 연구자들이 이전에 내놓은 연구 결과와[3, 31] 일치하는 이 연구는 이민자 연구와[32, 33] 비교할 때 특히 흥미로웠다. 이러한 연구들은 한 지역에서 다른 지역으로 이주한 이민자들이 새로운 거주지의 전형적인 식단을 섭취했을 때 그들이 이주한 지역에 따라 질병의 위험을 가정한다는

전체 지방 섭취량과 유방암

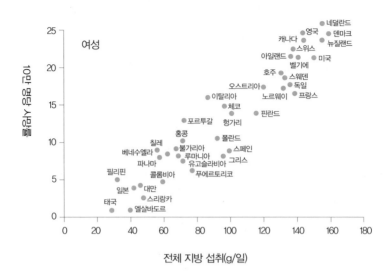

것을 보여주었다. 이는 식생활과 생활습관이 질병의 주요 원인임을 강하게 시사했다. 또한 유전자가 반드시 그렇게 중요한 것은 아니라는 점 역시 시사했다.

건강에 좋은 음식을 먹으면 유방암 발생률을 제로에 가깝게 낮출 수 있을까? 대답은 명백해 보인다. 지방을 적게 먹으면 유방암의 위험이 낮아진다. 대부분의 과학자들은 이런 결론을 내리고 있다. 그러나 이런 해석은 단순하며 오해를 불러일으킬 수 있다. 유방암은 동물성 지방 섭취와 연관이 있을 뿐 식물성 지방과는 무관하다(130쪽 표 〈동물성 지방 섭취와 유방암〉, 표 〈식물성 지방 섭취와 유방암〉 참고).

중국 농촌의 경우 식이 지방 섭취(1983년 조사 당시)는 미국과 두 가지 면에서 매우 달랐다. 첫째, 미국의 지방 섭취량이 전체 칼로리의 약 36퍼센트인 것에 비해 중국의 지방 섭취량은 14.5퍼센트에 불과했다. 둘째, 중국

무엇을 먹을 것인가

농촌 지역의 식단에 포함된 지방량은 〈전체 지방 섭취량과 유방암〉의 결과와 마찬가지로 거의 전적으로 동물성 식품에 의존했다. 중국 농촌의 식이 지방과 동물성 단백질의 상관관계는 70~84퍼센트로[34] 국가별로 비교했을 때 나타나는 93퍼센트와 비슷한 수준으로 매우 높았다.[26]

중국과 국제 연구에서 특기할 만한 사항은 지방이 동물성 식품 섭취의 유일한 지표라는 것이었다. 따라서 지방과 유방암의 연관성은 동물성 식품 섭취가 늘면 유방암이 늘어난다는 가정으로 연결될 수 있다. 하지만 미국에서도 그렇다고 말할 수는 없다. 미국에서는 식품과 음식에서 지방을 선택적으로 더하거나 제거하는 일이 많기 때문이다. 식물성 식품(감자칩, 감자튀김)으로 섭취하는 지방이 가공된 동물성 식품(탈지 우유, 살코기)에서 얻는 양에 못지않거나, 그보다 많다. 하지만 중국은 미국처럼 음식에 든 지방을 조작하지 않았다.

과학계와 의료계를 포함해 미국인들은 30퍼센트 지방이 저지방이라고 여겼다. 따라서 25~30퍼센트의 저지방 식생활은 최적의 건강 상태라고 생각했다. 이 말은 곧 지방을 낮추더라도 건강상 이점은 없다는 뜻이다. 놀랍지 않은가!

중국 농촌에서 얻은 결과를 보면 지방을 24퍼센트에서 6퍼센트로 낮추면 유방암의 위험도 낮아졌다. 그러나 중국 농촌의 식이 지방 감소는 지방뿐 아니라 동물성 식품의 소비도 줄었다는 것을 의미했다.

이러한 유방암과 지방, 그리고 동물성 식품과의 연관성은 여성을 유방암의 위험에 빠뜨리는 다른 요인들까지 생각해보게 했다.

- 이른 나이의 초경
- 높은 혈중 콜레스테롤

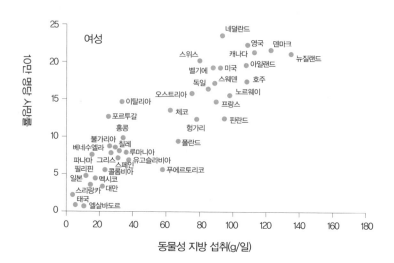

동물성 지방 섭취와 유방암

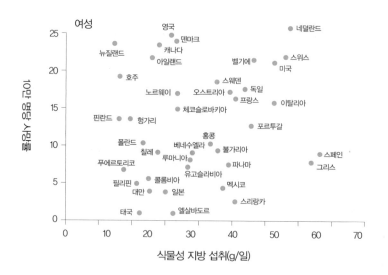

식물성 지방 섭취와 유방암

무엇을 먹을 것인가

- 늦은 폐경(폐경)
- 높은 여성 호르몬 수치

이런 요인과 관련해 중국 연구가 알려주는 것은 무엇일까? 지방은 혈중 콜레스테롤과 연관되며, 두 가지 요소는 모두 높은 여성 호르몬 수치, 이른 나이의 초경과 밀접한 연관성이 있다. 중국 농촌 여성들은 초경이 매우 늦다는 특징이 있다. 130개 마을에서 25명의 여성에게 언제 초경을 했는지 물었는데, 초경에 대한 연령 범위는 15세에서 19세로 평균 17세였다. 미국의 평균 초경 연령은 대략 11세다.

많은 연구에 의해 초경이 빠를수록 유방암에 많이 걸린다는 사실이 밝혀졌다.[35] 초경은 성장을 재촉하며, 성장이 빠를수록 질병이 발생하는 연령도 빨라진다. 또한 성장이 빠른 경우 성인이 되었을 때 키가 크고 체중이 많이 나가며 체지방량도 많다는 사실은 잘 알려져 있다.

이 모든 것은 유방암의 위험과 관련이 있다. 이른 초경은 중국 여성이나 서구 여성 모두의 에스트로겐 같은 혈중 호르몬 수치를 높인다. 이런 호르몬 수치는 생식 능력이 있는 기간 동안 동물성 식품을 많이 섭취할수록 높게 유지된다. 이런 조건에서는 폐경 연령도 3~4년이 지연된다. 따라서 생식 기간이 일찍 시작되어 늦게까지 지속되면서 약 9~10년 동안 여성 호르몬 수치가 크게 증가한다. 다른 연구들에서도 늘어난 생식 가능 기간이 유방암의 위험과 밀접한 연관성이 있다는 사실을 증명한다.[36, 37]

중국 여성들과 영국 여성들의 호르몬 수치를 비교했을 때[38] 중국 여성의 에스트로겐 수치는 영국 여성의 절반 정도밖에 되지 않았다. 영국(또는 미국) 여성의 생식 기간에 비해 중국 여성의 생식 기간이 단 75퍼센트밖에 되지 않기 때문에, 중국 여성의 에스트로겐 수치는 영국(또는 미국) 여성의 35~40퍼센트밖에 되지 않는다. 이런 결과는 서구 여성의 유방암 발생률에 비해 중국 여성의 유방암 발생률이 5분의 1밖에 되지 않는다는 사실과도 일치했다.

이런 결과는 아이들에게 동물성 식품을 많이 먹이지 말아야 한다고 명백하게 경고한다. 당신이 여성이라면 동물성 식품을 많이 먹는 식생활에 의해 생식 가능 기간이 9~10년이나 늘어난다는 것을 상상이나 해보았을까? 또 하나 흥미로운 점은 잡지 《미즈Ms》의 창간인인 글로리아 스타이넘Gloria Steinem이 강조했듯이 좋은 음식을 먹으면 초경 연령을 늦춰 청소년의 임신을 줄일 수 있다는 것이다.

식이섬유소는 철분 흡수를 방해할까?

더블린에 있는 트리니티 칼리지의 데니스 버킷Denis Burkitt 교수는 무척 명쾌한 사람이었다. 코넬대 세미나에서 처음 만났는데, 그의 풍부한 상식과 과학적인 신뢰성, 유머는 상당히 인상적이었다. 그는 식이섬유소가 건강에 필수적인 영양소라고 주장했다.

식이섬유소는 장이 음식물을 소화할 수 있도록 수분을 끌어당긴다. 또한 소화가 되지 않는 식이섬유소는 끈끈이 종이처럼 발암물질이 될 수도 있는 고약한 화학물질을 끌어모아 배출시킨다. 식이섬유소를 충분히 섭취하지 않는다면 변비로 인한 질병에 걸릴 수도 있다. 버킷 교수에 의하면 대장암, 다발성 게실증, 치질, 정맥류 등이 있다.

식이섬유소는 식물성 식품으로만 섭취할 수 있다. 식물의 세포벽을 튼튼하게 만들어주는 식이섬유소는 수천 가지 서로 다른 화학적인 차이를 보여주며, 대부분 복잡한 탄수화물 분자로 만들어져 있다. 우리 몸은 식이섬유소를 소화시킬 능력이 매우 적거나 아예 없다. 그 자체로는 열량이 전혀 없거나 음식의 열량 밀도를 희석시키고, 포만감을 느끼게 하며 식욕을 줄이는 일을 한다.

평균 식이섬유소 섭취량은 중국인이 미국인보다 약 3배 높다.[39] 이 차이도 중요했지만 일부 지역의 식이섬유소 섭취량이 다른 지역에 비해 훨씬 높다는 사실은 특별한 의미가 있다.

미국의 일부 전문가들은 식이섬유소에 이면이 있다고 주장한다. 식이섬유소를 많이 섭취하면 건강에 필수적인 영양소인 철분과 다른 무기질을 흡수할 수 없다고 한다. 식이섬유소가 영양소와 결합해 소화 흡수되기 전에 배출시켜 버린다는 것이다. 이런 이유로 식이섬유소를 하루에 35그램 이상 섭취해서는 안 된다고 하지만, 중국 농촌지역에서는 보통 그 정도를 섭취하고 있었다.

우리는 중국 연구에서 철분과 식이섬유소 문제를 주의 깊게 살펴보았다. 그 결과 전문가들이 주장하는 것처럼 식이섬유소가 철분 흡수의 적이 아니라는 사실을 알아냈다. 우리는 중국인들이 철분을 얼마나 먹고, 신체에 철분이 얼마나 있는지를 6가지 방법으로 측정했다. 이런 측정치를 식이섬유소 섭취와 비교했을 때 식이섬유소 섭취가 높다고 해서 철분 흡수가 방해된다는 어떤 근거도 찾을 수 없었다.

사실은 그와 반대되는 결과를 얻었다. 혈액 내 철분 함량을 알려주는 헤모글로빈은 식이섬유소를 많이 섭취할수록 증가했다. 밀과 옥수수처럼 식이섬유소가 많은 식품에도 철분이 많았는데, 이는 식이섬유소를 많이 섭취하면 철분이 늘어난다는 것을 의미한다. 중국 농촌지역의 철분 섭취(34mg/일)는 미국인의 평균(18mg/일)과 비교할 때 놀랄 정도로 높았으며, 이는 동물성 식품보다 식물성 식품에서 훨씬 커다란 연관성을 보였다.

중국 연구가 시작되었을 때 식이섬유소가 대장암을 예방한다는 믿음은 매우 보편적인 생각이었다. 중국 연구는 식이섬유소가 특정 암들과 연관성이 있다는 근거를 제공했다. 연구에 의하면 식이섬유소를 많이 섭취하면 직장과 대장의 암 발생이 줄어든다. 또한 식이섬유소를 많이 섭취하면 혈중 콜레스테롤 수치도 낮아졌다. 식이섬유소를 많이 섭취하기 위해서는 당연히 식물성 식품을 많이 섭취해야 한다. 콩, 채소, 곡물과 같은 식품에는 식이섬유소가 풍부하게 들어 있다.

식물의 항산화제는 우리를 젊게 만든다

식물의 두드러진 특징 중 하나는 형형색색의 밝고 아름다운 색깔이다. 식물성 식품의 붉은색, 초록색, 노란색, 자주색, 오렌지색은 매혹적이며 건강에도 아주 좋다. 채소의 보기 좋은 색깔이 우리 건강을 이롭게 한다는 말은 자주 듣는 이야기고, 과학적으로도 사실이라고 밝혀졌다.

과일과 채소의 색깔은 항산화제로 불리는 다양한 화학물질에서 나오는데, 이런 화학물질은 거의 식물에서만 발견된다. 동물에서 이런 물질이 발견되는 경우는 그 동물이 식물을 먹어 자기 조직에 갖고 있을 때뿐이다.

살아 있는 식물은 색깔과 화학작용에서 모두 자연의 아름다움을 보여준다. 식물은 태양에너지를 받아 광합성 작용을 통해 생명체 안으로 들어온다. 이 과정에서 태양에너지는 먼저 단당류로 바뀌고 이어서 복잡한 탄수화물, 지방, 단백질로 바뀐다.

이러한 과정은 상당히 높은 에너지를 필요로 하는 활동이고, 이 모든 과정은 분자 사이의 전자 교환으로 유도된다. 전자들은 에너지 이동의 매개체다. 햇빛을 화학에너지로 바꾸는 과정에서 전자들은 매우 조심스

무엇을 먹을 것인가

럽게 다루어져야 한다. 이때 전자가 제자리를 벗어나면 활성산소를 만들고, 이는 식물에게 큰 혼란을 야기한다. 그러면 식물은 이런 복잡한 반응을 어떻게 해결하고 길 잃은 전자와 활성산소로부터 자신을 보호하는 것일까? 식물은 반응성 있는 물질들에 보호막을 씌운다. 보호막은 항산화제로 만들어져 있어 경로를 벗어나 헤매는 전자들을 차단하고 청소하는 역할을 한다. 과도한 전자를 흡수하는 과정에서 여러 가지 색이 만들어지기 때문에 항산화제는 보통 색깔이 있다. 이런 항산화제 일부를 카로티노이드라고 하고, 그 종류는 수백 가지에 이른다. 베타카로틴(호박)의 노란색에서 리코펜(토마토)의 붉은색, 크립토크산틴(오렌지)의 오렌지색까지 다양하다. 색깔이 없는 항산화제도 있는데, 아스코르브산(비타민 C)과 비타민 E 같은 것이 있다. 이러한 과정이 문제가 되는 이유는 동물에게도 활성산소가 만들어지기 때문이다. 단순히 태양광선이나 산업 오염물에 노출되거나, 적절하지 않은 영양소를 섭취하는 것만으로 활성산소가 만들어진다. 활성산소는 고약해서 우리 조직을 굳게 만들고 기능을 제한시킨다. 이는 나이가 들면 우리 몸이 뻣뻣해지고 여기저기 삐거덕거리는 것과 같다. 이것이 바로 노화 과정이다. 활성산소는 백내장을 일으키고, 동맥을 경화시키고, 암세포를 형성하고, 폐기종을 만든다. 노년이 되었을 때 흔히 찾아오는 관절염과 다른 많은 질병이 발생하는 것도 이러한 과정의 일부다.

문제는 우리가 식물처럼 활성산소를 격리하기 위해 보호막을 치지 못한다는 데 있다. 우리는 식물이 아니므로 광합성을 하지 못한다. 따라서 어떤 항산화제도 만들어내지 못한다. 다행히 식물에 들어 있는 항산화제는 식물에 작용하는 것과 같은 방식으로 우리 몸에 작용한다. 그야말로 멋진 조화가 아닌가? 식물은 항산화제 보호막을 만들어 자신을 보호하는 동시에 아름다운 색깔을 띠면서 우리를 유혹한다. 식물에 매혹당한 동물은 그것을 먹음으로써 식물의 항산화제 보호막을 이용한다. 신을 믿든, 진화를 믿든, 아니면 순전한 우연을 믿든 이것이야말로 진정 아름답고 건강한 자연의 지혜를 보여주는 일이다.

우리는 중국 연구에서 항산화제를 비타민 C와 베타카로틴 섭취로 기록하고 혈액 속의 비타민 C, 비타민 E, 그리고 카로티노이드 수치를 측정했다. 이런 항산화제 중에서 비타민 C는 가장 인상적인 결과를 보여주었다.

암과 비타민 C의 연관성은 암에 대한 소인을 가진 가족들과 밀접한 관계를 나타냈다.[40] 혈중 비타민 C의 수치가 낮을 때, 가족의 암 발생률은 높아졌다. 비타민 C가 적을수록 식도암, 백혈병, 비인두암, 유방암, 위암, 간암, 직장암, 대장암, 폐암이 더욱 많아졌다. 중국의 암 사망률에 관한 프로그램을 방송한 NOVA 텔레비전 프로듀서의 관심을 끈 것은 식도암이었다. 우리는 프로그램을 보고 사실을 파악하기 위해 조사를 시작했다. 비타민 C는 일차적으로 과일에서 얻을 수 있으며, 과일을 먹으면 식도암이 줄어드는 것으로 나타났다.[41] 과일 섭취가 가장 낮은 지역에서 암의 발생률은 5배 내지 8배가 높았다. 비타민 C가 암에 미치는 영향은 관상동맥 심장질환, 고혈압성 심장질환, 뇌졸중에서 똑같이 나타났다. 과일에 들어 있는 비타민 C를 섭취하는 것이 다양한 질병에 대해 강력한 효과가 있음이 밝혀진 것이다.

알파카로틴과 베타카로틴 수치 그리고 알파토코페롤과 감마토코페롤 (비타민 E) 수치와 같은 항산화제 측정치는 항산화제 효과를 제대로 나타내지 못한다. 항산화제는 나쁜 콜레스테롤 운반체인 지질과 단백질에 의해 혈액으로 운반되기 때문에 항산화제를 측정할 때는 다른 생화학 지표도 같이 측정하게 된다.

카로티노이드와 토코페롤이 좋은 효과를 낸다고 알려졌어도 그 작용을 찾아내지 못하는 이유는 실험으로 효과를 제대로 알 수 없기 때문이다.[42] 그러나 혈중 베타카로틴 수치가 낮을 때 위암이 많다는 사실을 발견했다.[43]

그러면 비타민 C, 베타카로틴, 식이섬유소가 암을 예방할 수 있는 유일한 방법이라고 말할 수 있을까? 비타민 C와 베타카로틴, 식이섬유소 영양제 한 알로 이런 효과를 얻을 수 있을까? 아니다. 건강은 개별적인 영양소에 달린 것이 아니고 이런 영양소를 함유한 식품에 따라 달라진다. 즉, 식물성 식품에서 이런 효과를 얻을 수 있다. 예컨대, 시금치 샐러드 한 그릇에 들어 있는 식이섬유소와 항산화제, 더불어 여러 영양소가 함께 어우러져 우리 건강에 경이로운 효과를 낸다.

메시지는 두말 할 나위 없이 간단하다. 가능하면 가공하지 않은 그대로의 과일과 채소, 그리고 곡류를 많이 먹으라. 그러면 앞서 말한 여러 가지 건강상의 이점을 얻을 수 있다.

비타민 보충제가 시장에 대량으로 쏟아져 나온 뒤로 나는 줄곧 자연 그대로의 식물성 식품에 대한 건강의 가치를 강조해왔다. 나는 기업과 언론이 비타민 보충제가 식물성 식품과 똑같은 영양을 보장한다고 얼마나 많은 사람을 설득했는지 지켜보면서 경악을 금치 못했다.

앞으로 보게 되겠지만 단일 영양소 보충제를 섭취하면 건강한 미래가 보장된다는 약속은 매우 의심스러운 것으로 밝혀졌다. 만일 당신이 비타민 C나 베타카로틴을 원한다면 비타민 보충제에 손을 뻗을 게 아니라 과일이나 푸른 채소를 먹어야 한다.

앳킨스 식이요법의 실체

아직 당신이 모를 수도 있겠지만 간과할 수 없는 중요한 문제가 있다. 이 책 초판 발행 당시 유행한 '저탄수화물 식이요법'으로 불리며 큰 인기를 얻은 현상이다. 서점에 진열된 모든 식이요법 책들은 사실 한 가지 주제의 다양한 변형에 지나지 않는다. 단백질, 지방 그리고 고기는 먹고 싶은 만큼 먹되, 살을 찌게 하는 탄수화물은 피하라.

저탄수화물 식이요법 열풍은 2013년 내가 쓴 소책자 『저탄수화물 사기 식단The Low-Carb Fraud』으로 잠시 주춤하긴 했지만 지금도 여전히 지속되고 있다. 배리 시어스Barry Sears의 『휴먼 영양학』(네오존, 2011), 아서 애거스톤Arthur Agatston의 『사우스 비치 식이요법』, 윌리엄 데이비스William Davis의 『밀가루 똥배』(에코리브르, 2012), 게리 타우브스Gary Taubes의 『굿 칼로리 배드 칼로리』(도도, 2014), 『우리는 왜 살찌는가』(알마, 2020), 데이비드 펄머터David Perlmutter의 『그레인 브레인』(지식너머, 2015), 로렌 코데인Loren Cordain의 『팔레오 식이요법』, 니나 타이숄스Nina Teicholz의 『지방의 역설』(시대의창, 2016), 에릭 웨스트먼Eric Westman의 『새로운 당신을 위한 새 앳킨스 해법The New Atkins for a New You』 등 제목은 다양하지만, 내용은 대동소이하고 겉치레만 다를 뿐이다. 모두 앳킨스류의 저탄수화물 식이요법을 반복하고 있다.

이들 중 일부는 탄수화물 일반이 아닌 하얀 밀가루나 설탕 같은 정제 탄수화물에 대해서만 이야기하고 있긴 하지만 독자들이 이걸 구분할까? 만약 그렇다면—그러니까 그들의 주장이 건강에 미치는 정제 탄수화물의 부정적 영향에 한정된 것이라면—우리와 같은 이야기를 하는 것이다. 하지만 전부는 아닐지라도 대부분 이런 구분을 거의 하지 않는다. 이런 주장을 하는 작가들 중 가장 최근에 책을 낸 데이비드 펄머터는 자신의 주

무엇을 먹을 것인가

장을 명확히 요약해서 이렇게 말한 바 있다.

"단지 정제 밀가루, 파스타, 쌀에 한정된 이야기가 아니라 흔히 건강에 유익하다고 알고 있는 모든 곡물에 대한 이야기다. 통밀, 통배아, 잡곡, 칠곡seven grain, 생곡live grain, 곡물 가루 모두 포함된다."[44]

이들은 탄수화물을 통한 칼로리 섭취가 전체 칼로리의 15~20퍼센트 이하가 되는 식단을 유지하라고 주장한다. 당연히 이들의 주장은 고지방, 고단백질 식이요법이다. 나머지 80~85퍼센트의 칼로리는 지방과 단백질로 채우는 방법밖에는 없기 때문이다. 평균적인 미국식 식단에서 지방과 단백질의 칼로리가 이미 50퍼센트를 차지하고 있으니, 이 책은 이를 더 올리자는 것이다. 이들이 어쩌다 채소 이야기를 하는 건 (과일이나 통밀에 대한 이야긴 거의 없다시피 하다) 동물성 단백질과 지방으로 가득 찬 메뉴를 만들기 위한 공치사에 불과하다. 이 책을 읽으면서 알았겠지만, 내 연구 결과와 견해로는 이런 식으로 먹는 것이야말로 현대인들이 직면한 가장 큰 건강상의 위협이 된다.

저탄수화물, 고단백질 식이요법 책의 도입부에서 제시하는 주장은, 지난 20년 동안 전문가의 조언대로 저지방 열기에 빠져 지냈지만 사람들은 그 어느 때보다 살이 쪘다는 것이다. 이런 주장에는 직관적인 호소력이 있지만 그동안 간과되었던 한 가지 불편한 사실이 있다.

정부의 식품 통계 요약 보고서에 따르면 미국인의 지방 및 기름 소비량은 1970년 약 24그램에서 1997년 약 30그램으로 6그램 정도 늘었다.[45] 비율로 따졌을 때 우리가 섭취하는 전체 칼로리 중에서 지방으로 얻는 칼로리가 줄어든 것은 사실이다. 그러나 그 이유는 탄수화물로 만들어진 정크푸드가 지방을 앞질렀기 때문이다. 숫자만 보더라도 사람들은 저지방 식이요법을 하지 않았다는 것을 누구라도 알 수 있고, 이것은 틀림없는 사실이다.

현재의 식이요법 책들에 있는 많은 내용 가운데 저지방 '세뇌' 실험이 있었지만 실패했다는 주장은 심각한 무지와 기회주의적인 기만에서 나왔다고 할 수 있다. 영양학 지식도 없고 전문가의 심사를 거쳐 제대로 된 연구를 수행한 적도 없는 저자들이 내놓는 잘못된 정보들과 허황된 약속들은 그에 대한 논박을 어디서부터 시작해야 할지 모를 정도다. 그런데도 이런 책들은 엄청난 인기를 끌고 있다. 왜 그럴까? 사람들이 이런 식이요법으로 체중을 줄이고 있기 때문이다. 적어도 단기간은.

앳킨스 대체의학센터에서 어떤 연구가 발표되었다.[46] 연구자들은 51명의 비만인 사람들에게 앳킨스 식이요법을 하도록 했다.[47] 6개월 동안 식이요법을 한 51명은 체중이 평균 9킬로그램 줄었다. 또한 혈중 콜레스테롤 수치도 약간 감소했는데, 이 사실이 더욱 중요한 점이다.[46] 앳킨스 대체의학센터는 언론에 이 두 가지 결과를 바탕으로 앳킨스 식이요법이 효과적이고 안전하다는 과학적 증거를 제시했다. 불행하게도 언론은 더 이상 깊이 있게 다루지 못했다.

모든 것이 그렇게 장밋빛만은 아니라는 첫 신호는 비만 대상자들이 연구 기간 동안 칼로리 섭취를 심하게 제한했다는 점이다. 미국인은 하루 평균 2,250칼로리를 섭취하는데,[48] 식이요법 참여자들은 하루 평균 1,450칼로리를 섭취했다. 35퍼센트나 적게 섭취한 것이다. 벌레를 먹었건 종이를 씹어 먹었건 칼로리를 35퍼센트나 덜 섭취했다면 체중이 줄고 콜레스테롤 수치도 단기적으로는 좋아질 것이라고 장담할 수 있다.[49] 하지만 벌레와 종이가 건강한 음식이라고는 말 못하겠다.

1,450칼로리라면 식이요법을 하는 동안 배가 고프지 않았다고 할지 모르겠지만 이는 사실 간단한 수학 문제다. 섭취하는 칼로리와 소비하는 칼

무엇을 먹을 것인가

로리를 비교해보라. 이런 열량으론 몇 년도 견디지 못한다. 몸이 망가지거나 아무것도 남지 않고 녹아 없어져 버릴 것이다. 인간은 오랜 기간 에너지 섭취량을 제한하는 데 실패한 것으로 악명이 높은데, 저탄수화물 식이요법이 성공했다는 장기 연구가 없는 이유도 바로 이 때문이다. 그러나 이것은 문제의 시작일 뿐이다.

앳킨스센터가 자금을 제공한 같은 연구에서, 24주 사이의 어느 시점에서 28명의 대상자(68%)가 변비를, 26명(63%)이 구강 악취를 보고했다. 또한 21명(51%)이 두통을, 4명(10%)이 탈모, 여성 1명(1%)이 월경량 증가를 보고했다.[46] 그런데 연구자들은 다른 연구를 언급하면서 "식이요법의 부작용으로 인해 옥살산칼슘 결석과 요산 신장결석 … 구토, 고콜레스테롤혈증 … 비타민 결핍증이 있다"고 했다.[46]

더욱 놀라운 것은 식이요법을 한 사람들이 소변으로 배출하는 칼슘의 양이 53퍼센트나 증가했다는 사실이다.[46] 이는 뼈 건강에 이상이 생겼다는 사실을 암시한다. 결국 체중 감소는 단지 수분 손실로 인한 것이며[50] 그로 인해 그들은 값비싼 대가를 치르게 될 것이다.

호주의 연구자들이 발표한 다른 저탄수화물 식이요법 보고서는 이렇게 결론내리고 있다.[50]

심부정맥, 심장 수축 기능 손상, 돌연사, 골다공증, 신장 손상, 암 위험 증가, 신체활동 손상, 지질 이상과 같은 합병증이 모두 식이요법을 하느라 장기간 탄수화물을 섭취하지 않은 것과 연관될 수 있다.

2002년의 한 연구에 따르면 한 십대 소녀는 고단백질 식이요법을 끝낸

후에 갑자기 목숨을 잃었다.[51, 52]

간단히 말해 사람들은 이런 식이요법을 평생 유지할 수 없을 것이고, 그렇게 할 수 있는 사람이 있다고 해도 심각한 건강 문제를 겪게 된다는 것이다. 사실 내가 알고 있는 질병과 식이요법에 관한 연구 중 저탄수화물 식이요법이 건강에 해롭다는 결과보다 더 신빙성 있는 결과는 거의 없었다. 어떤 의사가 고단백질·고지방·저탄수화물 식이요법을 가리켜 "스스로 병들게 하는 식이요법"이라고 하는 것을 들었는데, 적절한 표현이라고 생각한다.

지금까지 자연식물식 식단과 저탄수화물 식단을 직접적으로 적절하게 비교한 연구는 없었다. 하지만 고단백질 팔레오 식단과 (이미 지방과 단백질 비중이 높은) 평균적인 미국식 식단을 비교한 연구에서[53] 고탄수화물 식단과 저탄수화물 식단 중 어느 쪽이 더 건강에 유익한지를 살필 실마리를 찾을 수 있을 것이다. 팔레오 식이요법을 한 집단은 전반적인 건강 지표가 악화되었다. 혈중 총콜레스테롤(유의수준 95%), LDL 콜레스테롤(유의수준 99%), 트리글리세리드(유의수준 95%)는 증가했고, HDL 콜레스테롤(유의수준 95%)은 감소했다. 제대로 진행된 17개 연구 결과(조사 대상 총합 272,216명)를 대상으로 한 2013년 메타 연구도 유사한 결과를 보였는데, 탄수화물 섭취가 적은 식이요법 집단의 사망률이 31퍼센트 더 높은 것으로 나타났다.[54]

민감도가 제한된 상황(비교집단의 식단 모두 높은 단백질 섭취량을 보임)에서 추정된 효과 분석임에도 팔레오식 저탄수화물 식단의 부정적 영향이 통계적으로 유의미성을 갖는다는 점에 주목해야 한다. 평생 육식 위주의 저탄수화물·고지방·고단백질 식이요법을 하는 이들이 유방암,[55] 직장암,[56] 심장질환[57] 및 전형적인 서구형 질병에 걸릴 확률이 더 높다는 수많은 연

무엇을 먹을 것인가

구 결과와 증거가 있는 상황에서, 자연식물식 식단과 팔레오식 저탄수화물 식단을 직접 비교한다면 부정적 영향의 크기가 더욱 커질 것이라고 추론하는 게 타당하다. 더불어 이 연구 결과를 살펴보면 저탄수화물 식단이 질병을 완화시킬 수 있다는 근거를 찾아보기 어렵다. 자연식물식 식단은 그렇지 않다.

마지막으로 덧붙일 말은 앳킨스가 권고한 식이요법이 한 가지가 아니라는 점이다. 실제로 대부분의 식이요법 책이 거대 식품 및 건강제품 회사에서 나오고, 앳킨스 식이요법도 마찬가지였다. 앳킨스 박사는 그의 환자 가운데 많은 이들이 영양제를 필요로 했다고 말했다.[58] 그는 최근의 연구와 모순되는 항산화제 보충제의 효능에 관해 터무니없는 주장을 한 후 이렇게 썼다.

> 내 환자들이 겪는 수많은 문제에 유용한 것으로 알려진 항산화제,
> 비타민 보충제에 대해 말하자면, 당신은 왜 내 환자들이 하루에 30
> 알이 넘는 비타민을 복용하는지 그 이유를 알게 될 것이다.[59]

하루에 30알의 비타민이라고?

한쪽에는 영양학 분야에서 전문 저술을 낸 적도, 전문 교육을 받은 적도, 전문 연구를 해 본 적도 없는 엉터리 약장수가 있다. 다른 한쪽에는 정식 교육을 받고, 연구에 참여하고, 전문 포럼에서 연구 결과를 발표하는 과학자들이 있다. 심장질환과 고혈압에[60] 시달리는 뚱뚱한 엉터리 약장수가 체중 감량, 혈압 정상화, 건강 유지에 도움이 된다는 식이요법을 팔아 부자가 되었다는 것은 어쩌면 마케팅의 힘을 반증하는 것일지도 모르겠다.

탄수화물에 관한 진실

최근 식이요법 책이 인기를 끌면서 벌어진 유감스러운 일은 탄수화물이 건강에 미치는 가치를 두고 사람들이 그 어느 때보다 혼란스러워한다는 점이다.

앞으로 이 책에서 보게 되겠지만, 가장 건강한 식이요법이 고탄수화물 식이요법이라는 과학적인 근거는 무척 많다. 고탄수화물 식이요법으로 심장질환과 당뇨병에서 회복될 수 있고, 수많은 만성질환을 예방하고 체중을 줄일 수 있다는 사실이 계속 밝혀졌다. 하지만 말처럼 그렇게 간단하지는 않다. 가수분해하거나 정제한 탄수화물을 먹거나 설탕통이나 밀가루 푸대에 담갔다 빼지 않는 한, 우리가 섭취하는 탄수화물 대부분은 과일과 채소, 곡물에서 얻는다.

자연 상태의 탄수화물은 단순한 탄수화물 분자가 결합한 기다란 사슬 형태로 존재하고, 체계적인 방식으로 소화되면서(끊어지면서) 신진대사에 사용될 수 있도록 좀 더 단순한 형태(예를 들어, 식용 설탕으로 쓰이는 자당 같은 형태)가 된다.

탄수화물에는 여러 가지 형태의 식이섬유소가 들어 있다. 식이섬유소는 거의 대부분 소화되지 않고 그대로 남지만 건강에 커다란 이점을 준다. 또한 가공하지 않은 자연식품을 통한 복합 탄수화물은 풍부한 비타민과 무기질, 그리고 에너지를 함유하고 있다. 과일, 채소, 통곡물은 본질적으로 탄수화물로 되어 있고, 우리가 먹는 음식 중에 가장 건강한 음식이다.

한편 단순한 구조의 탄수화물도 있는데 일반적으로 여러 차례 가공하거나 정제하면서 식이섬유소, 비타민, 무기질까지 벗겨버린다. 이런 탄수화물은 흰 빵과 흰 밀가루로 만든 가공 스낵인 크래커, 칩, 페이스트리, 사탕 같은 단것들과 설탕이 가득 들어 있는 탄산음료 같은 식품에 들어 있다. 고도로 정제된 탄수화물은 곡물이나 사탕수수, 사탕무와 같은 식물에서 얻는데, 가장 단순한 형태의 탄수화물로 분해되어 혈당이나 포도당을 공급하기 위해 몸으로 흡수된다.

안타깝게도 대부분의 사람들은 단당류로 정제된 탄수화물을 많이 먹고 복합 탄수화물은 적게 섭취한다. 1996년 단 하루 동안 미국인이 먹은 것을 조사했을 때 미국인의 42퍼센트가 케이크, 과자, 페이스트리, 파이를 먹었으며 단 10퍼센트만 진한 초록색 채소를 먹었다.[45] 또 다른 좋지 못한 신호는 섭취한 채소 가운데 절반을 단 세 가지 채소가 차지하고 있었다는 점이다.

감자는 대부분 감자튀김과 칩으로 먹었고, 양상추는 우리가 먹는 채소 중에 영양소가 가장 적으며, 통조림 토마토는 피자나 파스타에 넣어 먹었다. 초판에서 당시 미국인이 하루 평균 32티스푼의 설탕을 섭취한다고 이야기했는데, 돌이켜 보면 1996년대 설탕 섭취량을 정확히 추정하는 것은 사실 어려운 일이다.

최근에 나온 신뢰할 만한 추계에 따르면 1999~2000년 하루 평균 25티스푼의 설탕 섭취에서 2007~2008년 19티스푼으로 줄었다.[61] 다소 과소 추계된 이 새로운 수치는 2000년에 미국 농무부가 규정한 정제설탕과 천연설탕의 구분을 따른 것이다. 식이섬유와 무기질, 비타민이 포함되어 있는 천연설탕은—과도한 가당 식단에 추가 섭취하지 않는다면—크게 문제가 되지 않는다고 본다.

무절제한 정제 탄수화물 소비로 탄수화물 전체가 비난을 받고 있다. 미국인이 먹는 대부분의 탄수화물은 정크푸드 아니면 심하게 정제된 가공

식품인 탓에 건강에 전혀 도움이 되지 않는다는 소비자들의 불만에 확신을 주었고, 온전한 자연식품이 갖고 있는 비타민과 무기질에 비해 효과가 떨어지는 보충제를 소비하도록 부추겼다. 이런 면에서는 인기 있는 식이요법 책의 저자들과 나는 의견을 같이 한다. 예를 들어, 정제된 밀가루로 만든 파스타, 구운 감자 칩, 소다, 설탕이 잔뜩 들어간 시리얼, 저지방 캔디 바 같은 음식으로 저지방, 고탄수화물 식이요법을 하고 있지만 이런 음식은 건강에 좋지 않다. 자연식품 형태가 아닌 이런 음식을 통해서는 자연 식물식 식단의 장점을 이끌어낼 수 없다. 우리가 연구에서 얻은 고탄수화물 식이요법의 장점은 가공하지 않은 통곡물, 과일, 채소에서 발견되는 복합 탄수화물을 먹은 결과였다.

칼로리와 체중의 은밀한 관계

우리는 중국 연구를 통해 체중 감량과 관련된 놀라운 결과를 얻었다. 중국 연구를 처음 시작했을 때는 중국이 미국과는 반대의 문제가 있을 것이라고 생각했다. 중국은 자급자족할 수 있는 식량이 충분하지 않아 기근에 빠지기 쉽고 빈곤이 사람들의 건강을 위협한다고 들었다. 한마디로 사람들이 충분한 칼로리를 섭취하지 못한다는 것이다. 비록 중국이 지난 50~60년 동안 영양 문제를 겪기는 했지만, 중국의 칼로리 섭취에 대한 우리 생각은 완전히 틀렸었다는 것을 알게 되었다.

중국과 미국의 칼로리 섭취를 비교하고 싶었지만 함정이 있었다. 중국인은 미국인보다 활동적이었다. 기계 없이 노동으로 농사를 지어야 하는 농촌 지역에서는 특히 심했다. 신체 활동이 많은 노동자를 미국의 보통 사람과 비교했다가는 잘못된 결론에 이르기 쉽다. 힘들게 육체노동을 하는 노동자와 사무직에 종사하는 회계사를 비교하는 꼴이었다. 두 집단은 열량 섭취량이 다를 것이고, 노동자가 활동적이라는 사실만 알 수 있을 뿐 그 차이가 어떤 의미인지 모를 것이다.

이런 문제를 해결하기 위해 중국인을 신체 활동 수준에 따라 다섯 집단으로 나누었다. 미국의 사무직 노동자와 활동량이 비슷한 중국인 중에서 신체 활동이 가장 적은 사람의 칼로리 섭취를 계산했다. 그다음 미국의 보통 사람과 중국 사람들의 칼로리 섭취를 비교했고, 그 결과 알아낸 사실은 놀라웠다.

체중 1킬로그램당 평균 칼로리 섭취는 미국인보다 신체 활동이 적은 중국인에서 30퍼센트 높았다. 하지만 체중은 20퍼센트가 적었다. 신체 활동이 적은 중국인이 칼로리를 많이 섭취하면서도 체중이 덜 나가는 이유는 무엇일까?

이런 명백한 모순에 대해 가능한 설명은 두 가지가 있었다. 첫째, 사무직이라 해도 중국인은 보통 미국인보다 신체적으로 활동이 많다는 것이다. 연구 기간 내내 중국 농촌지역의 사무직 노동자들은 일상의 대부분을 자전거를 타고 다녔다. 따라서 그들은 일상을 꾸리고 건강을 유지하기 위해 칼로리를 더 많이 소비해야만 한다. 그렇다 해도 얼마나 많은 칼로리가 신체 활동에 쓰이는지, 그것이 음식에서 비롯된 것인지 구별할 수는 없었다.

사람들은 음식을 통해 섭취한 칼로리를 저마다 다르게 소비한다. 어떤 사람들은 대사율이 높거나 원래 유전자가 그렇다고 말할 수도 있다. 아마 당신도 그런 사람을 알고 있을 것이다. 그런 사람들은 먹고 싶은 대로 먹어도 살이 찌지 않는다. 사람들은 보통 그렇게 생각하는 경향이 많지만, 이는 사실 너무나 간단한 해석이다.

우리는 사려 깊은 연구들을 기반으로 종합적인 해석을 내렸다. 칼로리 섭취를 제한하지 않는다고 가정할 때 고지방, 고단백질 음식을 먹는 사람들은 당연히 필요한 양보다 많은 칼로리를 섭취한다. 남은 칼로리는 체지방으로 저장되고 근섬유 안에 들어갈 것이다. 또한 엉덩이나 허리, 얼굴, 허벅지처럼 빤히 보이는 곳에 저장될 것이다. 여기 확실한 증거가 있다. 우리 몸은 아주 적은 양의 칼로리만 섭취해도 체중에 큰 변화를 일으킨다. 예를 들어 하루에 50칼로리씩 여분의 에너지를 축적한다면 1년에 4.5킬로그램의 체중이 는다. 이 정도면 그리 많은 것이 아니라고 생각하겠지만 5년 후에는 22.5킬로그램의 체중이 늘어난다.

이 말을 들으면 하루에 50칼로리를 적게 먹어야겠다는 생각을 할지도 모르겠다. 이론적으로 큰 차이를 나타내는 것 같지만 실제로는 그렇지 않다. 날마다 정확하게 섭취하는 칼로리를 추적하기란 불가능하다. 외식을 한다고 생각해보자.

매끼마다 열량이 몇 칼로리나 되는지 알 수 있을까? 찜 요리는 어떨까? 스테이크는? 음식마다 몇 칼로리인지 알 수 있을까? 진실은 이렇다. 우리가 칼로리 제한 처방을 따른다고 해도 우리 몸은 많은 메커니즘을 통해 궁극적으로 얼마나 많은 칼로리를 섭취하고 무엇을 할지를 선택할 것이다. 칼로리 섭취를 제한하려는 시도는 오래 가지 못할 뿐 아니라 정확하지도 못하다. 탄수화물 섭취를 제한하건 지방 섭취를 제한하건 마찬가지다.

우리 몸은 매우 섬세하고 균형 잡힌 상호작용을 통해 섭취한 칼로리를 어떻게 사용할지 결정한다. 우리가 좋은 음식을 먹어 몸을 잘 대우하면 체지방을 쌓아 놓지 않고 몸을 따뜻하게 하거나 신체 대사 활동을 하는 데 사용한다. 또는 바람직한 일에 열량을 사용하거나 남은 열량을 별도로 처분하기도 한다.

무엇을 먹을 것인가

단백질과 지방이 많은 음식을 먹으면 칼로리를 체지방으로 저장한다. 이와 반대로 단백질과 지방이 적은 음식을 먹으면 칼로리가 체열로 소모된다. 연구에 의하면 지방으로 저장하는 것이 체열로 잃어버리는 것보다 효율적이라고 한다. 하지만 당신은 비효율적이라도 체지방보다 체열로 칼로리가 소모되기를 바랄 것이다. 그렇지 않은가? 그렇다면 지방과 단백질이 적은 음식을 먹으면 된다.

중국인이 칼로리를 많이 섭취하는 이유는 신체적으로 활동적이고 저지방, 저단백질 음식을 먹으므로 체지방에서 체열로 칼로리 전환이 빠르기 때문이었다. 신체 활동량이 가장 적은 사람도 마찬가지였다. 체중을 늘리는 칼로리는 하루에 아주 적은 양, 단 50칼로리면 된다는 것을 기억하라.[62]

저단백질 음식을 투여한 실험동물에서도 같은 결과가 나왔다. 실험동물들은 칼로리를 많이 섭취했지만 체중 증가는 덜했고 여분의 칼로리가 체열로 소비되었으며[63] 자발적으로 운동을 많이 했다.[64] 그럼에도 표준 음식을 제공한 동물보다 암의 발생은 훨씬 줄어들었다. 또한 저단백질 음식을 투여한 동물은 산소를 많이 소비하면서 칼로리가 빠른 비율로 소진되고 체열로 전환되는 사실을 발견했다.[63]

칼로리가 체중에 큰 변화를 일으킨다는 것은 반드시 이해해야 할 중요하고 유용한 개념이다. 현실적으로 단백질과 지방이 적은 무가공 식물성 식품을 먹는 사람들이 체중 문제를 훨씬 덜 겪는다(6장 참고). 이런 사람들은 조금 많은 칼로리를 섭취해도 체중이 덜 나간다.

유전자와 체격 조건

이제 과일과 채소에 많이 함유된 복합 탄수화물에서 얻는 저지방, 저단백질 식단이 체중 감소에 도움이 된다는 사실을 알았다. 그렇다면 체중을 늘리고 싶을 때는 어떻게 해야 할까? 가능하면 월등한 신체 조건을 갖추고 싶어 하는 바람은 모든 문화권에서 볼 수 있는 현상이다. 아시아와 아프리카에 많은 식민지가 있었던 유럽인들은 체구가 작은 사람들이 덜 문명화되었다고 간주했다. 신체의 크기는 용맹함과 남성다움, 그리고 지배력을 의미했다.

사람들은 단백질이 풍부한 동물성 식품을 먹으면 몸이 커지고 강해진다고 믿는다. 이런 믿음은 몸을 키우기 위해 단백질(또 다른 이름은 고기)을 먹어야 한다는 생각에서 나왔다. 이는 오래전부터 세계적으로 보편화된 생각이었다. 중국 정부는 올림픽에서 좋은 성적을 내기 위해 체격이 좋은 선수를 육성해 단백질이 많은 음식을 권장했다. 동물성 식품에는 다량의 단백질이 들어 있고, 단백질은 좋은 식품으로 간주되었다.

그러나 동물성 식품을 먹는 게 몸을 키우는 데 좋은 방법이라는 생각에는 문제가 있다. 동물성 단백질을 많이 먹는 사람들은 심장질환, 암, 당뇨병에 가장 많이 걸리고 있기 때문이다. 중국 연구에서 동물성 단백질 섭취는 큰 키와 무거운 체중과 연관성이 있는 것으로 나타났다. 그리고 그만큼 총콜레스테롤과 LDL콜레스테롤의 수치 또한 높았다. 또한 동물성 단백질 섭취는 많은 암과 관상동맥성 심장질환과 밀접한 연관이 있었다. 크거나 좋은 것은 그 대가도 크게 치러야 하는 모양이다. 하지만 질병의 위험을 최소화하는 동시에 최대의 성장 잠재력에 도달할 수 있는 방법이 있지 않을까?

중국 연구에서는 아이의 성장률은 측정하지 않았지만 성인의 신장과 체중은 측정했다. 이 정보에서 나온 결과는 놀라웠다. 단백질을 많이 섭취할수록 체격은 커졌다.[65] 그러나 이런 결과는 1차적으로 식물성 단백질에서 기인한 것이었다. 중국에서 전체 단백질 섭취의 90퍼센트를 차지하는 것이 식물성 단백질이었기 때문이다. 동물성 단백질의 섭취도 사실 체중과 연관성이 있으며 단백질이 풍부한 우유를 섭취하면 체중이 늘어난다. 신체 성장은 동물성과 식물성 단백질 모두 효과적이다.

이는 식물성 식품을 먹어도 성장과 체격에 있어 유전적인 잠재력을 이끌어낼 수 있다는 의미다. 그러면 동물성 식품을 적게 섭취하는 개발도상국 사람들은 왜 서구인보다 키가 작을까? 그 이유는 빈곤한 지역에는 식물성 식품의 다양성이 떨어지고 양적·질적으로 부족하며 아동 질환이 만연하고 공중위생이 불량하다는 사실에서 찾을 수 있다. 이런 환경에서는 성장이 저하되어 유전적으로 가능한 체격에 도달할 수 없다. 중국 연구에서 작은 키와 적은 몸무게는 결핵, 기생충 질환, 폐렴, 장폐색, 소화기질환으로 인한 사망률이 높은 지역에서 상대적으로 많았다. 이런 결과는 빈곤병을 효과적으로 통제하면 저지방, 식물성 음식을 먹는 것만으로도 충분히 신장의 잠재력을 키울 수 있음을 보여준다. 동시에 풍요병(심장질환, 암, 당뇨 등)을 최소화할 수 있다.

비만 예방에 도움이 되는 저단백질, 저지방식은 경이로운 효과를 보여주는 동시에 성장 잠재력을 최대한 달성할 수 있게 해준다. 식물성 식단은 혈중 콜레스테롤을 조절하고 심장질환을 비롯한 여러 가지 암을 예방한다.

단백질은 암을 조절하는 방아쇠

처음 연구를 시작했을 때는 간암의 생화학적 과정에 집중했다. 그 결과 알게 된 사실은 우유 단백질을 비롯한 모든 동물성 단백질은 암을 유발하는 물질이라는 것이다. 우유 단백질의 양을 조절하면 암의 성장을 유발하거나 중지시킬 수 있었다. 그 효과는 매우 강력한 발암물질인 아플라톡신의 암 유발 효과를 능가했다. 하지만 이런 결과를 실제로 확인했음에도 여전히 실험동물에만 적용되었다. 따라서 나는 간암의 원인에 대한 근거를 알아보려는 기대감을 가지고 중국 연구를 시작했다.[66]

간암 발생률은 중국 농촌지역에서 무척 높았고, 일부 지역에서는 특히 높았다. 왜 그럴까? 주요 원인은 만성 B형 간염바이러스HBV에 의한 감염인 것으로 보였다. 평균적으로 연구 대상자의 약 12~13퍼센트가 바이러스 감염을 보였다. 일부 지역에서는 인구의 절반이 만성적인 감염자였다. 미국에서 만성 B형 바이러스 감염자가 0.2~0.3퍼센트에 불과하다. 중국의 간암은 바이러스가 원인이지만 식생활도 중요한 역할을 하고 있었다. 이런 사실을 알게 된 데에는 혈중 콜레스테롤 수치가 중요한 단서였다. 간암은 혈중 콜레스테롤 수치가 증가함에 따라 많아졌다.

생쥐에게 우유 단백질을 많이 공급할 때 암이 성장했고, 혈중 콜레스테롤도 올라갔다. 이런 관찰은 인간에게서 얻은 결과와도 완벽하게 맞아 떨어졌다. B형 간염 바이러스에 만성적으로 감염되어 있고 동물성 식품을 많이 섭취하는 사람은 혈중 콜레스테롤이 높았으며 간암 발생률도 높았다. 바이러스가 총을 제공하면, 나쁜 영양이 방아쇠를 당기는 꼴이었다.

이런 사실은 암에 대항해 싸울 수 있는 가장 강력한 무기가 매일 먹는 음식이라는 생각으로 이어졌다. 수년간의 동물 실험은 간암에 대한 영양소의 영향을 설명할 수 있는 생화학적인 근거를 제공했고, 인간에게도 타당하게 적용될 수 있다는 것을 알았다. 연구 결과를 보면 간암의 위험성을 높이는 B형 간염 바이러스에 감염이 되었더라도 동물성 식품을 많이 먹는 사람은 그렇지 않은 사람보다 콜레스테롤 수치가 높고 간암에도 많이 걸렸다. 실험동물의 연구와 인간을 대상으로 한 연구 결과는 완벽하게 일치했다.

PART
2

풍요병

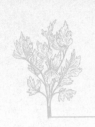

미국인은 풍요로운 생활을 영위하고 있지만, 그로 인해 특정 질병으로 목숨을 잃고 있다. 왕과 왕비처럼 날마다 성찬을 들고 있지만 스스로를 죽이고 있다. 당신 주변에도 심장질환, 암, 뇌졸중, 알츠하이머병, 비만, 당뇨병을 앓고 있는 사람이 있을 것이다. 당신이 이런 질병을 앓고 있을 가능성도 상당히 높고, 이런 질병이 가족 내에 유전되고 있을지도 모른다.

앞서 보았듯이 이런 질병은 중국의 농촌지역처럼 가공하지 않은 식물성 식품을 먹고사는 전통적인 문화권에서는 비교적 드물다. 하지만 이런 사회 역시 부를 축적하고 육류와 유제품, 정제된 식물성 식품(크래커, 과자, 탄산음료)을 많이 먹기 시작하면서 발병률이 늘고 있다.

우리가 궁금해 하는 질병들이 풍요병과 공통점이 많다는 것을 알면 놀랄지도 모르겠다. 특히 영양소와 관련된 질병은 더욱 그렇다. 암에만 특별히 좋은 식단은 없으며, 마찬가지로 심장질환에 특별한 영향을 미치는 식단이란 있을 수 없다. 전 세계 과학자들이 발표한 보고서를 보면 암 예방에 좋은 식단이 심장질환, 비만, 당뇨병, 백내장, 황반변성, 알츠하이머병, 인지 장애, 다발성신경경화증, 골다공증 등 다른 질병 예방에도 좋다. 또한 이러한 식단은 유전이나 기질에 관계없이 모든 사람에게 도움을 준다. 질병들에 대한 강의 이후, 사람들은 식단을 바꿈으로써 질병들이 해결되었음을 지속적으로 이야기해왔다.

이런 질병들은 모두 같은 원인에서 비롯되었다. 병을 만들고 건강을 해치는 해로운 식습관과 생활양식, 즉 서구식 식습관이다. 이와 반대로 자연식물식 식단은 병을 억제하고 건강을 지킬 수 있게 해준다.

앞으로 질병에 따라 음식이 어떻게 관련되어 있는지 이야기할 것이다. 각각의 질병에 대한 이야기를 읽다 보면 당신은 자연식물식 식단이 얼마나 놀라운 효력을 나타내는지 그 광범위한 과학적 근거에 입을 다물지 못할 것이다. 한 가지 식단이 서로 다른 질병에 대해 모두 일관적인 결과를 보여준다는 것이 놀라울 정도다.

미국을 비롯한 서구에서는 식단과 건강에 관해 잘못된 생각을 갖고 있으며, 그로 인해 엄청난 대가를 치르고 있다. 가장 안타까운 점은 이에 대해 전혀 의심을 품지 않았던 대중이 엄청난 대가를 치렀다는 것이다. 이 책은 그런 잘못된 점을 바로 잡으려는 노력의 결실이다. 심장질환에서 암까지, 비만에서 실명에 이르기까지 최적의 건강을 위해 지금까지 해오던 것보다 더 나은 길이 있다.

내 아들이자 이 책의 공저자인 톰은 의사로서 이러한 질병들의 폐해를 목도했다. 질병은 우리 중 다수가 경험하는 개인적인 비극의 전조라 할 수 있는데, 개인이 감당할 수 있는 범위를 넘어선 의료비 지출을 초래하기 때문이다. 또한 이러한 질병들은 환자들을 돕고자 하는 전문 의료진들을 좌절시키기도 한다. 사람들의 건강이 끊임없이 악화되는 상황을 반복해서 목격하는 것은 좌절감을 안겨줄 수 있기 때문이다. 이 모든 문제들은 질병의 근본적인 원인에 대한 새로운 해결방안을 촉구한다. 그리고 앞서 이야기했듯이, 해결책은 생각보다 간단하다.

심장질환

가슴에 손을 얹고 심장박동이 느껴지는 부위를 찾아보라. 심장박동은 당신이 존재하고 있다는 신호다. 심장은 당신이 살아 있는 동안 쉬지 않고 일한다. 평균 수명만큼 산다고 가정할 때 심장은 일생 동안 약 30억 번 뛴다.[1]

지금 이 글을 읽는 동안에도 한 명의 미국인은 동맥경화로 혈류가 끊기고 혈액 공급이 막히면서 조직과 세포가 파괴되는 과정을 겪고 있다. 흔히 심장마비라고 알려진 사인死因이다. 당신이 한 페이지를 다 읽을 무렵이면 4명의 미국인이 심장마비를 일으키고, 또 다른 4명은 뇌졸중이나 심부전의 희생자가 될 것이다.[2] 하루 24시간이 지나는 동안 3,000명의 미국인이 심장마비를 겪을 것이다.[2] 9.11 테러의 희생자와 맞먹는 숫자다.

심장은 생명의 중심이지만 죽음의 전주곡이 되기도 한다. 심장이나 순환계의 기능 부전은 미국인의 40퍼센트를 죽음으로 몰아넣는다.[3] 다른 사고나 암으로 목숨을 잃는 사람들보다 높은 비율이다. 심장질환은 약 100

년 동안 가장 높은 사망 원인으로 성별이나 인종을 가리지 않고 모든 사람을 덮쳤다.[4]

심장질환과 유방암 중 어떤 병이 더 무섭냐고 물어보면 대다수의 여성이 유방암이라고 대답한다. 하지만 심장질환으로 인한 여성 사망률이 유방암으로 인한 사망률보다 8배나 높다.[5, 6]

미국을 대표하는 스포츠가 야구라면, 미국의 디저트는 애플파이고, 미국의 질병은 심장병이다.

한국전쟁에서 전사한 군인들의 의료 보고서

1950년 6월 25일, 북한이 남한을 침공했다. 미국 행정부는 경악을 금치 못했지만 재빨리 반응했다. 트루먼 대통령은 북한군을 격퇴하기 위해 지상군을 파견하고 폭격기를 투입했다. 3년 후인 1953년 7월, 공식적인 정전 협정이 이루어졌고 한국전쟁은 끝났다. 이 전쟁으로 3만 명이 넘는 미군이 전쟁터에서 목숨을 잃었다. 전쟁이 끝난 후 획기적인 연구 결과가 《미국의학협회지》에 발표되었다. 군 의료관들이 한국전쟁 중에 죽은 군인 300명의 심장을 조사한 결과였다. 군인들의 연령은 평균 22세였고 심장에 문제가 있다는 진단을 받은 적이 없었다. 하지만 심장을 절개했을 때 많은 군인에게서 놀라운 질병의 증거를 발견했다. 300명의 군인 가운데 77.3퍼센트가 심장질환의 확실한 증거를 보인 것이다[7].

77.3퍼센트라는 숫자는 놀라웠다. 이 연구로 심장질환이 전 생애에 걸쳐 발병한다는 사실이 분명하게 밝혀졌다. 다시 말해, 거의 모든 사람들이 걸릴 수 있는 질병이었다! 병사들은 움직이지 않고 소파에 앉아 텔레비전만 보는 사람들이 아니었다. 그들은 신체적으로 최고의 상태에 있는 사람들이었다. 그 이후 심장질환이 젊은 미국인에게도 만연해 있다는 것을 확

인하기 위한 후속 연구가 이루어졌다.[8]

왜 심장마비를 일으킬까?

심장질환이란 무엇일까? 심장질환을 일으키는 핵심적인 요소는 '플라크plaque'다. 플라크는 관상동맥의 벽에 쌓인 단백질, 지방(콜레스테롤을 포함하여), 면역계 세포로 이루어진 기름진 층이다. 외과의사에게 들은 바에 의하면, 플라크가 낀 동맥은 따뜻한 치즈케이크를 만지는 느낌과 비슷하다고 한다. 관상동맥에 플라크가 쌓였다면 어느 정도 심장질환을 갖고 있다는 말이다. 한국에서 전사한 군인들을 부검한 결과 20명 중 1명이 동맥의 90퍼센트가 막힐 만큼의 플라크로 덮여 있었다. 이런 상태는 바싹 마른 정원에 중간이 꼬여서 물이 방울방울 떨어지는 호스로 물을 주려고 하는 꼴과 마찬가지다.

왜 병사들은 진즉 심장마비를 일으키지 않았을까? 동맥의 10퍼센트밖에 열려 있지 않았는데 말이다. 어떻게 그 정도로 충분히 기능할 수 있었을까?

수년에 걸쳐 동맥 안쪽 벽에 플라크가 천천히 쌓이다 보면 혈류가 적응할 시간을 갖게 된다. 동맥의 혈액 흐름을 급류가 흐르는 강이라고 생각해보라. 동맥 내벽에 플라크가 축적되는 것처럼 몇 년에 걸쳐 강둑 안쪽에 돌 몇 개를 넣는다면 물은 다른 길을 찾을 것이다. 강이 돌 위로 작은 물줄기를 몇 개 형성할지도 모른다. 돌 아래 작은 터널을 뚫어 그 아래로 흐를지도 모르며 옆에 있는 작은 물줄기를 통해 흐를지도 모른다.

돌 주변이나 그 사이를 통해 새롭게 만들어진 작은 통로를 '측부 혈류'라고 한다. 심장에서도 같은 일이 일어난다. 플라크가 몇 년 동안 축적되면 심장 전체로 피가 흐를 만큼 충분한 측부 혈류가 생긴다. 그러나 플라

무엇을 먹을 것인가

크가 많이 쌓이면 혈류에 심각한 제한이 생기고 몸을 쇠약하게 하는 흉통, 협심증이 일어난다. 하지만 플라크 축적이 심장마비로 이어지는 경우는 드물다.[9, 10]

그러면 무엇이 심장마비에 이르게 할까? 동맥의 50퍼센트 미만을 차단하는 경미한 플라크들이 쌓이면서 심장마비를 일으키는 것으로 드러났다.[11] 플라크에는 '캡cap'이라고 하는 세포층이 있는데 이것이 플라크를 혈류에서 분리시킨다. 캡이 약하고 얇으면 위험한 플라크가 된다(활성산소 ROS 과잉과 산화방지제 부족이라는 조직 환경은 의심할 여지없이 특정 식단, 즉 동물성 식품의 과잉과 식물성 식품의 부족이라는 식생활과 관련이 높다는 것을 의미한다).[12] 혈액이 빠르게 지나면서 캡이 마모되어 결국엔 파열될 수 있기 때문이다.

캡이 터지면 플라크의 내용물이 혈액과 섞이고 혈액이 파열된 곳 주변으로 응고되기 시작한다. 피딱지가 커져서 전체 동맥을 막아버릴 수 있다. 동맥이 짧은 시간 동안 차단되면 측부 혈류가 형성될 시간적인 여유가 없어진다.

이런 일이 발생하면 파열된 아래 부분으로 흐르는 혈류는 감소되고 심장 근육은 필요한 산소를 얻을 수 없게 된다. 이 시점에서 심장 근육 세포가 죽기 시작하고 펌프 작용이 제대로 이루어지지 않아 흉부에 극심한 통증을 느끼고 살을 에는 듯한 통증이 팔과 목, 그리고 턱으로 확장된다. 이런 사람들은 짧은 시간 안에 사망한다. 이것이 매년 미국에서 110만 명에 달하는 사람들에게 일어나는 심장마비의 과정이다. 심장마비를 당한 사람 가운데 3분의 1은 목숨을 잃는다.[9, 10]

동맥의 50퍼센트 미만을 차단하는 중간 정도의 플라크가 가장 치명적이다.[11, 13] 그러면 언제 심장마비를 일으킬지 알 수 있을까? 안타까운 일이지만 현재 의학기술로는 그런 예측이 불가능하다. 어떤 플라크가 언제, 얼마나 심하게 파열될지 모른다. 한때 가장 활동적인 시기를 보내는 사람들의 목숨을 앗아갔던, 수수께끼 같은 죽음이 지금은 과학으로 밝혀지고 있다. 역사적으로 가장 큰 영향력을 미쳤던 연구는 〈프레이밍햄 심장 연구 Framingham Heart Study〉였다.

콜레스테롤과 혈압을 낮춰라

제2차 세계대전 후, 국립심장연구소NHI(현 국립 심장, 폐, 혈액연구소NHLBI)가 얼마 되지 않는 예산으로 설립되었다. 과학자들은 심장 동맥 안에 쌓인 기름투성이 플라크가 콜레스테롤, 인지질, 지방산으로 되어 있다는 사실은 알았지만[14] 플라크가 왜 생기고, 어떻게 심장마비로 이어지는지 잘 몰랐다. 국립심장연구소는 그 답을 찾기 위해 매사추세츠 프레이밍햄에서 몇 년에 걸친 추적 조사를 벌였다.

보스턴 외곽에 위치한 프레이밍햄은 미국 역사에 빈번하게 등장하는 곳이다. 17세기에 유럽에서 온 이주자들이 이 땅에 거주하기 시작한 이래 프레이밍햄은 독립전쟁, 세일럼 마녀 재판, 노예 해방 운동의 중심지였다. 1948년, 프레이밍햄은 다시 한번 뜻깊은 곳이 되었다. 프레이밍햄의 주민 5,000명이 몇 년간 피실험자가 되어 과학자들의 연구에 협조하기로 한 것이다.

〈프레이밍햄 심장 연구〉로 많은 것이 밝혀졌다. 심장질환이 발병한 사람과 그렇지 않은 사람을 관찰하고 의료 기록을 비교해 콜레스테롤, 혈압, 신체 활동, 흡연, 비만과 같은 위험 요소를 알아냈다. 우리는 프레이밍햄 연구 덕분에 이런 위험 요소가 심장질환 유발에 중요한 역할을 한다는 것을 알게 되었다. 그 후 수년 동안 의사들은 환자들의 심장질환 위험성을 평가하는 데 프레이밍햄 예측 모델을 사용했다. 이 연구를 통해 1,000편

이상의 논문이 발표되었고 지금도 연구가 계속되고 있다.

프레이밍햄 연구의 백미는 혈중 콜레스테롤을 발견한 것이다. 1961년, 연구자들은 높은 혈중 콜레스테롤과 심장질환 사이에 강한 상관관계가 있음을 밝혀냈다. 연구자들은 콜레스테롤 수치가 244mg/dL 이상인 남자들이 210mg/dL 이하인 남자들보다 관상동맥질환 발생률이 3배나 높다는 사실에 주목했다.[15] 콜레스테롤 수치는 심장질환의 중요한 변수로 떠올랐다. 고혈압 역시 심장질환의 중요한 위험 인자임이 밝혀졌다.

연구가 시작되었을 당시만 해도 대부분의 의사들은 심장질환을 노화에 따른 불가피한 질병이라고 생각했다. 심장은 자동차의 엔진과 같아서 나이가 들수록 부품들이 잘 작동하지 않고 아예 기능을 잃어버리는 일도 생긴다. 하지만 위험 인자를 측정해 질병을 미리 예측할 수 있다는 것이 밝혀지면서 심장질환도 예방 가능하다는 생각을 갖게 되었다. 연구자들은 이렇게 말했다. "예방 프로그램은 반드시 필요한 것 같다.[15] 혈중 콜레스테롤과 혈압을 낮추는 것만으로 심장질환의 위험을 예방할 수 있다."

오늘날 미국에서 콜레스테롤과 혈압 문제는 경제적인 문제이기도 하다. 미국은 이 질병을 포함한 심혈관질환 약값으로 연간 300억 달러를 지출하고 있다.[2] 요즘은 거의 모든 사람이 콜레스테롤과 혈압을 적정 수준으로 유지하면 심근경색을 예방할 수 있다는 사실을 알고 있다. 그런데 이러한 인식이 생긴 것은 불과 50년에 지나지 않고, 이는 프레이밍햄의 많은 과학자들과 피실험자들 덕분이다.

미국 밖의 사례
프레이밍햄 연구는 지금까지 행해진 심장 연구 중 가장 잘 알려진 것이지만, 지난 60년 동안 이 나라에서 진행된 방대한 연구의 한 부분일 뿐이다. 초기 연구는 미국이 세계에서 가장 높은 심장질환 발병률을 보인다는 놀라운 결론으로 이어졌다. 1959년에 발표된 한 연구는 20개국의 관상동맥질환 사망률을 비교했다[16].

이 연구는 서구화된 사회를 조사한 것으로 보다 전통적인 사회를 살펴보면 심장질환 발생률은 더 현저한 차이를 보이는 경향이 있다. 파푸아뉴기니의 고지대 지역에는 심장질환이 드물어 연구에 상당히 많이 등장한다.[17] 중국의 농촌 지역에서 심장병의 발병률이 얼마나 낮았는지 생각해보라. 미국 남성들의 심장질환 사망률은 중국 남성들에 비해 약 17배나 높다.[18]

세계 대부분이 비교적 영향을 받지 않았던 60년대와 70년대에 왜 미국은 심장질환에 굴복했을까?

간단히 말하자면, 음식에 의한 죽음이었다. 심장질환 발생률이 낮은 문화권에서는 포화지방과 동물성 단백질이 적은 통밀 곡물, 과일, 채소를 많이 먹었다. 다시 말해 이들은 주로 식물성 식품을 주식으로 삼았지만 미국은 주로 동물성 식품을 주식으로 하고 있다.

하지만 한 집단의 유전자가 심장질환에 취약한 경우도 있지 않을까? 유전적 유산이 같은 집단 내에서는 식생활과 질병의 유사 관계가 나타나기 때문에 해당되지 않는다. 예를 들어, 하와이나 캘리포니아에 살고 있는 일본인 남성은 일본에 살고 있는 일본인 남성보다 혈중 콜레스테롤 수치와 관상동맥성 심장질환 발병률이 훨씬 높다. 이들은 같은 유전적 유산을 갖고 있기 때문에 원인은 분명히 환경에 있다. 흡연 가능성이 높았던 일본 남성은 여전히 일본계 미국인보다 관상동맥성 심장질환이 적은 편이기 때문에 흡연 습관은 원인이 아니다.[19] 1920년, 연구진은 "포화지방, 동

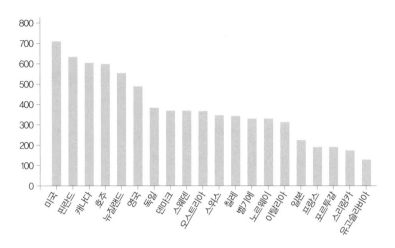

1955년 20개국의 55~59세 남성의 심장질환 사망률[16]

물성 단백질, 식이 콜레스테롤의 섭취"로 혈중 콜레스테롤이 증가했다며 식습관을 지적했다. 다른 한편으로는, 혈중 콜레스테롤은 "복합탄수화물 섭취와 부정적인 관련이 있다."[20] 간단히 말해서, 동물성 식품은 혈중 콜레스테롤 상승과 관련이 있고 식물성 식품은 혈중 콜레스테롤을 낮추는 것과 관련이 있다.

이 연구는 식습관이 심장질환의 원인 중 하나임을 시사한다. 게다가 초기 결과는 일관된 그림을 나타냈다. 포화지방과 콜레스테롤(동물성 식품의 소비량 지표로서)이 많으면 많을수록 심장질환의 위험이 더 높다는 것이다. 그리고 다른 문화권의 식습관이 미국처럼 변하면서 그들 또한 심장질환 발병이 급증했다. 최근 들어 몇몇 나라는 심장질환으로 인한 사망률이 미국보다 높다고 보고하고 있다.

시대를 앞서가는 연구

이제 우리는 심장질환이 무엇인지, 어떤 요인이 발병 위험성을 높이는

지 알았나. 하시만 심장병에 길린다면 어떻게 해아 힐까?

〈프레이밍햄 연구〉가 시작되었을 때 몇몇 의사들은 예방보다는 치료에 중점을 두고 있었다. 어떤 면에서 이들은 시대를 앞서가고 있었다. 기술이 뒤따르지 못한 상황에서 가장 혁신적이고 성공적인 프로그램을 활용하려고 했기 때문이다. 즉, 나이프와 포크였다.

의사들은 당시 진행되던 연구를 주목했고 누가 봐도 상식적인 연관성을 찾아냈다. 그리고 사실을 이런 깨달았다.[21]

- 지방과 콜레스테롤의 과다 섭취는 동맥경화증을 유발한다.
- 음식에 들어 있는 지방을 먹으면 혈중 콜레스테롤이 증가한다.
- 높은 혈중 콜레스테롤은 심장질환의 원인이 될 수 있다.
- 전 세계 인구의 대부분은 심장질환이 없으며, 지방과 콜레스테롤이 적은 식생활을 한다.

따라서 의사들은 지방과 콜레스테롤 섭취를 줄여서 심장질환을 치료하고자 했다. 가장 진보적인 의사 중 한 사람은 로스앤젤레스의 레스터 모리슨Lester Morrison이었다. 모리슨은 1946년(프레이밍햄 연구 2년 전)에 "식이 지방 섭취와 죽상동맥경화증atherosclerosis의 발병의 관계를 규명하는 연구"를 시작했다.[22] 심장마비를 경험한 생존자 100명을 평범한 미국식 식단과 실험 식단 그룹으로 50명씩 나누고, 실험적인 식단 그룹은 지방과 콜레스테롤의 섭취를 줄였다. 모리슨이 발표한 샘플 메뉴 중 하나는 하루에 두 번 적은 양의 고기를 먹을 수 있게 해주었는데, 점심은 약 56그램의 "민트젤리를 곁들인 양고기 냉채", 저녁은 약 56그램의 "살코기"였다. 민트젤리를 곁들인 양고기 냉채를 좋아한다고 해도 많이 먹는 것은 허락되지 않았다. 실제로 실험 식단에서 금지된 음식의 목록은 상당히 길었으며 크림수프, 돼지고기, 지방이 많은 고기, 동물성 지방, 우유, 크림, 버터, 계란 노른자, 버터 · 계란 · 우유가 들어간 빵과 디저트 등이 포함되었다.

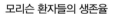

모리슨 환자들의 생존율

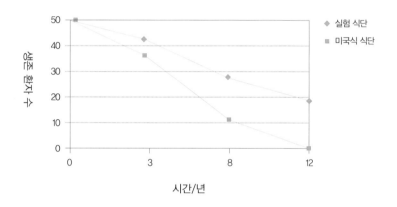

이 점진적인 식단은 어떤 성과를 거두었을까? 8년 후, 평범한 미국식 식사를 한 50명 중 12명(24%)만이 생존했다. 실험 식단 그룹에서는 28명(56%)이 생존해 대조군 생존자의 2.5배에 육박했다. 12년 후, 평범한 미국식 식사를 한 그룹은 모두 사망했다. 그러나 실험 식단 그룹에서는 아직 19명이 살아 있어 생존율이 38퍼센트에 달했다.[22] 평범한 미국식 식사를 한 그룹에서 속한 사람들이 세상을 떠난 건 불행한 일이지만, 동물성 식품은 적당히 적게 먹고 식물성 식품은 적당히 더 많이 먹음으로써 병을 멀리하고 있는 것이 분명했다.

이 연구가 시작된 1946년, 대부분의 과학자들은 심장질환이 노화의 불가피한 부분이라고 믿었고, 이에 대해 별다른 조치를 취할 수 없었다. 모리슨은 심상실환을 치료하시는 못했지만, 이미 심장마비를 일으켰을 정도로 병이 진행된 상태에서도 식단 개선처럼 간단한 방법으로 질병의 진행 과정을 바꿀 수 있다는 사실을 증명했다.

당시 다른 연구 집단도 유사한 결과를 얻었다. 북부 캘리포니아에 있는 의사들이 심장질환이 있는 환자들에게 저지방 · 저콜레스테롤 식이요법을 하게 했다. 그 결과 저지방 · 저콜레스테롤 식단을 먹은 환자들은 그렇지 않은 환자들보다 4배나 더 오래 살았다.[23] 심장질환은 노화에 따른 불가피한 결과가 아니며 병이 진행되었더라도 저지방 · 저콜레스테롤 식단으로 수명을 크게 연장시킬 수 있었다. 이런 새로운 견해를 토대로 식단에 대한 논의는 모두 지방과 콜레스테롤에 초점이 맞춰졌다.

연구에 의하면 동물성 단백질을 많이 섭취할수록 심장질환 발병 확률이 높다. 또한 수십 개의 연구에서 쥐, 토끼, 돼지에게 동물성 단백질(카세인)을 투여하면 콜레스테롤 수치가 극적으로 증가하는 반면, 식물성 단백질(대두)을 투여하면 콜레스테롤 수치가 내려가는 것으로 나타났다.[24] 이런 결과는 인간을 대상으로 한 연구에서도 그대로 나타났을 뿐만 아니라 콜레스테롤 수치를 낮추는 데 있어 식물성 단백질을 먹는 것이 큰 효과를 낸다는 것도 밝혀졌다.[25]

동물성 단백질과의 연관성에 대한 연구가 본격화된 것은 30여 년 정도지만, 건강 분야에서 심장병과 식생활의 관련성에 대한 연구 보고는 60년 전부터 있었다. 1941년에는 토끼를 대상으로 동물성 단백질이 식물성 단백질보다 동맥경화증 위험성이 5배 이상 높다는 것을 보여준 실험이 있었다.[26] 초기의 실험 연구들은 식생활 습관이 심장질환을 유발할 가능성을 밝히고 있으며, 동물성 단백질과의 연관성 또한 한 세기 이전부터 연구되었다. 식단 가설에 대한 지난 연구는 크게 두 개의 흐름으로 양

무엇을 먹을 것인가

분된다. 콜레스테롤 섭취에 중점을 둔 것과 단백질, 특히 동물성 단백질 섭취에 중점을 둔 것이다.[27] 실험을 통해 지방 섭취가 초기 동맥경화증을 유발하는 것으로 밝혀졌지만, 동물성 단백질은(카세인 같은) 이보다 더 강한 영향력을 보였다. 이미 1909년에 알렉산더 이그나토프스키Alexander Ignatowski는 동맥경화의 원인이 동물성 단백질에 있음을 밝혔다.[28] 이 시기의 연구 기록들은[29] 초기 심장질환을 유발하는 원인으로 동물성 단백질이 콜레스테롤보다 실질적으로 더 큰 영향을 미쳤다고 보고했다.

포화지방과 콜레스테롤은 비판의 도마 위에 올랐지만, 동물성 단백질은 여전히 수면 아래에 머물렀다. 지방과 동물성 단백질, 콜레스테롤은 모두 육식과 관련 있다. 그렇다면 심장질환을 일으키는 특정 영양소를 따로따로 떼서 생각할 것이 아니라, 육식에 초점을 맞추는 것이 훨씬 합리적 접근이지 않을까? (심장질환의 원인으로서 동물성 단백질의 중요성에 주목한 초기의 연구들이 지난 세기에 보다 진지하게 검토되었다면, 심장질환의 식이적 요인에 대한 이해는 훨씬 더 진전되었을 것이며 혼란이나 논쟁 또한 덜했을 것이다.)

하지만 그 누구도 동물성 단백질을 지적하는 사람은 없었다. 식단에 대한 이야기를 하는 것만도 과학자들에게는 부담스러운 일이었다. 식단으로 심장질환을 예방한다는 것은 매우 위험한 생각이었다. 그 말에는 오랜 세월 고기 위주의 식생활이 사실은 아주 나쁜 것이어서 우리 심장을 파괴하고 있다는 암시가 담겨져 있기 때문이었다.

심장질환은 최고의 사망 원인

오늘날 현상 유지를 주장하는 측과 식이요법 옹호자 사이의 전투는 그 어느 때보다 치열하다. 이 책이 출간된 후, 인터넷과 매체에서는 혈중 콜레스테롤이 심장질환의 원인이라고 주장하는 이들과 그렇지 않다고 주장하는 사람들(콜레스테롤 섭취의 주된 원천인 동물성 식품이 건강상의 문제를 야기할 수 있다는 점을 부정하는) 사이에 격렬한 논쟁이 벌어졌다. (엄밀히 따지자면 양자 모두 옳다고 할 수는 없다. 혈중 콜레스테롤은 질병의 위험성을 드러내는 지표이자 추정치이며 인구집단에 대한 논의에 있어 유용할 뿐이다. 개인에게는 질병의 위험성을 나타내는 대략적인 추정에 불과하다.)

여전히 논란은 지속되고 있지만, 심장질환 분야에서는 의미 있는 변화가 있었다. 우리는 어디까지 왔고, 심장질환과 어떻게 싸웠을까? 식이요법이 질병 예방에 효과를 줄 수 있음에도 대부분의 관심은 기계적이고 화학적인 중재에 모아지고 있다. 수술과 약품, 전자기기와 새로운 진단 도구가 주목받았다.

현재는 관상동맥 우회로 수술을 통해 가장 위험한 플라크를 우회하도록 하고 있다. 물론 최종 수술은 심장 이식이고, 때로는 인공 심장을 이용하기도 한다. 또한 관상동맥 혈관성형술처럼 흉곽을 개방하지 않아도 되는 시술도 시행된다. 좁아진 동맥에 작은 풍선을 넣어 부풀려진 플라크를 만들어 혈관을 개방하는 시술이다. 심장을 회생시키는 제세동기와 인공 심박동기도 있고, 정확한 영상 기술을 이용할 수 있어 심장을 직접 노출시키지 않고도 동맥을 관찰할 수 있다.

지난 60년 동안 과학과 기술은 놀라울 정도로 발전했다. 심장질환으로 인한 사망률이 1950년보다 58퍼센트나 낮아진 것도 이런 발전 덕분이었다.[2] 사망률 58퍼센트 감소는 화학물질과 기술의 엄청난 승리로 보였다. 심장마비 희생자를 효과적으로 치료할 수 있었던 커다란 진보 중 하나는 응급실에서의 대응이었다. 1970년에는 65세 이상인 사람이 심장마비를 일으켰을 경우 살아서 병원에 도착하는 행운이 따랐더라도 목숨을 잃을 확률이 38퍼센트였다. 오늘날에는 살아서 도착하기만 한다면 사망에 이를 확률이 15퍼센트밖에 되지 않는다. 병원 응급실에서의 대응은 엄청나게 발전했으며, 결과적으로 응급 상황이 벌어진 상황에서는 더 많은 목숨을 구하고 있다.

또한 흡연자 수가 점차적으로 감소하고 있으며,[30, 31] 이는 심장질환으로 인한 사망률을 줄이는 데 일조하고 있다. 병원의 발전, 기술 진보, 약품 개발, 낮아진 흡연율, 다양해진 수술법은 모두 환영할 만한 일이다. 우리는 분명 엄청난 진보를 이루었다. 그런데 정말 그럴까? 심장질환은 여전히 최고의 사망 원인이다. 매일 약 2,000명의 미국인이 심장질환으로 사망한다.[2] 그 모든 진보에도 엄청난 수의 사람들이 망가진 심장에 무릎을 꿇고 있다.

사실 사망률이 아닌 심장질환 발생률은[32] 1970년대와 거의 비슷하다.[2] 즉, 심장질환으로 목숨을 잃는 사람이 예전만큼 많지는 않더라도 여전히 많은 사람이 걸리고 있다는 의미다. 최근의 연구가 보여주는 또 다른 사실은 심장마비 환자들의 연령이 이전보다 낮아졌다는 것이다.[33] 심장질환으로 인한 죽음을 조금 미루고 있을 뿐, 심장이 병에 걸리지 않도록 막지는 못하고 있다.

심장 수술은 최선의 방안일까?

미국에서 시술되는 치료 방법은 사람들이 생각하는 것보다 효율적이지 못하다. (관상동맥) 우회로 이식술이 보편적인 치료인데, 1990년에 38만 건의 우회로 수술이 시행되었다.[34] 미국인 750명당 1명꼴로 수술을 받았다는 의미다. 수술을 하려면 환자의 흉곽을 열어서 겸자와 펌프, 그리고 기기를 이용해 혈류를 다른 통로로 흐르도록 해야 한다. 또한 다리 정맥이나 가슴 동맥을 잘라 심장 동맥에 연결하여 혈류가 막힌 동맥을 우회하도록 해야 한다.

그 대가는 비싸다. 미국심장학회AHA의 2011년 보고서에 따르면 수술 중에[36] 합병증으로[35] 목숨을 잃는 환자는 매 50건마다 1명꼴이며, 그 비용은 7만~20만 달러에 육박한다.[37] 다른 부작용으로는 심장마비, 호흡기 합병증, 출혈 합병증, 감염, 고혈압과 뇌졸중이 있다. 수술 중에 심장 주변의 혈관을 겸자로 눌러 잠그면 혈관 벽에 있던 플라크가 떨어져 나온다. 이 찌꺼기는 혈류를 타고 뇌로 가서 수없이 많은, 작은 뇌졸중을 야기할 수 있다. 연구자들이 수술 전후 환자들의 인지 능력을 비교한 결과 놀랍게도 79퍼센트의 환자들이 수술 7일 후에 인지 기능의 일부에서 손상을 보였다.[38]

우리가 왜 이런 일을 겪어야 할까? 이런 시술의 가장 좋은 점은 협심증이나 흉통 완화에 있다. 우회로 수술을 받은 환자의 약 70~80퍼센트가 1년 동안 흉통에서 벗어난다.[39] 하지만 수술 효과는 오래 지속되지 않고 3년 이내에 수술한 환자 3분의 1이 또다시 흉통에 시달린다.[40] 우회로 수술을 받은 환자의 절반이 10년 내에 목숨을 잃거나 심장마비를 일으킬 수 있으며 흉통이 재발할 수 있다.[41]

어떤 형태의 플라크가 심장마비를 일으키는지 기억하는가? 치명적인 것은 크기가 작고 파열되기 쉬운 불안정한 플라크다. 그러나 우회로 수술은 크고 잘 보이는 플라크를 목표로 삼는다. 이런 플라크는 흉통을 일으킬지언정 심장마비를 일으키지는 않는다. 혈관 성형술도 같은 맥락에서 볼 수 있다. 이 시술 또한 많은 비용이 들어가며 커다란 위험이 따른다. 관상동맥에서 폐색된 곳을 찾아내 동맥 안으로 풍선을 삽입한 후 부풀린다. 플라크를 납작하게 만든 다음 혈관으로 많은 피가 흐르도록 만든다. 혈관 성형술은 스텐트 삽입을 동반하는 경우가 많다. 작은 철망으로 된 코일을 동맥의 좁아진 부분에 삽입하면 더 긴 시간 혈관을 확장시킬 수 있는데, 이러한 수술은 가슴 통증을 완화시키는 효과가 있어서 대중화되었다. 2013년 이전 10년 동안 약 7백만 명의 미국인들이 1,100억 달러 이상의 비용을 들여 스텐트 수술을 받았다.[42] 더 오랫동안 동맥을 확장시킬 수 있는 약물 스텐트 수술법도 고안되었지만, 안타깝게도 이 중 5~10퍼센트는 혈관 폐색이 재발했다. 이는 연간 약 20만 건에 달하는 재수술로 이어진다.[43] 더욱이 스텐트가 안정형 협심증 환자(스텐트 시술로 생명을 구할 수 있는 관상동맥 사건과는 반대로)에게 사용되었을 때[44] 수명을 연장한다는 증거는 미미하며, 이런 수술의 남용은 수많은 소송을 제기하고 있다.[45]

따라서 면밀히 살펴보았을 때 심장질환 분야에서 기계적인 발전은 매우 실망스럽다고 할 수 있다. 안정형 협심증 환자에게 우회로 수술과 혈관 성형술은 심장질환의 원인을 다루는 것도 아니고 심장마비를 예방하지도 못하며 심각한 심장질환이 있는 사람의 생명을 연장해주지 못한다.

지난 60년 동안 심장질환 연구에 엄청난 발전이 있었다고 했지만, 우리는 이 전쟁에서 이기고 있을까? 어쩌면 우리는 다른 방법은 없는지 질문해야 한다. 예를 들어, 50년 전에 배웠던 식이요법 교훈은 어떻게 되었을까? 앞서 이야기했던 모리슨이 발견한 식이요법을 이용한 치료법은 어떻게 되었을까?

이런 발견들은 대부분 사라졌다. 나는 1940년대와 1950년대에 이런 연구가 이루어졌다는 사실을 최근에야 알았다. 1950년대 후반과 1960년대 초반 대학원에서 공부할 때는 그런 연구들이 이루어지고 있다거나 그런 연구를 고려해야 한다는 이야기는 전문가들로부터 거부당했다. 한편 미국의 식습관은 더욱 나빠졌다. 미국 농무부에 따르면, 육류와 지방을 30년 전보다 훨씬 더 많이 먹고 있다.[46] 단언하건대, 우리는 잘못된 방향으로 가고 있다.

과거 20년 동안 이런 정보가 표면으로 떠오르면서 현 상태를 유지하려는 측과의 싸움은 다시 가열되고 있다. 몇몇 의사는 심장병을 치료하는 좋은 방법이 있다는 것을 증명했다. 그들은 음식이라는 가장 간단한 치료법을 이용하여 혁명적인 성공을 이루었다.

세계에서 가장 좋은 심장센터

세계에서 가장 좋은 심장센터가 어디 있는지 맞춰 보라고 한다면 어디라고 대답하겠는가? 뉴욕? 로스앤젤레스? 시카고? 나이 든 사람이 많이 사는 플로리다의 어느 도시? 《US 뉴스 앤 월드 리포트US News and world report》에 따르면 최고의 심장센터는 오하이오의 클리블랜드에 있다. 전 세계에서 클리블랜드 클리닉의 의사들에게 치료를 받기 위해 찾아온다.

이 병원 의사 가운데 한 명인 콜드웰 에셀스틴 주니어는 상당히 특이한 이력의 소유자다. 예일대 재학 시절인 1956년 올림픽 조정 종목에서 금메달을 땄다. 클리블랜드 클리닉에서 수련을 받은 후 육군 외과의로 베트남전에 참전해서 청동 훈장을 받았다. 그 후 세계 최고의 병원인 클리블랜드 클리닉에 근무하며 의사로서 큰 성공을 거두었다. 에셀스틴은 직원 대표, 경영위원회 위원, 유방암 태스크포스 의장, 갑상선 및 부갑상선 외과 과장을 역임했다.

에셀스틴은 100편이 넘는 학술 논문을 발표했으며 1995년 미국 최고의 의사로 뽑히기도 했다.[47] 내가 보기에 그는 평생 동안 해온 모든 일에서 뛰어난 사람이었다. 그는 직업뿐만 아니라 개인적인 삶에서 성공의 정점에 도달했고, 이를 감사하고 겸손하게 받아들였다.

내가 에셀스틴에게서 발견한 가장 뛰어난 자질은 그의 경력이나 수상 실적이 아니라 기본과 원칙을 가지고 진리를 추구하는 점이다. 에셀스틴은 기성세력과 대결하는 용기 있는 사람이었다. '관상동맥 퇴치와 예방에 관한 지질脂質 컨퍼런스'(그는 이 컨퍼런스를 조직했고 친절하게도 나를 초청했다)에서 에셀스틴은 이렇게 말했다.

외과의로 11년을 지낸 후 암과 심장질환에 대한 미국 의학의 치료 패러다임에 환멸을 느꼈다. 암 치료에 있어 100년 전이나 지금이나 별로 변한 것이 없다. 심장질환이나 암 예방을 위한 진지한 노력이 없었다. 나는 이 질병과 관련해 놀라운 사실을 발견했다. 전 세계 인구 가운데 4분의 3은 심장질환이 없다. 이런 사실은 질병이 식생활과 강한 연관성이 있다는 것을 보여준다.[48]

에셀스틴은 표준적인 의료 관행을 재검토하기 시작했다. "의학적 중재, 혈관조영술은 심장질환의 증상을 치료하는 방법일 뿐 근본적인 치료를 위해서는 다른 접근법이 필요하다." 그는 관상동맥 질환이 있는 사람들을 대상으로 자연식물식 식이요법의 효과를 시험해 보기로 결심했다.[49] 그리고 심장질환 치료에서 최소량의 콜레스테롤 저하제와 지방 함량이 매우 낮은 식물식 식단을 이용하여 유래를 찾아볼 수 없는 놀라운 결과를 얻었다.[49, 50]

1985년, 에셀스틴은 환자의 혈중 콜레스테롤을 150mg/dL로 낮추는 1차적인 목표를 갖고 연구를 시작했다. 그는 모든 환자에게 자기가 먹은 음식을 기록하도록 했다. 그 후 5년 동안 2주마다 환자들을 만났다. 낮에는 혈액 검사를 하고 혈압과 체중을 쟀다. 오후에는 전화를 걸어 혈액검사 결과를 알려주고 식이지침을 잘 지키는지 상담했다. 그뿐 아니라 1년에 몇 번은 다 함께 만나 식이지침 프로그램에 관해 이야기를 나누고 친목을 도모하는 동시에 유용한 정보를 나누었다. 그는 개인적으로 부지런히 환자들을 만나 의지를 잃지 않게 독려했다.

에셀스틴과 그의 아내 앤을 포함해 환자들이 준수한 식단에는 모든 첨가 지방과 동물성 식품이 배제되었다. "참가자들은 기름, 육류, 생선, 가금류, 무지방 우유와 무지방 요구르트를 제외한 유제품은 피해야 했다"라고 에셀스틴은 말했다.[49] 프로그램이 5년째 되면서는 무지방 우유와 요구르트도 금지했다.

2년 내에 5명의 환자가 포기했고, 18명이 남았다. 18명의 환자는 심각한 상태로 에셀스틴을 찾아왔던 사람들이었다. 그들의 심장은 건강하지 않았다. 머지않아 죽을지도 모른다는 극심한 공포가 그들이 연구에 참여하는 동기가 되었다고 생각할지도 모르겠다. 하지만 18명의 환자는 놀라운 성과를 거두었다. 연구를 시작했을 때 환자들의 콜레스테롤은 246mg/dL이었지만 연구를 진행하는 중에 132mg/dL로 떨어졌다. 목표치 150mg/dL를 달성하고도 남는 수치였다.[50] 나쁜 LDL 콜레스테롤 수치도 극적으로 떨어졌다.[49] 혈중 콜레스테롤 수치보다 인상적이었던 결과는 연구가 시작된 이래 관상동맥 발작이 단 1건도 발생하지 않았다는 것이다.

11년 동안 18명의 환자 가운데 관상동맥 사고는 정확하게 단 1건뿐이었다. 그조차도 2년 동안 식이지침을 따르지 않은 환자에게 일어난 것이었다. 결국 흉통(협심증)을 겪은 환자는 건강한 식물성 식단으로 돌아왔다. 그 후 협심증이 없어졌고 더 이상의 심장발작도 없었다.[50]

환자들은 증상이 없어졌을 뿐 아니라 병세가 호전되었다. 환자들 중 70퍼센트가 막힌 동맥이 다시 뚫렸다.[50] 11명의 환자가 심장 동맥의 엑스선 사진을 찍는 동맥조영술을 받았는데, 동맥 폐색은 5년 후에 평균 7퍼센트 감소했다. 7퍼센트라면 그다지 큰 변화가 아닌 것처럼 들릴지도 모르겠지만 직경이 7퍼센트 넓어지면 혈류가 30퍼센트 늘어난다는 사실을 알아야 한다.[51] 중요한 것은 그 정도는 통증이 있느냐 없느냐의 차이인데, 실로 삶과 죽음의 차이였다.

5년간의 연구 보고서를 내놓은 에셀스틴은 "이것은 콜레스테롤 저하제와 더불어 지방을 최소로 함유한 식단이 미치는 영향에 관한, 지금까지 수행된 연구 중에 가장 오래 진행된 연구였다. 또한 동맥 협착증에 있어 평균 7퍼센트 감소라는 결과는 이전 연구에서는 보고된 적 없는 성공적인 결과였다"라고 썼다.[49]

어떤 의사가 에셀스틴의 연구를 특별히 눈여겨보았다. 겉으로는 건강해 보였지만 심장질환을 앓고 있었고, 44세에 심장마비를 겪었던 의사였다. 기존 의학으로 심장질환을 치료할 방법이 없었던 그는 에셀스틴을 찾아갔고 식이지침 프로그램을 따르기로 했다. 32개월 후 어떤 콜레스테롤 저하제도 먹지 않은 채 심장병은 호전되었고 혈중 콜레스테롤은 89mg/dL로 떨어졌다. 다음은 에셀스틴의 식이지침 조언을 이행하기 전과 후에 찍은 동맥 사진이다.

자연식물식 식이요법 전과 후의 관상동맥

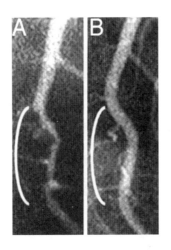

사진의 밝은 부분은 동맥을 통과하는 혈류이고, 왼쪽 사진(A)의 괄호 부분은 심한 관상동맥 질환으로 혈류량이 감소된 것을 보여준다. 식물식을 시작한 후 심장질환도 회복되었으며 오른쪽 사진(B)에서 보듯이 혈류가 정상으로 되돌아왔다.

에셀스틴은 단지 운이 좋은 환자들을 만났던 것일까? 그렇지 않았다. 심장병이 심한 환자들은 자연적으로 치유되지 않는다. 식이지침 프로그램을 그만두고 일반적인 치료를 받은 5명의 환자들이 어떻게 되었는지 알면 에셀스틴이 거둔 성공이 어느 정도였는지 가늠해 볼 수 있다. 5명의 환자들은 1995년까지 다시 관상동맥 발작의 희생자가 되었다.[49] 한편 연구가 시작된 지 17년이 지난 2003년까지 식이지침을 따른 환자들은 1명을 제외하곤 모두 생존해 있으며 현재 70대~80대이다.[51] 25년이 지난 2011년까지 연구에 참가했던 18명의 환자 중 5명이 사망했으나, 관상동맥 심장질환 때문은 아니었다.[52]

누가 이런 결과를 반박할 수 있을까? 이것은 불가능한 일이라 여겨졌던 일이다. 지금까지 읽은 내용을 전혀 기억하지 못한다고 해도 49 대 0은 잊지 말아야 한다. 에셀스틴의 환자들은 49건의 관상동맥 발작을 겪었지만 자연식물식을 시작하면서 단 1건도 겪지 않았다.

이 연구의 신뢰성에 의문이 든다면, 에셀스틴이 2014년 7월에 발표한 논문을 살펴보라[53]. 그는 심장질환을 겪은 환자들을 약 7년 동안 상담한 후, 그들의 생활에 대한 추적 연구를 진행했는데, 5시간의 상담을 통해 198명의 환자 중 177명(89.3퍼센트)만이 자신의 조언을 따랐다는 사실을 알게 되었다. 그는 1차 진료기관 의사들이 준 약물 복용 방침 대신 자연식물식 식이지침을 조언했다. 상담자 연령은 평균 62.9세였으며, 그 이후로 평균 3년 7개월이 흘렀다.

무엇을 먹을 것인가

식이지침을 준수한 환자 그룹 중 질병 악화로 인한 심장발작은 1퍼센트 미만(177명 중 뇌졸중 1회)이었다. 반면, 자연식물식 식이지침을 따르지 않았던 환자 21명 중 62퍼센트는 심장발작을 일으켰다. 1퍼센트 미만과 62퍼센트라는 수치는 매우 주목할 만한 것이며, 지금까지의 그 어떤 '영양' 개입 결과보다도 압도적이다. (이전 연구에서는 영양 개입을 따르지 않았던 20~25퍼센트의 사람들이 재발 가능성이 높다는 결과가 있었다.) 에셀스틴은 과학이 지난 65년 동안 이루려고 했지만 성공하지 못한 일을 해냈다. 심장병을 물리친 것이다.

약품이나 수술을 사용하지 않는 치료

이 분야의 또 다른 거목인 딘 오니시Dean Ornish는 지난 25년 동안 영양학을 의학의 전면으로 불러오는 데 큰 역할을 했다. 하버드 의대를 졸업한 그는 인기 있는 대중매체에 자주 등장했고 많은 보험회사의 심장질환 치료 계획을 수립하는 데 도움을 주었으며 베스트셀러도 여러 권 냈다. 만일 당신이 식단과 심장질환의 연관성에 관해 들어보았다면 오니시의 연구 덕분일 확률이 크다. 가장 잘 알려진 연구는 심장질환을 위한 생활습관 실험이다[54]. 그는 이 연구에서 심장병을 앓고 있는 28명의 환자를 생활습관 개선 하나만으로 치료했다. 그는 환자들을 계획대로 생활하게 하고 20명의 다른 환자들은 일반적인 치료를 받게 했다. 또한 동맥 폐색, 콜레스테롤 수치, 체중을 비롯한 건강 지표를 측정하며 두 그룹을 세심하게 추적했다.

오니시의 치료 계획은 고도로 발달된 일반적인 치료법과는 매우 달랐다. 그는 치료 첫 주 동안 28명의 환자를 호텔에 투숙시키고 건강 상태를 조절하기 위해 해야 할 일들을 이야기해 주었다. 환자들은 적어도 1년 동안 저지방 식물성 식품을 먹고, 지방 섭취는 전체 칼로리의 약 10퍼센트로 제한해야 했다. 먹을 수 있는 식품 목록에 있는 음식은 마음껏 먹게 했는데, 과일, 채소, 곡물이 포함되었다. 연구자들은 "계란 흰자와 하루에 1컵의 무지방 우유나 요구르트를 제외하곤 어떤 동물성 식품도 허용되지 않았다"고 했다.[54]

식이지침 외에도 명상, 호흡 훈련, 이완 운동과 같은 여러 가지 스트레스 관리 요법을 최소한 하루에 1시간은 실천하도록 했다. 또한 환자들은 일주일에 3시간씩 질병의 정도에 따라 수준에 맞는 운동을 했고, 일주일에 두 차례씩 4시간 동안 모임을 열어 서로 생활방식을 바꿀 수 있도록 도왔다. 오니시와 연구팀은 환자들을 치료하기 위해 약품이나 수술, 또는 기기를 쓰지 않았다.

환자들은 연구자들이 요구하는 모든 것에 충실히 잘 따랐고 건강과 활기를 보상받았다. 그들의 콜레스테롤은 227mg/dL에서 172mg/dL로 떨어졌고, 나쁜 LDL 콜레스테롤은 152mg/dL에서 95mg/dL로 떨어졌다. 1년 후 환자들의 흉통은 빈도, 기간, 강도에서 모두 크게 감소했다.

권장된 생활방식을 충실히 따른 환자들일수록 심장질환이 많이 호전되었다. 1년 동안 충실하게 지킨 환자들은 동맥 폐색이 4퍼센트 이상 감소했다. 4퍼센트가 적은 수치처럼 느껴질지도 모르겠지만 심장질환이 평생에 걸쳐 축적되는 질병이라는 것을 감안하면 1년 만에 4퍼센트 감소라는 변화는 굉장한 결과다. 실험군 환자의 82퍼센트가 1년 동안 심장질환이 호전됐다.

대조군 환자들은 통상적인 치료를 받았지만 그다지 성공적이지 못했다. 그들의 흉통은 빈도, 기간, 강도 면에서 악화되었다. 한 예로 실험군 환자들은 흉통의 빈도에서 91퍼센트 감소를 보였지만, 대조군 환자들은

165퍼센트의 증가를 보였다. 그들의 콜레스테롤 수치는 실험군 환자들의 수치보다 높았으며 동맥 폐색 또한 악화되었다. 이 그룹에서 식이지침과 생활방식에 가장 부주의했던 환자들은 1년 동안 동맥 폐색의 크기가 8퍼센트 증가했다.[54]

오니시, 에셀스틴 그리고 모리슨 같은 의사들이 심장질환과 싸운 데는 어떤 연관성이 있다. 그들의 식이지침은 흉통을 경감했을 뿐 아니라 심장질환을 근본적으로 치료했고 미래의 관상동맥 발작을 방지했다. 이런 인상적인 결과와 견줄 만한 외과적인 치료나 약품 치료는 그 어디에도 없다.

생활방식의 변화

우리의 미래는 희망으로 가득 차 있다. 가장 빈번한 유형의 심장질환을 예방할 수 있는 방법뿐 아니라 어떻게 하면 성공적으로 치료할 수 있는지도 알고 있다. 동맥 경로를 만들기 위해 흉곽을 열어야 할 필요도 없고 평생 동안 혈액에 독한 약을 넣어야 할 필요도 없다. 올바른 음식을 먹는 것만으로도 심장을 건강하게 지킬 수 있다.

다음 단계는 이런 식이지침을 대대적으로 실행하는 것인데, 딘 오니시가 진행한 프로젝트가 이에 해당한다. 오니시는 '생활방식 시범 프로젝트'를 시작했고, 8개의 다른 조직에서 일하는 전문가 팀이 오니시의 생활방식 프로그램을 이용해 심장질환 환자를 치료하기 위한 교육을 받았다. 이 프로그램에 참여할 수 있는 환자들은 수술이 필요할 만큼 심각한 심장질환을 앓고 있는 사람들로 수술 대신 1년 동안 생활방식 프로그램을 따라야 한다. 이 프로그램은 1993년에 시작되었고 1998년에는 특정 환자들에 대해 비용을 부담해주는 40개의 보험 프로그램도 생겼다.[36]

1998년까지 200명의 환자가 이 프로그램에 참여했고 그 결과는 경이로울 정도였다. 1년간의 프로그램 참여 후 환자들의 65퍼센트에서 흉통이 사라졌고, 3년 후에도 환자들의 60퍼센트 이상이 흉통이 없었다고 보고했다.[36] 그리고 2011년까지 약 4,000명의 환자들이 이 프로그램의 도움을 받았다.

건강상의 이점은 경제적인 장점이나 마찬가지다. 매년 이루어지는 심장 수술은 백만 건이 넘는다.[36] 국립심장폐혈액연구소의 2002년 보고서에 따르면, 심장병 환자에 대한 의사의 진료 및 병원비로 781억 달러가 들었다(약제비, 가정 의료나 요양원에 들어간 비용 제외).[2] 1990년대에는 혈관성형술에 31,000달러가 들었고 우회로 수술에는 46,000달러가 들었으며 이후 비용이 상승했다.[36]

이와는 달리 1년 동안의 생활방식 프로그램 비용은 단 7,000달러였다. 생활방식 프로그램을 시행한 환자와 전통적인 수술 방법을 시행한 환자를 비교했을 때, 오니시와 그의 동료들은 생활방식 프로그램이 환자 한 명당 평균 3만 달러를 절감할 수 있다고 했다(2011년 1월, 메디케어가 인정한 성공 사례에 따르면 현재 오니시의 프로그램을 채택한 환자의 의료비를 지원하고 있다).[36]

이번 개정판에서는 심장질환 치료에 대한 몇 가지 변동사항들이 추가되었다. 전체 심장질환 수술 건수는 동일하거나[55] 약간 적은 것으로 나타나지만,[56] 수술 종류가 달라졌다. 2001~2002년과 2007~2008년 사이, 외과적 우회로 수술이 38퍼센트까지 감소한 반면 혈관성형술과 스텐트 삽입술의 비율은 거의 동일하게 유지되었다.[56] 심장학계에서 심장질환 치료에 어떤 수술이 가장 적합한지에 대해서는—외과 수술 비용 비교에 막대한 비용을 소모하면서까지—상당한 논의가 이루어진 반면,[57] 심장질환 환자를 위한 활용 가능한 식이지침에 대한 심도 있는 논의는 거의 이루어지지 않았다. 이는 의도적인 배제이며, (스텐트 수술과 우회로 수술비용과 부작용을 고려할 때) 미국 정부가 저지른 부인하기 힘든 비극이다.

매년 수천 명의 미국인이 이런 과정에서 사망하는 등 비극을 겪고 있다. (미국심장협회에 따르면) 스텐트 수술은 11,000달러에서 41,000달러 이상,[58] 우회로 수술은 117,000달러가 든다.[59] 이 모든 비용을 에셀스틴의 식이지침과 비교해보자. 그의 식이지침은 최소 5시간 투자로 보다 월등한 효과를 볼 수 있다. 1인당 900달러면 충분하다.[60]

전국적으로 이 비용은 계속 증가하고 있다. 《텔레그래프*Telegraph*》는 IMS Health를 인용해 스타틴(Statin, 콜레스테롤 합성 억제제)을 포함한 콜레스테롤 치료비가 2010년 350억 달러로 추산된다고 보도했다.[61] 나아가 미국심장협회는 심장질환 치료비가 총 273억 달러(2011년)에서 818억 달러(2030년)로 늘어날 것이라고 예상했다(이러한 변화의 주된 원인은 심장질환이 발생하는 연령이 더 일반적인 연령대로 옮겨가고 있기 때문이다).[62] 예컨대, 심장질환 치료 커뮤니티가 국가라면, 2015년의 수치는 거의 200개국 중 27위의 부자나라인 셈이다.[63] 우리가 주목할 점은 이 미국심장협회의 보고서가 급성장중인 산업을 역전시킬 식이지침에 대한 새로운 시각을 보여주진 않는다는 것이다. 식이지방 섭취 감량과 혈중 지질 수준 개선, 또는 유전자 변형, 생물지표 및 영상 기법을 포함한 개별 접근법[64] 같은 일반 인구를 대상으로 한 예방 프로그램에 일반적인 식이 조건이 있긴 하지만, 이러한 접근 방식이 유의미한 변화를 일으킨다거나 그럴 수 있다는 증거는 거의 없다.

분명 할 수 있는 일은 많다. 기존의 건강관리 체계는 화학요법과 수술로 이어지는 이윤에 기반한 의료 체계다. 환자들에게 언급된다 하더라도 식이지침은 여전히 약품과 수술에 밀려나 있다. 한 의사는 에셀스틴의 환자들이 단순히 열광적인 믿음으로써[65] 식습관을 바꾸었다고 주장했다. 이런 비난은 잘못되었을 뿐 아니라 환자와 에셀스틴에 대한 심한 모욕이다. 식습관을 바꾸는 일은 스스로 할 수 있다고 믿어야 가능한 일이다.

자기 환자들이 그런 일을 할 수 없다고 믿는 의사는 식이지침에 대한 조언을 하지 않을 것이며, 하더라도 무성의할 것이다. 의사가 환자에게 보이는 태도 중에 환자들이 생활습관을 바꾸기 원치 않는다는 편견은 생명을 구할 수 있는 정보를 주지 않는 것보다 환자를 더욱 무시하는 일이다. 의사가 저지를 수 있는 무례한 일 중에 환자들이 생활습관을 바꾸고 싶어하지 않는다고 가정하고 어쩌면 그들의 생명을 구할 수도 있는 정보를 주지 않는 것보다 더 큰 것은 없다. 좋은 의도를 지닌 병원도 이런 폐쇄적인 태도에서 예외가 아니었다. 미국심장협회도 과학적인 사실이 아닌 절제하는 생활로써 식이지침을 권고했다. 콜레스테롤 교육 프로그램도 같은 맥락이다. 이 조직들은 건강한 생활습관을 위해 식이지침을 주장한다. 심장질환에 걸릴 위험이 있거나 심장질환을 앓고 있다면, 전체 칼로리에서 지방은 30퍼센트(포화 지방은 전체 칼로리의 7퍼센트), 식이성 콜레스테롤은 하루에 200mg을 넘기지 말라고 권고한다.[66, 67]

하지만 이 훌륭한 조직들은 대중에게 최신 과학 정보를 제공하지 않는다. 총 혈중 콜레스테롤 수치 200mg/dL이 바람직하다고 알려져 있지만, 콜레스테롤 수치가 150~200mg/dL인 미국인의 35퍼센트가 심장마비를 일으킨다는 사실을 알아야 한다(안전한 콜레스테롤 수치는 150mg/dL 미만이다).[68]

또한 심장질환의 가장 극적인 회복 지점은 지방이 전체 칼로리 섭취의 약 10퍼센트일 때이다. 정부가 권장하는 식이지침을 따른 대부분의 환자에게서 병이 진행된 것으로 밝혀졌다.[69] 죄 없는 희생자들은 이런 권고 사항을 따르느라 전체 콜레스테롤 수치를 180~190mg/dL으로 유지했던 사람들이다. 하지만 그에 대한 보답은 조기 사망으로 이어지는 심장마비였다.

콜레스테롤 교육 프로그램은 이렇게 말한다. "비용 면에서 볼 때 생활습관 변화는 관상동맥 심장질환 위험을 낮추는 데 가장 효과적인 방법이다. 그래도 가장 좋은 효과를 얻으려면 LDL 콜레스테롤 저하제를 복용해야 한다."[67] 미국의 건강이 나빠지고 있는 것도 무리가 아니다. 이름 있는 조직들에서 심장질환을 위해 내놓는 권고사항은 매우 완화된 내용이고, 그것이 의미하는 바는 평생 약이 필요하다는 것이다.

이 조직들은 근본적인 변화를 주장하면 아무도 자기들의 말을 듣지 않을까 걱정한다. 하지만 기존의 시스템이 권고하는 식이지침은 에셀스틴과 오니시가 지지하는 식이지침의 건강 효과에 미치지 못한다.

실제로 혈중 콜레스테롤 수치 200mg/dL은 최적화된 수치가 아니며, 지방이 전체 칼로리의 30퍼센트를 차지하는 식단은 저지방 식단이 아니다. 콜레스테롤이 조금이라도 함유된 음식을 먹는 것 또한 건강하지 못하다. 미국의 의료 관련 조직들은 심장질환 관리에 있어 '적당한'이란 권고를 통해 대중을 잘못된 길로 이끌고 있다.

과학자, 의사, 정책 입안자들은 대중이 변할 수 있다고 믿든 아니든 자연식물식 식단이 가장 건강한 식생활이라는 것을 반드시 인식해야 한다. 저명한 의학저널 《랜싯The Lancet》에 〈생활습관 개선이 관상동맥 심장질환을 역전시킬 수 있을까?Can lifestyle changes reverse coronary heart disease?〉란 기념비적인 논문을 발표한 오니시와 그의 동료들은 "우리 연구의 중점은 무엇이 실행가능한지가 아니라 무엇이 사실인지를 알아보고자 했다"라고 말했다.

이제 우리는 무엇이 진실인지 알았다. 자연식물식은 심장질환을 예방하고 치료하며 매년 수많은 미국인의 목숨을 구하고 있다. 심장질환 연구의 기초가 되는 프레이밍햄 심장 연구의 오랜 책임자인 윌리엄 카스테리, 의학사상 가장 획기적으로 심장질환의 역전을 증명한 에셀스틴, 약물이나 수술을 하지 않고 심장질환을 치료하는 선구자가 되어 환자와 보험사에 널리 경제적 이익을 가져다준 것을 증명한 오니시는 자연식물식의 중요성을 잘 알고 있으며 적극 권장한다.

이 책의 초판을 집필한 이래, 심장질환 환자에게 자연식물식을 권한 수십 명의 의사를 만났고 에셀스틴과 오니시처럼 놀라운 결과를 보았다. 이런 의사들은 전체 심장질환 분야에 비하면 아직 적은 수이지만, 생각했던 것보다 훨씬 많고 점점 증가하고 있다. 지금은 건강을 관리할 수 있는 큰 희망과 도전의 시대이다.

비만

비만에 대한 각종 뉴스가 넘쳐난다. 미국인의 비만에 대한 충격적인 통계치를 한 번쯤은 봤을 것이다. 불과 몇 년 사이 마트에서 마주치는 사람들 가운데 과체중이 많아졌다는 걸 한 번쯤 눈여겨봤을 수도 있다. 당신이 교실에서, 운동장에서 또는 주간보호센터에서 만나는 아이들 대다수가 이미 심각한 체중 문제로 고민하고 있으며, 바람을 등지지 않으면 단거리 달리기조차 힘들어 하고 있다.

체중과의 전쟁은 그냥 넘어갈 수 없는 문제다. 신문이나 잡지, 라디오나 텔레비전을 보면 체중 문제가 얼마나 심각한지 알 수 있다. 사실 미국 성인 3명 중 2명은 과체중이며 성인의 3분의 1이 비만이다.

그러면 '과체중'과 '비만'의 차이는 무엇일까? 신체 사이즈에 대한 몸무게는 체질량지수BMI로 나타내는데, 이는 키에 대한 몸무게의 비를 말한다. 공식적으로 체질량지수가 25보다 높으면 과체중이고, 30보다 높을 때는 비만이라고 한다.

BMI를 이용한 비만 기준은 인종마다 다르게 적용된다. 서양인의 경우 30 이상이 제시되지만, 아시아인에게 적용되는 비만 기준은 BMI 25 이상이다. 아시아인에게 적용되는 BMI에 의한 비만 기준은 다음과 같다.

BMI(kg/m2)	저체중		정상체중				과체중		비만		고도비만	
	17	18.5	19	20	21	22	23	24	25	27.5	30	35
신장(cm)	체중(kg)											
146	36.2	39.4	40.5	42.6	44.8	46.9	49.0	51.2	53.3	58.6	63.9	74.6
148	37.2	40.5	41.6	43.8	46.0	48.2	50.4	52.6	54.8	60.2	65.7	76.7
150	38.3	41.6	42.8	45.0	47.3	49.5	51.8	54.0	56.3	61.9	67.5	78.8
152	39.3	42.7	43.9	46.2	48.5	50.8	53.1	55.4	57.8	63.5	69.3	80.9
154	40.3	43.9	45.1	47.4	49.8	52.2	54.5	56.9	59.3	65.2	71.1	83.0
156	41.4	45.0	46.2	48.7	51.1	53.5	56.0	58.4	60.8	66.9	73.0	85.2
158	42.4	46.2	47.4	49.9	52.4	54.9	57.4	59.9	62.4	68.7	74.9	87.4
160	43.5	47.4	48.6	51.2	53.8	56.3	58.9	61.4	64.0	70.4	76.8	89.6
162	44.6	48.6	49.9	52.5	55.1	57.7	60.4	63.0	65.6	72.2	78.7	91.9
164	45.7	49.8	51.1	53.8	56.5	59.2	61.9	64.6	67.2	74.0	80.7	94.1
166	46.8	51.0	52.4	55.1	57.9	60.6	63.4	66.1	68.9	75.8	82.7	96.4
168	48.0	52.2	53.6	56.4	59.3	62.1	64.9	67.7	70.6	77.6	84.7	98.8
170	49.1	53.5	54.9	57.8	60.7	63.6	66.5	69.4	72.3	79.5	86.7	101.2
172	50.3	54.7	56.2	59.2	62.1	65.1	68.0	71.0	74.0	81.4	88.8	103.5
174	51.5	56.0	57.5	60.6	63.6	66.6	69.6	72.7	75.7	83.3	90.8	106
176	52.7	57.3	58.9	62.0	65.0	68.1	71.2	74.3	77.4	85.2	92.9	108.4
178	53.9	58.6	60.2	63.4	66.5	69.7	72.9	76.0	79.2	87.1	95.1	110.9
180	55.1	59.0	61.6	64.8	68.0	71.3	74.5	77.8	81.0	89.1	97.2	113.4
182	56.3	61.3	62.9	66.2	69.6	72.9	76.2	79.5	82.8	91.1	99.4	115.9
184	57.6	62.6	64.3	67.7	71.1	74.5	77.9	81.3	84.6	93.1	101.6	118.5
186	58.8	64.0	65.7	69.2	72.7	76.1	79.6	83.0	86.5	95.1	103.8	121.1
188	60.1	65.4	67.2	70.7	74.2	77.8	81.3	84.8	88.4	97.2	106	123.7
190	61.4	66.8	68.6	72.2	75.8	79.4	83.0	86.6	90.3	99.3	108.3	126.4

*이 표는 독자들의 편의를 위해 아시아인 비만 기준을 적용하였다.—감수자

무엇을 먹을 것인가

어린이 비만의 심각성

이런 통계 가운데서도 우리를 가장 우울하게 하는 것은 어린이들 가운데 과체중이나 비만이 점점 늘어나고 있다는 사실이다. 6세에서 11세의 미국 아이들 중 18퍼센트가, 12세에서 19세 아이들 중에서는 21퍼센트가 과체중이고[1] 나머지 15퍼센트는 과체중이 될 위험에 처해 있다.[2]

과체중 어린이는 여러 가지 심리적인 문제와 사회적인 문제를 겪는다. 알다시피 아이들은 솔직하고 거침없이 행동하는 경향이 있어 놀이터가 가끔씩 무자비한 곳이 되기도 한다. 과체중인 어린이는 학습과 행동에 어려움을 겪을 가능성이 높고 사춘기에 형성된 낮은 자아 존중감이 평생 지속될 수도 있다.[3]

또한 비만인 어린이는 여러 가지 의학적인 문제를 겪을 가능성도 크고, 치명적인 질병의 지표가 되는 콜레스테롤 수치가 높다. 혈당 문제를 겪을 가능성이 높아서 결국 당뇨병으로 이어지기 쉽다. 예전에는 성인에서만 볼 수 있었던 제2형 당뇨병도 청소년들 사이에서 가파르게 치솟고 있다(소아 당뇨에 대한 자세한 사항을 보려면 7장과 9장 참조). 혈압 문제를 겪을 가능성은 9배나 높다. 신경에 문제를 야기할 수 있는 수면 중 무호흡이 비만인 어린이 10명 가운데 1명에게서 발견된다. 다양한 골격계 문제도 비만인 어린이에게서 흔하다. 무엇보다 비만인 어린이는 평생 건강 문제를 겪을 가능성이 높고, 성인이 되어서도 비만일 가능성 또한 높아진다.

경제적 블랙홀, 성인 비만

비만인 사람은 삶을 즐기기 어렵다. 자녀들 혹은 손주들과 힘차게 놀아줄 수 없고, 먼 거리를 걸을 수 없으며, 스포츠를 즐길 수 없고, 극장이나 비행기에서 편안하게 앉아 있을 수도 없으며, 적극적인 성생활도 할 수 없다. 사실 허리 통증이나 관절 통증 없이 의자에 가만히 앉아 있는 것조차 불가능하다. 많은 사람이 서 있는 것만으로 관절이 힘들다고 말한다. 비만은 신체 운동, 일, 정신 건강, 자아 인식과 사회생활에 극적인 영향을 미친다. 이것은 죽음에 관한 문제가 아니다. 삶을 즐겁게 살 수 있는 많은 기회를 놓치는 일이다.[4]

분명 그 누구도 과체중을 원치 않을 것이다. 그러면 어째서 미국 성인 3명 가운데 2명은 과체중일까? 왜 인구의 3분의 1이 비만일까?

1999년 비만과 관련해서 쓴 의료 관리 비용은 700억 달러로 추산되었다.[5] 그 후 3년이 지난 2002년에는 미국비만협회 추산 1,000억 달러였다.[6] 2006년에 이르러서는 비만 관련 의료 관리 비용이 1,470억 달러에서 2,100억 달러에 달했다.[7] 이걸로 끝이 아니다. 개인의 주머니에서 나온 600억 달러도 체중 관리에 들어갔다.[8] 특별한 체중 감소 식단을 따르고 식욕을 줄이고 대사를 조절하는 약을 먹는 일이 모든 국민의 취미가 되었다. 이는 아무런 보상도 없이 돈만 빨아들이는 경제적인 블랙홀이다. 부엌 싱크대에 물이 새 40달러를 들여 고쳤는데 2주 후에 다시 부엌에 홍수가 나서 500달러를 수리비로 치렀다고 상상해 보라. 다시는 같은 배관공에게 싱크대 수리를 맡기지 않을 것이다. 그러면 왜 아무런 보장도 해주지 않는 체중 관리 프로그램, 책, 음료, 에너지바, 여러 가지 방법을 끝도 없이 시도할까?

비만 문제가 있는 사람들은 자기 호주머니를 채우려는 속셈을 가진 사람들이 내놓는 해로운 정보의 바다에서 익사하고 있다. 우리에게 정말 필요한 것은 감당할 수 있는 비용으로, 누구나 이용할 수 있는 좋은 정보를 제공하는 새로운 해결책이다.

무엇을 먹을 것인가

비만의 해결책은 무엇일까?

체중을 줄일 수 있는 해결책은 적당한 운동을 하면서 자연식물식을 하는 것이다. 이런 일에는 신속한 해결책이 아니라 장기간에 걸친 생활방식의 변화가 필요하다. 그럼으로써 만성질환의 위험을 취소화하면서 지속적인 체중 감소가 가능해진다.

아는 사람 중에 정기적으로 신선한 과일과 채소, 통곡물 음식을 먹고 육류나 감자 칩, 감자튀김, 초코바 같은 정크 푸드는 거의 먹지 않는 사람이 있는가? 그 사람의 체중은 어떤가? 그런 사람을 안다면 그들이 건강한 체중을 유지하고 있다는 사실도 알 것이다. 전 세계의 전통 문화를 생각해보자. 수천 년 동안 주로 식물식을 한 아시아 문화(중국, 일본, 인도)를 생각해 보라. 이 사람들의 이미지는 적어도 최근까지 날씬한 것 외에 다른 것을 상상하기 어렵다.

이제 야구 경기를 보면서 핫도그 2개를 먹고 맥주를 두 잔째 주문하고 있는 남자를 상상해 보라. 혹은 동네 패스트푸드점에서 치즈버거와 감자튀김을 주문하는 여자를 상상해 보라. 이 사람들은 아시아인과는 다른 모습이다. 그렇지 않은가? 안타깝게도 핫도그를 우물거리고 맥주를 홀짝이는 남자는 전형적인 미국인의 모습이다. 다른 나라 사람들이 미국 땅을 밟자마자 처음 눈에 띈 것으로 뚱뚱한 사람들이 무척 많았다고 하는 것을 들은 적이 있다.

이런 문제를 해결하는 것은 기적을 요하는 일도 아니고, 혈액형·탄수화물 계산·자기 분석 같은 복잡한 방정식이 필요하지도 않다. 단순히 어떤 사람이 날씬하고 활력이 넘치고 건강한지 그리고 어떤 사람이 그렇지 않은지 본 대로 믿는 것이다. 또한 크고 작은 많은 연구에서 반복해서 나타나는 채식주의자가 고기를 먹는 사람보다 날씬하다는 결과를 믿으면 된다. 연구 결과를 보면 채식주의자는 그렇지 않은 사람보다 체중이 2~13킬로그램 덜 나간다.[9~15]

한 연구에서 과체중인 사람들에게 저지방 자연식품과 식물성 식품을 먹고 싶은 만큼 먹도록 하고 3주 후에 체중을 측정했더니 평균 8킬로그램이 감소한 결과가 나왔다.[16] 프리티킨 센터Pritikin Center의 3주 프로그램을 거친 4,500명의 환자들도 유사한 결과를 얻었다. 이 센터는 주로 채식을 하도록 하고 운동을 장려해 고객들이 3주 동안 체중의 5.5퍼센트를 줄이게 했다.[17]

이 모든 결과는 체중 감소, 특히 빠른 체중 감소를 위해서 자연식물식 식단이 좋다는 것을 증명한다. 문제는 체중을 얼마나 많이 줄일 수 있느냐는 것이다. 이런 연구 대부분에서 체중을 가장 많이 줄인 사람은 비만 정도가 가장 심했던 사람이었다.[18] 체중 감량을 시작하고 자연식물식 식단을 유지함에 따라 장기간에 걸쳐 체중은 계속해서 감소했다. 여기서 가장 중요한 점은 이런 방식으로 체중을 감량하는 것이 장기적으로 건강에도 좋다는 것이다.

물론 일부 사람들은 자연식물식 식단을 해도 체중이 줄지 않는데, 그럴 만한 이유가 있다. 가장 중요한 첫 번째 이유는 식물성 식품이라고 해도 정제 탄수화물을 많이 먹는 것이다. 사탕, 페이스트리, 파스타는 체중 감량에 좋지 않다. 이런 음식은 즉시 소화 분해되는 당분과 전분 함량이 높다. 또한 페이스트리에는 지방이 많이 함유되어 있다. 4장에서 언급했다시피 이렇게 가공한 식품은 체중을 줄이고 건강을 증진하는 자연식물식 식단이라고 할 수 없다. 이상적인 식단을 지칭할 때 자연식물식 식단이 중요한 이유가 여기에 있다.

엄격한 채식주의 식단이라고 해도 자연식물식 식단을 말하는 것은 아니라는 사실을 알아야 한다. 어떤 사람들은 육류를 유제품으로 바꾸고 정제 곡물로 만든 파스타, 사탕류, 페이스트리를 포함하여 기름과 정제 탄수화물을 먹으면 채식주의자가 되는 것으로 안다. 나는 이런 사람들을 '정크 푸드 채식주의자'라고 부른다. 영양가 있는 식사를 하는 것이 아니기 때문이다.

체중이 잘 줄지 않는 두 번째 이유는 신체 활동을 전혀 하지 않기 때문이다. 규칙적으로 적당히 운동을 하는 것이 중요하다. 세 번째로 가족 중 비만증 소인이 있는 경우에는 체중 감량이 어렵다. 만일 당신이 이런 경우에 해당한다면 식단과 운동에 많은 노력을 기울여야 한다. 서구로 이주한 중국인은 비만에 굴복했지만 중국 농촌 지역에는 비만인 사람이 없다는 사실을 익히 보았다. 지금은 중국인의 식생활과 생활방식이 서양과 비슷해지고 있다. 《월스트리트저널*The Wall Street Journal*》의 2014년도 실시간 중국 리포트에 따르면, 놀랍게도 현재 중국의 비만 인구는 미국에 이어 두 번째로 많으며, 이는 매우 짧은 기간에 이루어졌다[19]. 그렇다고 해도 유전적 소인이 있는 사람은 나쁜 음식으로 비만이 되기 쉽다.

장기적으로 적절한 생활방식을 유지해야 계속해서 체중이 줄고 적절한 체중을 유지할 수 있다. 한 번에 많이 빠르게 감량할 수 있다는 비법은 장기적으로 효과가 없다. 인기 있는 유행 식이요법은 단기간에 체중을 감량할 수 있게 해줄지 모르지만 신장질환, 심장질환, 암, 뼈와 관절 질환, 그리고 다른 질병 같은 장기간에 걸친 고통도 불러올 수 있다.

몇 개월, 몇 년에 걸쳐 서서히 증가한 체중이 단 몇 주 만에 건강하게 없어지겠는가? 체중 감소를 달리기하듯 해서는 안 된다. 그렇게 하면 곧 식이요법을 포기하고 예전의 식습관으로 다시 돌아가게 된다. 채식주의자 21,105명이 참여한 한 대규모 연구는 채식을 5년 미만 해온 사람보다 그 이상 유지했던 사람들의 체질량지수가 낮았다고 보고했다[15].

식물성 식단이 효과적인 이유

체중 증가에는 해결책이 있다. 하지만 그 해결책을 어떻게 생활에 적용할 수 있을까?

먼저 칼로리를 계산한다는 생각을 버려라. 먹고 싶은 만큼 먹으면서도 살을 뺄 수 있다. 올바른 종류의 음식을 먹으면 된다. 두 번째, 무언가를 희생한다거나 박탈당한다고 생각하지 말라. 배가 고픈 것은 무엇인가 잘못되었다는 신호이며 배고픈 상태가 지속되면 몸은 방어 작용으로 전체적인 대사를 느리게 만든다. 또한 우리 몸에는 무엇을 먹어야 충분한 영양분을 공급할지 일일이 생각하지 않아도 좋은 자연식물식을 하면 필요한 양분을 제공하는 기전이 있다. 이렇게 먹으면 걱정할 게 하나도 없다. 일부 연구에서 자연식품으로 저지방 식물식을 하는 사람은 칼로리를 적게 섭취한다고 했다. 그러나 그들은 육식을 하는 사람들보다 많은 양을 먹는다.[20] 과일, 채소, 통곡물과 같은 식물성 식품이 동물성 식품이나 지방보다 열량이 적기 때문이다.

지방은 그램당 9칼로리를 내지만 탄수화물과 단백질은 그램당 4칼로리를 낸다는 것을 기억하라. 또한 과일, 채소, 통곡물에는 포만감을 주면서도 열량은 거의 없는 식이섬유소가 많이 들어 있다.[20, 21] 따라서 건강한 식사를 하면 음식을 많이 먹더라도 칼로리를 줄일 수 있다. 자연식물식의 장점은 여기서 그치지 않는다. 앳킨스 식이요법과 다른 인기 있는 저탄수화물 식이요법은 비록 채식을 하더라도 칼로리를 적게 섭취하도록 하는 임시방편이기 때문에 비난받아 마땅하다. 비정상적으로 낮은 칼로리를 오랫동안 섭취하기는 어려우며, 칼로리를 제한함으로써 체중을 감소시킨

무엇을 먹을 것인가

다고 해도 장기간 유지되지 않는다.

많은 연구가 채식자들이 육식자들과 같은 양을 먹거나, 훨씬 많은 칼로리를 먹으면서도 날씬하다는 사실을 보여준다.[13, 22, 23] 중국 연구에 의하면, 자연식물식을 하는 중국의 농촌지역 사람들은 미국인보다 체중당 훨씬 많은 칼로리를 섭취한다. 우리는 중국의 농촌 사람들이 육식을 하는 사람들보다 체중이 많이 나갈 것이라고 생각했다. 하지만 사실은 전혀 달랐다. 중국의 농촌 사람들은 음식을 많이 먹고 칼로리도 많이 섭취했지만 여전히 날씬했다. 이런 효과의 상당 부분은 의심할 바 없이 많은 신체활동 때문이었다. 또한 이스라엘[22]과 영국[13] 같은 농업에 기반하지 않은 나라에서 이루어진 연구들도 많은 칼로리를 섭취한 채식주의자들의 체중이 덜 나간다는 사실을 밝혀냈다.

비밀은 무엇일까? 대사를 통한 열의 발생 과정에 있다. 채식주의자들은 휴식하는 동안 대사율이 약간 높은 것으로 관찰되었다.[24] 이는 체지방으로 몸에 축적하는 칼로리보다 체열로 태워버리는 양이 약간 많다는 의미다. 대사율이 조금만 증가해도 24시간 동안 태우는 칼로리가 많게 마련이다.

체중을 줄이려면 얼마나 운동을 해야 할까?

운동은 분명 체중을 줄이는 효과가 있고, 이런 사실에 일치하는 과학적 근거도 있다. 최근 체중과 운동의 관계를 비교한 연구들을 검토한 자료를 보아도 활동적인 사람은 체중이 덜 나간다는 사실을 알 수 있다.[25]

규칙적인 운동 프로그램을 통해 줄어든 체중을 계속 유지할 수 있다는 사실을 증명하는 연구들도 있다. 놀랄 일은 아니다. 하지만 운동 프로그램을 시작하고 바로 중단하는 것은 좋은 생각이 아니다. 운동은 단지 칼로리를 태워 없애는 과정이 아니라 생활의 일부로 지속해야 한다.

체중을 줄이려면 얼마나 운동을 해야 할까? 신뢰할 수 있는 연구 자료를 보면 매일 15~45분 운동을 하면 그렇지 않은 경우보다 체중을 5~8킬로그램 적게 유지할 수 있다[25]. 흥미로운 점은 자질구레한 집안일 같은 자발적인 신체 활동도 잊어서는 안 된다는 것이다. 이런 활동으로 하루에 100~800칼로리가 소비된다.[26, 27] 평소에 신체 활동을 많이 하는 사람은 앉아서 생활하는 사람보다 칼로리 소비가 훨씬 많다.

실험쥐를 이용한 연구에서도 식이요법과 운동을 병합하는 것이 체중 조절에 효과적이라는 사실이 밝혀졌다. 20퍼센트 우유 단백질이나 그보다 훨씬 낮은 5퍼센트 우유 단백질을 투여한 실험쥐를 떠올려 보라. 5퍼센트 우유 단백질을 먹은 쥐는 놀라울 정도로 암의 발생률이 낮았고 혈중 콜레스테롤 수치도 낮았으며 오래 살았다. 실험쥐들은 칼로리를 약간 많이 섭취했지만 대부분 체열로 바꾸었다. 이 실험에서 5퍼센트 우유 단백질을 섭취한 쥐가 20퍼센트 우유 단백질을 섭취한 쥐보다 활발하다는 사실을 알아냈다. 이런 관찰을 확인하기 위해 5퍼센트 우유 단백질 쥐와 20퍼센트 우유 단백질 쥐를 대상으로 운동 기구의 바퀴에 측정기를 장치했다. 첫날에 5퍼센트 우유 단백질을 먹은 쥐는 20퍼센트 우유 단백질을 먹은 쥐보다 2배나 운동을 많이 했다.[28] 연구가 지속되는 2주 내내 5퍼센트 우유 단백질을 투여한 쥐가 운동을 더 많이 했다.

이제 체중에 관해 매우 흥미로운 관찰을 정리해보자. 자연식물식 식단은 체중 유지를 위한 칼로리 균형에 두 가지 방식으로 작용한다.

첫째, 체지방으로 저장하기보다 체열로 칼로리를 태워 없애고, 이런 칼로리 소모에서 비롯된 1년간의 체중 감소는 상당히 크다.

둘째, 자연식물식 식단은 신체 활동을 많이 하게 한다. 또한 체중이 감소하면 신체적으로 활동이 많아진다. 식단과 운동은 체중을 줄이는 데 서로 우호적으로 작용하여 건강 상태를 좋게 만든다.

비만에 대한 올바른 인식

서구 국가들이 직면한 건강에 관한 가장 불길한 전조는 바로 비만이다. 비만 문제는 수많은 사람을 질병의 희생양으로 만들면서 건강관리 체계를 압박하고 있다. 비만 문제를 완화하려고 일하는 사람이나 조직은 많지만, 해결 방안이 합리적이지 못하고 잘못된 정보로 왜곡되는 경우가 많다.

첫째, 성급한 약속이나 속임수가 많다. 비만은 단 몇 주, 아니 단 몇 달 안에 개선할 수 있는 것이 아니다. 미래의 건강에 대한 약속 없이 신속하게 체중을 줄일 수 있다는 식단이나 비법, 약을 조심해야 한다. 단기간에 체중을 줄이는 식단은 장기적으로 건강을 유지할 수 있는 식단으로 바뀌어야 한다.

둘째, 비만을 독립적인 별개의 질환으로 초점을 맞추는 경향은 잘못되었다.[29, 30] 비만을 별도로 생각하다 보면 비만과 연관된 다른 질병을 간과하고 모든 관심이 특정 질병에 대한 치료법을 찾게 된다. 또한 유전적인 정보를 알면 비만을 통제할 수 있다는 주장에 동조하지 말아야 한다. 몇 년 전 비만 유전자를 발견했다면서 크게 떠들썩했다.[31~33] 그 후 비만에 관련된 두 번째 유전자가 발견되었고 세 번째, 네 번째 유전자가 계속해서 발견되었다.

비만 유전자를 탐색하는 목적은 비만의 원인을 제거하는 것보다 약품을 개발하는 데 있다. 이런 일은 지극히 근시안적이고 비생산적이다. 특정 유전자가 비만의 원인이라고 믿는다면 사람들은 비만을 통제할 수 없으리라는 잘못된 믿음에 사로잡힌다.

아주 오래전부터 비만이라는 주제가 연구되었음에도 아직도 그 원인이 불분명하다는 것은 비극이다. 미국 국립의학도서관의 검색 엔진인 '펍메드Pubmed'는 3,500건에 가까운 비만 연구를 공개하고 있으며, 이는 약 23만5,000건의 개별 연구 간행물과 약 60~70배의 논문에 해당하는 양이다. 이 질병에 관해서는 생물학적 원인에서부터 유전자학적 접근까지, 전 세계적 추세와 사회적 비용, 역전 현상과 개인행동과의 관련성까지 온갖 견해가 시험대에 올랐다. 셀 수 없이 많은 연구에도, 이 '질병'을 막으려는 우리의 노력은 어떤 진전도 이루지 못했다. 즉, 시간의 흐르면서 드러난 비만의 예기치 못한 영향과 사회 전체가 서구식 식단으로 바뀌는 것을 막는 데는 별 효과가 없었던 것이다.

다수의 비만 연구가 비만이 독립적인 질병이라는 생각에서 출발했다. 이러한 개념은 약 20년 이상의 심도 있는 논의를 거치며 특정 의학 코드로 정식화된 것이다. 이런 정식화에 찬성하는 측은 별도의 질병으로 규정함으로써 진단과 치료는 물론 보험 처리도 용이하게 할 수 있다고 주장한다. 반면, 반대하는 입장에서는 비만은 서구식 식단에 익숙한 사람들과 밀접하게 연관된 일련의 퇴행성 질병군에서 나타나는 증상에 불과하다고 주장한다. 비만을 독립적 질병으로 다루는 것은 결과적으로 식습관에서 비롯된 다른 관련 질병들을 무시하는 것이다.

과학은 복잡할지 모르겠지만, 답은 간단하다. 우리는 원인을 통제할 수 있다. 그 원인은 포크 끝에 놓여 있다.

무엇을 먹을 것인가

당뇨병

당뇨병의 가장 흔한 형태인 제2형 당뇨에는 비만이 동반되는 경우가 많다. 온 국민들이 지속적으로 체중을 불리면서 당뇨병 발생률도 걷잡을 수 없이 치솟고 있다.

1990년에서 1998년까지 당뇨병 발생률은 33퍼센트 증가했다.[1] 1998년에는 미국 성인의 8퍼센트 이상, 2012년에는 성인의 9.3퍼센트, 20세 이하 청소년 중 20만 명 이상이 (1형과 2형 모두 포함) 당뇨병을 앓았다.[2] 즉 2,910만 명 이상의 미국인이 당뇨병을 앓고 있다는 말이다. 이보다 오싹한 통계도 있다. 당뇨병이 있는 사람들 중 3분의 1 이 자신의 병을 알지 못한다.[3]

사춘기 아이들이 40세가 넘은 성인들에게 발생하는 당뇨병에 걸리고 있다는 사실은 심각한 상황이 아닐 수 없다. 최근 한 신문에 체중이 159킬로그램이나 나가는 15세 소녀의 이야기가 실렸는데, 성인형 당뇨병을 앓는 이 소녀는 하루에 세 차례 인슐린을 맞고 있었다.[4]

당뇨병은 무엇이고, 왜 관심을 가져야 하며, 어떻게 하면 예방할 수 있을까?

악마의 두 얼굴

당뇨병은 대부분 제1형 아니면 제2형이다. 제1형은 어린이와 청소년에서 발병하므로 소아형 당뇨병이라 하고, 모든 당뇨병의 5~10퍼센트를 차지한다. 나머지 90~95퍼센트를 차지하는 제2형은 40세 이상에서 발생하므로 성인형 당뇨병이라고 한다.[3] 하지만 요즘 어린이에게 새로 발병하는 당뇨병의 45퍼센트 이상이 제2형 당뇨이므로 연령에 따른 명칭을 버리고 간단히 제1형과 제2형이라고 분류한다.[5]

당뇨병은 모두 당을 처리하는 대사의 기능 장애로 시작된다. 정상적인 대사 과정은 다음과 같이 진행된다.

- 음식을 먹는다.
- 음식이 소화되면서 탄수화물이 단당류(포도당)로 분해된다.
- 당이 혈액에 유입되면 몸 전체로 전달하기 위해 췌장에서 인슐린이 생산된다.
- 인슐린은 당이 세포 속으로 들어가는 문을 열게 한다. 혈당의 일부는 에너지로 전환되고 일부는 나중에 쓰일 수 있도록 장기 에너지(지방)로 저장된다.

당뇨병이 발생하면 이런 대사 과정이 붕괴된다. 제1형 당뇨병 환자는 췌장의 인슐린 생산 세포가 파괴되어 있으므로 인슐린을 생산하지 못한다. 이는 몸이 스스로를 공격한 결과로, 제1형 당뇨병은 자가면역질환이

무엇을 먹을 것인가

다(제1형 당뇨병과 자가면역질환은 제9장 참고). 제2형 당뇨병 환자들은 인슐린을 생산할 수 있지만, 그 인슐린이 제 역할을 하지 못한다. 인슐린이 혈당을 세포로 흡수하라는 명령을 내려도 몸이 신경을 쓰지 않고, 혈당이 적절하게 대사되지 못한다. 이런 상태를 인슐린 저항성이라고 한다.

우리 몸을 주차장이 완비된 공항이라고 생각해보자. 혈당의 모든 단위는 개별적인 여행자다. 음식을 먹고 나면 혈당이 올라간다. 이제 여행자들이 공항에 도착한 것이다. 많은 사람이 차를 몰고 들어와서 주차한 다음 셔틀버스를 타는 정류장까지 걸어간다. 혈당이 지속적으로 증가하면서 공항의 모든 주차 공간은 최대한 채워질 것이고 사람들은 모두 정류장으로 모일 것이다.

셔틀버스는 인슐린을 상징한다. 안타깝게도 당뇨 공항에는 온갖 문제가 많다. 제1형 당뇨 공항에는 셔틀버스가 아예 없다. 인체에 단 하나뿐인 셔틀버스 제조회사인 췌장은 문을 닫았다. 제2형 당뇨 공항에는 셔틀버스가 몇 대 있지만 제대로 운행되지 않는다. 어느 경우이든 여행자는 원하는 곳에 가지 못한다. 공항은 혼란에 빠진 채 작동 불능 상태가 된다. 몸에서 이런 일이 일어난 경우는 혈당이 위험한 수준으로 증가할 때다. 혈당 대사가 고장 나면 건강에 어떤 영향을 미칠까? 다음은 미국 질병통제센터에서 나온 보고서를 요약한 것이다[3]. 개정판 작업에서 추가된 최근 통계는 굵게 표시했다.

당뇨병으로 인한 합병증

심장질환

- 심장질환으로 사망할 위험이 2~4배 높다.
- **20세 이상 성인의 심장질환 위험은 1.8배 높다.**

뇌졸중

- 뇌졸중의 위험이 2~4배가 된다.
- 성인은 뇌졸중 위험이 1.5배 증가한다.

고혈압

- 당뇨 환자의 70퍼센트 이상이 고혈압을 동반한다.

실명

- 당뇨병은 성인의 주요 실명 원인이다.
- **당뇨 환자 중 28.5퍼센트는 당뇨망막증을 앓고 있으며, 이는 실명으로 이어질 수 있다.**

신장질환

- 당뇨병은 신장질환의 주요 원인이다.
- 1999년, 10만 명 이상의 당뇨 환자가 투석이나 신장 이식을 받았다.
- 2011년, 만성 투석 환자 또는 신장 이식 환자 중 당뇨로 인한 또는 당뇨 관련 신장 기능 부전이 22만 8,924건 발생했다.

신경계질환

- 당뇨 환자의 60~70퍼센트가 신경계 손상을 겪는다.

사지절단

- 하지 절단 사례의 60퍼센트 이상이 당뇨병 환자였다.

치과질환

- 잇몸질환이 증가하면서 치아 손실로 이어질 수 있다.

임신 합병증

다른 질병에도 잘 걸린다.

죽음

현대 약품과 수술로는 당뇨병을 치료할 수 없다. 현재 개발되어 있는 약품은 기껏해야 당뇨 환자가 현 상태를 유지할 수 있도록 도울 뿐 질병의 원인을 치료하지 못한다. 이로 인해 당뇨 환자는 평생 약을 투약해야 하고, 엄청나게 많은 비용을 지불한다. 미국에서 당뇨병에 들이는 돈은

2000년 1,300억 달러에서[3] 2013년 2,450억 달러로 증가했다.[6]

하지만 마음만 연다면 희망은 있다. 우리가 먹는 음식은 당뇨병에 엄청난 영향을 끼친다. 올바른 음식은 당뇨병을 예방할 뿐 아니라 치료한다. 그러면 올바른 식습관은 무엇일까? 아마 내가 무슨 말을 하려는지 짐작하겠지만 연구 결과로 대신하겠다.

당뇨병과 비만은 배다른 형제

대부분의 만성질환과 마찬가지로 당뇨병은 세계 일부 지역에서 다른 지역보다 더 자주 발병한다. 이는 100년 전부터 알려진 사실이다. 당뇨병 비율이 낮은 사람들은 당뇨병이 높은 사람들에 비해 다른 음식을 먹는다는 사실도 잘 알려져 있다. 이것은 단지 우연일까?

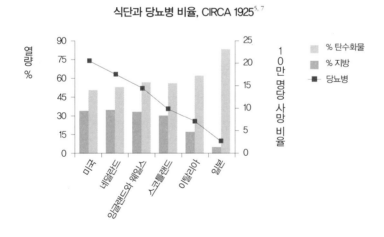

식단과 당뇨병 비율, CIRCA 1925[5, 7]

약 90년 전, 힘스워스H. P. Himsworth는 6개 국가의 식습관과 당뇨병 비율을 비교하는 보고서를 내놓았다[7]. 그는 탄수화물이 많이 든 음식을 먹는 문화권이 있는 반면, 고지방 음식을 먹는 문화권이 있다는 것을 알았다. 지방 대 탄수화물의 섭취 양상은 동물성 대 식물성 식습관이라는 결과로 나타났다.

탄수화물을 섭취하고 지방을 덜 먹을 때 당뇨병으로 인한 사망자 수는 인구 10만 명당 20.4명에서 2.9명으로 급격히 떨어졌다. 결론을 말하자면, 식물성 식품의 고탄수화물과 저지방 식단은 당뇨병을 예방하는 데 도움이 되었다.

30년 후 이 문제가 다시 검증되었다. 동남아시아와 남아메리카 4개국을 조사한 연구자들은 다시 탄수화물 식생활이 낮은 당뇨병 발병률과 연관된다는 것을 알아냈다. 연구자들은 가장 높은 당뇨병 발병률을 보인 우루과이 사람들이 고칼로리, 동물성 단백질, 동물성 지방을 많이 섭취하는 전형적인 서구식 식습관을 갖고 있다는 사실에 주목했다. 낮은 당뇨병 발병률을 보이는 나라는 상대적으로 동물성 단백질, 동물성 지방이 적은 식생활을 했다. 칼로리의 대부분은 탄수화물, 특히 쌀에서 나왔다[8].

연구자들은 중남아메리카와 아시아 11개국으로 연구를 확대했다. 그들은 당뇨병과 가장 밀접한 연관성을 보이는 요인이 체중이라는 사실을 발견했다. 서구식 음식을 먹는 집단이 가장 높은 콜레스테롤 수치를 보였고, 그 결과는 당뇨병 발생으로 이어졌다[9].

교차 비교 연구

이러한 오래된 교차 문화 연구는 느슨하기 때문에 완전히 신뢰할 수 있는 결론을 내릴 수도 있다. 아마도 위의 연구에서 당뇨병 비율의 차이는 식습관이 아니라 유전학에 기인했을 것이다. 신체 활동 같은 측정되지 않은 다른 문화적 요소들이 더 관련이 있을 것이다. 더 나은 조사는 단일 모집단의 당뇨병 비율을 연구하는 것이다.

제칠일안식일예수재림교 신자들이 좋은 예다. 제칠일안식일예수재림교는 고기, 생선, 달걀, 커피, 술, 담배를 멀리할 것을 권장한다. 결과적으로, 그들 중 절반이 채식주의자들이다. 그러나 이러한 채식주의자의 90퍼센트는 여전히 유제품이나 달걀 제품을 소비하고 있으며, 따라서 칼로리의 상당량을 동물성 식품으로부터 얻는다. 고기를 먹는 신자들이라 해도 소비량은 많지 않다는 점에 주의해야 한다. 그들은 일주일에 걸쳐 3인분의 소고기와 1인분 미만의 생선과 가금류를 먹는다.[10] 내 주위에는(생선과 가금류를 포함해) 이 정도의 육류를 이틀에 한 번씩 먹는 사람들이 있다.

재림교 신자와 관련한 연구에서 연구자들은 '소극적' 채식주의자들을 '소극적' 육식주의자들과 비교한다. 이것은 큰 차이가 아니다. 그렇더라도 재림교의 채식주의자들은 육식을 하는 상대방보다 훨씬 더 건강하다.[10] 고기를 먹는 사람들에 비해 채식주의자들의 당뇨병 비율은 절반 정도였다.[10, 11] 또한 비만율 역시 거의 절반 수준이었다.[10]

워싱턴에 있는 일본계 미국인 남성들의 식습관과 당뇨병을 관찰한 또다른 연구가 있다.[12] 이들은 미국으로 이주한 일본인들의 자식으로 놀랍게도, 비슷한 연령대의 일본인 남성들에게서 발견되는 평균 비율보다 4배 이상 높은 당뇨병 유병률을 보였다. 무슨 일이 있었던 걸까?

당뇨병에 걸린 일본계 미국인들도 동물성 식품에만 있는 동물성 단백질, 동물성 지방, 식이 콜레스테롤을 가장 많이 섭취했다.[12] 총 지방 섭취량 또한 당뇨병 환자들 사이에서 더 높았다. 이와 같은 식생활은 비만을 초래했다. 이들 2세대 일본계 미국인들은 일본에서 태어난 남성들보다 식물성 식품은 덜 먹고 동물성 식품은 더 많이 먹었다. 연구진은 미국에 사는 일본 남성의 식습관은 일본인보다 미국인의 식습관에 더 가깝다고 했다. 그 결과 4배 더 높은 당뇨병 발병률이 나타났다.[12]

다른 연구들을 보자.

- 연구진은 콜로라도주 샌 루이스 밸리의 1,300명 가운데 2형 당뇨병
의 증가율과 지방 섭취의 증가가 관련이 있다는 것을 발견했다. 이들
은 "이번 연구 결과는 고지방 저탄수화물 식이요법이 비인슐린 의존
성(제2형) 당뇨병의 시작과 관련이 있다는 가설을 뒷받침한다"고 말
했다.[13]

- 최근 25년간 일본 어린이들의 제2형 당뇨병 발병률은 3배 이상 증가
했다. 연구자들은 동물성 단백질과 동물성 지방의 소비가 지난 50년
동안 급격히 증가했다고 지적하며, 적은 신체 활동과 함께 이러한 식
습관의 변화가 당뇨병 폭발의 원인일지도 모른다고 말했다.[14]

- 1940년에서 1950년까지 잉글랜드와 웨일스에서 당뇨병의 비율이
현저하게 떨어졌는데, 주로 제2차 세계 대전 중 식품 소비 패턴이 현
저하게 달라졌기 때문이다. 전쟁과 그 여파로 섬유질과 곡물 섭취량
이 증가하고 지방 섭취량이 감소했다. 사람들은 식료품 배급에 따라
먹이사슬에서 '낮은' 음식을 먹었다. 그러나 1950년경 곡물을 기반
으로 하는 식단을 포기하고 지방, 설탕, 섬유질 섭취를 늘리자 당뇨
병 비율이 높아지기 시작했다.[15]

- 6년간 아이오와주 여성 36,000명을 대상으로 한 연구에 따르면, 연
구 초기에는 모두 당뇨가 없었으나 6년 만에 1,100여 명의 당뇨병
환자가 발생했다. 당뇨병에 걸릴 확률이 가장 낮은 여성은 통곡물과
섬유질을 가장 많이 섭취한 여성들로, 탄수화물이 가장 많이 함유된
식단을 유지했다.[16]

이 연구 결과들은 전체 인구에서 고섬유질, 식물성 식품이 당뇨병을 예방하고 고지방, 고단백 동물성 식품이 당뇨병을 촉발시킨다는 생각을 뒷받침한다.

불치병 치료하기

위에서 언급한 연구들은 모두 관찰 연구였고, 그에 따른 연관성은 식단을 포함한 환경과 질병의 인과관계에서 우연의 산물이었을 수도 있다. 그러나 통제나 다양한 중재를 이용한 연구도 있었다. 그중에는 심각하게 진행된 제1형, 제2형 당뇨병이나 경미한 당뇨 증상(당 불내성)이 있는 사람들에게 식단을 바꾸도록 하고 그 변화를 살펴본 연구도 있었다.

제임스 앤더슨James Anderson도 식습관과 당뇨병을 연구했으며, 식단하나만으로 극적인 결과를 얻어냈다. 그는 병원에 입원한 제1형 당뇨 환자 25명과 제2형 당뇨 환자 25명에게 고식이섬유소, 고탄수화물, 저지방음식을 먹게 했다.[17] 환자 50명 중 과체중인 사람은 없었고 모두 혈당 수치를 조절하기 위해 인슐린 주사를 맞고 있었다.

음식은 주로 자연식물식 식품이었고 육류는 하루에 고기 한두 조각 정도였다. 그는 환자들에게 일주일 동안 미국당뇨협회가 권고한 음식을 주었고 다음 3주 동안 '채식veggie' 식단으로 바꾸었다. 그 후 대상자들의 혈당 수치, 콜레스테롤, 체중과 투약 결과는 인상적이었다.

제1형 당뇨 환자는 인슐린을 생산하지 못한다. 이런 사람들이 처한 곤경을 식단으로 변화시킬 수 있다고 상상하기는 어렵다. 그러나 단 3주 만에 제1형 당뇨 환자들은 인슐린 투약 용량을 평균 40퍼센트 낮출 수 있었다! 혈당 상태는 극적으로 개선되었다. 콜레스테롤 수치 또한 30퍼센트 떨어졌다는 게 그에 못지않게 중요하다![17] 당뇨 환자의 위험요인 중 하나는 합병증으로 발생할 수 있는 심장질환과 뇌졸중이라는 것을 기억하라. 혈중 콜레스테롤을 낮춰 2차적인 합병증에 대한 위험을 낮추는 것은 고혈당을 치료하는 것만큼이나 중요하다.

제1형 당뇨와는 다르게 제2형 당뇨는 췌장 손상이 그다지 광범위하지 않기 때문에 치료가 잘된다. 따라서 제2형 당뇨 환자들이 고식이섬유소, 저지방 음식을 먹고 보여준 결과는 더욱 인상적이었다. 25명의 제2형 당뇨 환자 중에서 24명이 인슐린 투약을 중지할 수 있었다. 몇 주 만에 단 1명을 제외하고 모두 인슐린 투약을 중지할 수 있었다![17] 한 사람은 21년이나 당뇨병을 앓았고, 하루에 35단위의 인슐린을 맞았다. 집중적으로 식단 관리를 시작한 지 3주가 지나자 인슐린 용량은 하루에 8단위로 떨어졌다. 집에서 8주를 지낸 후에는 인슐린 주사를 맞을 필요가 없게 되었다.[17]

14명의 마른 환자들을 대상으로 한 다른 연구에서 앤더슨은 단 2주 만에 식단 하나만으로 전체 콜레스테롤 수치를 32퍼센트 낮출 수 있었다.[18] 놀라운 결과였다. 특히 그렇게 빠른 시일 내에 효과가 나타났다는 점이 더욱 놀라웠다. 또한 앤더슨은 환자들이 식단을 지속하는 한 콜레스테롤 감소 효과도 지속된다는 사실을 발견했다. 이렇게 낮은 수치는 4년 동안이나 지속되었다.[19]

프리티킨 센터의 과학자들도 당뇨병 환자들에게 저지방 식물성 식이요법과 운동을 처방해 놀라운 결과를 얻었다. 프로그램을 시작할 때 40명의 환자가 약품 치료를 받았으나 그중 34명이 26일 후에 모든 약품을 중단할 수 있었다.[20] 또한 식물식을 지속했을 때 그 효과가 수년 동안 지속된다는 사실도 밝혀냈다.[21]

이 책의 초판이 출간된 이후, 자연식물식 식단이 당뇨병 환자에게 미치는 영향을 시험하는 많은 실험이 진행되었다. 아마도 이 책의 초판 이후 가장 인상적인 발견은 닐 버나드Neal Barnard 박사와 그의 동료들의 동료 평가peer review일 것이다.[22]

일반적인 2~3개월 연구에 비해 상대적으로 긴 74주 연구를 통해 비건 채식을 한 피험자는 미국당뇨병협회ADA가 권장하는 식단을 준수한 피험자보다 더 좋은 성과를 보였다. 반응의 차이 중 일부는 통계적으로 유의미했다. 이 연구 결과가 더욱 인상적인 것은 비건Vegan(완전 채식) 식단을 따르는 참가자들이 자연식물식에 기초한 식단을 고집하지 않았기 때문에 그들의 식단은 영양학적으로 강력하지 않다는 사실이다.

비건, 자연식물식, ADA의 영양 성분

	자연식물식	비건(버나드 연구)	ADA 등가 (버나드 연구)	ADA (권장)
지방, % 칼로리	~10	22.3	33.7	⟨ 25~30
탄수화물, %칼로리	~80	66.3	46.5	45~60
단백질, %칼로리	~10	14.8	21.1	15~20
콜레스테롤, mg/일	0	50	242	⟨ 200
총 식이섬유소, g/일	50+	29.6	19	25~30

이 실험에서 달성된 식이 변화는 환자의 순응도 문제를 고려했지만, 자연식물식 식단의 영양 성분에는 미치지 못한다. 식이지방(22.3% 대 10%), 식이단백질(14.8% 대 ~10%)은 높고 식이탄수화물(66.3% 대 ~80%)은 낮다. 총 식이섬유소 소비량(30g/일)은 중국의 일일 섭취량 77그램에서 알 수 있듯이, 자연식물식 식단에서 가능한 50+보다 현저히 낮다. 또한, 비건 식단의 참가자들은 기록된 콜레스테롤 소비에서 알 수 있듯이 소량의 동물성 식품을 섭취하고 있었다. (식물 기반 식품은 콜레스테롤이 없다.)

이러한 차이점들과 다른 임상의들의 경험 그리고 이전의 연구에 기초해 볼 때, 더 큰 식습관 변화가 있었다면 그 이점은 더 커졌을 것이다.

예를 들어, 1976년의 한 연구는 높은(75%) 복합 탄수화물 식단을 통해 13명의 당뇨병 환자 중 9명이 완전히 인슐린 투약을 중단할 수 있었고, 2명은 이전에 43퍼센트의 복합 탄수화물 ADA 식단을 유지할 때 필요했던 인슐린을 절반으로 더 줄일 수 있다는 것을 입증했다.[23]

또한 이 연구에서 ADA 식단이 식물성 탄수화물과 식이섬유가 적고 단백질과 지방이 풍부하며 동물성 콜레스테롤의 섭취가 많은 ADA 권장사항에 가까웠다는 점도 주목할 필요가 있다. 제2형 당뇨병 환자가 ADA 가이드라인을 이렇게 해석한다면, 알약과 시술을 통한 증상의 말초적 관리를 넘어서는 질병의 해결이 불가능하다는 것은 분명하다.

비건 제2형 당뇨병 환자의 식습관은 ADA 제2형 당뇨병 환자의 식습관보다 더 좋았지만 통제된 환경에서 제공되는 이전 연구에서 제시된 식습관과는 거리가 멀어서 당뇨병을 치료하고 해결하는 데 매우 신속하고 상당한 효과가 있었다. 비건 식단은 올바른 방향으로 가고 있다. 단지 빠르지 않을 뿐이다.

그동안 우리는 이미 치료법이 있는 네 번째 주요 사망 원인인 질병을 치료하는 척하는 데 2,500억 달러(2012년 기준)를 지출하고 있다.[6]

뿌리 깊은 생활습관

연구 결과에서 보았듯이 당뇨병을 이길 수 있는 방법이 있다. 2000년 초반 2개의 연구가 당뇨병에 대한 식이요법과 운동의 효과를 입증했다. 첫 번째 연구는 당뇨 위험군(혈당 증가)에 속하지만 당뇨 환자가 아닌 3,234명을 세 집단으로 나누어 조사했다.[24]

대조군은 표준 식이요법 정보와 (아무런 효과도 없는) 위약을 받았고, 다른 그룹은 표준 식이요법 정보와 당뇨병 치료제 메트포르민을 받았으며, 세 번째 그룹은 강력한 생활습관 중재를 받았다. 세 번째 그룹은 체중을 7퍼센트까지 줄이기 위해 지방이 적은 음식을 먹고 운동을 하도록 했다.

약 3년 후 생활습관 중재 그룹은 대조군에 비해 당뇨병에 걸린 사례가 58퍼센트 적었고, 약품 그룹은 31퍼센트 적었다. 대조군과 비교하여 양쪽 그룹에서 모두 치료 효과를 보였지만 생활습관을 바꾸는 것이 단순히 약을 먹을 때보다 훨씬 효과가 좋고 안전하다는 것을 알 수 있었다. 생활습관의 변화는 약품이 해결해 주지 못한 다른 건강 문제까지 해결해 주었다.

두 번째 연구는 운동, 체중 감소, 적당한 저지방 식단을 포함한 생활습관 개선만으로 당뇨병을 58퍼센트까지 줄일 수 있다는 것을 입증했다.[25]

안타깝게도 잘못된 정보와 뿌리 깊은 생활습관이 건강에 큰 해를 입히고 있다. 핫도그, 햄버거, 감자튀김을 먹는 식습관이 우리를 죽이고 있다. 심지어 채식에 가까운 식단 처방 하나만으로 환자에게서 놀라운 결과를 얻어낸 제임스 앤더슨마저 습관적인 건강 조언에 익숙하지 못했다.

그는 "칼로리의 70퍼센트를 탄수화물로 제공하고 매일 식이섬유소를 70gm 섭취하는 식단이 당뇨병 환자에게 가장 좋다. 그러나 이런 식단에는 하루에 먹을 수 있는 육류가 50~60그램밖에 없어서 많은 사람이 집에서 실행하기에는 실용적이지 못하다"고 했다. 매우 훌륭한 연구자인 앤더슨 교수는 왜 실용적이지 못하다고 말해 듣는 사람으로 하여금 선입견을 갖게 했을까?

그렇다. 생활방식을 바꾸는 것은 실용적이지 못할지도 모른다. 육류와 고지방 식습관을 포기한다는 것이 실제로 행하기 어려울 수도 있지만, 그렇다고 앞에서 언급했던 소녀처럼 열다섯의 나이에 체중이 159킬로그램이나 나가고 제2형 당뇨를 앓는 것이 좋다고 볼 수도 없지 않은가. 약품이나 수술로 치료할 수 없는 심장질환, 뇌졸중, 실명, 사지절단으로 이어지는 질병을 평생 앓거나 인슐린 주사를 맞으면서 살아야 하는 일이 얼마나 실용적인 일인지 모르겠다. 음식을 바꾸는 일이 실용적이지 않을지는 몰라도 분명 그만한 가치가 있다.

유방암, 전립선암, 대장암

나는 연구 활동의 대부분을 암 연구에 집중했다. 실험실에서는 간암, 유방암, 췌장암을 비롯한 여러 암에 초점을 맞췄고, 중국에서 얻은 가장 인상적인 자료도 암과 관련된 것이었다. 1998년, 미국암연구소는 이런 평생의 연구를 인정해 연구업적상을 주었다.

수없이 많은 책이 영양소가 암에 미치는 영향에 대한 근거를 설명했는데, 각각의 특성이 있다. 하지만 그동안 연구를 하며 발견한 것은 지금부터 이야기할 세 가지 암에 대한 영양학적인 영향이 실제로 모든 암에도 똑같은 영향을 미친다는 것이다. 암을 일으키는 원인이 다르고, 암이 발생한 부위가 다르더라도 마찬가지다.

수십만 명의 미국인을 괴롭히는 암은 점점 관심이 고조되는 유방암과 전립선암, 폐암에 이어 암으로 인한 사망 원인 2위인 대장암이다.

어느 가족 이야기

약 20년 전 봄이었다. 코넬대 연구실로 베티라는 여성이 유방암 문제로 전화를 걸어왔다.

"우리 가족 중에는 유방암이 많아요. 어머니와 할머니가 모두 유방암으로 돌아가셨고요. 마흔다섯 살인 우리 언니도 최근에 유방암 진단을 받았어요. 이렇게 가족 중에 유방암이 많으니 이제 아홉 살인 제 딸을 걱정하지 않을 수 없어요. 곧 월경을 시작할 텐데 유방암에 걸릴까봐 무서워요."

베티의 목소리에는 두려움이 여실히 묻어났다.

"암은 가족력이 중요하다는 연구들을 많이 보았고, 우리 딸이 유방암을 피할 방법이 없을까봐 걱정이에요. 제가 생각해본 방법 중 하나는 유방 절제술이에요. 우리 딸의 가슴을 없애버리는 거죠. 무슨 방법이 없을까요?"

베티는 지극히 어려운 입장에 처해 있었다. 딸이 죽음의 함정에 빠지도록 내버려 둘 수도 없고, 그렇다고 유방 절제술을 할 수도 없는 노릇이었다. 극단적이긴 하지만, 베티의 질문은 전 세계 수많은 여성이 겪고 있는 비슷한 문제를 대변한다.

유방암 유전자를 발견했다는 보고들이 나오면서 이런 문제가 더욱 부각되었다. 《뉴욕타임스》를 비롯한 여러 신문과 잡지의 머리기사는 이런 발견을 엄청난 진보로 여기며 떠들어댔다. 덕분에 유방암이 유전에 따른 불운 탓이라는 생각이 팽배하고, 유방암 가족력이 있는 사람들 사이에 큰 두려움을 불러일으켰다. 한편, 과학자와 제약회사들은 한껏 기대에 부풀었다. 신기술을 이용해 유전자 검사를 시행하면 유방암 위험 여부를 평가할 수 있는 가능성이 높았다. 그들은 유방암을 예방하거나 치료하는 방법으로서 이 유전자를 조작할 수 있기를 바랐다. 기자들은 유전이 숙명이라는 태도로 대중을 위해 앞다투어 기사를 쏟아냈다. 이런 일들이 베티 같은 엄마들의 걱정을 부추겼다는 사실은 의심의 여지가 없다.

"글쎄요. 우선 제가 의사가 아니라는 말을 먼저 해야겠습니다. 저는 진단이나 치료에 대해 조언을 해드릴 수 없어요. 그것은 의사가 할 일이지요. 저는 현재까지 나온 연구 결과에 대해서만 말씀드릴 수 있습니다. 그것이 부인에게 도움이 된다면요."

"네, 그게 바로 제가 원하는 거예요."

나는 베티에게 중국 연구와 영양소의 중요한 역할에 관해 들려주었다. 어떤 질병에 대한 유전자를 가졌다고 해서 반드시 그 암에 걸릴 운명에 처한 것은 아니라고 말했다. 유명한 연구들이 내놓은 결과를 보면 유전자 하나가 원인이 되는 암은 몇 가지밖에 안 된다고 했다.

나는 베티가 영양소에 관해 아는 것이 거의 없다는 사실에 놀랐다. 그녀는 암의 원인이 유전자 하나라고 알고 있었다. 음식이 유방암에 얼마나 중요한 영향을 미치는지는 전혀 모르고 있었다. 우리는 30분 동안 이야기를 나누었다. 중요한 문제를 이야기하기에는 짧은 시간이었다. 대화가 끝날 무렵 베티가 내 조언에 만족하지 않는다는 느낌을 받았다. 내가 보수적이고 학문적으로 말한 탓인지도 모르고, 베티에게 어떤 권고를 꺼린 탓일 수도 있었다. 어쩌면 이미 딸을 수술시키기로 마음먹은 건지도 몰랐다. 베티는 시간을 내줘서 감사하다고 했고, 나도 잘 지내기 바란다는 인사를 했다.

여러 사람에게 건강 문제로 자주 질문을 받지만 이번처럼 특이했던 경우는 없었다. 그렇지만 베티만이 아니었다. 또 다른 여성 한 명도 자기 딸이 유방암에 걸리지 않게 양쪽 유방을 절제해야 하느냐고 물었다. 이미 한쪽 유방을 절제한 어떤 여성은 예방 차원에서 나머지 유방도 절제해야 할지 고민 중이라고 했다.

유방암이 우리 사회의 중요한 관심사임은 분명하다. 미국 여성 8명 중 1명이 유방암 진단을 받고 있으며, 이는 세계에서 가장 높은 비율이다. 전 세계적으로 풀뿌리 유방암 단체는 일반 대중이 만든 다른 어떤 조직보다 숫자가 많고 건실한 재정을 바탕으로 다른 보건단체보다 활발하게 활동 중이다. 여성들 사이에 유방암보다 큰 공포와 두려움을 일으키는 질병은 아마 없을 것이다.

유방암의 위험 요소

아래 표에서 보는 것처럼 영양 상태에서 오는 유방암의 위험 요소에는 최소한 4가지가 있다. 이 중에서 많은 부분이 다른 연구들을 통해 잘 정립 된 후 중국 연구에서 재차 확인되었다.

유방암의 위험 요소와 영양

유방암의 위험은 다음과 같을 때 높아진다.	동물성 식품과 정제 탄수화물이 많이 함유된 식품은
초경이 이를 때	초경 연령을 낮춘다.
폐경이 늦을 때	폐경 나이를 늦춘다.
혈액 내 여성 호르몬 수치가 높을 때	여성 호르몬 수치를 높인다.
혈중 콜레스테롤이 높을 때	혈중 콜레스테롤 수치를 높인다.

혈중 콜레스테롤을 제외하고, 이런 위험 요소들은 같은 주제에 대해 다 양한 이야기들을 만들어낸다. 에스트로겐과 프로게스테론을 포함하여 과 다한 양의 여성 호르몬에 노출되면 유방암 위험이 높아진다. 동물성 식품 섭취가 많고 식물성 식품을 덜 먹는 여성은 사춘기가 빠르고 폐경이 늦어

지며 가임기가 길어진다. 이들은 여성 호르몬 수치가 높다.

중국 연구에 따르면, 중국 농촌지역 여성의 일생에 걸친 에스트로겐 노출은 서양 여성에 비해 최소 2.5~3배 정도 낮았다. 여성에게 중요한 호르몬이라곤 하지만 엄청나게 큰 차이다.

세계적으로 앞서가는 유방암 연구자들의 말을 인용하자면[1] "에스트로겐 수치는 유방암 위험의 결정적 인자라는 압도적인 근거가 많이 있다."[2, 3] 에스트로겐은 암의 생성 과정에 직접적으로 관여한다.[4, 5] 또한 유방암의 위험에서 중요한 역할을 하는 다른 여성 호르몬의 존재를 알려주기도 한다.[6~10] 에스트로겐과 관련된 호르몬 수치의 상승은 지방과 동물성 단백질 함유량이 높고 식이섬유가 적은 전형적인 서양식 식단의 결과이다.[1, 11~16]

한 보고서에 따르면, 에스트로겐 수치가 17퍼센트만 감소해도 유방암의 발생률에 엄청난 차이가 생긴다.[17] 이 사실은 중국 농촌지역 여성과 서양 여성의 에스트로겐 수치의 차이가 중요하다는 것을 의미한다.[18] 중국 연구에서 발견한 혈중 에스트로겐 수치 26~63퍼센트 감소와 8~9년 줄어든 가임기는 무엇을 의미할까?

식습관은 에스트로겐 노출에 중요한 역할을 한다.[3, 19, 20] 에스트로겐 수치를 낮출 수 있는 음식을 먹으면 유방암을 예방할 수 있다는 사실을 암시하기 때문이다. 하지만 안타깝게도 대부분의 여성들이 이런 과학적 근거를 알지 못한다는 것이다. 책임감 있고 신뢰할 수 있는 공중 보건 기관에서 제대로 된 정보를 발표한다면 여성들이 유방암을 피하기 위해 실질적이고 효과적인 조치를 취할 수 있지 않을까?

유전자 숙명론

유방암 가족력이 있는 여성들이 두려움에 어찌 할 바를 모른다는 것은 충분히 납득할 만한 일이다. 가족력이 있다는 것은 유전자가 유방암 발생에 일조한다는 의미다. 많은 사람이 "이 병은 집안 내력이에요"라고 말하면서 자기가 할 수 있는 일은 아무것도 없다고 하는 부정적인 말을 자주 듣는다. 이런 숙명론적인 태도는 건강을 지키기 위한 여러 가지 방법이 있음에도 시도조차 하지 않게 한다.

유방암 가족력이 있다면 발병 위험이 높다는 것은 사실이다.[21, 22] 그러나 연구에 의하면, 모든 유방암 사례 중에서 유전적 원인이 있었던 경우는 겨우 3퍼센트 미만이었다.[22] 미국 여성에게 발생하는 대부분의 유방암은 가족력이나 유전자로 인한 것이 아니었다.[23] 하지만 여전히 유전적인 숙명론이 사람들의 마음을 지배하고 있다.

유방암에 영향을 미치는 유전자 가운데 1994년에 발견된 BRCA-1과 BRCA-2가 가장 많은 주목을 받고 있다.[24~27] 이 유전자들은 돌연변이가 일어날 때 유방암과 난소암을 유발할 위험성이 높다고 한다.[28, 29] 돌연변이 유전자는 세대에서 세대로 전해진다. 즉, 유전된다는 말이다.

그러나 이 발견에 흥분하다가는 다른 정보를 놓치기 쉽다. 첫째, 이 유전자의 돌연변이 형태를 갖고 있는 사람은 단 0.2퍼센트(500명 중 1명)뿐이다.[23] 유전적인 변형이 드물기 때문에 일반적인 유방암 사례에서 돌연변이 유전자로 인해 암이 발생한 경우는 드물다.[30, 31] 둘째, 이런 유전자가 유방암에 관여하는 유일한 유전자가 아니라는 것이다.[30] 셋째, 유방암 유전자가 있다고 해서 유방암에 걸리는 것은 아니다. 유전자의 발현에 중심적인 역할을 하는 것은 환경과 식습관 요소다.

최근 한 보고서는 돌연변이 유전자를 가진 여성의 유방암과 난소암의 위험을 조사한 22개의 논문을 검토했다.[29] BRCA-1 유전자가 있는 여성이 70세에 이르렀을 때 유방암에 걸릴 확률이 65퍼센트였고, 난소암은 39퍼센트였다. BRCA-2 유전자가 있는 여성은 각각 45퍼센트와 11퍼센트였다. 이런 유전자를 가진 여성은 분명 유방암에 걸릴 확률이 높다. 그러나 식습관에 좀 더 주의를 기울이면 그 위험성이 낮아질 것이라고 믿어도 되는 이유가 있다. 즉, 돌연변이 유전자를 가진 여성 중에서 절반은 유방암을 일으키지 않는다는 사실이다.

정리하자면, 유방암을 다루는 데 있어 BRCA-1과 BRCA-2의 발견은 매우 중요한 분기점이 되었지만, 특정 유전자의 유전적 발병 원인을 지나치게 중시할 근거는 없다.

유전자에 대한 지식이 해당 유전자를 갖고 있는 일부 여성의 문제를 파악하는 데 중요하다는 것을 부정하는 게 아니다. 다만 이 유전자가 스스로 질병을 일으킬 것이라는 시각에 대해서는 주의가 필요하며, 식습관이 이를 통제할 수도 있다는 점에 주목해야 한다. 우리는 이미 제3장에서 동물성 고단백 식단이 어떻게 유전적 표출을 변화시키는지 보지 않았는가?

선별 검사와 비영양학적 예방

유전적인 위험이나 가족력과 관련된 새로운 정보들이 나오면서 여성들은 유방암 선별 검사를 받으라는 권유를 자주 받는다. 선별 검사는 합리적인 절차다. BRCA 유전자 양성 반응이 나온 여성에게는 특히 그렇다. 하지만 유전자 검사가 암을 예방하는 일은 아니라는 것을 기억해야 한다.

선별 검사는 단순히 질병이 관찰 가능한 상태로 진행되고 있는지 보기 위한 방법일 뿐이다. 일부 연구에 의하면, 유방 엑스선 촬영을 자주 하는 그룹이 그렇지 않은 그룹보다 사망률이 약간 낮은 것을 발견했다.[32~34] 암을 초기에 발견하면 암 치료가 성공할 가능성이 높다는 의미다.

조기에 발견해 치료해야 한다는 통계는 일단 유방암으로 진단이 내려진 후에 적어도 5년 이상 생존할 가능성이 그 어느 때보다 높다는 것을 보여준다.[35] 이는 정기적으로 선별 검사를 받도록 캠페인을 벌여 많은 여성이 조기에 유방암을 발견하자는 것을 의미한다. 조기에 발견하면 치료와 관계없이 5년 이내 사망률이 줄어든다. 결론적으로 유방암 치료법이 발전했기 때문이 아니라 단순히 조기에 발견했다는 이유로 5년 생존율을 늘릴 수 있는 것이다.[36]

선별 검사 외에도 유방암 예방을 위한 비영양학적인 방법도 있다. 특히 가족력이 있거나 BRCA 유전자가 있는 고위험군 여성들이 관심을 가지는데, 타목시펜Tamoxifen 복용이나 유방 절제술 등이다.

타목시펜은 유방암을 예방하기 위해 많이 복용하는 약품이지만 장기적인 관점에서 봤을 때 장점이 명확하지 않다.[37, 38] 유방암 위험성이 높은 여성들에게 4년간 타목시펜을 투여하자 유방암 발병 사례가 49퍼센트나 줄었다는 연구 결과가 있지만, 에스트로겐 수치가 매우 높은 여성에 국한될 수 있다.[39] 이런 이유로 FDA는 일정 기준에 맞는 여성에게만 타목시펜을 투약하도록 승인했다. 또 다른 연구는 타목시펜이 어떤 효과도 보장하지 않는다는 결론을 내놓았다.[40] 유럽에서 시행된 연구에 의하면, 통계적으로 유의미한 효과가 없어서, 타목시펜의 효과에 의문을 제기했다.[41, 42] 게다가 타목시펜이 뇌졸중, 자궁암, 백내장, 심부정맥 혈전증, 폐색전 등의 위험을 높인다는 우려도 제기되었다.[40] 타목시펜의 대안으로 다른 화학약품도 연구되었지만, 제한적인 효과 혹은 부작용이 문제가 되었다.[43, 44]

타목시펜 같은 약품은 항에스트로겐 약품으로 간주된다. 실제로 이 약품들은 에스트로겐을 감소시키는 작용을 한다.[2, 3] 내 질문은 간단하다. 왜 에스트로겐이 증가하는 근본적인 이유를 묻지 않을까? 우리는 이제 동물성 단백질과 지방이 적고 가공하지 않은 식물성 식단이 에스트로겐 수치를 낮춘다는 충분한 정보를 갖고 있다. 그런데도 음식을 바꾸는 해결책을 제안하는 대신 효과가 없을지도 모르고, 부작용이 나타나는 약품을 개발하고 홍보하는 데 엄청난 돈을 쏟아 붓고 있다.

식이 요인이 여성 호르몬 수치를 조절한다는 사실은 학계에 오랫동안 알려져 있었지만 최근의 한 연구 결과는 특히 인상적이다.[45] 사춘기가 시작되면서 증가하는 몇몇 여성 호르몬은 8세에서 10세 소녀들이 7년 동안 지방과 동물성 식품 섭취를 어느 정도 줄이는 것만으로도 20~30퍼센트(프로게스테론은 50퍼센트) 감소했다. 이런 결과는 식습관 개선을 통해 이루어졌고 유방암의 첫 씨앗이 뿌려지는 시기에 나왔으므로 더욱 특별하다. 소녀들은 하루에 지방 28퍼센트, 콜레스테롤 150밀리그램을 넘지 않는 식물성 식이 지침을 따랐다.

유방암 위험이 높은 여성들에게는 세 가지 선택지가 있다. 첫째, 수술이나 의약품 복용을 하지 않고 지켜본다. 둘째, 평생 타목시펜을 복용한다. 셋째, 유방 절제술을 받는다. 하지만 네 번째 선택지도 있다. 정기 검사를 받으면서 동물성 식품과 정제 탄수화물, 지방 섭취를 피하는 것이다. 또한 음주를 피하고(유방암 위험을 증가시킴), 충분한 운동을 해야 한다(발병 위험을 현저하게 감소시킴). 이미 유방 절제술을 받은 여성에게도 이 네 번째 선택지가 효과적이었음을 관찰한 바 있다. 기저질환자 치료 과정에서 식습관 개선의 효과는 최신 심장질환 연구들,[46, 47] 제2형 당뇨병(제7장 참조) 임상 기록, 조기 전립선암,[48] 흑색종[49](치명적인 피부암)과 간암 등의 임상실험 연구[50]를 통해 보고된 바 있다.

환경호르몬

현재 환경호르몬과 유방암 관련해 몇 년째 나오는 또 다른 이야기가 있다. 이 책의 초판 출간 이후 수년간 주목받았던 환경화학물질, 즉 환경 호르몬에 관한 것이다. 광범위하게 퍼져 있는 화학물질들은 호르몬 작용을 방해하는 것으로 알려졌지만 인체의 어떤 호르몬을 방해하는지는 분명하지 않다. 화학물질들은 생식기관 기형, 선천성 기형, 제2형 당뇨병을 일으킨다고 한다.

이런 유해한 영향을 끼치는 화학물질은 여러 종류가 있고, 대부분은 산업 오염물질과 관련 있다. 다이옥신과 폴리염화바이페닐PCBs을 포함한 화학물질은 인체 내로 유입되었을 때 배출되지 않고 그대로 체내에 남는다. 이런 성질로 인해 화학물질들은 체지방과 모유에 축적된다. 이런 화학물질 가운데 일부는 암세포의 성장을 촉진한다고 알려졌지만 육류, 우유, 어류를 과다하게 섭취하지 않는 한 큰 위협이 되지 않는다. 사실 화학물질 노출의 90~95퍼센트는 동물성 식품을 먹는 데서 기인한다.

유방암의 주요 원인[51]이라고 인식되는 두 번째 화학물질은 다환방향족 탄화수소PAHs라 불리는데, 산업사회에서 흔히 볼 수 있는 산업 공정을 비롯해 자동차 배기가스, 공장 굴뚝, 석유타르 제품과 담배 연기에서 발견된다. 폴리염화바이페닐, 다이옥신과는 달리 PAHs는 인체에 흡수되었을 때 몸 밖으로 배출된다. 그러나 여기에도 문제는 있다. PAHs가 몸 안에서 대사될 때 DNA와 결합해 복합물이나 부가물을 생성한다(제3장 참조). 이것이 암을 일으키는 첫 단계이다. 3장에서 매우 강력한 발암물질이 인체 내로 유입되었을 때 영양소에 의해 조절된다는 사실을 증명하는 연구를 설명했다. 따라서 PAHs가 DNA에 결합하는 산물의 비율은 바로 우리가 무엇을 먹느냐로 조절된다.

2002년, 뉴욕 롱아일랜드 지역 연구에서 유방암에 걸린 여성들의 PAHs-DNA 부가물 수치가 소폭 증가하는 것으로 나타난 것은 이 여성

무엇을 먹을 것인가

들의 육류 섭취가 많았기 때문일 수 있다.[52] 육류 섭취는 PAHs와 DNA 결합을 증가시킨다. PAHs 섭취량은 유방암에 걸릴 위험과 아무 관계가 없을 수 있다. 이 연구에서 PAHs 노출과 PAHs-DNA 부산물 수는 전혀 상관없는 것으로 나타났다.[52] 어떻게 이게 가능했을까? 여성들이 실제 섭취한 PAHs 양은 거의 같은 수준의 소량이지만 흡수한 PAHs와 DNA 결합을 증가시키는 동물성 단백질과 지방을 많이 섭취한 여성들의 유방암 발병률이 높을 가능성이 있다. 이 연구에서 대사되지 않는 폴리염화바이페닐과 다이옥신은 유방암과 연관성이 없었다.[53] 이는 환경호르몬이 유방암 발병에 미치는 영향이 음식이 미치는 영향보다는 적을 수 있다는 것을 암시한다.

2005년 초판 발행 이후 이 주제에 관한 많은 연구 보고서가 나왔지만, 거의 모든 보고서가 유방암 유발의 주요 원인으로 환경호르몬에 주목했다. 영양의 역할에 대해서는 논의조차 없었다. 유방암과 칼로리 섭취량 또는 비만과의 관계를 피상적으로 다룬 경우가 그나마 나은 경우였다. 물론 소비 수준에 따른 칼로리 섭취량에 관해 그간 알려진 사실이나 비만을 일으키는 원인 등에 대해서는 아무런 언급이 없었다.

이런 연구 중 상당히 많이 인용되고 있는 대표적인 문헌이 캐나다의 환자-대조군 연구다.[54] 이 연구는 1,005명의 유방암 환자와 1,146명의 대조군을 대상으로 유방암과 환경호르몬에 노출된 직업과의 연관성을 조사했다. 29개의 직종 중 유방암 발병률과 통계적 상관관계가 유의미한 직종은 5개 직종(농업, 술집/도박장, 자동차 플라스틱 부품 제조업, 통조림 제조업, 금속산업[55])뿐이었고, 4개 직종은 거의 아무런 관련성이 없는 것으로 나타났다. 유방암과 환경호르몬과의 연관성을 증명하기에는 매우 빈약한 결과다. 그럼에도 연구진은 이 결과가 "내분비 활동을 교란시키는 화학물질과 발암물질에 대한 노출 정도와 유방암 발병률과의 연관성 가설"을 지지한다고 주장했다.

이들은 발암과 환경호르몬 노출 관련성을 다루면서, 식품 생산 과정 자체가 이미 화학물질에 노출된 환경 속에 살고 있는데도 식습관과 유방암이 관련되어 있다는 입장에 대해서는 비난을 서슴지 않았다. 식품 영양 구성의 중요성을 인정하기 싫기 때문이다. 어떤 입장이 유방암과 식단 사이의 연관성에 대해 설득력이 있는지를 판단하려면 아래 두 문헌을 살펴보면 된다. 첫 번째는 2005년 이후에 나온 유방암과 환경호르몬에 대한 439개 최신 연구에 대한 리뷰다.[56] 저자는 유방암 원인이 매우 복합적이라는 점을 강조하면서 그 이유를 설명하기 위해 유방암 발병률을 증가시킨다고 알려진 다양한 화학물질군을 제시한다. 하지만 이들은 영양 문제가 유방암 발병률 증가에 미치는 영향에 대해서는 설명하지 못했다. 그들이 서문에 썼듯이 "식습관, 스트레스 또는 비만과 유방암과의 관련성을 조사한 복잡하고 논란의 소지가 있는 문헌은 논외"로 했기 때문이다.

두 번째는 유방암과 식이요법 연구 문헌을 빠짐없이 검토하고 그 연구 결과를 주의 깊게 검토한 논문이다.[57] 이 논문은 "음주, 과체중, 체중 증가를 제외하고 통계적으로 유의미하고, 일관되고 확실한 [유방암 발병과 식습관 사이의] 연관성은 보이지 않는다"고 결론지었다. 하지만 동시에 그 이유를 식습관의 분산도가 큰 국가 간 비교 연구와는 달리 국내 연구에서는 식습관의 분산도가 매우 제한되기 때문이라고 부연했다.

이 두 보고서는 모두 유방암과의 연관성을 설명하는 데 있어 식습관보다는 화학물질을 보다 설득력 있는 변수로 보고 있다. 하지만 이는 실증된 것이 아니라 추론한 것이다. 이 보고서들은 유방암과 식습관 사이의 연관성에 대한 영양학적 설명을 평가하기 위한 근거로 식습관 분산도가

무엇을 먹을 것인가

큰 국가 간 연구가 아닌 분산도가 충분하지 않은 국내 연구를 선택했다. 이는 처음부터 설명력이 불충분할 수밖에 없는 문헌을 고른 것으로, 영양 효과의 설명력이 부족한 것이 아니라 영양학에 대한 저자들의 이해가 부족한 것이다.

환경호르몬을 섭취하게 되면—그 친척뻘인 약제들과 마찬가지로 - 이른바 복합 기능 산화효소mixed function oxidase라 불리는 간 효소계에 의해 해독(때론 활성화)된다. 영양소는 이 효소 작용의 대부분을 빠르게 중화시킬 수 있다. 나는 40년 전에 이미 이 과정을 검증한 바 있다.[58] 예를 들어, 가장 완만한 단백질 식이 변화만으로도 헵타클로르[59] 같은 살충제나 페노바르비탈[60] 같은 신경안정제의 유독성을 중화하거나, 아플라톡신 같은 강력한 발암 화학물질의 발암성을 낮출 수 있었다(3장을 참조하라). 이 물질들 역시 환경호르몬으로 볼 수 있다. 내 연구를 비롯해 여러 연구에서 환경호르몬의 영향이라고 관찰된 효과는 환경호르몬이라는 매개의 유무와 상관없이 영양이 발병 과정에 미치는 효과의 발현일 가능성이 크다.

내분비 교란 화학물질도 마찬가지다. 내분비 교란 화학물질은 에스트로겐 같은 호르몬 활동을 교란시켜 다양한 생체 활동에 영향을 미친다. 에스트로겐이 증가하면 유방암 발병 가능성이 커진다. 그런데 영양(특히 단백질[61] 식이섬유소,[62] 지방[63] 섭취)이 혈중 에스트로겐 수치를 변화시켜 에스트로겐 활동을 교란(예를 들어, 활성화)시킨다는 확실한 연구 결과가 있다.

각종 연구 문헌에 보고된 환경호르몬의 영향 중 노출 자체로 인한 영향과 영양에 의해 매개된 효과는 어느 정도인가? 유방암과 환경호르몬의 연관성을 보여준 캐나다 연구의 5개 직종 종사자들이 특정 영양 식품 섭취가 부족해서 그런 것이라고 볼 수는 없을까? 과학자들이 식습관 데이터 수집을 하지 않는 한 이에 대한 답을 찾을 수는 없다. 그리고 초판에서 내렸던 결론은 여전히 유효하다. 다른 암의 발병을 촉진하는 영양, 즉 식물성 식품이 부족한 식단이 유방암 발병에도 주된 영향을 미친다.

좀 더 분명히 해 두자. 나는 인위적인 환경호르몬, 특히 유독성 물질에 노출되는 것에 적극 반대한다. 하지만 환경호르몬의 악영향에 대해 협소하게 접근하면 질병 발생을 줄일 수 있는 진짜 중요한 방법을 놓치게 된다. 바로 자연식물식이다.

호르몬 대체 요법

유방암 문제와 관련해 마지막으로 한 가지 간략하게 짚고 넘어가자. 호르몬 대체 요법이 유방암의 위험을 높이는가 하는 문제다. 호르몬 대체 요법은 여성들이 폐경기 이후 겪는 불쾌한 증상을 완화시키고 뼈를 건강하게 하면서 관상동맥 심장질환을 예방한다.[64] 그러나 현재 호르몬 대체 요법은 생각했던 것만큼 장점이 많지 않다고 알려져 있으며, 심각한 부작용이 있을지 모른다는 우려도 있다. 어떤 것이 사실일까?

초판에서 호르몬 대체 요법에 대해 언급한 것은 매우 시의적절했다. 초판 발행 이전 수년간 시행되었던 실험적 호르몬 대체 요법 사용에 대한 연구 결과가 다수 발표되었기 때문이다. 두 개의 무작위 임상 실험이 특히 주목할 만한 결과를 말해 준다.

여성건강주도권 연구WHI[65]와 심장, 에스트로겐/프로게스틴 대체 요법 연구HERS[66]가 매우 흥미롭다. 여성건강주도권 연구는 호르몬 대체 요법을 받은 여성이 5.2년 경과 후 유방암에 걸린 비율은 26퍼센트 증가했다고 보고한 반면, HERS 연구는 30퍼센트 이상 증가한 것으로 파악하고 있다.[67] 이 연구들은 호르몬 대체 요법으로 에스트로겐에 대한 노출이 증가할수록 유방암 발병률 또한 증가했다는 일관성을 보인다.

통상 호르몬 대체 요법은 관상동맥 심장질환 발병률을 낮추는 것으로 인식되어 왔다. 하지만 반드시 그런 것은 아니다. 여성건강주도권 연구의 대규모 임상 결과에 따르면 호르몬 대체 요법을 받은 폐경기 여성 1만 명 중 심장질환은 7명, 뇌졸중과 폐색전은 각각 8명이 더 걸린 것으로 나타났다.[65] 우리가 생각했던 것과는 정반대다. 무엇보다 호르몬 대체 요법은 심혈관질환 발병률을 높일 수 있다. 반면, 직장암이나 골절에는 효과가 있다. 1만 명의 여성 중 직장암은 6명, 골절은 5명으로 비교적 적게 나타났다.[65]

이 책의 초판 발행 이후, 유방암 발병률은 2002년에 비해 2003년(6.7퍼센트)에 더 급격히 감소했으며, 2004년 평준화된 것으로 보고되었다.[67] 이러한 감소폭은 같은 기간 호르몬 대체 요법 감소와 밀접한 관련을 보이며, 앞서 언급한 에스트로겐이 유방암을 야기한다는 연구결과를 뒷받침한다.

이러한 정보를 바탕으로 어떤 판단을 해야 할까? 호르몬 대체 요법은 여러모로 계산해봐도 장점보다 단점이 많아 보인다. 의사들도 그런 조언을 하겠지만 여성들 각자가 스스로 결정을 내려야 한다. 유방암의 위험을 낮추기 위해 폐경기의 정서적이고 신체적인 증상을 아무런 도움 없이 견딜 것인지, 아니면 유방암과 심혈관질환의 위험이 높아지더라도 불쾌한 증상을 덜기 위해 호르몬 대체 요법을 받을 것인지 선택해야 한다. 그러나 폐경기 증상으로 힘든 시간을 보내고 있는 여성들에게는 결정하기 어려운 일일 것이다.

나는 호르몬 대체 요법에 의존하는 대신 음식을 이용한 더 나은 방법을 제안한다. 근거는 다음과 같다.

- 가임기에 호르몬 수치는 증가하지만 식물식을 하는 여성들은 수치 증가가 높지 않다.
- 폐경기에 도달했을 때 생식 호르몬 수치가 떨어지는 것은 자연스러운 일이다.
- 식물성 식품을 먹는 여성들의 경우 폐경기에 이르면서 낮아지는 호르몬 수치는 동물성 식품을 주로 먹는 여성들에 비해 그 차이가 크지 않다. 이 개념을 이해하기 쉽게 설명하면, 식물성 식품을 먹는 사람은 수치가 40에서 15로 떨어진다면 동물성 식품을 먹는 사람은 60에서 15로 떨어진다는 말이다.
- 인체 안의 급격한 호르몬 변화는 폐경기 증상을 야기한다.
- 식물식을 하는 사람들은 호르몬 감소로 인한 충격이 적고 폐경기 증상도 덜하다.

더 많은 연구가 필요하지만, 이 근거들은 우리가 알고 있는 것에 기초해 매우 타당하다. 그러나 향후 이루어질 연구가 이런 세부사항을 확인하지 못하더라도, 식물을 기반으로 한 식단은 유방암과 심장질환의 발병 위험을 가장 많이 낮춘다.

나는 타목시펜, 호르몬 대체 요법, 환경호르몬 노출, 예방적 유방 절제술 같은 유방암을 둘러싼 여러 방법이 더 안전하고 훨씬 더 유용한 영양 계획을 세우는 것을 방해하는 장애물이라고 확신한다.

중요한 것은 우리가 유방암에 대한 생각을 바꾸고, 정보를 필요로 하는 여성들에게 제공하는 것이다.

무엇을 먹을 것인가

부시 대통령의 대장 내시경 검사

2002년 6월 말, 조지 W. 부시 대통령이 대장 내시경 검사를 받는 약 2시간 동안 딕 체니 부통령에게 대통령직이 넘겨졌다. 부시 대통령의 대장 내시경 검사는 세계 정치에 미치는 영향 덕분에 미국 전역에서 뉴스거리가 되었고, 잠시나마 결장과 직장 검사가 주목받았다. 전국에 걸쳐 코미디언들이 이 일을 농담 삼고, 뉴스 진행자들은 이 검사를 상세히 설명했다. 이와는 별개로 모든 사람이 갑자기 대장 내시경 검사가 무엇이며, 왜 필요한지를 화제로 삼았다. 수많은 사람의 목숨을 앗아가고 있는 결장암과 직장암에 나라 전체가 관심을 기울였다는 것은 이례적인 일이었다.

결장암과 직장암은 대장에 생긴 암으로 통칭해 대장암이라고 한다. 사망률로 볼 때 대장암은 세계에서 네 번째로 흔한 암이다.[68] 미국에서는 두 번째로 흔한 암이며, 미국인의 6퍼센트가 대장암에 걸리고 있다.[35] 일부에서는 서구화된 나라에 사는 사람의 절반은 70대에 이르면 대장암이 생긴다고 주장하고, 그중 10퍼센트는 악성으로 변한다고 한다.[69]

지리적 불균형

북미, 유럽, 호주, 아시아의 몇몇 부유한 나라는 대장암 발생률이 매우 높고 아프리카, 아시아, 대부분의 중미와 남미에서는 발생률이 낮다. 예를 들어, 체코는 남성 10만 명 중 34.19명이 목숨을 잃고, 방글라데시에서는 남성 10만 명당 0.63명이 대장암에 걸린다.[70, 71] 나라에 따라 대장암의 발생률이 크게 다르다는 사실은 수십 년 전부터 알려졌다. 원인은 어디에 있을까? 이런 차이는 유전적인 요인일까, 아니면 환경적인 요인일까?

대장암에 가장 중요한 역할을 하는 것은 식습관을 포함한 환경적인 요소로 보인다. 대장암의 위험률이 낮은 나라에서 높은 나라로 이주한 사람들의 2세대를 조사했을 때 대장암의 위험률도 같이 증가했다. 이는 주요 원인이 식습관과 생활방식이라는 것을 암시한다.[72]

또한 다른 연구들에 의하면 식습관과 생활방식이 변화하면서 대장암의 발생률도 빠르게 변한다. 한 집단 내 대장암 발생률의 급속한 증가는 유전자의 변화로는 설명될 수 없다. 인간 사회에서 어떤 유전자가 널리 퍼져서 영구적인 변화를 일으키고 다음 세대로 전해지기까지는 수천 년이 걸린다.

40년 전에 발표된 획기적인 논문 연구자들은 전 세계 32개국의 환경적인 요소와 암의 발생률을 비교했다.[73] 암과 식습관에서 발견된 가장 강력한 사실 중의 하나는 대장암과 육류 섭취 사이의 연관성이었다.

여성 대장암 발병률과 일일 육류 소비량

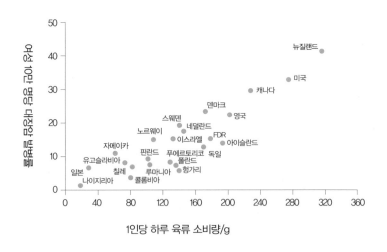

논문에 따르면 육류, 동물성 단백질, 설탕을 많이 먹고 곡류를 적게 먹는 나라는 대장암 발생률이 훨씬 높았다.[73]

무엇을 먹을 것인가

데니스 버킷Denis Burkitt은 식이섬유소가 전반적으로 소화기 건강에 필수적이라는 가설을 세웠다. 그는 아프리카와 유럽인의 대변과 식이섬유소 섭취를 비교한 후 대장암은 식이섬유소 섭취가 적은 탓이라고 했다.[74] 식이섬유소는 우리 몸이 소화할 수 없는 성분으로 식물성 식품에서만 발견되는 영양소라는 사실을 염두에 두어야 한다.

7개국의 식단을 비교한 다른 유명 연구에서 얻은 데이터를 근거로 연구자들은 하루에 식이섬유소 10그램을 먹으면 장기적으로 대장암의 발생률이 33퍼센트 낮아진다는 사실을 발견했다.[75] 딸기 한 컵, 배 한 개, 콩 한 컵에는 10그램의 식이섬유소가 들어 있다. 어떤 종류가 되었건 콩 한 컵이면 식이섬유소 10그램 이상을 충분히 얻을 수 있다.

이 모든 연구 결과를 볼 때 식단이 대장암에 중요한 영향을 미치는 것은 명백해 보인다. 하지만 무엇이 대장암을 예방할까? 식이섬유소일까? 과일과 채소일까? 탄수화물일까? 우유일까? 식품과 영양소 모두 제각기 역할이 있다는 것은 알고 있지만, 모든 사람이 동의하는 대답이 나온 일은 거의 없다.

대장암과 식이섬유소

식이섬유소와 대장암의 연관성에 대한 논쟁의 대부분은 버킷이 아프리카에서 한 연구가 시발점이다. 버킷의 유명세로 인해 많은 사람이 건강한 대장의 비결이 식이섬유소에 있다고 믿었다. 아마 당신도 식이섬유소가 대장암 예방에 좋다는 말을, 적어도 식이섬유소가 신체 대사를 원활하게 한다는 말은 들어보았을 것이다. 하지만 그 누구도 식이섬유소가 대장암을 예방하는 마법의 탄환이라는 사실을 증명하지 못했다. 식이섬유소와 관련해 결정적인 결론을 내리기 어려운 기술적인 이유가 있다.[76] 식이섬유소가 단순한 물질이 아니라는 것이다. 식이섬유소는 수백 가지의 물질을 대표하고, 지극히 복잡한 일련의 생화학적·생리적인 과정을 통한다.

연구자들이 식이섬유소의 장점을 알아보기 위해서 수백 가지의 식이섬유소 중에서 어느 것을 측정하고 어떤 방법을 사용해야 할지 결정해야 한다. 실제로 몸에서 어떤 식이섬유소가 어떤 작용을 하는지 알아내는 게 불가능하기 때문에 표준 절차를 수립하는 일 자체가 거의 불가능하다.

표준 절차가 확실하게 수립되어 있지 않은 탓에 중국 연구에서는 12가지가 넘는 방식으로 식이섬유소를 측정해야 했다. 4장에서 요약했듯이 거의 모든 식이섬유소 섭취가 올라가면 대장암의 발생률은 내려갔다. 하지만 어떤 종류의 식이섬유소가 중요한지에 대해 분명한 해석을 내릴 수 없었다.[77]

이런 불확실성에도 식이섬유소를 함유한 식단이 대장암을 예방한다는 버킷의 초기 가설이 옳다고 믿으며, 이런 효과는 모든 식이섬유소의 집단적인 작용에서 나온다고 생각한다. 사실 식이섬유소가 대장암을 예방한다는 가설은 점점 설득력을 얻고 있다.

1990년 일단의 연구자들이 식이섬유소와 대장암에 관한 60개의 연구를 검토했다.[78] 그 결과 대부분의 연구가 식이섬유소가 대장암을 예방한다는 생각을 지지했다. 연구 결과들을 종합하면 식이섬유소를 많이 섭취한 사람들이 적게 섭취한 사람들보다 대장암의 위험이 43퍼센트나 낮았다. 채소를 많이 먹은 사람들은 채소를 적게 먹은 사람들보다 52퍼센트 낮았다. 하지만 연구자들은 "이런 결과가 채소의 식이섬유소로 인한 영향인지 비식이섬유소로 인한 영향인지 구별하지 못했다"고 했다. 2년 후인 1992년에 다른 연구자들이 대장암이 있는 사람들과 없는 사람들을 비교한 연구 13개를 검토했다.[79] 그들은 식이섬유소를 많이 섭취한 사람들이 적게 섭취한 사람들보다 대장암 발병 위험이 47퍼센트 낮았다는 것을 확인했다. 사실 이들이 알아낸 결과는 영양제가 아니라 음식을 통해 하루 식이섬유소 섭취량을 13그램 늘린다면 미국에서 발생하는 모든 대장암 발생의 약 3분의 1을 예방할 수 있다는 것이었다. 앞서 말했듯이 13그램이면 어떤 종류건 콩 한 컵으로 얻을 수 있는 양이다.

최근에는 에픽EPIC이라는 거대한 연구에서 전 유럽의 519,000명을 대상으로 식이섬유소 섭취와 대장암에 관한 데이터를 모았다.[80] 그 결과 일일 식이섬유소 섭취량이 34그램인 사람의 20퍼센트는 대장암 발병 위험률이 13그램인 20퍼센트의 그룹에 비해 42퍼센트 낮았다는 것을 확인했다.

다시 한번 강조하지만 식이섬유소는 영양제가 아니라 음식에서 얻어야 한다. 식이섬유소를 함유한 식단은 대장암 위험을 낮춘다고 말할 수 있다. 분리된 식이섬유소 그 자체의 효과에 관해서는 여전히 단정 지어 말할 수 없다. 이는 음식에서 분리된 식이섬유소를 먹으면 효과를 내지 못할 수도 있다는 의미다. 하지만 식이섬유소가 많이 들어 있는 식물성 식품을 먹으면 분명히 효과가 있다. 이런 식품에는 채소, 과일, 통곡물이 있다.

사실 우리는 섬유질이 함유된 음식으로 대장암을 얼마나 예방할 수 있는지 확신할 수 없다. 왜냐하면 사람들이 이러한 음식들을 많이 먹을수록 동물성 음식을 덜 먹기 때문이다. 그렇다면 과일, 채소, 통곡물은 괜찮고 육류는 위험할까? 아니면 둘 다일까? 남아프리카공화국에서의 최근 연구는 이 질문에 답하는 데 도움을 주었다.[81]

남아프리카공화국의 백인들은 흑인들보다 17배에 달하는 대장암 발병률을 보였다. 처음에는 이런 차이가 흑인들이 먹는 정제되지 않은 옥수수에서 취하는 식이섬유소의 양이 훨씬 많기 때문이라고 봤다. 그러나 최근에는 정제된 옥수수, 즉 식이섬유소를 뺀 옥수수를 먹으면서 백인들보다 식이섬유소 섭취가 현저히 줄어들었다. 그럼에도 흑인들의 대장암 발병률은 여전히 낮은 수준에 머물러 있다.[82] 이는 식이섬유소에 의한 대장암 예방 효과에 간과할 수 없는 의문을 제기한다.

보다 최근의 연구는 백인들의 높은 대장암 발병률은 아래 표에서 볼 수 있듯이 동물성 단백질(77g 대 25g/일), 총 지방(115g 대 71g/일)과 콜레스테롤 (408mg 대 211mg/일)의 섭취 증가 때문일 수 있다는 것을 보여주었다.[83] 연구자들은 백인들의 대장암 발병률이 훨씬 더 높은 것은 식이섬유소 부족보다 식단의 동물성 단백질과 지방의 양과 관련이 있을 수 있음을 시사했다.

남아프리카공화국 흑인과 백인의 동물성 단백질, 총 지방, 콜레스테롤 섭취량

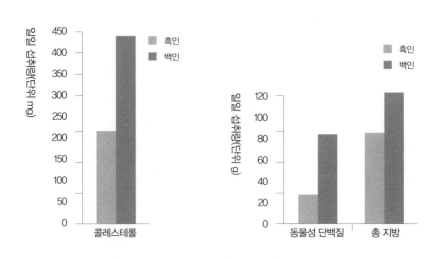

무엇을 먹을 것인가

명백한 사실은 식이섬유소가 많고 동물성 식품이 적은 식단은 대장암을 예방할 수 있다는 것이다. 연구 결과들은 자연식물식 식단이 대장암의 발생률을 극적으로 낮춘다는 것을 명백하게 보여주고 있다. 우리는 식이섬유소가 무엇이며, 어떤 기전으로 이루어지는지, 그 영향이 얼마나 되는지 알 필요가 없다.

대장암과 우유

1990년대 후반에 진행된 연구는 대장암을 촉진하는 위험 요소들, 과일과 채소를 적게 먹고 동물성 식품과 정제 탄수화물을 많이 먹는 식습관이 인슐린 저항성 증후군을 촉진한다는 사실에 주목했다.[84~86] 과학자들은 이 사실을 근거로 인슐린 저항이 대장암을 일으킨다는 가설을 세웠다.[84~89] 인슐린 저항을 조절하는 식단은 대장암에 이로운데, 바로 자연식물식 식단이다.

이 식단에는 최근 시장에서 무차별 공격을 받고 있는 탄수화물이 많이 함유되어 있다. 혼란이 계속되고 있는 관계로 탄수화물의 유형을 한 번 짚고 넘어가겠다. 탄수화물에는 정제 탄수화물과 복합 탄수화물의 두 종류가 있다. 정제 탄수화물은 비타민과 무기질, 단백질과 식이섬유소가 함유되어 있는 식물의 껍질을 기계적으로 벗겨내고 남은 전분과 설탕이다. 이런 식품(보통 설탕, 밀가루 등)은 영양 가치가 매우 적다. 정제 밀가루로 만든 파스타, 당질이 많은 곡류, 흰 빵, 사탕류, 설탕이 가득 든 탄산음료 같은 음식은 가급적 피해야 한다. 그 대신 가공하지 않은 신선한 과일과 채소, 현미와 오트밀 같은 자연적인 복합 탄수화물을 함유한 식품을 먹어야 한다.

칼슘이 대장암에 효과적이라는 말을 들어보았을 것이다. 이는 우유까지 확대될 수 있다. 고칼슘 식단이 대장암을 예방한다는 가설은 두 가지 근거를 토대로 세워졌다. 첫 번째는 칼슘이 대장에서 특정 세포의 성장을 저해한다는 것이고,[90, 91] 두 번째는 칼슘이 담즙산과 결합한다는 것이다. 담즙산은 간에서 나와 대장으로 유입되어 대장암을 일으키는 것으로 여겨지는데, 칼슘이 담즙산과 결합해 대장암을 예방한다는 것이다.

한 연구 그룹은 일반적으로 유제품을 다수 포함한 고칼슘 식단이 대장에 있는 특정한 세포의 성장을 저해한다고 했다.[91] 하지만 이런 효과는 다양한 세포에 일관적으로 나타나지 않았다. 또 다른 연구 그룹은 칼슘이 대장암을 유발할 위험이 있는 담즙산을 줄이는 효과가 있음을 증명했지만, 밀이 많이 들어 있는 음식이 담즙산을 줄이는 데 훨씬 효과가 높은 것으로 나타났다.[92]

특이하게도 칼슘과 밀 함유량이 높은 음식을 동시에 먹었을 때는 영양제만 먹었을 때보다 담즙산의 결합 효과가 약하게 나타났다. 이런 현상을 보면 영양소들이 서로 결합되었을 때는 예상치 못한 결과가 나타날 수도 있음을 알 수 있다.

칼슘 보충제나 칼슘이 풍부한 우유를 통해 대장암을 예방한다는 가설은 회의적이다. 칼슘 섭취가 많지 않고 유제품을 전혀 먹지 않는 중국 농촌지역 사람들은 대장암 발생률이 높지 않았다.[93] 오히려 칼슘을 많이 섭취하는 유럽과 북미 지역의 대장암 발생률이 가장 높았다.

생활습관 중에서 대장암에 가장 중요한 영향을 미치는 것은 운동이다. 운동을 많이 하면 대장암에 잘 걸리지 않는다. 세계암연구재단과 미국암연구소에서 시행한 연구를 보면 20개 연구 가운데 17개 연구가 운동이 대장암에 효과가 있다는 결론을 내렸다. 하지만 안타깝게도 그 이유와 작용 기전에 대한 설득력 있는 근거는 나오지 않았다.[72]

풍요병과 전립선암

전립선암에 대해 많은 이야기가 오가지만, 대부분 전립선이 무엇인지 잘 모른다. 전립선은 호두만 한 크기의 남성 생식기관으로 방광과 대장 사이에 자리 잡고 있으며 정자가 여성의 난자를 만나 수정하도록 도와주는 정액을 생산한다.

전립선은 작은 조직치고는 상당히 많은 문제를 일으킨다. 내 친구 몇 명도 지금 전립선암으로 투병 중인데, 비단 그들만 그런 것은 아니다. 최근의 한 연구는 "전립선암은 미국 남성들에게 가장 흔한 암으로 모든 악성 종양의 25퍼센트를 차지한다"고 지적했다.[94]

70세 이상의 남성 절반이 불편을 느끼지 않는 잠재성 전립선암을 갖고 있다.[95] 전립선암은 많이 발생하지만 진행이 느려 진단받은 환자의 7퍼센트만 5년 내에 사망한다.[96] 따라서 어떻게 치료해야 할지 그 방법을 알아내기 어렵다. 환자나 의사의 주된 질문은 '다른 원인으로 죽기 전에 전립선암이 생명을 위협하는 일이 있을까?' 하는 것이다.

전립선암이 생명을 위협할 가능성이 있는지 판단하는 데 이용하는 것은 혈중 전립선특이항원PSA의 농도다. PSA 수치가 4보다 높으면 전립선에 이상이 있는 것으로 진단된다. 하지만 이 검사 하나만으로 암을 확진하기는 힘들다. PSA 수치가 4를 약간 넘는 경우는 특히 그렇다. 검사의 모호성은 어떤 결정을 내릴지 매우 어렵게 한다. 이와 관련해 친구들이 내게 조언을 구하는 경우가 있다. 작은 수술을 받아야 할까, 아니면 큰 수술을 받아야 할까? PSA 수치가 6이라면 심각한 문제일까, 아니면 단지 경고로만 받아들여야 할까? 만일 이것이 경고성이라면 어떻게 수치를 줄일 수 있을까? 개개인의 임상 상태에 관해 말할 수는 없지만 연구 결과는 말할 수 있다. 연구 결과로 보면 전립선암 역시 식단이 중요한 역할을 한다.

특정 식단과 암 사이에 연관성이 있다는 생각에는 논란이 있지만 오랫동안 인정된 가정에서부터 시작해보자.

- 전립선암 발생률은 나라마다 크게 다르며, 유방암 발생률보다도 차이가 크다.
- 1차적으로 서구화된 식습관과 생활방식을 가진 사회에서 전립선암의 발생률이 높다.
- 개발도상국에서는 서구화된 식습관을 가졌거나 서구로 이주한 남성들이 전립선암으로 고통받고 있다.

전립선암 역시 다른 풍요병과 유사한 패턴을 보인다. 이런 사실은 전립선암에 유전적인 요소가 작용하지만 환경적인 요소가 지배적인 역할을 한다는 것을 말해준다. 그러면 환경적인 요소 중 어떤 것이 중요할까? 식물성 식품이 좋고 동물성 식품은 나쁘다는 점은 모두 짐작했을 것이다. 그런데 놀랍게도 식단과 전립선암 사이의 가장 일관적이고 구체적인 연결고리는 유제품 섭취였다.

2001년 하버드대학교의 연구는 매우 설득력이 있다.

14개의 사례 대조군 연구에서 7개가 유제품과 전립선암에 양적인 연관성이 있음을 관찰했다. 연구 결과, 유제품을 많이 섭취한 남성들이 전립선암에 걸릴 위험은 약 2배, 암의 전이나 치명적인 전립선암에 대한 위험성은 4배까지 증가했다.[97]

1998년에 나온 에드워드 지오바누치Edward Giovannucci의 연구도 비슷

무엇을 먹을 것인가

한 결론에 도달했다.[98] 다시 말해, 수많은 근거가 동물성 식품과 전립선암에 연관성이 있다는 것을 보여준다. 유제품의 경우에는 칼슘과 인이 부분적으로 영향을 끼쳤을 수 있다. 이런 연구 결과들에 반대 의견을 내놓을 여지는 별로 없다. 위의 연구들 모두 십여 개 이상의 개별적인 연구를 분석한 것으로 설득력 있는 자료를 제공한다.

전립선암의 메커니즘

다른 암에서 본 것과 마찬가지로 대규모 관찰 연구에서 전립선암과 동물성 식단 사이에 관련이 있음이 밝혀졌다. 특히 유제품과의 연관성이 높았으므로 전립선암과 유제품 사이에 작용하는 메커니즘을 이해하는 것이 논쟁의 핵심이 될 것이다.

첫 번째 메커니즘은 암세포의 성장을 촉진하는 호르몬, 즉 필요에 따라 우리 몸에서 만들어지는 호르몬이다. 콜레스테롤이 심장질환의 지표인 것처럼 인슐린유사성장인자 IGF-1이라 불리는 성장 호르몬이 암의 예측자로 밝혀졌다. 통상적으로 이 호르몬은 건강하다는 명목 아래 세포가 성장하는 속도를 효율적으로 관리한다. 즉, 복제를 통해 세포를 증식하고, 오래된 세포는 버리는 과정을 조절한다. 그러나 건강하지 않은 상태에서 IGF-1은 새로운 세포를 만들고 성장시키는 동시에 오래된 세포를 제거하는 작용이 약해져서 암의 촉진을 돕는다. 그러면 우리가 먹는 식품과 어떤 관계가 있을까? 동물성 식품 섭취는 성장 호르몬 IGF-1의 혈중 농도를 증가시키는 것으로 밝혀졌다.[100~102]

전립선암과 관련하여 IGF-1이 정상보다 높은 사람은 진행기advanced-stage 전립선암 위험이 5.1배 높은 것으로 알려졌다.[99] 이에 더해 IGF-1을 비활성화하는[103] 단백질의 혈중 농도가 낮은 사람은 진행기 전립선암 위험이 9.5배였다.[99] 이 숫자에 별표를 몇 개 붙여야 한다. 이는 무척 중요하고 인상적인 결과로, 우리가 육류와 유제품 같은 동물성 식품을 먹을 때 IGF-1을 많이 만들어낸다는 것이다.[100~102]

두 번째 메커니즘은 비타민 D 대사와 관련이 있다. 비타민 D는 우리 몸에서 만들어지지 않는다. 이틀에 한 번씩 15분에서 30분 정도 햇볕을 쪼이면 몸이 필요한 만큼 알아서 생성한다. 비타민 D 합성은 햇볕 외에 음식의 영향을 받고, 비타민 D가 형성되는 과정은 몸에 의해 감시되고 통제된다. 이는 우리 몸이 만들어내는 자연적인 균형 작용으로, 전립선암뿐 아니라 유방암, 대장암, 골다공증, 제1형 당뇨병 같은 자가면역질환에도 영향을 미친다.

비타민 D는 암, 자가면역질환, 골다공증 같은 질병을 예방할 뿐 아니라 몸 전체에 여러 가지 작용을 한다. 이렇게 중요한 활성 비타민 D는 음식이나 약품에서 얻을 수 있는 것이 아니다. 우리 몸은 활성 비타민 D를 주의 깊게 구성된 일련의 제어 장치와 센서를 사용해 정확하고 적절한 시점에 적절한 양을 생산한다. 그리고 우리의 식단이 활성 비타민 D를 얼마나 많이 생산할지 그리고 어떻게 쓸지 결정한다. 동물성 단백질은 활성 비타민 D의 생성을 차단하는 경향이 있다. 비타민 D의 수치가 낮은 채로 지속된다면 전립선암이 발생할 수 있다. 또한 칼슘 섭취가 높으면 활성 비타민 D가 감소하는 환경이 조성되어 문제를 악화시킨다.

그러면 어떤 식품에 동물성 단백질과 칼슘이 많이 들어 있을까? 우유와 유제품이다. 이는 유제품 섭취가 전립선암과 연관성이 있다는 근거와 완벽하게 부합한다. 이러한 정보는 생물학적인 기능과 관찰된 데이터가 어떻게 맞아떨어지는지 보여준다. 그 메커니즘을 다시 검토해보자.

- 동물성 단백질은 IGF-I을 만들어내고, 이는 세포의 성장과 제거 과정을 교란시켜 암의 발달을 부추긴다.
- 동물성 단백질은 활성 비타민 D의 생성을 억제한다.
- 우유에서 발견되는 칼슘 또한 활성 비타민 D의 생산을 억제한다.
- 활성 비타민 D는 신체에 좋은 작용을 한다. 활성 비타민 D의 수치가 낮으면 여러 가지 암이나 자가면역질환, 골다공증 같은 질병이 발생하기 쉽다.

여기서 가장 중요한 것은, 전립선암 같은 질병을 예방하는 데 있어 음식(좋은 것이든 나쁜 것이든)의 여러 효과가 조화를 이루어 작용한다는 것이다. 이런 네트워크가 존재한다는 것을 알고 나면 어떤 기능이 먼저고 어떤 기능이 나중인지 궁금해진다. 우리는 이런 네트워크 내의 반응들이 각각 별개라고 생각하는 경향이 있는데, 요점을 비켜가는 생각이다.

암 같은 질병의 원인을 완전히 설명해 주는 단 하나의 메커니즘은 존재하지 않는다. 어리석은 생각이다. 하지만 지금 알아야 할 것은 이렇다. 유제품과 육류 섭취가 전립선암에 심각한 위험 요소로 작용한다는 종합적이고 광범위한 근거들이 있다.

오니시의 전립선암 연구

이 책 초판 출판 이후 발표된 식물식 식단의 잠재적 힘에 대한 설득력 있는 새 연구들 중 일부는 전립선암에 관한 것이었다. 임의 통제 실험에서 식물식 식단으로 중증 심장질환을 역전시킨 딘 오니시는 초기 전립선암 환자에게도 같은 방식을 적용했다. 오니시는 수술이나 방사선 치료, 약물 치료를 하는 대신 '면밀한 관찰'을 선택했는데, 단순히 암의 진행 징후를 감시하는 것을 의미했다. 앞서 이야기 했듯이, 전립선암은 천천히 커지는 경향이 있고, 우리가 사용해온 치료법들은 종종 영구적인 부작용을 초래하기도 하기 때문에, 초기 전립선암에 걸린 환자들 중 몇몇은 질병을 관찰하는 쪽을 선택한 것이다.

오니시는 한 남성 그룹을 자연식물식, 스트레스 감소, 그룹 서포트, 운동으로 구성된 프로그램에 참여시키고, 또 다른 그룹을 표준으로 삼았다. 자연식물식 식단과 생활습관을 병행한 그룹의 12개월간 평균 PSA 수치는 표준 그룹에 비해 감소했다. 게다가 이들의 혈액은 실제 세포 배양에서 대조군의 혈액보다 암의 성장을 월등히 억제했다.[104] 3개월간의 자연식물식 식단과 생활습관 조절 후, 이들의 유전자 500개 이상에서 큰 변화가 나타났고, 암을 촉진시키는 것으로 알려진 유전자 또한 억제되었다.[105] 2년 후, 표준 그룹의 27퍼센트가 기존의 치료법(수술, 방사선 치료, 화학요법)을 요구했으며, 자연식물식 식단과 생활습관을 조절한 그룹에서는 5퍼센트만이 기존 치료법을 요구했다.[106] 간단히 말하면, 오니시는 중증 심장질환에서 이루었던 역전을 초기 전립선암에서도 동일하게 증명한 것이다. 즉, 식단과 생활습관의 변화만으로도 이 끔찍한 질병을 멈추게 할 수 있으며, 심지어는 치료할 수도 있다는 것을 말이다.

이 연구 결과에 비춰보면 최근 연구에서 서구식 식단(붉은 가공육, 고지방 유제품, 정제 곡물)을 더 많이 먹는 전립선암 환자가 10년 이내에 암으로 사망할 확률이 2.5배 높다고 밝혀진 것은 놀랄 일도 아니다.[107] 하루 3회 이상 유제품을 섭취하는 전립선암 환자의 경우, 1회 이하로 섭취하는 사람에 비해 1년 이내에 암으로 사망할 확률이 141퍼센트 증가한다.[108]

오니시의 개입연구와 기존의 관찰연구 결과로 볼 때, 전립선암의 예방과 치료에 있어 식단과 생활습관 개선의 강력한 효과는 이제 부인할 수 없게 되었다. 내 생각에는, 우리는 모든 의사가 모든 전립선암 환자에게 당장 유제품 섭취를 중단하고, 자연식물식 식단을 받아들이라고 말해야 할 만큼 결정적인 관찰상·기전상·데이터상의 증거를 갖고 있다.

함께하기

매년 50만 명이 넘는 미국인들이 병원에서 유방암, 전립선암, 혹은 대장암에 걸렸다는 말을 듣게 될 것이다. 이들은 모든 신규 암 환자의 40퍼센트를 차지한다. 이 세 가지 암은 환자 자신뿐 아니라 그들의 가족과 친구들의 삶을 폐허로 만든다.

장모님이 51세에 대장암으로 돌아가셨을 때, 우리 중 누구도 영양이 건강에 어떤 의미를 가지는지 알지 못했다. 사랑하는 사람의 건강에 무심한 게 아니었다. 단지 정보가 없었을 뿐이다. 40년이 흘렀지만, 별로 달라진 것은 없다. 암이거나 암에 걸릴 위험이 있는 사람들 가운데 자연식물식 식단으로 암을 이겨내고자 한 사람이 얼마나 되는가? 아마 거의 없을 것이다. 그들 역시 40년 전의 우리처럼 정보가 없을 것이다.

의료기관과 의료 정보 제공자들의 태도는 실망스럽기 그지없다. 국가 및 지역의 암 관련 조직은 자연식물식을 신뢰하지 않고 논의하는 것조차 꺼린다. 건강의 핵심인 음식은 기본적으로 약물, 방사선 및 수술을 기반으로 하는 기존 의학에 대한 강력한 도전이다(4부 참조). 영양 전문가, 연구원 및 의사로 구성된 광범위한 의료 집단은 전체적으로 이 증거를 모르거나 공유하기를 꺼린다. 이러한 실패로 인해 미국인들은 생명을 구할 수 있는 정보에서 비껴나 있다.

이제 의사들이 암 예방과 치료를 위한 잠재적인 경로로 식습관 개선을 촉구하는 선택지를 논의해야 한다는 충분한 근거가 있다. 이제 미국 정부가 우리 식단의 독성이 암의 가장 큰 원인이라는 것을 논의해야 한다는 충분한 근거가 있다. 이제 국내 유방암 단체와 전립선암 및 대장암 단체가 자연식물식 식단이 얼마나 효과적인 항암제인지에 대한 정보를 모든 미국인에게 제공할 수 있는지에 대해 논의해야 한다는 충분한 근거가 있다.

이러한 논의가 이루어진다면, 내년에는 의사로부터 유방암, 전립선암 또는 대장암이라는 말을 듣는 사람들이 50만 명 미만으로 떨어질 가능성이 있다. 그다음 해에는 더 적은 수의 친구, 동료 및 가족이, 그리고 다음 해에는 훨씬 더 적을 것이다.

이 미래가 우리의 현실이 될 가능성은 실재하며, 이 미래가 모든 사람의 건강에 대한 약속을 지키는 한, 가치 있는 미래이다.

CHAPTER 9

자가면역질환

자가면역질환은 몸을 서서히 좀먹는다. 자가면역질환은 치료가 어려울 뿐더러 심신의 기능을 점진적으로 상실하는 경우가 흔하다. 심장질환, 암, 비만, 제2형 당뇨병과는 달리 자가면역질환은 자기 몸을 조직적으로 공격한다. 이 병에 걸린 환자는 이 싸움에서 이기기 쉽지 않다.

미국에서는 매년 25만 명이 80가지 이상의 자가면역질환 가운데 하나로 진단받고 있으며[1, 2] 여성이 남성보다 2.7배나 높다. 전 세계 인구의 7~10퍼센트가 이 질환을 앓고 있으며, 미국에서만 수천만 명에 달한다.[3]

흔한 자가면역질환의 종류는 다음의 표에 나와 있다. 1번에서 9번이 전체 자가면역질환의 97퍼센트를 차지하고, 가장 연구가 많이 된 질환은 다발성 경화증, 류마티스 관절염, 전신성 홍반성 낭창, 제1형 당뇨병, 류마티스성 심장질환이다. 이 표에 빠져 있는 질환으로는 염증성 장질환,[5] 크론병(만성 장염),[5] 류마티스성 심장질환,[4] 파킨스병이 있다.[6]

각 질병의 이름만 보면 모두 다른 병으로 생각하기 쉽지만 최근 한 연구는 "이 질병들을 집단적으로 고려하는 것이 중요하다"고 지적했다.[2] 모두 비슷한 임상 배경을 갖고,[4, 7, 8] 가끔 한 사람이 동시에 여러 질환을 앓기도 하며, 같은 인구 집단에서 발견된다.[2] 예를 들면, 다발성 경화증과 제1형 당뇨는 거의 동일한 인종적·지리적 분포를 보인다.[9]

일반적으로 자가면역질환은 적도에서 멀리 떨어진 곳에서 많이 발생하는데, 이런 현상은 1922년부터 알려졌다.[10] 예를 들어 다발성 경화증은 적도에서 훨씬 먼 곳에서 100배 이상 흔하다.[11]

자가면역질환[2]

1. 그레이브스병(갑상선 기능 항진증)	10. 쇼그렌증후군
2. 류마티스 관절염	11. 중증 근무력증
3. 갑상선염(갑상선 기능 저하증)	12. 다발성근염/피부근염
4. 백반증	13. 에디슨병
5. 악성 빈혈	14. 피부경화증
6. 사구체신염	15. 원발성 답즙성 간경변증
7. 다발성 경화증	16. 포도막염
8. 제1형 당뇨병	17. 만성 활동성 간염
9. 전신성 홍반성 낭창(루푸스)	

자가면역질환은 저마다 다른 부위에 생기고 각각 다른 이름을 갖지만, 공통적인 특징을 보이니 하나의 거대한 질병으로 생각하는 것도 무리는 아니다. 암도 신체의 어느 부위에 있느냐에 따라 구체적으로 이름이 정해진다.

모든 자가면역질환은 암과 흡사하게 한 부위의 생리학적 기전에 이상

무엇을 먹을 것인가

이 발생한 결과다. 가장 중요한 기전은 면역체계로, 자기 세포를 외부 세포로 잘못 인식해 공격하는 것이다. 제1형 당뇨에서는 췌장이 공격당하고, 다발성 경화증에서는 수초가, 관절염에서는 관절 조직이 공격당한다. 즉, 자가면역질환은 면역체계가 반란을 일으켜 생기는 질병이다.

외부 물질에 대한 면역성

면역체계는 놀랍도록 복잡하다. 어떤 사람들은 면역체계를 폐처럼 식별 가능한 장기로 여기지만 전혀 그렇지 않다. 면역체계는 그야말로 시스템이지 장기가 아니다. 면역체계는 외부 침입자에 대항해 싸우는 군사 조직과 같다. 군인들은 백혈구이며 각자 임무를 지닌 여러 하위 집단으로 구성되어 있다. 하위 집단은 고도의 임무를 띤 해군, 육군, 공군, 해병대에 비유할 수 있다. 면역체계를 유지하기 위한 신병모집센터는 뼈의 골수 안에 있는데, 골수는 줄기 세포라고 불리는 특화된 세포를 만들어내는 책임을 맡는다. 세포들 가운데 일부는 신체의 다른 곳에 사용되는데, 이를 B세포라 부른다(뼈Bone에서 유래).

골수에서 형성되는 세포들은 미성숙한 채로 분화되지 않고 남아 있다가 흉선(흉곽 안 심장 바로 위에 있는 기관)으로 옮겨 가서 특화된다. 이 세포들은 T세포라 불린다(흉선Thymus에서 유래). 이 세포들은 다른 세포와 팀을 이루어 복잡한 방어 계획을 세운다. 이런 세포들은 비장(왼쪽 갈비뼈 아래에 위치)과 림프절을 비롯한 신체의 주요 교차로에서 만나는데, 이런 접점은 작전본부나 통제센터 같아서 군인 세포들이 진열을 정비하고 외부 침입자를 공격하기 위해 팀을 이루는 곳이다.

세포들은 팀을 이룰 때 적응력이 현저히 높아진다. 여러 가지 상황에서 다양한 외부 물질에 반응할 수 있고 심지어 한 번도 본 적 없는 물질에도 대항할 수 있다. 이물질에 대한 면역체계의 반응은 놀랍도록 창의적인 과정으로 자연의 경이가 아닐 수 없다.

외부 침입자는 항원이라 불리는 단백질 분자다. 외부 세포는 신체에 손상을 가하는 세균이나 바이러스가 될 수 있다. 우리 면역체계는 이런 항원을 발견하면 파괴해 버린다. 외부 항원들은 각기 다른 성질을 갖고 있어 단백질을 구성하는 아미노산의 순서로 식별되는데, 인간이 제각각 다른 얼굴을 가진 것과 비슷하다. 단백질은 수많은 아미노산으로 만들어지므로 서로 다른 '얼굴'을 만들어낼 수 있으며, 그 가능성은 무궁무진하다.

공격을 당할 때마다 항원에 대항하기 위해서 사용할 수 있는 방어 전략을 맞춤화해야 한다. 방어 방식은 각각의 공격자에 대한 '거울 이미지 mirror image' 단백질을 만드는 것이다. 거울 이미지가 항원에 완벽하게 들어맞아야만 파괴할 수 있다.

면역체계의 기본 원리는 마주치는 얼굴마다 주형鑄型을 형성해 놓고, 다시 마주치면 주형을 이용해 침입자를 인식해서 파괴하는 것이다. 이때 주형은 B세포 항체가 될 수도 있고, T세포 수용체 단백질이 될 수도 있다.

침입자에 대한 모든 공격을 기억하는 과정이 바로 면역이다. 예를 들어, 수두에 처음 노출되었을 때는 힘들게 싸움을 벌여야 하지만, 수두 바이러스와 다시 마주쳤을 때는 어떻게 대항해야 하는지 정확하게 알고 있으므로 싸움은 훨씬 쉽고 빨리 성공적으로 끝난다. 다시 수두에 걸릴 일도 없다.

자기 몸에 대한 면역성

면역체계가 외부 단백질에 대항해 싸울 때는 자연의 경이지만, 보호해야 할 자기 조직을 공격할 때는 재앙이 된다. 모든 자가면역질환에는 자기 파괴적인 과정이 공통적으로 발생한다. 마치 인체가 자살을 시도하는 것이나 마찬가지다.

이런 자기 파괴적인 행위에 대한 근본적인 기전을 분자 모방molec-ular mimicry이라고 한다. 군인 세포들이 물리치고자 하는 일부 외부 침입자는 우리 세포와 너무 똑같아 보인다. 면역체계가 침입자에게 맞는 주형을 떠 놓았지만 그 주형이 도리어 자신의 세포에도 맞는 일이 벌어지는 것이다.

이렇게 되면 면역체계가 자신의 세포를 포함하여 그 주형에 맞는 모든 세포를 파괴해 버린다. 이것은 면역체계의 극도로 복잡한 자기 파괴 과정 으로 외부 침입자 단백질과 신체 단백질을 구분하지 못하는 치명적인 오 류로 인해 발생한다.

이런 일은 음식과 어떤 관계가 있을까? 이런 오류는 자신의 세포를 공 격하도록 속임수를 쓰는 항원이 우리가 먹는 음식에 들어 있기 때문에 생 긴다. 예를 들어, 소화 과정에서 일부 단백질이 아미노산으로 완전히 분해 되지 않은 채 혈류로 들어온다. 면역체계에서는 소화되지 않은 단백질을 외부 침입자로 간주하기 때문에 이를 파괴하기 위해 주형을 만들어 파괴 적인 자가면역 과정이 시작된다.

신체 단백질을 모방하는 외부 단백질을 가장 많이 공급하는 식품이 우 유다. 대부분의 면역체계는 상당히 영리하게 작용한다. 군인들이 아군을 향해 총구를 겨누는 일을 막으려고 안전망을 마련하는 것처럼 면역체계 는 신체를 공격하는 일을 막기 위한 안전망을 마련한다.

비록 침입자 항원이 우리 몸 세포와 똑같아 보인다고 해도 면역체계는 자신의 세포와 침입자 항원을 구별할 수 있다. 사실 면역체계는 우호적인 세포를 파괴하지 않고 침입자 항원에 대항할 주형을 만들기 위해 세포를 이용한다.

이것은 전쟁에 대비하기 위해 군대를 훈련시키는 것과 비슷하다. 면역체계가 적절하게 작용할 때는 항원처럼 생긴 몸의 세포를 파괴하지 않고 군사 세포를 침입자 항원에 즉각 대응하도록 준비시키는 훈련에 이용할 수 있다. 이것은 우리 몸이 스스로 조절하는 자연적인 능력의 놀라운 예다![1]

면역체계는 매우 섬세한 과정을 통해 어떤 단백질을 공격하고 어떤 것을 공격하지 않아야 하는지 결정한다.[12] 하지만 자가면역질환을 일으키는 과정은 아직 알려지지 않았다. 우리가 아는 것은 면역체계가 침입자 항원과 자신의 세포를 구별할 수 있는 능력을 잃어버리면 세포를 훈련에 이용하지 않고 자신의 세포와 침입자를 함께 파괴해 버린다는 것이다.

제1형 당뇨병

제1형 당뇨병의 경우 면역체계가 인슐린 생산을 책임지고 있는 췌장 세포를 공격한다. 치료 방법이 없는 제1형 당뇨병은 어린이에게서 발병해 가족에게 힘겹고 고통스러운 경험을 안긴다. 대부분의 사람들이 잘 모르는 사실이지만, 제1형 당뇨병 또한 식습관과 연관성이 있다는 강력한 근거가 있다. 구체적으로 말하자면 유제품과 연관이 있다. 우유 단백질이 제1형 당뇨병을 일으킨다는 근거는 잘 알려져 있다.[13~15] 제1형 당뇨병의 발병 가능성은 다음과 같다.

- 아기가 모유를 충분히 먹지 못하고, 유아식으로 조제된 우유 단백질을 먹었다.
- 우유가 소장에 도달해 아미노산으로 소화 분해되었다.
- 일부 유아는 우유를 완전히 소화시키지 못해 아미노산 사슬이나 단

무엇을 먹을 것인가

백질 일부가 소장에 그대로 남는다.

- 소화되지 못한 단백질 일부가 혈액으로 흡수된다.
- 면역체계는 이 단백질을 외부 침입자로 인식하고 파괴하려고 한다.
- 안타깝게도 이 단백질은 인슐린을 만드는 췌장 세포와 똑같아 보인다.
- 면역체계는 우유 단백질과 췌장 세포를 구별하는 능력을 잃어버리고 모두 파괴해 인슐린 생산 능력을 없앤다.
- 유아는 제1형 당뇨병을 앓게 되고, 이 상태는 평생 이어진다.

이 과정은 이렇게 요약할 수 있다. 우유는 어린이에게 닥칠 수 있는 가장 치명적인 질병 중 하나를 일으킬 수 있다. 이는 오늘날 영양학에서 논란이 되는 문제 중 하나다.

우유의 효과에 대한 놀라운 보고서 가운데 하나가 1992년《뉴잉글랜드 저널 오브 메디신New England Journal of Medicine》에 발표되었다.[13] 핀란드 연구자들이 제1형 당뇨병을 앓고 있는 4~12세 어린이들의 혈액을 채취해 소혈청알부민BSA이라고 하는 불완전하게 소화된 우유 단백질에 대항하는 항체의 농도를 측정했다.

연구자들은 당뇨병이 없는 어린이를 대상으로 검사를 한 다음 두 그룹의 결과를 비교했다(항체는 외부 항원에 대한 거울 이미지 또는 주형이라는 것을 기억하라). 우유 단백질 항체가 있는 어린이는 예전에 우유를 먹었던 아이들이다. 즉, 우유 단백질의 소화되지 않은 단백질이 혈액으로 유입되어 항체 형성을 유도했다는 의미다. 연구자들은 여기서 놀라운 사실을 발견했다. 당뇨병이 있는 어린이 142명은 모두 항체 수치가 3.55 이상이었다. 반면, 79명의 당뇨병이 없는 어린이의 항체 수치는 3.55 미만이었다.

당뇨병이 있는 어린이의 우유 항체 수치는 당뇨병이 없는 어린이의 항체 수치보다 높았다. 이 결과는 두 가지 사실을 암시한다. 항체가 많은 어린이는 우유를 많이 먹었으며, 증가된 항체가 제1형 당뇨병을 야기했을지 모른다는 것이다.

이 연구 결과에 학계는 충격을 받았다. 두 그룹 사이의 완전히 다른 항체 반응이 연구 결과를 더욱 두드러지게 했다. 그 후 BSA 항체에 대한 우유의 영향을 조사한 연구가 몇 개 있었는데, 하나만 빼고 모두 제1형 당뇨병을 앓는 어린이에서[19] 우유가 BSA 항체를 증가시킨다는 것을 밝혀냈다.

초판 발간 이전 10년 동안 과학자들은 BSA 항체뿐 아니라 다른 많은 요소를 조사했고, 완전한 그림이 그려졌다. 간단히 말해 이런 그림이다.[14, 20] 일정한 유전적 소인을 가진 어린이[21, 22] 중에서 일찍[23] 모유 수유를 중단하고 우유를 먹은 아이들이나 장내 면역체계를[20] 망가뜨리는 바이러스에 감염되었던 아이들은 제1형 당뇨병 발병 위험이 높아진다. 칠레에서는 우유와 유전자라는 이 두 가지 요소를 고려한 연구를 시행했다.[24] 유전적 소인이 있는 어린이 가운데 일찌감치 모유에서 우유로 바꾼 아이들은 적어도 3개월은 모유를 먹은 아이들보다(따라서 우유에 대한 노출이 적었던) 제1형 당뇨병 발병 위험성이 13.1배나 높았다. 미국에서 수행한 다른 연구에서도 유아기에 우유를 먹고 유전적으로 취약한 아이는 적어도 3개월 동안 모유를 먹은 아이들보다 당뇨병 발병 위험이 11.3배가 높았다.

위험성이 11~13배나 높았다는 것은 믿기 어려울 만큼 높은 수치(1,000~1,200퍼센트)이다. 보통 3~4배만 높더라도 매우 중요한 수치라고 간주된다. 달리 말하자면, 흡연자는 폐암에 걸릴 위험성이 약 10배 높고(그래도 여기서 나타난 11~13배보다 낮은 수치다) 고혈압이 있거나 콜레스테롤 수치가 높은 사람은 심장질환 위험성이 2.5~3배 높은 것이다.[19]

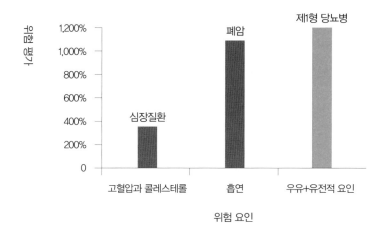

각종 질환에 대한 각종 요인의 상대적 위험

11~13배 높은 제1형 당뇨병의 위험성 가운데 얼마나 많은 부분이 우유 섭취 때문이고, 얼마나 많은 부분이 유전자 때문일까? 근래에는 제1형 당뇨병이 유전적인 요인으로 발생한다는 생각이 보편적이고, 의사들도 동의한다. 하지만 제1형 당뇨병이 유전적인 원인 하나만으로 발생했다고 설명할 수 있는 사례는 매우 적다.

유전자는 단일하게 작용하지 않는다. 유전자의 영향력이 발휘되려면 유발물질이 있어야 한다. 또한 같은 유전자를 가진 일란성 쌍둥이를 관찰했을 때 둘 중 한 명이 제1형 당뇨병에 걸린 후에 다른 한 명마저 걸릴 확률은 13~33퍼센트밖에 되지 않았다.[14, 21, 22, 26, 27] 만일 제1형 당뇨병이 순전히 유전자의 영향이라면 일란성 쌍둥이가 똑같이 걸릴 확률은 100퍼센트에 가까워야 한다. 제1형 당뇨병에 걸리지 않은 쌍둥이의 발병 위험률이 13~33퍼센트에 이르는 이유는 두 쌍둥이가 같은 환경에서 살고 같은 음식을 먹기 때문이라고 볼 수도 있다.

다음 그래프는 환경과 우유의 소비량 및 제1형 당뇨병의 연관성을 나

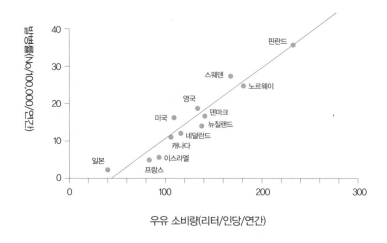

우유 소비량과 국가별 제1형 당뇨병 발생률의 연관성

타낸 것이다. 12개국 0세에서 14세 사이의 어린이들이 우유를 섭취하는 것은 제1형 당뇨병과 거의 완벽한 상관관계를 보여준다.[28] 우유 소비량이 많을수록 제1형 당뇨병의 유병률이 높아진다. 핀란드에서 제1형 당뇨병은 일본보다 36배 더 흔하다.[29] 핀란드는 일본에 비해 우유를 비롯한 유제품 소비량이 월등히 많다.[28]

우리가 다른 풍요병에서 보았듯이 특정한 질병이 드문 나라에 살던 사람들이 발생률이 높은 지역으로 이주하면 그들 역시 급격하게 그 질병의 발생률이 높아졌다. 그 지역의 식생활과 생활방식에 동화되었기 때문이다.[30~32] 이런 현상은 질병을 일으키는 유전자가 있더라도 질병이 특정 식습관과 환경에 대한 반응으로 발생한다는 것을 보여준다.

이런 질병의 경향은 시간이 경과해도 똑같았다. 전 세계적으로 제1형 당뇨병의 유병률은 해마다 3퍼센트씩 놀라운 속도로 증가하고 있다.[33] 이런 증가 추세는 다른 집단에서도 똑같이 보이는 현상이다. 어떤 질병이

무엇을 먹을 것인가

비교적 빠르게 증가한다면 그 원인을 유전적 민감성 때문이라고 볼 수는 없다. 한 집단이 다른 집단에 비해 유전자를 성공적으로 복제하도록 만드는 환경적인 압력이 생기지 않는 한 대규모 집단에서 어떤 유전자가 나타나는 빈도는 시간이 지남에 따라 비교적 안정된다. 예를 들어, 제1형 당뇨병에 걸린 가족을 둔 모든 가정이 12명의 아이를 낳고, 제1형 당뇨병에 걸린 가족이 없는 가정이 모두 사망한다면 제1형 당뇨병을 일으키는 유전자가 그 집단에 훨씬 더 흔해질 것이다. 물론 이런 일은 실제로 가능한 일이 아니므로 해마다 제1형 당뇨병이 3퍼센트씩 늘어난다는 사실은 질병의 원인이 유전자 하나만이 아니라는 매우 강력한 근거다.

이제 우리는 우유가 제1형 당뇨병을 유발하는 주된 원인일 수 있다는 매우 강력한 근거를 확보했다. 이 모든 연구 결과를 종합해 볼 때(유전적으로 민감한 대상자와 그렇지 않은 대상자 모두), 일찍 모유 수유를 중단하고 우유를 먹은 아이들의 제1형 당뇨병 위험이 평균 50~60퍼센트 높아진다는 것을 알 수 있다(1.5~1.6배 증가).[34]

식습관과 제1형 당뇨병에 관한 초기 정보는 이후 두 가지의 중요한 진전을 만들기에 충분한 근거였다. 첫째, 1994년 미국소아과학회가 당뇨병 가족력이 있는 가정에서 태어난 유아에게 생후 2년 동안 우유와 분유를 먹이지 말도록 강력하게 권고했다. 둘째, 많은 연구자가 식습관과 생활방식을 주의 깊게 관찰해 제1형 당뇨병의 발현을 설명할 수 있는지 알기 위해 전향적 연구를 발전시켰다.[20]

이 중에 잘 알려진 것이 핀란드에서 진행 중인데, 하나는 1980년 후반에 시작되었고,[14] 다른 하나는 1990년대 중반에 시작되었다.[35] 한 연구는 우유 섭취가 제1형 당뇨병의 위험을 5~6배 증가시킨다는 것을 밝혀냈다.[36] 두 번째 연구는 우유가 앞에서 제시한 항체 외에 적어도 다른 3~4개의 항체 형성을 증가시키는 것을 보여주었다.[35] 다른 연구에서도 우유 단백질에 대한 항체가 모유 유아에 비해 우유 유아에서 유의하게 증가했다고 보고했다.[37] 또한 제1형 당뇨병 환자에서 이 항체 수치가 높았다. 결론을 말하자면, 이런 연구 결과들은 특히 유전적으로 민감한 아이들에게 우유가 위험하다는 것을 뒷받침한다.

우유와 제1형 당뇨병의 연관성을 확실히 결론내리기는 아직 어렵다. 우유 섭취가 너무 흔해 실험적 조사를 위한 대상의 노출 범위가 너무 작기 때문이다. 그리고 이 책의 초판이 출판될 때부터 진행된 연구는 제1형 당뇨병과 우유 같은 식이적 요인의 연관성이 예상보다 훨씬 복잡하다는 것을 보여줬는데,[38] 이는 크게 놀라운 일도 아니다!

최근의 연구를 통해 이 질병이 대부분 유전적으로 취약한 유아와 어린이에게서 발병한다는 것이 확인되었지만,[39] 실제 유전적으로 건강한 유아의 10퍼센트 미만에서도 제1형 당뇨병이 발병하기 때문에 유전적 요인이 유일한 원인이라고는 할 수는 없다. 이를 진전시키기 위해 더 많은 연구가 필요하다. 특히 모유 대신, 혹은 모유 수유 직후에 섭취하는 우유는 여전히 가장 강력한 식이적 원인일 것이다. 비타민 D 보충제가 발병률을 감소시킨다는 증거가 있기는 하지만,[40] 이 또한 완전히 신뢰할 수 있는 것은 아니다.[41]

우유는 제1형 당뇨병의 원인?

신문 1면에 '우유가 치명적인 제1형 당뇨병의 원인으로 보인다'라는 기사가 실렸다고 상상해보라. 아마 매우 격렬한 반향을 불러일으켰을 것이다. 경제적인 여파가 막대할 것이므로 과학적인 근거와 상관없이 가까운 시일 내에 이런 머리기사를 보기는 어려울 것이다. 이런 기사는 '논란'

이라는 강력한 꼬리표에 억눌린다. 많은 정보가 사람들에게 공유되지 않고 논란만 야기하면서 수많은 사람을 위험으로 내몰고 있다. 논란은 과학의 자연스러운 부분이다. 그러나 잦은 논란은 학문적 논쟁의 결과가 아닌, 연구 결과를 지연시키고 왜곡시키기 위한 경우가 많다. 예를 들어, 만일 내가 수많은 근거를 들면서 담배가 나쁘다고 주장한다면 담배 회사들이 들고 일어나 해결하지 못한 세부적인 문제 하나를 근거로 담배가 건강에 나쁘다는 생각 자체가 논란이 있는 문제라고 주장하며 모든 결론을 무효로 만들어버릴 것이다. 과학의 본질상 언제나 해결하지 못한 세부 사항은 있기 마련이므로 이런 결과로 내몰기는 식은 죽 먹기다.

어떤 집단은 논란을 이용해 특정한 아이디어를 억누르고, 건설적인 연구를 방해하며, 대중을 혼란에 빠뜨리고, 공공정책을 본질적인 문제가 아니라 헛된 수작으로 바꾸고 있다. 연구 결과의 신뢰를 떨어뜨리려는 수단으로 논란을 이용하는 것은 경제적인 손실이나 사회적인 불편을 야기할 뿐 아니라 과학의 큰 범죄 중 하나다.

비전문가들은 우유와 제1형 당뇨병 같은 전문적인 논란의 정당성을 평가하기 어렵다. 우유와 제1형 당뇨병의 연관성에 관한 최근의 논문 자료를 예로 들어보자. 10개의 인간 대상 연구가 '논란이 있는 주제 시리즈'의 일부로 한 논문에 요약되었다.[42]

저자는 10개의 연구 중에 5개가 우유와 제1형 당뇨병 사이에 통계적으로 유의미한 연관성이 있었으며 5개는 그렇지 않았다고 결론 내렸다. 처음에는 이런 결과가 상당히 불확실하게 여겨져 가설을 신뢰하지 못하는 방향으로 나갔다.

그러나 '부정적'인 것으로 간주된 5개 연구에서 우유가 제1형 당뇨병을 감소시켰다고 증명되지는 않았다. 5개 연구는 통계적으로 유의미한 결과를 내놓지 못했다. 이와는 대조적으로 통계적으로 유의미한 결과가 도출된 연구는 모두 5개였고, 모두 같은 결론을 내렸다. 일찍부터 우유를 섭취한 것은 제1형 당뇨병의 위험과 연관성이 있다는 것이었다. 이것이 무작위나 우연으로 얻어진 결과일 확률은 64분에 1밖에 되지 않았다.

실제로 상당한 관계가 있더라도 두 요소에 통계적으로 유의미한 관계가 발견되지 않는 이유는 여러 가지가 있다. 피실험자가 충분치 못해 실제 효과성을 추정할 만큼 연구의 민감도를 충족시키지 못했을 수도 있다. 아마 대부분의 피실험자가 매우 유사한 수유 습관을 갖고 있어 상관관계를 찾아낼 수 없었는지도 모른다. 또는 몇 년 전의 수유 습관을 알아내다 보니 정확하게 측정되지 않아 이미 존재하는 관계를 흐려놓았을 수도 있다. 혹은 연구자들이 유아의 생애에서 잘못된 기간을 조사했을 수도 있다.

요점은 만일 10개의 연구 중에 5개 연구가 통계적으로 유의미한 관계를 찾아냈다면, 5개 연구는 모두 우유 섭취가 제1형 당뇨병 발생률과 연관성이 있었다는 것을 증명한 것이다.

같은 연구에서 저자는 우유 섭취와 제1형 당뇨병과 관련하여 모유 수유 실태를 간접적으로 비교한 다른 연구들을 요약했다. 이 요약에 포함된 비교는 52개였고, 그중 20개가 통계적으로 유의미했다. 이 20개의 유의미한 결과들 중에서 19개가 우유와 연관성을 갖는다고 했고 단 하나만이 그렇지 않다고 했다. 다시 한번 연관성이 있다는 가설에 비중을 두었지만 저자는 이 점에 주목하지 않았다.

나는 제1형 당뇨병에 대한 우유의 영향을 증명하는 근거를 들기 위해서 사실은 논란거리가 없는데도 연구 결과를 이용하려는 전략을 보여주기 위해서 위의 예를 들었다. 필요 이상으로 자주 보이는 이런 실태는 불필요한 혼란의 근원이 되고 있다.

무엇을 먹을 것인가

연구자들이 이런 일을 하는 이유는 설사 의도적이지 않다고 해도, 처음부터 가설에 심각한 편견을 갖고 있었기 때문이다. 실제로 내가 이 글을 쓴 직후 리뷰 논문의 수석 저자가 미국 공영 라디오NPR에 나와 제1형 당뇨병 문제로 인터뷰하는 것을 들었다. 그는 우유 가설에 대한 근거를 인정하지 않았다.

이 문제는 미국 농업에 재정적으로 엄청난 영향을 주고 너무나 많은 사람이 이 문제에 대해 매우 강력한 개인적 편견을 갖고 있어서 당뇨병 연구 결과가 미국 언론에 보도되는 것은 요원해 보인다. 그러나 복잡한 사항까지는 모른다고 해도 우유가 제1형 당뇨병을 발현시키는 잠재적 원인이라는 것을 암시하는 근거는 압도적으로 많다.

우유의 위험성에 대한 근거뿐만 아니라 당뇨병과 우유의 연관성이 생물학적으로 설명 가능하다는 것을 알려주는 상당한 근거도 있다. 유아에게 완전한 음식은 모유이고, 유아에게 가장 해로운 일은 모유를 우유로 대체하는 것이다.

제1형 당뇨병의 발병률은 연평균 3~5퍼센트의 증가율을 기록하며 세계 각지에서 빠르게 증가하고 있다.[43] 이제 우리가 알고 있는 우유, 유제품에 대한 증거들을 대중과 더 적극적으로 공유해야만 한다. 우유 단백질의 부작용, 특히 혈중 콜레스테롤 증가,[44] 죽상반 형성(심혈관질환[45]), 임상실험에서 나타난 발암 촉진 효과[46] 등이 꾸준히 보고되고 있는 상황에서, 보다 확실한 근거를 기다리는 것은 올바른 전략이 아니다.

다발성 경화증

자가면역질환 중 다발성 경화증은 환자나 환자를 돌보는 사람에게 특히 힘든 질병이다. 평생에 걸쳐 예측 불가능하고 심각한 여러 가지 장애와 싸워야 하기 때문이다. 다발성 경화증 환자는 갑작스럽게 증상이 악화되었다 호전되는 경과를 거치면서 점차 보행 능력이나 시력을 잃는다. 발병한 지 10~15년이 지나면 휠체어에 앉아 생활해야 하는 지경에 이르고 여생을 침대에 누워 살게 된다.

미국 다발성경화증학회NMSS에 따르면 미국에만 약 40만 명의 환자가 있다.[47] 다발성 경화증은 대개 20세에서 40세 사이에 처음 진단되며 남성보다 여성의 발병률이 3배 높다.

의료계와 학계 모두 폭넓은 관심을 보이지만, 대부분 이렇다 할 원인이나 치료법을 내놓지 못했다. 주요 다발성 경화증 웹사이트는 이 질병을 두고 수수께끼라고 한다.

일반적으로 유전, 바이러스, 환경적 요소가 발병 원인으로 꼽히지만 식습관에도 원인이 있다는 데 주목하는 사람은 없다. 유명한 연구 보고서에 실린 음식의 영향에 관한 많은 정보를 고려해보면,[48~50] 다발성 경화증에도 우유가 중요한 역할을 하는 것으로 보인다.

다발성 경화증의 '공통적인' 증상은 신경계가 제대로 작동하지 않게 되었음을 나타낸다. 다발성 경화증 환자는 중추신경계(뇌와 척수)와 말초신경계를 거쳐 몸의 나머지 기관으로 메시지를 전달하는 전기 신호가 충분히 조정되고 통제되지 않는다. 신경섬유의 겉을 덮고 있는 절연체인 미엘린myelin이 자가면역 반응으로 파괴되었기 때문이다.

집의 전기 절연체가 얇아졌거나 벗겨져 전선이 드러났다면, 전기 배선에 어떤 일이 일어날지 생각해보라. 전기 신호는 누전이 되고 말 것이다. 다발성 경화증에서 일어나는 일도 이와 같다. 통제 불능이 되어 버린 전기 신호는 세포를 파괴하고 주변 조직을 태워버려 작은 흉터나 경화된 조직을 남긴다. 조직이 손상되는 정도는 점점 심각해져 결국 몸 전체를 파괴한다.

식습관이 다발성 경화증에 미치는 영향을 증명한 초기 연구는 1940년 대 노르웨이와 몬트리올 신경과학연구소에서 연구를 시작한 로이 스웽크 Roy Swank로 거슬러 올라간다. 스웽크는 훗날 오리건 의과대학 신경과를 이끌었다.[51]

스웽크는 다발성 경화증이 북쪽 기후에서 흔히 발병하는 것을 알게 된 후 식습관의 연관성에 관심을 갖게 되었다.[51] 적도에서 멀어질수록 다발 성 경화증 이환율에는 큰 차이가 생겼다. 적도에서 북쪽으로 올라갈수록 100배 많이 발생했고,[11] 북오스트레일리아보다 남오스트레일리아(남극에 서 가까울수록)에서 7배 많이 발생했다.[52] 이런 분포는 제1형 당뇨병과 류마 티스 관절염을 포함한 다른 자가면역질환의 분포와 유사한 양상을 보여 준다.[53, 54]

일부 과학자들은 자기장이 어떤 영향을 미치는 게 아닐까 의심했지만, 스웽크는 식습관, 그중에서도 포화 지방이 많이 함유된 동물성 식품이 원 인이라고 생각했다.[51] 그는 다발성 경화증 발병률이 노르웨이 연안 지방 의 생선을 많이 먹는 지역보다 내륙 지방의 유제품을 많이 먹는 지역에서 높다는 것을 발견했다.

스웽크는 몬트리올 신경과학연구소에서 모집한 144명의 다발성 경화 증 환자들을 대상으로 유명한 연구를 수행했다.[55] 34년 동안 환자들의 변 화를 기록했고, 환자들에게 포화 지방이 적은 음식을 먹으라고 조언했다. 대부분의 환자가 스웽크의 조언에 따랐지만 그렇지 못한 환자도 많이 있 었다.

스웽크는 일일 포화 지방 섭취량을 20그램으로 잡았다. 그리고 이 기 준을 넘길 경우 나쁜 식단, 이보다 적게 섭취할 경우 좋은 식단으로 분류했다(예를 들면, 소스가 들어간 베이컨 치즈버거에는 약 16그램의 포화 지방이 들어 있고 냉동 닭고기 파이 조각 하나에는 10그램의 포화 지방이 들어 있다). 연구가 계속되면서 스웽크는 저포화 지방 식단으로 질병의 진행이 크게 줄어든 것을 발견했다. 이런 현상은 처음부터 많이 진행된 환자들도 마찬가지였다. 1990년, 스웽크는 질병의 초기 단계에서 저포화 지방 식이요법을 시작했던 환자들의 약 95퍼센트가 30년 동안 경미한 장애 상태에서 그 이상 진행되지 않았다고 결론 내렸다.[55] 환자들의 단 5퍼센트만이 사망했다. 이와 대조적으로 나쁜 식단(고포화 지방)을 시행했던 초기 단계의 환자들은 80퍼센트가 다발성 경화증으로 목숨을 잃었다.

연구 결과는 놀라웠다. 34년 동안 추적 조사를 한다는 것은 굉장한 인내심과 헌신이 따르는 일이다. 더구나 이것이 잠재적인 약품을 시험하는 연구라면, 이 결과는 어떤 제약회사라도 막대한 이득을 볼 수 있는 일이었다. 스웽크의 첫 연구 결과는 반세기 전에 발표되었고,[56] 그다음 40년 동안 세 차례 연구 결과를 내놓았다.[57, 58]

최근에 많은 연구가 이루어지면서 스웽크의 발견을 확인하고 확장시키고 있으며, 점차 우유에 많은 초점을 두고 있다.[50, 59, 60] 이 새로운 연구는 다른 나라를 비교할 때와[60] 프랑스 연구자에 의해 공개된 미국 내 주州를 비교할 때[59] 모두 우유 소비가 다발성 경화증과 강하게 관련되어 있음을 보여준다.[60]

이러한 상관관계는 놀랍게도 제1형 당뇨병에 대한 관계와 거의 유사했고, 의료서비스 이용 가능성이나 지리적인 차이 같은 요인에서 나온 것이 아니었다.[59]

일부 연구에서 연구자들은 신선한 우유와 이와 같은 강한 상관관계가 우유에 들어 있는 바이러스에서 기인했을지 모른다고 했다.[60, 61] 여러 나

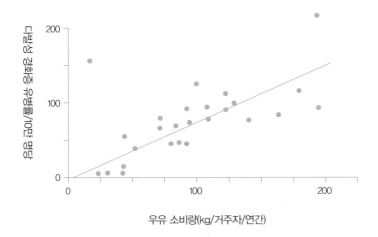

우유 소비량과 다발성 경화증의 연관성

다발성 경화증 유병률/10만 명당

우유 소비량(kg/거주자/연간)

라를 대상으로 한 연구에서 우유처럼 포화 지방이 많은 육류 섭취도 다발성 경화증과 연관성을 보였다.[62] 반면 오메가-3 지방을 많이 함유한 생선 섭취는 낮은 발병률과 깊은 연관성을 보였다.[63]

위의 그래프 〈우유 소비량과 다발성 경화증의 연관성〉에 나온 다발성 경화증과 우유의 연관성은 인상적이지만, 입증된 것은 아니다. 예를 들어, 유전자와 바이러스는 어디에서 작용하는가? 이론적으로 이 둘 중 하나는 다발성 경화증의 특이한 지리적 분포를 설명할 수 있을 것이다.

바이러스의 경우 아직 명확한 결론이 나지 않았다. 다양한 유형의 바이러스가 제안되었으며 면역체계에 다양한 영향을 끼칠 가능성이 있다. 그러나 꽤 설득력 있어 보이는 것은 아무것도 입증되지 않았다. 일부 증거는 대조군보다 다발성 경화증 환자에서 더 많은 바이러스 항체를 발견한 것에, 일부는 고립된 지역 사회에서 사이에서 산발적으로 발병하는 다발성 경화증에, 일부는 다발성 경화증 환자에게서 바이러스성 유전자를 발

견한 것에 근거하고 있다.[14, 20, 64]

유전자와 다발성 경화증 사이에 연관성이 있는지 알아보기 위해서 다른 질병의 경우와 같은 질문을 해서 의문을 풀어가기 시작했다. 유전자는 그대로 간직한 채 식단과 환경만 바뀌는 이주자들에게서는 어떤 일이 일어났을까? 암, 심장질환, 제2형 당뇨병과 동일한 결과가 나왔다. 특히 사춘기 이전에 이주했을 때 발병 위험이 높았다.[65, 66] 이는 질병이 유전자보다 환경적인 요소와 밀접한 연관이 있음을 말해준다.[67]

2001년에 나온 보고서에 따르면 다발성 경화증을 일으킬 수 있는 후보자로 특정 유전자들이 식별되었는데, 그런 유전자가 25개는 된다고 했다.[4] 따라서 어떤 유전자나 유전자의 조합이 다발성 경화증을 유발하기 쉬운지 정확한 결론을 내리기까지는 오랜 시간이 걸릴 것이 확실하다. 유전적 소인은 누가 다발성 경화증에 걸리는지에 대한 차이를 만들어내지만, 유전자는 기껏해야 전체 질병의 위험에서 4분의 1 정도만 차지할 뿐이다.[68]

다발성 경화증과 제1형 당뇨병은 바이러스와 유전자, 그리고 면역체계가 어떤 역할을 하는지 정확히 알 수 없다는 공통의 의문점을 갖고 있지만, 식단과 관련해 놀라운 증거를 공유한다. 두 질병의 발생률은 서구식 식단과 밀접하게 연관되어 있다.

모든 연구가 건강한 식단으로 질병을 개선할 수 있다는 것을 증명하는 건 아니다. 1년간 진행된 식물식 식단 실험에서 피실험자의 신진대사는 개선되었지만, 단기적인 다발성 경화증이나 신경 장애에는 유의미한 개선을 보이지 않았다.[69] 이 연구가 의미하는 바는 서구식 식단이 신진대사 질환과 특정 암의 유발과 높은 상관관계에 있으며, 따라서 이러한 질병의 예방과 치료를 위해 자연식물식 식단을 처방해야 할 충분한 근거를 제공한다는 것이다.

무엇을 먹을 것인가

자가면역질환의 공통점

다른 자가면역질환들은 어떨까? 자가면역질환은 수십 가지가 있지만 두 가지만 언급했다. 자가면역질환에 관해 전체적으로 할 말은 없을까?

이 질문에 답하려면 이런 질병들이 얼마나 많은 공통점을 갖고 있는지 알아야 한다. 공통점이 많으면 많을수록 공통의 원인을 갖고 있을 가능성도 커지기 때문이다. 이는 서로 모르는 두 사람을 보고 있는 것과 같다. 체형이 비슷하고, 머리 색깔, 눈동자 색깔, 얼굴 특징, 몸짓, 말투, 나이가 비슷하면 같은 부모에게 태어났다고 결론 내릴 수 있다.

암과 심장질환 같은 질병이 원인이 같고 발생하는 지역도 비슷하고 유사한 생화학적 지표를 보여 풍요병이라고 한 것처럼, 다발성 경화증 · 제1형 당뇨병 · 류마티스 관절염 · 홍반성 낭창 그리고 다른 자가면역질환이 비슷한 특징을 보인다면 유사한 원인을 가진다는 가설을 세울 수 있다.

첫째, 이 질병들은 모두 면역체계가 제대로 작동하지 않아 발생한다. 외부 단백질과 똑같이 보이는 자기 단백질을 공격하는 것이다.

둘째, 모든 자가면역질환은 일조량이 적은 지역에서 많이 발생한다는 공통점을 갖고 있다.[10, 11, 70]

셋째, 이런 질병 중 일부는 동일인에게 발생하는 경향이 있다. 예컨대, 다발성 경화증과 제1형 당뇨병을 동시에 앓는 사람이 많다.[71~74] 파킨슨병도 다발성 경화증 환자에서 동시에 발견되는 경우가 많고, 같은 지역의 같은 사람에서 발병하는 경우가 많다. 또한 다발성 경화증은 지리적으로[75] 또는 동일인 내에서 홍반성 낭창, 중증 근무력증, 그레이브스병, 호산구성 혈관염 등의 다른 자가면역질환과 연관성을 보인다. 또 다른 자가면역질환인 청소년 류마티스 관절염은 하시모토 갑상선염과 비정상적으로 강한 연관성을 가지고 있는 것으로 나타났다.[76]

넷째, 이 질병들을 영양과 관련하여 연구했을 때, 동물성 식품 특히 우유 섭취가 높은 연관성을 보였다.

다섯째, 이런 질병들 중 몇 가지는 바이러스(또는 바이러스들)로 인해 유발된다는 근거가 있다.

이 질병들과 관련하여 여섯 번째로 중요한 특징은 어떻게 발생하느냐를 설명하는 데 흔히 쓰이는 용어인 '작용 기전'에 공통점이 많다는 것이다. 공통의 작용 기전을 보자면 햇볕 노출에서 시작할 수 있다. 햇볕 노출은 자가면역질환과 어느 정도 관련이 있다. 위도가 증가할수록 햇볕 노출이 중요한 요인이 될 수 있지만 명백하게 다른 요인도 있다. 동물성 식품 섭취, 특히 우유 소비량은 적도에서 멀어짐에 따라 증가한다. 사실 광범위한 연구에서 우유는 위도(즉, 햇볕)와 마찬가지로 다발성 경화증의 좋은 지표로 보인다.[59]

노르웨이에서 수행된 스웽크의 연구에서 다발성 경화증은 주로 생선을 먹는 연안 지방 근처에서 덜 발생했다. 이런 결과는 생선에 많이 들어 있는 오메가-3 지방이 다발성 경화증에 효과적일지도 모른다는 생각을 불러일으켰다. 그러나 생선을 많이 먹는 지역에서는 유제품 섭취(그리고 포화 지방)가 훨씬 적었다. 우유와 햇볕 부족이 유사한 기전을 통해 다발성 경화증과 자가면역질환에 비슷한 영향을 미친다는 가설이 가능할까?

이 생각은 터무니없는 것으로 밝혀졌다. 여기서 다시 비타민 D가 나온다. 자가면역질환인 홍반성 낭창, 다발성 경화증, 류마티스 관절염, 그리고 크론병과 궤양성 대장염 같은 염증성 대장질환의 동물실험 모델에서 유사한 기전으로 작용하는 비타민 D는 질병 발생을 모두 예방했다.[7, 8, 77] 이 문제는 비타민 D에 대한 음식의 영향을 생각해 볼 때 훨씬 흥미롭다.

비타민 D 생성 과정의 첫 단계는 햇볕이 좋은 날 밖으로 나가는 것이다. 피부는 햇볕을 쪼이면 비타민 D를 생성한다. 비타민 D는 신장에서 활성화되어 자가면역질환을 억제하는 물질을 생성한다. 이런 활성화 단계는 칼슘이 많이 함유된 음식과 산을 생성하는 우유와 같은 동물성 단백질 식품(일부 곡물도 과다한 산을 생성한다)으로 저해될 수 있다.

실험에서 비타민 D는 두 가지 방식으로 작용했다. 자가면역 반응을 발현하는 활성 인자(사이토카인)를 만드는 특정 T세포의 발달을 저해하고, 이와 반대로 작용하는 다른 T세포의 생성을 촉진했다.[78, 79] 이런 작용 기전은 지금까지 연구된 모든 자가면역질환에서 공통적으로 나타났다.

자, 이제 다발성 경화증과 제1형 당뇨병에 동물성 식품, 특히 우유가 얼마나 해로운지에 관해 중요한 근거가 있다는 사실을 알았다. 자가면역질환에 얼마나 많은 공통점이 있는지 알았으면 음식과 자가면역질환들 사이에 관해서도 생각을 해보는 것이 합리적이지 않을까? 이런 생각에는 분명 세심한 주의가 필요하고, 자가면역질환 전체에 걸친 유사성에 결론을 내리기 위해서 많은 연구가 필요하다. 하지만 현재 갖고 있는 근거만으로도 충분하다.

현재 이 질병과 식단과의 연관성은 대중에까지 이르지 못했다. 그런 예로 다발성 경화증 국제협회의 웹사이트에는 "다발성 경화증이 부적절한 식단이나 영양 부족으로 생긴다는 믿을 만한 근거는 없다"는 내용이 있다. 그들은 식이요법이 "비용이 많이 들고 정상적인 영양 균형을 해칠 수 있다"고 경고한다.[80] 먹는 음식을 바꾸는 것이 많은 비용이 드는 일이라면 모든 기능을 빼앗긴 채 몸져누워 지내는 삶에 관해서 무어라고 말할지 궁금하다.

정상적인 영양 균형을 해친다는 말에서 무엇이 정상이라는 것일까? 우리가 지금 먹고 있는 음식을 정상이라고 말할 수 있을까? 신체 기능을 잃고, 목숨을 앗아가고, 수백만 명을 불행의 늪으로 빠뜨리는 식단이 정상일까? 심장질환, 암, 자가면역질환, 비만과 당뇨병 발생률이 이렇게 높은데도 정상일까? 만일 이게 정상이라면 나는 비정상적인 것을 받아들이자고 진지하게 제안하고 싶다.

미국인 40만 명이 다발성 경화증의 희생자이고 수백만 명이 자가면역질환을 앓고 있다. 내가 말하는 것은 식단과 질병에 대한 통계, 연구 결과 그리고 임상적인 설명이지만 정보의 중요성은 개인적인 경험이 될 것이다.

이제 신성한 소를 희생시켜야 할 시간이다. 합당한 근거는 어디서나 찾을 수 있다. 전문적인 과학자, 의사, 정부 기관이 그들의 의무를 다해야 앞으로 태어나는 아이들이 비극적인 일을 겪지 않을 것이다.

CHAPTER ⑩

뼈, 신장, 눈, 뇌질환

식물식 식단에 대한 설득력 있는 주장 중 하나는 다양한 질병에 예방 효과를 보인다는 사실이다. 만약 내가 누군가와 대화를 나누면서 과일과 채소가 심장질환에 좋다는 연구를 이야기 하면 그 사람도 동의하겠지만 집에 돌아가면 여전히 고기를 즐겨 먹을 것이다.

대규모로 이루어진 연구에 설득력 있는 결과, 유명한 과학자가 수행한 것이라고 해도 마찬가지일 것이다. 대부분 하나의 연구에서 나온 결과에는 회의적인 시선을 보낸다. 사실 그래야 마땅하다.

하지만 동물성 식품을 적게 섭취하는 나라의 심장질환 발생률이 낮다는 사실을 증명하는 수십 개의 연구를 든다면 이야기는 달라진다. 자연식물식 식품을 먹는 사람들이 심장질환에 덜 걸린다는 연구 결과 수십 개를 들려주면서 동물성 식품을 적게 먹고 가공하지 않은 식물성 식품을 많이 먹으라고 하면 사람들은 주의를 기울이는 경향을 보인다.

계속해서 심장질환뿐 아니라 비만, 제2형 당뇨병, 유방암, 대장암, 전립선암, 다발성 경화증, 자가면역질환까지 이야기한다면 다시는 육류를 먹지 않을 가능성이 높다.

식단이 건강에 미치는 영향에 대해 설득력을 부여하는 것은 근거의 깊이와 폭이다. 단일 연구 하나로는 하늘 아래 거의 모든 아이디어를 지지하는 것이 나올 수 있다. 하지만 수백, 수천 개의 서로 다른 연구에서 식물성 식품이 여러 질병을 예방하는 효과가 있고, 동물성 식품은 건강에 유해한 영향을 미친다고 증명한다면 이런 연구들이 모두 잘못되었을 확률은 얼마나 될까? 우리는 그것을 우연의 일치나 잘못된 데이터, 편견이 개입된 결과나 잘못 해석된 통계, 또는 숫자 놀음이라고 할 수 없다.

나는 지금까지 식물성 식단의 장점을 뒷받침하는 광범위한 근거 가운데 몇 가지밖에 제시하지 않았다. 지금부터 이 근거가 얼마나 광범위한지 보여주기 위해 아무런 관련이 없어 보이는 다섯 가지 질병에 대해 이야기할 것이다. 골다공증, 신장결석, 실명, 인지기능 장애, 알츠하이머병이다. 이 질병들은 치명적인 병으로 여겨지기보다는 피할 수 없는 노화의 결과로 간주된다. 따라서 노인이 잘 못 보고, 친구의 이름을 기억하지 못한다거나, 고관절 수술을 받아야 한다고 해도 자연스럽게 여긴다. 그러나 앞으로 보겠지만 이런 질병들도 식이 연관성을 보인다.

골다공증

초등학교 때 선생님으로부터 만일 우리 몸에 뼈가 없다면 형체도 없이 흐물흐물 주저앉아 버릴 것이라는 말을 들어본 적이 있을 것이다. 또 "발목뼈는 종아리뼈로 연결되고, 종아리뼈는 무릎뼈로 연결되지" 하는 인체 골격에 관한 노래를 배웠을 것이다. 당시에는 튼튼한 뼈와 이를 갖기 위해서 우유를 많이 마셔야 한다고 들었다. 형체 없이 흐물흐물 주저앉아

무엇을 먹을 것인가

버리고 싶은 사람은 아무도 없었고, 연예인들이 우유의 장점을 광고하는 분위기에서 우리는 우유를 마시며 살았다. 꿀이 벌을 위해 있는 것처럼 우유는 뼈의 건강을 위한 것으로 알았다.

미국인들은 세계 어떤 나라보다 1인당 우유와 유제품 소비가 높다. 그러니 미국인은 당연히 강한 뼈를 갖고 있을 것이다. 그렇지 않은가? 하지만 불행하게도 그렇지 않다. 최근 한 연구는 50세 이상 미국 여성이 세계에서 가장 높은 골반 골절률을 보인다고 했다.[1] 높은 고관절 골절률을 보이는 나라들은 유럽과 남태평양 지역에 있는 나라들(호주와 뉴질랜드)로 미국보다 우유를 많이 마시는 나라들이다.[1] 도대체 어떻게 된 것일까?

지나치게 높은 고관절 골절률은 종종 폐경기 이후 여성에게 영향을 미치는 골다공증의 지표로 사용된다. 골다공증의 원인으로 칼슘을 적절하게 섭취하지 못한 탓이라고 주장하는 경우가 많다. 따라서 보건 정책 담당자들은 칼슘을 많이 섭취하도록 권고한다. 유제품에는 특히 칼슘이 풍부하기 때문에 낙농산업은 칼슘 섭취 운동을 적극 지원했다. 이런 활동은 왜 뼈를 튼튼하게 하기 위해 우유를 마시라고 하는지와 관련이 있다. 이와 관련된 정치학은 제4부에서 논의할 것이다.

우유와 유제품을 가장 많이 섭취하는 나라에서 고관절 골절률이 가장 높고, 뼈 건강도 최악이라니 무언가 잘못되었다는 생각이 들지 않는가? 한 가지 가능한 설명은 여러 나라 여성들의 동물성 단백질 섭취와 골절률 사이에 강한 연관성을 보여주는 보고서에서 찾을 수 있었다.[2]

1992년, 예일대학교 의과대학 연구자들은 29개의 학술지에 발표된 16개국의 34개의 연구를 분석해 단백질 섭취와 골절률을 요약한 보고서를 작성했다. 이 보고서에 따르면, 연구 대상자는 모두 50세 이상 여성으로 골절률의 70퍼센트가 동물성 단백질 섭취에서 기인한 것이었다.

연구자들은 동물성 단백질이 식물성 단백질과 달리 인체의 산도를 증가시킨다고 설명했다.[3] 이는 혈액과 조직이 산성화된다는 의미이다. 인체는 산성 환경을 좋아하지 않는다. 산을 중화하기 위해 인체는 효율적인 염기로 칼슘을 이용한다. 그러나 칼슘은 뼈에서 얻어야 하므로 뼈에서 칼슘이 빠져나와 골절이라는 커다란 위험에 놓인다.

동물성 단백질이 뼈의 건강 상태를 떨어뜨린다는 근거가 나온 지는 100년이 넘었다. 예를 들어, 산성 대사물을 만드는 동물성 단백질에 대한 설명은 1880년대에 처음 나왔고,[4] 1920년대까지 기록을 찾아볼 수 있다.[5] 또한 우리는 동물성 단백질이 식물성 단백질보다 인체에서 산성 대사물을 많이 증가시킨다는 사실을 알고 있다.[6, 7]

동물성 단백질은 산을 증가시키고 뼈에서 칼슘이 빠져나오게 하므로 소변의 칼슘량이 증가한다. 이런 작용이 알려진 것은 80년이 넘었고, 1970년대 이후 자세하게 연구되었다. 이런 연구들을 요약한 것이 1974년, 1981년, 1990년에 발표되었다.[8~10] 모두 우리가 날마다 섭취하는 동물성 단백질이 소변의 칼슘량을 증가시킨다는 것을 명백하게 증명하고 있다.

1981년 발표 자료에 의하면 하루 단백질 섭취량이 35~78그램에 이르면(대부분 동물성인 경우) 소변으로 빠져나오는 칼슘량이 50퍼센트나 증가한다.[9] 이런 작용은 우리가 보통 섭취하는 단백질량 범위에서 일어난다. 미국인의 단백질 섭취량은 하루에 약 70~100그램이다. 제4장에서 언급한 앳킨스 센터에서 자금을 지원한 6개월간의 연구에서 같은 결과를 볼 수 있었다. 그 연구에서도 앳킨스 식이요법을 따른 사람들은 6개월 후에 소변의 칼슘 배출량이 50퍼센트 증가했다.[11]

동물성 단백질 섭취와 골절률의 연관성에 대한 초기 관찰은 매우 인상적이며, 이제 우리는 어떤 기전으로 그런 연관성이 보이는지 설명할 수 있다.

2000년, 캘리포니아 의과대학 의학부는 연구 결과를 발표했다.[1] 33개 국 87개 조사연구를 통해 골절률에 대한 동물성 단백질 섭취와 식물성 단백질 섭취 비율을 비교한 결과, 동물성 단백질 섭취에 비해 식물성 단백질 섭취율이 높으면 골절률이 낮았다.

동물성 대 식물성 단백질 섭취 비율 및 골절률의 연관성

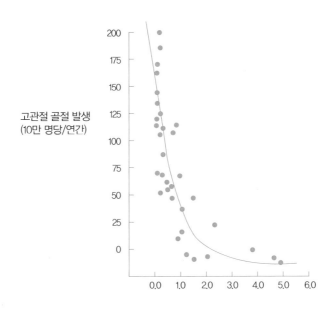

동물성 대 식물성 단백질 섭취 비율(단위: g)

샌프란시스코 캘리포니아 대학의 골다공증 골절 연구 그룹은 65세 이상 여성 1,000명을 대상으로 한 또 다른 연구를 발표했다.[12] 7년 동안 관찰한 결과, 식물성 단백질에 대한 동물성 단백질 비율이 가장 높았던 여성의 골절률이 가장 낮은 여성에 비해 3.7배 높았다. 또한 같은 기간 중에 골 손실도 4배나 빨랐다. 이 연구는 같은 대상자의 단백질 섭취, 골 손실, 골절을 비교했기 때문에 질적 수준이 높은 연구였다. 3.7배 효과는 상당한 것이고, 골절률이 가장 낮았던 여성들도 전체 단백질의 절반을 동물성 식품에서 얻었기 때문에 그 효과는 더욱 의미가 컸다.

나는 전체 단백질의 50퍼센트가 아니라 0~10퍼센트만을 동물성 식품으로 섭취하는 사람에서는 그 차이가 얼마나 클지 궁금했다. 농촌지역의 중국 연구에서 식물성 단백질에 대한 동물성 단백질 비율은 약 10퍼센트였고, 골절률은 미국인 골절율의 단 5분의 1이었다. 나이지리아는 식물성 단백질에 대한 동물성 단백질 비율이 독일의 약 10퍼센트고, 고관절 골절률은 99퍼센트 이상 낮았다.[1]

이런 관찰은 단백질이 풍부한 유제품이 뼈를 보호한다는 주장에 의문을 제기한다. 하지만 우리는 여전히 뼈를 튼튼하게 하려면 칼슘이 풍부한 유제품을 먹어야 한다는 메시지를 날마다 받고 있다. 특히 임산부를 비롯하여 우리 대부분이 칼슘 권장량을 충족하지 못하고 있다는 경고가 쏟아진다. 그러나 이런 고압적인 칼슘 광고는 정당하지 못하다. 한 연구에서 10개국을 대상으로 조사한 결과 칼슘 섭취는 높은 골절률 위험과 연관성이 있었다.[13] 여기서 칼슘 섭취의 대부분은 칼슘 보충제나 다른 식품이 아닌 유제품으로 섭취한 것이었다.

하버드대학교의 마크 헥스테드Mark Hegstead 교수는 1950년대 초부터 칼슘 문제를 연구했고, 1980년 미국 최초의 식이 지침을 수립했던 중요한 인물이다. 그는 오랫동안 칼슘을 지나치게 많이 섭취하면 신체가 칼슘을 언제 얼마나 이용해야 할지 통제하는 능력을 잃게 된다고 믿었다. 건강한 상태라면 신체는 활성 비타민 D인 칼시트리올calcitriol을 이용해 음식에

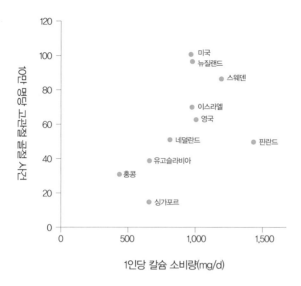

고관절 골절 비율과 국가별 칼슘 섭취의 연관성

서 칼슘을 얼마나 흡수하고 배출하며, 얼마를 뼈에 분배할지를 조정한다.

그런데 오랜 기간 칼슘을 많이 섭취하게 되면 신체는 조절 능력을 상실하고 일시적으로 또는 영구적으로 칼슘의 흡수와 배출을 조절하는 기전이 저해된다. 조절 기전이 제 능력을 잃어버리면 갱년기나 폐경기 후 여성들에게는 골다공증이 일어난다. 신체가 지속적으로 남용 상태에 놓일 때 조절 능력을 잃어버릴 수 있다는 사실은 생물학에서 이미 증명된 현상이다.

이런 결과를 고려했을 때 동물성 단백질과 칼슘을 지나치게 많이 섭취했을 때는 골다공증 위험을 증가시킬 수 있다는 것은 타당해 보인다. 안타깝게도 두 가지가 모두 풍부하게 들어 있는 유일한 식품은 유제품이다. 칼슘 연구에서 탁월한 업적을 이루고 있는 헥스테드는 1986년 논문에서 "고관절 골절은 유제품을 자주 먹고 칼슘 섭취가 비교적 높은 집단에서 자주 일어난다"고 했다.

이런 연구 결과가 나오고 몇 년이 지났지만 유제품 산업은 여전히 튼튼한 뼈와 치아를 가지려면 유제품을 많이 먹어야 한다고 말한다. 유제품 산업으로부터 자금 지원을 받던 유명한 골다공증 전문가는 분노에 차서 위에서 인용했던 연구 결과들은 어떤 집단의 영향을 받았을 것이라는 유명한 칼럼을 썼다.[14] 그가 말한 집단이란 유제품에 반대하는 동물권리 활동가들을 말한 것이었다.

골다공증 논쟁은 연구가 온전하게 수행되었는가를 따지는 대신 세부 사항에 관한 연구에 있다. 이제 보게 되겠지만, 악마는 디테일에 숨어 있으며, 일차적인 세부사항은 골밀도BMD이다. 많은 과학자가 다양한 식습관과 생활방식이 골밀도에 미치는 영향을 조사했다. 골밀도는 뼈의 건강을 진단하기 위해 뼈의 밀도를 측정한 값이다. 만일 골밀도가 일정 수준 아래로 떨어지면 골다공증 진단을 받을 수 있다. 실생활 용어로 이야기를 하자면 골밀도가 낮으면 골절 위험이 높아진다.[15~17] 하지만 골다공증 연구에 의하면 높은 골밀도에는 심한 모순이 있고 자세히 보면 혼란을 야기하는 사항이 있다.

- 높은 골밀도는 퇴행성 관절염 위험을 증가시킨다.[18]
- 높은 골밀도는 유방암의 위험과 연관성이 있다.[19, 20]
- 유방암과 골다공증은 같은 지역, 심지어 같은 사람에게 나타난다.[21]
- 골 손실 비율이 골밀도 못지않게 중요하다.[22]
- 일부 나라 사람들은 서구 사람들에 비해 골질, 골밀도, 골무기질 용량 측정치가 낮지만 골절률이 낮은 것으로 나타나 '건강한 뼈'라고 정의하는 논리를 무색케 한다.[23~25]

무엇을 먹을 것인가

- 비만율이 높은 지역은 높은 골다공증을 보인다.[23, 26]

식단에 따라 골절률이 달라진다면, 골밀도가 골다공증을 알려주는 유일한 생체지표라는 생각은 잘못된 것이다. 오히려 더 정확한 골다공증의 지표는 식물성 단백질에 대한 동물성 단백질 비율이다.[1, 12] 이 비율이 높을수록 질병의 위험도 높아진다. 그러면 어떤 결론에 도달할 수 있을까? 골밀도는 질병 발생률과 유의미하게 연관되어 있지 않다.[12] 연구 결과에 근거하여 골다공증의 위험을 최소화하기 위해서 이렇게 권고하고 싶다.

- 신체적으로 활발한 생활을 하라. 엘리베이터를 타는 대신 계단을 이용하고, 산책이나 조깅을 하고 자전거를 타라. 이틀마다 수영을 하고 요가나 에어로빅을 하고 가끔 바벨 운동도 하라. 신체 활동을 늘릴 방법은 무한하고 그런 활동은 즐겁다. 기분도 한결 좋아지고 뼈도 훨씬 건강해질 것이다.
- 가공하지 않은 식물성 식품을 먹고, 유제품을 포함해 동물성 식품은 피하라. 콩류와 채소, 대부분의 비유제품 '대체우유'를 포함해 여러 가지 다양한 식물성 식품에서 칼슘을 충분히 얻을 수 있다. 사탕류, 파스타와 흰 빵 같은 정제 탄수화물을 멀리 하는 한 칼슘 부족 문제는 겪지 않을 것이다.
- 염분 섭취를 최소한으로 하라. 염분이 함유되어 있는 가공된 포장 식품은 피하라.

신장 결석

미국 캘리포니아대학교 신장 결석 치료센터의 홈페이지를 보면 신장

결석은 다음과 같은 증상을 일으킨다고 한다.[27]

- 구역질과 구토
- 몸을 자주 움직임(통증을 줄이기 위해 편안한 자세를 찾으려고)
- 둔탁한 통증(딱히 무어라고 말하기 어려운 허리, 복부의 간헐적인 통증)
- 긴박뇨(방광을 비우고 싶은 긴급한 느낌)
- 빈뇨(잦은 배뇨)
- 통증을 동반한 혈뇨(육안으로 보이는 혈뇨)
- 열(합병증으로 염증이 있을 때)
- 급성 신산통(심한 옆구리 산통이 서혜부, 고환, 대음순으로 전달)

급성 신산통에는 설명이 좀 필요하다. 이 증상은 결석이 된 돌이 신장에서 방광으로 소변을 보내는 가느다란 관(요관)을 통과하면서 나타나는 통증이다. 신장 결석 치료 센터는 이렇게 설명한다.

인간이 경험하는 가장 고통스러운 통증 가운데 하나로 이를 경험한 사람은 그 고통을 절대 잊지 못할 것이다. 신산통의 통증을 조절하는 데는 강력한 진통제가 필요하다. 아스피린으로 통증을 잊을 수 있기를 기대하지 마라. 의사를 찾거나 응급실로 가야 한다.

신산통에 몸부림치는 사람을 본 적은 없지만 상상만으로도 오싹해진다. 안타깝게도 미국인의 15퍼센트 이상, 여성보다 남성의 신장 결석 진단 비율이 높다.[28] 신장 결석에는 몇 가지 종류가 있다. 하나는 유전적인 요인으로 발생하는 드문 종류고, 다른 하나는 요도의 감염과 관련이 있으

무엇을 먹을 것인가

며, 가장 많은 것은 칼슘과 옥살산염으로 된 것이다. 이런 옥살산칼슘 결석은 선진국에서 흔하게 발생하고 개발도상국에서는 비교적 드물다.[29]

신장 결석과 식습관 사이의 연관성을 처음으로 인식한 것은 토론토 의과대학에 초대받았을 때였다. 중국 연구에 관한 세미나를 하는 동안 영국 리드에 있는 영국의학연구재단의 W. G. 로버트슨W. G. Robertson과의 만남을 계기로 많은 것을 배웠다.

로버트슨은 식습관과 신장 결석에 관한 한 세계 최고의 전문가였다. 로버트슨이 속해 있는 연구 집단은 이론과 실제 모두에서 음식과 신장 결석 사이의 관계를 광범위하게 조사했다. 그들은 30년 전부터 연구를 시작했고 지금도 연구를 계속하고 있다. 1968년에서 1973년까지 영국에서 진행된 로버트슨의 연구는 하루에 동물성 단백질을 21그램 이상 섭취하는 영국인이 신장 결석에 걸릴 확률이 높다는 것을 보여주었다.[30] 이 상관관계는 매우 의미심장한 것이다.

그들은 결석의 위험을 추정하기 위해 놀랍도록 정확한 모델을 개발했다.[31] 이들이 찾아낸 신장 결석의 위험 요소는 6가지가 있었지만 그중에서 가장 중요한 원인은 동물성 단백질 섭취였다. 부유한 나라에서 동물성 단백질 섭취로 발생하는 위험 요소는 6개 위험 요소 가운데 4개를 차지했다.[32, 33]

동물성 단백질은 결석의 위험 요소일 뿐 아니라 결석의 재발에도 영향을 미친다. 로버트슨이 발표한 연구 결과는 신장 결석 재발 환자들이 동물성 단백질 식품을 피하는 것만으로도 문제를 해결할 수 있음을 보여준다.[34]

이런 일은 어떻게 발생할까? 동물성 단백질이 함유된 음식을 먹으면 소변에 칼슘과 옥살산염이 급격하게 농축되는데, 보통 몇 시간 안에 일어난다. 위의 그래프는 로버트슨이 발표한 이러한 인상적인 변화를 보여준

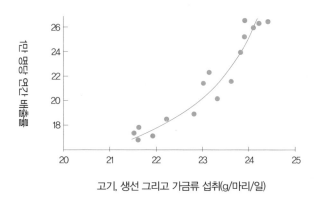

동물성 단백질 섭취와 요로결석 생성의 연관성

1만 명당 연간 배출

20   21   22   23   24   25

고기, 생선 그리고 가금류 섭취(g/마리/일)

다. 조사 대상자들은 동물성 단백질을 하루에 55그램 섭취했다. 여기에 또 참치 종류의 동물성 단백질 34그램이 첨가되었다. 이 정도의 동물성 단백질 섭취는 대부분 미국인이 먹는 양에 해당한다. 남성들이 하루에 섭취하는 단백질은 약 90~100그램으로 대부분을 동물성 식품에서 얻는다. 여성들은 보통 하루에 약 70~90그램을 섭취한다.

신장이 지속적으로 소변 내 증가된 칼슘과 옥살산염으로 공격받으면 신장 결석이 생길 수 있다.[33] 다음은 로버트슨이 1987년에 내놓은 논문에서 발췌한 것으로 식습관의 역할, 특히 동물성 단백질을 포함하는 식품의 중요성을 강조한다.

요석증(신장의 결석)은 세계적인 문제로 대부분 산업화한 나라에서 보이는 높은 유제품 섭취, 칼로리가 높고 식이섬유소는 적게 함유된 식생활로 악화된다. … 이 질병을 유발하는 주범은 특히 육류를 많이 먹는 단백질 섭취라고 지적하는 근거들이 있다. … 역학 연구와 생화학 연구에 의하면 채식을 많이 하고 칼로리가 적게 들어 있

는 식생활로 바꾸는 것이 결석의 위험을 줄이는 것으로 보인다.[34]

동물성 식품이 결석에 작용하는 기전은 과학적으로 증명되었다. 또한 최근의 연구는 신장 결석이 활성산소의 작용으로 발현될 수 있고, 따라서 항산화제를 함유한 식물성 식품(제4장 참조)을 섭취해 예방할 수 있다는 것을 밝혀냈다.[35]

신장결석 발병률은 가파르게 증가해서 2012년 현재 미국 남성의 10.6퍼센트, 여성의 7.1퍼센트가 중증 신장 결석을 앓고 있다. 이는 1994년 이후 70퍼센트가 증가한 수치다.[36] 당연하게도 물 같은 음료를 많이 마시면 결석을 예방할 수 있다.[37] 하지만 다량의 동물성 단백질 섭취가 신장 결석의 주요 원인이라는 점은 여전히 여러 연구를 통해 보고되고 있다.[38]

안질환

시력에 문제가 없는 사람들은 보는 것을 당연하게 받아들인다. 우리는 눈을 신체의 살아 있는 부분으로 생각하기보다 기술적인 문제로 여기고 있고, 건강한 눈을 유지하기 위해서라면 레이저 시술이 최상의 방법이라고 믿는다. 하지만 지난 20여 년 동안 이루어진 연구 결과를 보면 기술적인 요소로 여겨지는 눈은 우리가 먹는 음식에 큰 영향을 받는다. 아침, 점심, 그리고 저녁 삼시 세끼가 수백만 미국 노년층을 괴롭히는 두 가지 안질환인 백내장과 황반변성에 특히 영향을 미친다.

지금부터 당신에게 식물성 식품 대신 동물성 식품을 먹는다면 실명에 이를지도 모른다는 사실을 이야기하려고 한다.

황반변성은 65세 이상 노년층의 주된 실명 원인이다. 1,600만 명의 미국인이 고통받고 있으며 이들 중 많은 사람이 종국에는 실명에 이른다.[39]

황반변성은 병명처럼 눈의 생화학적인 교차점인 황반이 파괴되는 질병이다. 황반은 눈으로 들어오는 빛 에너지가 신경 신호로 전환되는 곳이다.

황반 주변에는 지방산이 있어 빛과 반응하여 매우 반응성이 높은 활성산소를 만든다.[40] 활성산소는(제4장 참조) 황반을 포함하여 주변 조직을 파괴하거나 변성을 일으킨다. 그러나 다행스럽게도 활성산소는 채소와 과일에 들어 있는 항산화제로 억제될 수 있다. 유명 기관의 연구자들은 음식이 황반변성을 막을 수 있다는 설득력 있는 근거를 제시했다. 한 연구는 식습관을 평가했고,[41] 다른 하나는 혈중 영양소를 평가했다.[42] 두 연구의 결과는 황반변성으로 인한 실명의 70~88퍼센트가 적절한 음식을 먹음으로써 예방될 수 있음을 시사했다.

식습관에 관한 연구는 황반변성이 있는 55세에서 80세 연령의 356명(사례군)과 다른 안질환을 가진 520명(대조군)을 비교하여 이루어졌고, 안과 병원 5곳이 연구에 협조했다.[41]

연구자들은 카로티노이드 섭취가 황반변성을 억제한다는 사실을 발견했다. 카로티노이드는 과일과 채소의 색깔이 있는 부분에 있는 항산화제다. 카로티노이드 섭취를 순위별로 분류했을 때, 황반변성 발생률은 가장 많이 섭취한 사람들이 가장 적게 섭취한 사람들보다 43퍼센트 적었다. 이에 걸맞은 결과로 6가지 식물성 식품 가운데 5가지가 낮은 황반변성 발생률과 연관이 있었다(브로콜리, 당근, 시금치나 푸른 잎채소, 호박과 고구마).[43] 이 가운데 시금치나 푸른 잎채소가 가장 큰 보호 효과를 보였다. 일주일에 다섯 번 이상 푸른 잎채소를 먹은 사람들은 한 달에 한 번 먹는 사람들에 비해 88퍼센트 적은 황반변성 발생률을 보였다. 예방 효과를 보여 주지 못한 채소는 색깔이 선명하지 않은 배추, 콜리플라워, 양배추였다.[41]

두 번째 연구는 421명의 황반변성 환자(사례군)와 615명의 대조군을 비교한 것이다. 이 연구에는 5곳의 안질환 전문 병원과 연구자들이 참여했다. 연구자들은 카로티노이드, 비타민 C, 셀레늄, 비타민 E의 4가지 혈중 항산화제 수치를 측정했다. 비록 단 한 종류의 카로티노이드만 통계적으로 유의미한 결과를 나타내기는 했지만 셀레늄을 제외하곤 모두 황반변성을 억제 한다는 사실을 밝혀냈다.[42]

이 연구에서 보인 약 65~70퍼센트 감소는 첫 연구의 88퍼센트 이상의 감소와 유사한 결과였다. 두 연구는 음식으로 섭취한 항산화제 카로티노이드의 장점을 일관되게 증명하고 있다. 식품에 함유된 항산화제를 먹는 것으로, 특히 카로티노이드를 함유한 음식(녹색 잎채소, 당근, 감귤류 같은 과일)으로 황반변성으로 인해 야기되는 대부분의 실명을 예방할 수 있을 것이다. 이 말은 반드시 새겨들어야 한다.

백내장은 황반변성보다 덜 심각한 질병이다. 백내장으로 인한 실명은 수술로 회복이 가능하기 때문이다. 하지만 숫자로 볼 때 백내장은 황반변성보다 사회적으로 훨씬 큰 부담을 준다. 80세에 이르면 미국인의 절반이 백내장에 걸린다.[39] 현재 2천만에 이르는 40세 이상 미국인이 백내장에 걸렸다.

백내장이 생기면 눈의 수정체가 혼탁해진다. 수술로 교정하는 방법은 혼탁해진 수정체를 제거한 다음 인공 수정체로 교체하는 것이다. 황반변성이나 다른 많은 질병에서 볼 수 있는 것 같은 불투명한 상태의 발생은 과도한 활성산소로 인한 손상과 밀접하게 연관이 있다.[44]

위스콘신의 연구자들은 1988년부터 1,300명 이상을 대상으로 눈 건강과 식습관에 관한 연구를 시작했고, 10년 후에 그 결과를 발표했다.[45] 항산화제인 루테인을 많이 섭취한 사람들은 적게 섭취한 사람들에 비해 백내장이 50퍼센트 낮았다. 시금치와 다른 진한 색의 채소에서 쉽게 얻을 수 있는 루테인은 흥미로운 화학물질일 뿐 아니라 수정체 조직에 필수적인 영양소다.[46, 47] 시금치를 많이 섭취한 사람들도 백내장 발생률이 40퍼센트 적었다. 2014년 중국의 연구자들은 푸른 잎채소에 다량으로 함유된 또 다른 항산화제 지아잔틴과 루테인의 섭취가 황반변성 예방에 효과가 있다고 보고했다. 이를 단순히 예방 차원의 문제로만 생각할 수도 있지만, 반대로 치료가 까다로운 질병의 진행을 막는 데 황산화제가 효과적으로 사용될 수 있다는 것을 의미한다.

황반변성과 백내장은 색깔이 선명한 채소를 충분히 먹지 않았을 때 발생한다. 두 질병 모두 동물성 식품으로 증가하고 식물성 식품으로 감소하는 과다한 활성산소가 주범이다.

정신을 바꾸는 음식

10여 년 전, 이 책의 초판이 서점에 진열되었을 때 내 나이는 70살이었다. 책을 마무리 지을 때쯤 고등학교 졸업 50주년 동창회에 다녀왔는데 동급생 중 많은 친구가 벌써 세상을 떠나고 없었다. 나는 은퇴자 협회지를 받아보고 있고 나이가 많다는 이유로 여러 상품의 할인 혜택을 받으며 매달 사회보장연금도 받는다.

어떤 사람들은 완곡한 표현으로 나를 '성숙한' 어른이라고 부른다. 하지만 나는 그냥 늙었다고 말한다. 늙었다는 것은 무슨 뜻일까? 나는 10여 년 전에도 아침마다 약 10킬로미터 이상 달리기를 했고 82살이 된 지금도 여전히 매일 약 6킬로미터를 걷거나 뛰고 있으며, 여름에는 골프를, 겨울에는 크로스컨트리를 즐긴다. 나는 여전히 활발하게, 아니 그 어느 때보다 활동적으로 일한다.

손주들을 만나러 가고, 친구들과 식사를 즐기며, 정원을 가꾸고, 여행도 다니고, 골프를 치면서 여가 활동을 즐긴다. 강의를 하면서 예전에 농장에서 일할 때처럼 담을 세우고 이것저것 손보면서 집 주변을 돌보는 일도 하고 있다. 하지만 무엇인가 변했다. 분명히 지금 82살의 나와 20살 때의 나는 다르다. 행동이 느려졌고, 예전처럼 강하지 않으며, 매일 일하는 시간도 적고, 전보다 낮잠을 많이 자는 경향이 있다.

늙으면 젊을 때에 비해 기력이 떨어진다는 것을 알고 있다. 하지만 나이가 들어도 명확하게 사고하는 것만큼은 포기하지 않아도 되고, 그런 사실을 보여주는 과학적인 근거가 있다. 기억 손실, 지각 상실, 혼돈된 정신이 노화에 불가피하게 따르는 것이 아니라, 그런 장애가 생활방식에 관련되어 있다는 것을 아는 것이 중요하다. 바로 식습관이다.

정신 능력을 감소시키는 두 가지 주요 상태에 좋은 식습관 정보가 있다. 먼저 경미한 상태는 '인지 장애' 또는 '인지기능 장애'로, 기억하고 생각하는 능력이 전과 다르게 감퇴한 것이다. 생명을 위협할 수 있는 심각한 정신기능 장애도 있다. 이를 치매라고 하는데 혈관성 치매와 알츠하이머병이 있다. 혈관성 치매는 일차적으로 뇌혈관이 손상되어 발생하는 다수의 작은 뇌졸중으로 발생한다. 노년기에는 별다른 증상 없이 뇌졸중이 생기는 일이 무척 흔하다. 뇌졸중이 발견되지 않아 진단이 이루어지지 않은 채로 지속되면 무증상 뇌졸중으로 간주된다. 하지만 작은 뇌졸중이 일어날 때마다 부분적으로 뇌의 능력이 없어진다. 알츠하이머병은 마치 심혈관 질환에서 콜레스테롤로 인해 플라크가 혈관 벽에 쌓이는 것처럼 '베타아밀로이드beta-amyloid'라고 불리는 단백질이 뇌의 중요한 부위에 축적되면서 일어난다.

알츠하이머병은 놀라울 정도로 흔하다. 65세 이상의 1퍼센트는 알츠하이머병을 앓으며 이후 5년마다 갑절로 늘어난다.[48] 500만 명이 이 병을 앓고 있으며, 매년 50만 명이 이 병으로 죽어가고 있다. 또한 미국의 주요 사망 원인 6위를 차지하고 있으며, 2050년까지 1,400만 명에게 발병할 것으로 예상된다.[49] 이것이 우리가 '노망'을 노화 과정의 일부로 담담하게 받아들이는 이유이기도 하다. 경미한 인지 장애의 10~12퍼센트는 심각한 치매로 진행되고, 인지 손상이 없는 경우는 단 1~2퍼센트뿐이다.[50, 51] 이 말은 인지 손상이 있는 사람들은 알츠하이머병의 위험이 10배나 높다는 것을 뜻한다.

인지 손상은 종종 심각한 치매로 이어질 뿐 아니라 심혈관질환,[52~54] 뇌졸중,[55] 제2형 당뇨병과도[56, 57] 연관된다. 이런 질병들은 모두 같은 인구집단에서 일어나고, 같은 사람에게서 보이는 경우도 잦다. 이런 집단화는 같은 위험 요소를 공유한다는 의미다. 고혈압이 그렇고,[52, 58, 59] 혈중 콜레스테롤이 그렇다.[54] 물론 둘 다 식단으로 조절할 수 있다. 또 다른 위험 요소는 노년기에 뇌 기능을 파괴하는 고약한 활성산소이다. 활성산소 피해는 인지 장애와 치매 과정에 무척 중요하고, 연구자들은 다른 질병의 경우와 마찬가지로 식품에 들어 있는 항산화제를 섭취하여 뇌를 보호할 수 있다고 믿는다. 동물성 식품에는 항산화제 보호막이 없고 활성산소를 생산하고 세포를 파괴하는 경향이 있다. 반면 식물성 식품은 풍부한 항산화제를 갖고 있어 피해를 막는다. 이것은 우리가 황반변성에서 익히 보았던 질병의 원인과 결과다.

물론 유전적인 원인도 있고, 인지 기능 감퇴를 보이는 특정 유전자도 발견되었다.[53] 하지만 환경적인 요인도 중요한 역할을 하며, 아마 가장 지배적인 역할을 할 것이다. 최근 한 연구에서 하와이에 살고 있는 일본계 미국인이 일본에 사는 일본인보다 알츠하이머병을 많이 앓고 있다는 사실을 발견했다.[60] 또 다른 연구는 아프리카 원주민들이 인디애나에 사는 아프리카계 미국인보다 치매와 알츠하이머병 발병률이 낮은 것을 발견했다.[61] 두 연구 결과는 환경이 인지 장애에 중요한 역할을 하고 있다는 사실을 명백하게 보여준다.

세계적으로 인지 장애의 질병 양상은 다른 서구 질환과 유사하다. 알츠하이머병은 발전이 더딘 지역에서는 낮게 나타난다.[62] 11개국의 알츠하이머병 비율을 식습관 요인과 비교한 최근의 한 연구는 지방 섭취가 많고 곡물 섭취가 적은 집단에서 많이 나타난다는 것을 발견했다.[63, 64]

이제 그림이 그려지는가? 분명히 식습관은 우리 삶의 사고 능력에 중요한 영향을 미친다. 하지만 정확하게 어떤 방식으로 영향력을 미칠까?

다소 경미한 인지 손상 상태와 관련해서, 최근 한 연구는 높은 혈중 비타민 E 수치가 낮은 기억력 손실과 연관성을 보였다고 했다.[65] 또한 낮은 기억 손실은 높은 비타민 C와 셀레늄 수치와 연관되었고, 두 가지 영양소는 모두 활성산소를 감소시키는 작용을 한다. 비타민 E와 비타민 C는 거의 식물성 식품에서 발견되는 항산화제이며, 셀레늄은 동물성과 식물성 식품 모두에서 발견된다.

65세에서 90세까지 노인 260명을 대상으로 한 연구에서 탄수화물, 식이섬유소, 비타민(특히 엽산, 비타민 C와 E, 그리고 베타카로틴), 그리고 무기질(철분과 아연)을 함유한 식단은 노인의 건강을 위해서만 아니라 인지 기능 향상을 위해서도 권장된다고 했다.[66] 이런 결론은 최적의 뇌기능을 위해서 동물성 식품을 멀리하고 식물성 식품을 먹어야 한다는 주장으로 이어진다. 뿐만 아니라 수백 명의 노인을 대상으로 한 또 다른 연구는 비타민 C와 베타카로틴을 많이 섭취한 사람들이 정신기능 검사에서 높은 점수를 받았다.[67] 또 다른 연구는 혈중 비타민 C가 적으면 노인의 인지 수행력이 떨어진다는 사실을 밝혀냈다.[68, 69] 일부 연구는 베타카로틴을 포함한 비타

민 B가 인지 기능을 향상시킨다고 했다.[69, 70]

위에서 언급한 7개의 연구가 모두 식물성 식품에서 발견되는 하나 이상의 영양소가 노년기의 인지 능력을 향상시키는 것과 연관된다고 했다. 동물실험 연구는 식물성 식품이 뇌에 좋다는 것을 확인해주었을 뿐 아니라 이런 식품들이 작용하는 기전 또한 밝혀냈다.[71, 72] 한 연구는 비타민 C에 대한 연관성을 찾았고, 다른 연구는 비타민 C가 아닌 베타카로틴과의 연관성을 발견하는 등 연구마다 커다란 차이를 보이기는 했지만, 나무 한 그루에 집중하느라 숲을 보지 못하는 실수를 저질러서는 안 된다.

뇌졸중(혈관성 치매)과 알츠하이머병으로 야기된 심각한 치매는 어떤가? 식습관은 어떻게 질병들에 영향을 미칠까? 뇌졸중으로 이어지는 치매는 분명 식습관에 영향을 받는다. 유명한 프레이밍햄 연구에서 나온 자료를 보면 하루에 과일과 채소를 세 번 먹으면 뇌졸중 위험은 22퍼센트 감소한다고 결론을 내렸다.[73]

과일과 채소를 세 번 먹는 것은 생각보다 많은 양이 아니다. 이 연구에서 1회 섭취량은 복숭아 1/2컵, 토마토소스 1/4컵, 브로콜리 1/2컵이나 감자 1개였다. 음식 반 컵은 많은 양이 아니다. 사실 연구 대상자 가운데 과일과 채소를 많이 먹은 남성들은 하루에 19번을 먹었다. 매번 과일과 채소를 먹을 때마다 위험이 22퍼센트씩 감소된다면 최고의 건강을 얻기 위해 충분한 양에 금방 도달할 것이다.

이 연구는 당신이 얼마나 건강하게 먹느냐에 따라 뇌의 혈액이 돌고 동맥과 정맥의 건강을 좌우한다는 근거를 제공하고 있다. 이 근거를 확대해 보면 과일과 채소를 먹는 것이 혈관을 건강하게 하고, 이어서 치매를 예방할 수 있다고 가정할 수 있다. 이를 다시 한번 증명하는 연구가 있다. 연구자들은 5,000명이 넘는 노인들의 정신 건강 검사를 시행했고 식습관을 조사했으며 2년 이상 그들의 건강 상태를 감시했다. 그 결과 지방과 포화 지방을 많이 먹는 사람들이 혈관 문제로 인한 치매에 걸릴 위험이 가장 높았다.[74]

알츠하이머병은 종종 심장질환을 동반한다. 이는 두 질환의 원인이 같다는 것을 암시한다. 우리는 심장질환을 일으키는 것이 무엇인지 알고, 심장질환을 회복할 수 있는 희망이 어디에 있는지도 안다. 바로 우리가 먹는 음식이다. 동물실험 연구로 콜레스테롤을 많이 함유한 식단이 알츠하이머병에서 많이 발견되는 베타아밀로이드의 생산을 촉진한다는 것이 밝혀졌다.

이런 동물실험 결과를 확인하기 위해서 5,000명 이상을 대상으로 연구를 했고, 그 결과 지방과 콜레스테롤을 많이 섭취하는 사람들이 특히 알츠하이머병을 포함해[75] 전반적으로 치매의 위험이 높다는 것이 밝혀졌다.[74]

알츠하이머병에 대한 다른 연구에서는 질병에 걸릴 위험이 혈중 엽산 수치가 최하 3분의 1 범위일 때 3.3배 높았고, 혈중 호모시스테인homocysteine 수치가 최고 3분의 1 범위일 때 4.5배 높았다.[76] 그러면 엽산과 호모시스테인은 무엇일까? 엽산은 녹색채소나 잎채소 같은 식물성 식품에서만 얻을 수 있는 화합물이고, 호모시스테인은 일차적으로 동물성 단백질에서 얻을 수 있는 아미노산이다.[77] 이 연구는 혈중 호모시스테인 수치는 낮게, 엽산 수치는 높게 유지하는 것이 바람직하다는 것을 시사해준다. 즉, 식물성이 아닌 동물성 위주의 식단이 알츠하이머병의 위험을 높인다는 것이다.[78]

이 책의 초판이 출판되었을 때, 알츠하이머병의 원인에 대한 기존의 근거들은 추론에 불과했지만, 인과 관계를 보여주었고 그 해결책은 다른 서구의 질병들과 유사했다.

　최근 알츠하이머병에 대한 관심이 급증하면서 지난 15년 동안 알츠하이머병과 관련한 유용한 연구의 90퍼센트가 진행되었다. 이 중 상당부분이 뇌의 기억 중심부에 영향을 미치는 뒤틀린 신경식이섬유소의 엉킴을 야기하는 몇몇 기본적인 세포의 작동 기제를 이해하는 데 중점을 두고 있다. 솔직히 난 그렇게 감동받지 않았다는 걸 말해야만 할 것 같다. 이 파괴적인 질병은 이미 우리 코앞까지 닥쳤지만, 이것을 피할 방도를 알려주는 연구는 거의 전무하기 때문이다. 발전이 진행되고 있는 유일한 식이요법은 콜레스테롤이 동맥에 플라크를 축적시키는 것과 마찬가지로 서구식 식단이 뇌에 베타아밀로이드 단백질 플라크를 축적시킨다는 가설을 바탕으로 심장 건강에 유익한 식단을 고수하는 것이다. 구체적으로 알츠하이머협회가 지중해식과 DASH(고혈압을 위한 식이적 접근법) 식이요법을 권고하고 있기는 하다. 하지만 특히 후자의 경우는 미국의 표준 식단에 비해 매우 미미한 개선책일 뿐이다. 자연식물식 식단은 지중해식이나 DASH 식이요법보다 심장질환 개선에 효과적이다. 알츠하이머병에도 마찬가지다.

　우리가 흔히 농담 삼아 경미한 인지 손상의 경우에는 독립적인 생활이 가능하다고도 하지만 치매와 알츠하이머병은 비극적인 결말에 이르고, 사랑하는 이에게 견디기 힘든 무거운 부담을 지운다. 경미한 어려움에서 심각한 퇴행에 이르기까지 정신 능력 감퇴는 당신이 먹는 음식에 달려 있다는 것을 잊어서는 안 된다.

　"건강에 집착하는 사람만큼 오래 살지는 못하겠지만 먹고 싶을 때 언제든 스테이크를 먹고 담배도 피우고 싶으면 피우고, 내가 원하는 것은 뭐든지 다 하면서 삶을 즐기며 살고 싶어!"라고 말하는 사람도 많다. 나는 이런 사람들과 함께 자랐고, 함께 학교를 다녔으며, 깊은 우정을 나누고 있다. 얼마 전 친구가 암으로 힘든 수술을 받아서 몸이 마비된 채 요양원에 들어갔다. 수없이 요양원을 드나드는 동안 나는 이 나이에도 건강을 유지하고 있는 것에 감사하는 마음이 들었다. 이제 친구를 만나러 요양원을 찾는 일은 다반사가 되었고, 요양원에 새로 들어오는 사람을 보면 나와 친구가 젊었을 때부터 알던 사람인 경우도 있다.

삶의 즐거움, 특히 말년의 인생은 우리가 볼 수 없고, 생각할 수 없고, 신장이 제대로 기능하지 않고, 뼈가 부러지거나 약할 때 크게 훼손된다. 나는 현재를 완전하게 즐기기 원하지만 미래에도 건강하고 독립적으로 생활하면서 살 수 있기를 바란다.

PART
3

건강한
영양 지침

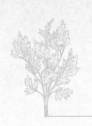

　레스토랑에서 '저탄수화물'이란 매우 특이한 메뉴를 봤다. 커다란 파스타 접시에 채소를 올린 것으로 '저탄수화물'이란 이름이 붙어 있지 않았다면 파스타 프리마베라로 알았을 것이다.

　대부분의 칼로리는 탄수화물에서 나온다. 그런데 어떻게 그 음식이 '저탄수화물'이 될 수 있을까? 혹시 오타가 아닐까? 그동안 식품 성분을 보면 사실 대부분의 칼로리가 탄수화물로 제공되는데 '저탄수화물'이라고 표시된 샐러드, 빵, 심지어 시나몬 롤빵을 보았다. 도대체 어떻게 된 일인가?

　'저탄수화물' 마니아는 대부분 앳킨스와 그의 식단 관리 방법이 만들어낸 결과다. 하지만 최근 『앳킨스 박사의 새로운 식이요법 혁명』은 식이요법 책의 새로운 왕으로 등극한 『사우스 비치 식이요법』에 무릎을 꿇었다. 『사우스 비치 식이요법』은 앳킨스 식이요법에 비해 덜 극단적이며 쉽고 안전하다고 홍보한다. 하지만 우리가 보기에는 체중 감량이란 '늑대'가 양의 탈을 쓰고 나타났을 뿐이다.

　두 가지 식이요법은 모두 세 단계로 나누어져 있는데, 첫 단계에서 탄수화물 섭취를 극심하게 제한하고 육류, 유제품, 달걀 위주로 먹는다. 예를 들면, 사우스 비치 식이요법은 첫 2주 동안 빵, 쌀, 감자, 파스타, 설탕, 심지어 과일까지 제한한다.

　그 후에는 상당히 전형적인 미국식 식사를 할 수 있을 때까지 탄수화물로 다시 돌아간다. 그래서 『사우스 비치 식이요법』은 그렇게 잘 팔리는

지도 모르겠다.

『무엇을 먹을 것인가』 초판이 나오기 전, 《뉴스위크》는 『사우스 비치 식이요법』을 두고 이렇게 말했다.[1]

> 이 책의 진짜 가치는 건전한 영양학적 조언에 있다. 이 식이요법은 모든 탄수화물을 피하라는 신조를 버리고 앳킨스 식이요법의 가장 좋은 부분인 육식은 유지한다!

《뉴스위크》는 이것이 건전한 영양학적 조언인지 아닌지 검토했을까? 만약 앳킨스 식이요법에 약간의 탄수화물을 더한다면, 비만과 심장질환을 일으키고 신장을 파괴하며 눈을 멀게 하고 알츠하이머병과 암을 비롯해 수많은 건강 문제를 안겨준 일반적인 미국식 식이요법과 무엇이 얼마나 다를까?

이는 현재 영양에 관한 미국인의 인식을 보여주는 예에 불과하다. 사람들은 매일 끔찍한 영양 정보의 홍수에 휩쓸리고 있다.

수십 년 전의 격언을 기억하라. '미국인은 헛소리를 좋아한다.' 하나 더. '미국인들은 나쁜 습관에 관해 좋은 말을 듣고 싶어 한다.' 얼핏 듣기에 두 가지 말이 사실인 것 같은데, 정말로 그럴까?

미국인이 헛소리를 좋아한다는 말은 사실이 아니다. 미국인이 원하건 말건 헛소리가 미국에 범람하고 있을 뿐이다. 사람들은 진실을 원하고 있

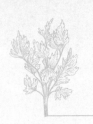

지만 헛소리에 빠져 진실을 알아내기 힘들 뿐이다.

대중의 의식 속으로 들어온 영양 정보 중에 건실한 과학에 근거한 것은 매우 적고, 우리는 그로 인해 커다란 대가를 치르고 있다.

어느 날은 올리브유가 몹쓸 것이라고 하고, 또 다음 날에는 심장에 좋다고 한다. 어느 날은 달걀이 동맥을 막는다고 하고 다음에는 좋은 단백질원이라고 한다. 어느 날은 감자와 쌀이 좋다고 하고 다음 날에는 체중에 심각한 위협을 미치는 것이라고 한다.

서문에서 건강 정보에 대한 생각을 재정의하는 것이 목표라고 했다. 혼란을 없애고, 동료 심사를 거쳐 전문 학술지에 발표된 영양 연구에서 나온 근거를 토대로 건강을 단순명료하게 정의하자는 것이다.

지금까지 광범위한 예들을 보았지만 그것들은 단지 건실한 근거의 몇 가지 예에 불과하다. 우리는 간단한 최적의 식단, 즉 자연식물식에 대한 압도적이고 과학적인 근거를 보았다.

우리는 이 광범위한 근거와 더불어 지난 40년이 넘는 세월 동안 경험에서 얻은 영양학의 교훈을 간단한 지침으로 압축하려고 한다. 우리가 알고 있는 것들을 몇 가지 핵심적인 원칙으로 나누었고, 이 원칙들은 영양과 건강이 작용하는 방식을 조명해줄 것이다. 또한 생활에서 실행할 수 있는 식습관에 관한 조언을 담았다.

당신은 영양과 건강에 관한 새로운 이해를 얻게 될 뿐 아니라 어떤 음식을 먹어야 하고 어떤 음식을 피해야 하는지 정확한 근거를 알게 될 것

무엇을 먹을 것인가

이다. 이 정보를 이용하여 어떤 결정을 내릴지는 당신에게 달린 일이지만 적어도 당신은 독자로서 그리고 한 인간으로서 헛소리 이상의 것에 관해 알게 될 것이다.

CHAPTER 11

올바르게 먹기:
음식과 건강에 관한 8가지 원칙

건강한 생활방식이 주는 장점은 막대하다. 우리는 당신이 이 책에 제시된 정보들을 통해 아래처럼 살아갈 가능성을 높일 수 있다는 것을 알았으면 한다.

- 오래 살 수 있다.
- 젊어 보이고 젊게 느낄 수 있다.
- 많은 에너지를 낼 수 있다.
- 체중을 줄일 수 있다.
- 혈중 콜레스테롤을 낮출 수 있다.
- 심장질환을 예방하거나 회복할 수 있다.
- 전립선암, 유방암, 그리고 다른 암의 위험을 낮출 수 있다.
- 노년기까지 시력을 지킬 수 있다.
- 당뇨병을 예방하고 치료할 수 있다.

- 많은 경우 수술을 피할 수 있다.
- 의약품의 필요성이 크게 줄어든다.
- 뼈를 튼튼하게 유지할 수 있다.
- 발기부전을 피할 수 있다.
- 뇌졸중을 피할 수 있다.
- 신장 결석을 예방할 수 있다.
- 자녀가 제1형 당뇨병에 걸리지 않도록 막을 수 있다.
- 변비를 완화시킬 수 있다.
- 혈압을 낮출 수 있다.
- 알츠하이머병을 피할 수 있다.
- 관절염을 이길 수 있다.

이것들은 일부일 뿐이고, 당신은 모든 장점을 누리며 살 수 있다. 이를 얻기 위한 대가는 식습관을 바꾸는 것이다. 이런 건강상 이점을 얻을 수 있으면서 노력도 하지 않는 쉬운 방법은 없을 것이다. 우리는 그 근거들을 제시했고 이런 결론에 이르게 된 여정을 이야기했다. 이제 그동안 배운 음식, 건강과 질병에 관한 교훈을 여덟 가지 원칙으로 요약하려고 한다. 이 원칙은 아픈 사람을 치료하는 법, 건강에 관해 생각하는 법, 세상을 인식하는 법에 대한 정보를 제공할 것이다.

영양은 수많은 식품의 복합적인 활동으로 나타난다. 전체는 부분의 합보다 크다.

원칙 1을 이해하려면 식사의 생화학적인 과정을 알아야 한다.

시금치만 해도 여러 화학성분이 풍부하게 들어 있다. 당신은 시금치를 한 입 먹음으로써 한 다발의 영양소를 섭취했다. 여기에 토마토소스와 호박이 들어 있는 라비올리를 한 입 먹으면 수천 가지의 추가 화학물질이 보태진다. 이 화학물질들은 각각의 다른 음식에서 서로 다른 방식으로 연결되어 있다.

음식이 침에 닿자마자 당신의 몸은 기적을 발휘하여 소화를 시킨다. 음식에 들어 있는 화학물질은 몸에 있는 화학물질과 더불어 매우 특정한 방식으로 상호작용한다. 이는 무한히 복잡한 과정이고, 각각의 화학물질이 다른 화학물질과 어떻게 상호작용하는지 설명하는 것은 말 그대로 불가능하다.

우리가 먹는 음식에 들어 있는 화학물질은 건강을 유지하기 위해 협동으로 작용하는 일련의 반응을 일으킨다. 이런 화학물질들은 세포에서 우리 몸의 모든 부분에 이르기까지 복잡한 제어장치에 의해 세심하게 조정된다. 이 제어장치는 어떤 영양소가 어디로 가고, 각각의 영양소가 얼마나 필요하고, 어떤 반응이 언제 일어날지를 결정한다.

우리 몸은 자연에 있는 그대로의 무가공 식품에서 최대한의 이익을 끌어내기 위해 무한히 복잡한 반응을 일으키도록 진화했다. 따라서 하나의 특정 영양소나 화학물질이 건강에 좋다고 외치는 것은 잘못된 정보이며, 이런 식의 사고는 지극히 단순하다. 우리 몸은 식품에 들어 있는 여러 가

시금치에 들어 있는 영양소

다량 영양소	
물	지방
칼로리	탄수화물
단백질	식이섬유소
무기질	
칼슘	나트륨
철분	아연
마그네슘	구리
인	망간
칼륨	셀레늄
비타민	
C(아스코르브산)	B-6(피리독신)
B-1(티아민)	엽산
B-2(리보플라빈)	A(카로티노이드)
B-3(니아신)	E(토코페롤)
판토텐산	
지방산	
14:0(미리스트산)	18:1(올레산)
16:0(팔미트산)	20:1(에이코센산)
18:0(스테아르산)	18:2(리놀레산)
16:1(팔미톨레산)	18:3(리놀레산)
아미노산	
트립토판	발린
트레오닌	아르기닌
이소류신	히스티딘
류신	알라닌
리신	아스파르트산
메티오닌	글루탐산
시스틴	글리신
페닐알라닌	프롤린
타이로신	세린
피토스테롤(여러 종류)	

지 화학물질 중에서 어떤 것을 버리고 어떤 것을 이용할지 알고 있다.

원칙 2

영양제는 건강을 위한 만병통치약이 아니다.

먼저 '영양제(건강보조식품)'가 무엇을 의미하는지 정의해보자. FDA는 영양제를 "정제, 캡슐, 소프트젤, 젤라틴 캡슐, 액체 또는 가루"로 된 것이라고 명시하고 있다.[1] 이것들은 아마도 비타민, 미네랄, 허브 또는 다른 식물성 약품, 아미노산 그리고/또는 농축액, 대사산물, 성분들 또는 추출물을 함유하고 있을 것이다. 이러한 정의는 매우 광범위하다. 우리가 이 책에서 말하는 영양제는 다양한 영양소(비타민, 미네랄, 아미노산)로 구성된 생산품을 의미하며, 허브나 무가공 식품의 복합 추출물로 구성된 이와 유사한 생산품일 필요는 없다. (참고로 중국에서는 수박이 허브에 속한다.)

영양은 수많은 화학물질에 대해 무한히 복잡한 생화학적 시스템으로 작동하기 때문에 영양제로 섭취하는 단일 영양소들이 자연 식품을 대체할 수 있다는 생각은 이치에 맞지 않는다. 영양제는 건강으로 이어지지 않고 우리가 모르는 부작용을 일으킬 수도 있다. 또한 영양제에 의존하려는 사람에게 건강한 식습관으로의 변화는 자꾸만 멀어질 수밖에 없다. 서구식 식습관의 위험은 영양제를 먹어서 극복될 수 있는 문제가 아니다.

나는 1980년대 중반을 기점으로 시작된 근대적 영양제 사업이 연 320억 달러의 산업으로 성장하는 과정을 추적해 왔다.[2] 영양제 산업은 두 개의 법안을 토대로 폭발적으로 성장했다. 첫 번째는 1976년 윌리엄 프록스마이어William Proxmire 상원의원이 발의한 정부의 식품 및 의약품 관리에 대한 개정안으로, 의사의 처방 없이 영양제 판매가 가능케 했다. 두 번째는 1994년에 입법된 식이보조식품 건강·교육법DSHEA인데, 영양제의 기준을 설정함으로써 영양제에 대한 소비자의 신뢰도를 높이는 결과를 초래했다.[3] 의도한 바는 아니었지만, 1982년 공동 집필로 참여했던 〈식습관, 영양, 그리고 암에 관한 보고서〉도 영양제 산업 성장에 과학적 원동력을 제공했다. 우리는 과일, 채소, 시리얼 섭취를 권했는데, 이는 유익한 영양소 섭취를 권장하는 의미였지 영양제 복용으로 특정 영양소만 섭취하라는 것이 아님을 분명히 밝히기도 했다. 미연방통상위원회FIC는 영양제 산업계의 주장이 적절치 않다고 판정했지만,[4] 그들은 계속해서 다른 주장을 펼쳤고, 밀고 나갔다. 영양제 산업계의 적극적인 행동은 마침내 희대의 건강 사기극인 건강보조식품 산업으로 결실을 맺었다.

이 거대 산업이 왜 생겨났는지는 명백하다. 막대한 이윤만큼 강력한 동기는 없다. 또한 소비자들은 습관적으로 먹던 음식을 바꾸는 대신 몇 가지 영양제를 먹음으로써 잘못된 식습관으로 인한 위험을 무마하고 싶어 했다. 영양제를 받아들이면 대중매체는 사람들에게 듣고 싶은 말을 해줄 수 있고 의사들도 환자들에게 제공할 것이 생긴다. 그 결과 수십억 달러의 영양제 산업이 만들어졌고, 소비자들은 건강을 살 수 있다는 어리석은 믿음에 빠지게 되었다. 이것은 앳킨스의 처방이다. 그는 고단백질, 고지방 식이요법을 주장하고 영양제를 먹도록 함으로써 단기적인 이득을 위해 장기적인 건강을 희생시켰다. 그는 이른바 '식이요법을 하는 사람들'이 호소하는 문제인 변비, 당분에 대한 욕구, 배고픔, 부종, 피로, 초조감, 불면증을 해결하기 위해서라도 자신이 만든 영양제를 먹어야 한다고 주장했다.[5]

그러나 영양제로 건강을 얻고 유지하려는 전략은 1994년에서 1996년에 걸쳐 시행된 베타카로틴(비타민 A 전구체) 영양제가 폐암과 다른 질병에 미치는 대규모 조사를 통해 진상이 밝혀지기 시작했다.[6, 7] 4~8년간 영양제를 복용했지만, 폐암은 예상대로 호전되지 않고 오히려 더 나빠졌다. 비타민 A와 E 영양제는 심장질환 예방에 아무런 효능이 없었다.

그 후 비타민 A, C 그리고 E가 심장질환과 암을 예방하는지 알아보기 위해 수억 달러가 소요된 대규모의 실험연구가 수행되었다. 이 연구에 대한 두 가지 주요 리뷰가 우리 책 초판 출간 직전에 발표되었다.[8, 9] 연구자들은 "비타민 A, C 혹은 E, 엽산이 함유된 복합비타민, 항산화제 복용이 암이나 심혈관계 질환 예방에 미치는 장점과 단점의 균형을 밝혀내지 못했다"고 했다.[8] 오히려 베타카로틴 영양제 복용을 반대한다고 권고했다.

우리 책이 처음 출판된 이후 10년 동안, 주류 과학계의 연구 결과들은 일정 부분 합의점에 도달했다. 효과가 거의 없거나 있어도 매우 미미한 영양제를 과잉 섭취하고 있다는 것이다.

이런 영양소들이 중요하지 않다고 말하는 것이 아니다. 중요하지만 영양제가 아니라 식품으로 섭취해야 효과가 있다. 영양소 하나를 분리해 자연 식품에서 얻는 것과 똑같은 장점을 얻고자 하는 것은 영양소가 몸에서 어떻게 작용하는지 모르는 무지에서 나온 소치다. 2003년 《뉴욕타임스》에 실린 특집 기사도 영양제가 건강상의 이점을 제공하지 못한다는 사실을 다루었다.[10] 우리는 서구적인 식생활을 지속하면서 건강을 유지하기 위해 영양제에 의존하는 것은 돈 낭비일 뿐 아니라 잠재적으로 건강을 위협하는 위험한 일이라는 사실이 더 확실히 밝혀지는 것은 시간문제라고 확신한다.

하지만 두 가지 정도 예외가 있을 수 있다. 첫 번째는 비타민 B_{12}다. 많은 임상의들은 비타민 B_{12}를 함유하고 있지 않은 자연식물식 식단을 섭취하는 사람들에게 비타민 B_{12}의 규칙적인 복용을 권고한다. 비타민 B_{12} 결

무엇을 먹을 것인가

핍으로 인한 다양한 혈액학적·신경학적 증상이 기록되어 있으며 영양제로 쉽게 치료할 수 있다.[11]

지금까지의 연구 결과로는 비타민 B_{12}를 어느 정도 섭취해야 하는지 정량 권고를 하기는 어렵다. 그러나 비타민 영양제가 건강상 악영향을 끼친다는 근거는 없는 반면, 임상의들은 비타민 B_{12} 투약이 비타민 B_{12} 결핍으로 인한 증상을 완화시킨다는 것을 밝혀냈다. 따라서 비타민 B_{12}에 관해서는 규칙적인 영양제 복용이 상식으로 받아들여지고 있다.

두 번째 예외는 비타민 D이지만 위와 비슷한 불완전한 이야기가 남아 있다. 비타민 D는 비타민이 아니다. 또한 우리가 반드시 섭취해야 하는 영양소도 아니다. 비타민 D는 햇볕에 노출되었을 때 우리 몸이 만들어내는 호르몬이다. 일반적으로 하루에 필요하다고 여겨지는 일조량은 15분에서 30분정도밖에 되지 않지만, 북반구(겨울철에는 일조량이 훨씬 적은 곳), 특히 야외에 나가지 못하는 아이들에게 문제가 될 수 있다. 비타민 D에 대한 본래의 연구는 결핍증이 아이들의 구루병과 관련이 있다는 것을 밝혀냈지만, 그 이후 건강상의 여러 측면과도 밀접하게 연관되어 있는 것으로 밝혀졌다.

최근 몇 년간 비타민 D가 받은 언론의 관심에도 불구하고 영양제를 뒷받침하는 학술문헌은 생각만큼 인상적이지 않다. 상당한 명성을 구가하는 한 연구팀은 최근 문헌 조사 연구를 통해 비타민 D가 결핍된 사람들이 비타민 치료를 받는다 해도 골절 예방에 그다지 도움이 안 된다는 결론을 내렸다(이들은 물론 더 많은 추가 조사가 필요하다는 단서를 달았다).[12] 또 다른 연구팀은 비타민 D 보충제가 발암 위험을 증가시키거나 감소시킨다는 확실한 증거가 없다며 비타민 D 보충 치료의 실효성에 의문을 제기했다.[13]

비타민 D가 충분한지 아닌지는 25-하이드록시비타민 D(칼시디올)를 측정해서 평가한다.

25-하이드록시비타민 D가 비타민 D 기능을 가장 활성화한 대사물질은 아니다. 가장 활성화된 것은 대사물질 1, 25-디하이드록시비타민 D(칼시트리올)인데 이는 칼시디올 대사에서 나온다. 몇몇 추정에 의하면[14] 칼시트리올은 칼시디올보다 약 1,000배가량 강력하고, 우리 몸은 이 강력한 호르몬을 얼마나 만들어낼지를 1백만분의 1초마다 필요에 따라 결정한다. 또한 비타민 D의 양이 기능성과 어떤 역관계에 있다고 단정하기도 어려운 일이다. 당신은 '천연가스 탱크'가 20퍼센트밖에 없다고 가스난로의 화력을 줄이는가? 가스난로는 탱크 안의 가스가 거의 없어질 때까지 균일한 화력을 유지할 수도 있다. 저장된 비타민 D(칼시디올)가 상대적으로 적은 경우에도, 우리 몸은 건강 기능에 필요한 만큼의 칼시트리올을 만들 수 있어야 한다.

북아메리카에서는 아직도 비타민 D 결핍이 만연해 구루병과 골연화증 사례가 있다. 이는 적어도 소수의 사람들에게 비타민 D 결핍이 현실이라는 것을 보여준다. 이러한 위험은 지역, 생활방식, 피부색, 의복 선택 등 여러 요인에 의해 결정된다. 위험에 처한 사람들은 매일 소량의 비타민 D로 결핍을 예방할 수 있다. 그러나 너무 많은 양의 비타민 D는 독이 될 수 있으므로 비타민 D 보충제를 복용하기 전에 의사와 상의하는 게 좋다.

> **원칙 3**
> 식물성 식품의 영양소는 동물성 식품보다 좋다.

식물성 식품은 영양소 측면에서 동물성 식품과 많이 다르다. 동물성 식품도 마찬가지다. 동물성 식품은 식물성 식품보다는 다른 동물성 식품과 유사하다. 예를 들어 생선은 소고기와 크게 다르지만, 쌀보다는 소고기와 비슷하다. 동물을 먹는 것은 식물을 먹는 것과는 영양학적으로 현저하게 다르다. 두 종류의 음식에 들어 있는 서로 다른 영양소의 양과 종류는 놀랍도록 많은 차이가 있다. 아래의 표에서 보듯 식물성 식품은 동물성 식품보다 항산화 작용이 훨씬 높고, 식이섬유소와 무기질, 비타민도 많이 들어 있다.[6, 15, 16] 사실 동물성 식품에는 몇몇 영양소가 아예 없고, 콜레스테롤과 지방이 훨씬 많이 들어 있다. 또한 단백질은 식물성 식품보다 약간 많고, 비타민 B_{12}와 비록 우유에 첨가된 탓이기는 하지만 비타민 D가 있다.

식물성 식품과 동물성 식품의 영양 성분(500칼로리당)

영양소	식물성 식품*	동물성 식품**
콜레스테롤(mg)	–	137
지방(g)	4	36
단백질(g)	33	34
베타카로틴(mcg)	29,919	17
식이섬유소(g)	31	–
비타민C(mg)	293	4
엽산(mcg)	1,168	19
비타민E(mg_ATE)	11	0.5
철분(mg)	20	2
마그네슘(mg)	548	51
칼슘(mg)	545	252

*토마토, 시금치, 리마 콩, 완두콩, 감자 기준
**소고기, 돼지고기, 닭, 우유 기준

물론 일부 예외도 있다. 어떤 견과류와 씨앗류에는 지방과 단백질(예: 땅콩, 참깨)이 많이 들어 있는 반면, 동물성 식품이라도 인위적으로 지방을 제거한 가공식품(예: 탈지우유)에는 지방이 적게 들어 있다. 하지만 좀 더 면밀하게 살펴보면 견과류와 씨앗류에 들어 있는 지방과 단백질은 동물성 식품에서 얻는 것과는 달리 건강에 이롭다. 한편, 가공을 거친 저지방 동물성 식품은 다른 동물성 식품과 마찬가지로 콜레스테롤과 다량의 단백질이 있으며 항산화제와 식이섬유소는 매우 적거나 전혀 없다. 식품에 들어 있는 영양소가 건강에 영향을 미친다는 것은 사실이고, 동물성 식품과 식물성 식품에 함유된 영양 성분이 크게 다르다는 사실은 우리가 어떤 종류의 음식을 먹느냐에 따라 어떤 영향을 받게 될지 분명한 차이가 난다고 말할 수 있다.

음식 화학물이 필수적인 영양소가 되기 위해서는 두 가지 조건을 갖추어야 한다.

- 화학물질은 인간이 건강해지기 위해 필요한 것이어야 한다.
- 인체가 스스로 만들어내지 못해 외부에서 얻어야만 한다.

필수영양소가 아닌 화학물질 가운데 식물성 식품에는 존재하지 않고 동물성 식품에만 있는 것이 콜레스테롤이다. 건강에 필수적인 콜레스테롤은 우리 인체가 필요한 만큼 만들어내므로 식품에서 콜레스테롤을 얻지 않아도 된다. 따라서 필수영양소가 아니다. 동물성 식품에는 들어 있고, 식물성 식품에는 들어 있지 않은 영양소는 4가지가 있다. 콜레스테롤, 비타민 A, 비타민 D, 그리고 비타민 B_{12}다. 이 중 세 가지는 필수영양소가 아니다.

콜레스테롤은 우리 몸에서 자연적으로 만들어진다. 비타민 A도 베타

무엇을 먹을 것인가

카로틴을 이용해 체내에서 생성되고, 비타민 D 역시 이틀에 한 번씩 15분 동안 햇볕에 피부를 노출하는 것만으로 간단히 생성된다. 이런 비타민들은 다량 섭취하면 오히려 해롭다. 이는 우리 몸이 비타민 A와 D를 필요로 하는 시기와 양을 쉽게 제어할 수 있도록 각각의 비타민 전구체인 베타카로틴과 햇볕에 의지하는 것이 좋다는 것을 나타내는 또 다른 지표이다.

원칙 2에서 논의했듯이 비타민 B_{12}에는 좀 문제가 있다. 이 영양소는 흙에서 발견되는 미생물과 인간을 포함해 동물의 몸속에 사는 미생물에 의해 만들어지는데, 우리 장에서 만들어내는 것만으로는 충분치 않으므로 음식으로 부족한 양을 보충하는 것이 좋다고 권고한다. 비타민 B_{12}가 충분히 농축되어 있는 건강한 토양에서 자란 식물에 많이 함유되어 있다는 것은 연구로 밝혀졌다.[17] 그러나 미국에서는 식물이 비타민 B_{12}의 믿을 만한 공급원이 아니다. 또한 우리는 멸균된 세상에 살고 있으므로 B_{12}를 생산하는 미생물이 사는 토양과 접촉할 기회가 거의 없다. 우리는 역사상 어떤 특정 시기에는 땅에서 자라지 않은 채소와 동물성 식품을 통해 약간의 비타민 B_{12}를 섭취했을 수도 있다. 하지만 매우 깨끗한 식물성 식품을 먹고 동물성 식품을 섭취하지 않는다면, 현대의 미국인들은 비타민 B_{12}를 충분히 섭취하지 못한다고 가정하는 것이 합리적일 것이다.

영양제에 대한 사회의 강박증이 중요한 영양 정보를 얻지 못하게 만드는 것은 사실이지만 무조건 영양제를 피해야 한다고 말하는 것은 아니다. 우리 몸에는 3년 동안 필요한 비타민 B_{12}가 저장되어 있는 것으로 추정된다. 만일 당신이 3년 이상 동물성 식품을 전혀 먹지 않거나, 특히 임신을 했다거나, 모유 수유를 한다면 정기적으로 B_{12} 영양제를 먹고 혈중 비타민 B_{12} 수치를 측정하는 것을 고려해야 한다. 만약 이 수치가 낮다면, 보다 확실히 하기 위해 메틸말론산(methyl-malonic acid, 국내에선 거의 검사가 이뤄지지 않음-감수자)과 호모시스테인 검사 또한 고려해야 한다. 이와 마찬가지로 특히 겨울철에 전혀 햇볕을 받지 못하고 산다면 비타민 D 영양제를 섭취하거나 야외 활동을 위해 노력하는 것도 고려할 만하다.

원칙 4

유전자는 스스로 질병을 일으키지 않는다. 유전자는 활성화 또는 '발현'될 때만 기능하며, 어떤 유전자가 발현될지 결정하는 데 중요한 역할을 하는 것은 영양소다.

모든 질병의 기원은 유전적 요인에서 비롯된다고 말할 수 있다. 유전자는 좋은 것이건 나쁜 것이건 우리 몸의 모든 것을 결정하는 암호다. 유전자 없이는 암도 없다. 유전자 없이는 비만, 당뇨, 심장질환도 없다. 하지만 유전자 없이는 생명도 없다.

이는 왜 유전자가 병을 일으키고, 어떻게 위험한 유전자를 깨어나지 않게 할 수 있는지 알아내기 위해 수백만 달러를 쓰고 있는 이유다. 또한 건강한 젊은 여성이 유방암과 연관된 유전자를 갖고 있다는 이유로 유방 제거술을 받으려고 하는 것을 설명해준다. 지난 10년 동안 과학과 보건 분야의 엄청난 자원이 유전학 연구로 전환된 배경을 설명하기도 한다. 코넬대에서만 생명과학을 위한 프로그램에 5억 달러가 모금됐다. 이 프로그램은 대학에서 생명과학 연구를 수행하고 가르치는 방식을 영원히 변화시킬 것을 약속한다. 이 프로그램의 추진력은 무엇일까? 각각의 학문을 모두 유전학 연구라는 하나의 지붕 아래 통합하려는 시도다. 이것은 코넬대 역사상 가장 큰 과학적 시도이다.[18]

그러나 유전자에 초점을 맞추면서 간단하지만 중요한 요점을 놓치고 있다. 모든 유전자가 언제나 완전하게 발현되는 것은 아니라는 점이다. 유전자는 활성화되지 않거나 발현되지 않는 경우에는 생화학적으로 휴지 상태로 남아 있다. 휴지 상태의 유전자는 건강에 아무런 영향도 미치지 못한다. 이런 사실은 과학자를 비롯해 대부분 잘 알고 있지만, 그 중요성은 이해하지 못하는 사람이 많다. 어떤 유전자는 휴지 상태로 남아 있도록 하고 어떤 유전자는 발현되도록 할 수 있을까? 답은 환경, 특히 식습관이다.

유전자를 씨앗으로 생각해보자. 훌륭한 정원사라면 알고 있듯 씨앗은 영양분이 풍부한 땅, 물, 햇빛이 없으면 식물로 자라지 못한다. 유전자도 적절한 환경이 아니면 발현되지 않는다. 우리 몸에서는 영양이 유전자의 활동을 결정하는 환경적인 요소다. 3장에서 보았듯 암을 유발하는 유전자는 단백질 섭취에 크게 영향받는다. 콜린의 연구팀은 동물성 단백질 섭취를 조절하는 것만으로 나쁜 유전자를 켜거나 끌 수 있다는 사실을 알았다.

또한 중국 연구는 거의 같은 인종적 배경을 가진 사람들 사이에 커다란 질병률 차이를 보인다는 것을 밝혀냈다. 비슷한 유전자를 갖고 있는 사람들도 환경에 따라 발생하는 질병이 달랐다. 또 한 지역에서 다른 지역으로 이주한 사람들을 연구한 것들도 이주민들이 옮겨간 나라의 질병에 노출된다는 사실을 보여주었다. 그들은 유전자가 바뀌지 않았지만 자기 고향에서는 잘 발병하지 않는 질병에 걸렸다. (우리는 '비슷한 유전자'를 가진 중국인을 언급하는 이들의 의견을 존중하기 위해 이들의 이야기 역시 살펴보았다. 하지만 이들의 의견에 동의하기는 어려웠다. 우리는 중국인들 사이의 유전자 다양성이 다른 인종만큼 크다고 믿고 있다. 물론 그러한 사실이 과학적으로 증명됐는지는 모르겠다. 그러나 핵심은 동일하다. 유전자는 변하지 않고, 이주 집단은 그 자체로 유전자 다양성이 클 것임에도 다른 나라로 이주해 간 사람들이 그 나라의 특정한 질병들을 얻었다는 점이다.)

시간이 지나면서 질병 유병률이 급격하게 변하기도 했다. 이런 일은 생물학적으로 유전자 탓이라고 말할 수 없다. 미국인 가운데 비만인 사람들의 비율은 25년 동안 15퍼센트에서 30퍼센트로 두 배가 늘었다. 또한 당뇨병과 심장병을 비롯한 다른 풍요병은 과거에는 드물었지만 최근 100년 사이에 치솟았다. 당연하지만 우리 유전자 코드는 최근 25년, 100년, 아니 500년 동안 거의 변하지 않았다. 따라서 유전자가 생물학적 과정에 중요하지만, 유전자 발현이 훨씬 중요하며 환경, 특히 영양으로 통제될 수 있다고 말할 수 있다.

유전자 연구에 따르는 또 다른 어리석음은 유전자를 간단한 것으로 치부해 버리는 일이다. 하지만 유전자는 간단하지 않다. 2003년에 작은 벌레에 존재하는 체중 조절 유전자에 관한 연구가 있었다.[19] 과학자들은 16,757개의 유전자를 하나씩 *끄고* 유전자가 체중에 미치는 영향을 연구했다. 그 결과 체중에 영향을 주는 유전자 417개를 발견했다. 수백 개의 유전자가 체중을 증가시키거나 감소시키기 위해 오랫동안 그리고 환경에 따라 상호작용하는 과정은 믿을 수 없을 만큼 복잡하고 이해하기 어렵다. 괴테는 이렇게 말했다. "우리가 무언가를 정확하게 아는 때는 아는 것이 별로 없을 때다. 아는 것이 많아지면 의심도 늘어난다."[20]

유전적인 암호 발현은 무한한 복잡성을 띤 생화학적 상호작용의 '우주'이다. 이 생화학적 우주는 하나의 복잡한 생화학 체계인 영양을 비롯하여 다른 많은 시스템과 상호작용한다. 유전학 연구를 통해 우리는 자연에 접근하기 위한 거대한 탐험에 나선 셈이다. 엄청난 의문들을 풀 수 있는 지름길을 찾으려고 해봐야 처음 출발했던 때보다 나쁜 상황에 도달하고 말 것이다.

그러면 유전자는 아무 문제가 없다는 뜻일까? 물론 그렇지 않다. 두 사

무엇을 먹을 것인가

람이 같은 환경에 살면서 평생 매일 똑같은 동물성 식물을 먹고 산다고 해보자. 한 명은 54세에 심장병으로 목숨을 잃게 될 것이고, 다른 한 명은 80세에 암으로 목숨을 잃게 될 것이다. 이 차이는 무엇을 말할까? 유전자다. 유전자는 질병의 소인을 제공한다. 우리는 서로 다른 유전자로 인해 다른 질병의 위험을 갖는다. 우리가 어떤 소인을 갖고 있는지는 몰라도 그런 위험들을 통제하는 법은 알고 있다. 유전자와는 상관없이 우리는 인체에 가능한 최상의 환경을 제공하여 좋은 유전자가 발현될 수 있는 최적의 기회를 제공할 수 있다. 그 기회는 바로 최고의 영양이다.

원칙 5

영양소는 유독 화학물질의 해로운 영향을 조절할 수 있다.

암을 일으키는 화학물질 이야기는 언론에 곧잘 등장한다. 아크릴아마이드, 인공 감미료, 니트로소아민, 아질산염, 알라, 헤테로사이클릭아민, 아플라톡신은 실험연구에서 모두 암과 연관이 있는 것으로 나타났다. 사람들은 독성 화학물질이 우리 몸에 들어와 암을 일으킨다고 믿는다. 그래서 가축에 항생제나 호르몬을 주사하는 것도 건강에 나쁘다며 반대한다. 부자연스러운 화학물질이 들어 있는 육류를 먹는 것은 안전하지 못하다는 생각에서다. 그러나 육류에 도사리고 있는 진짜 위험은 고약한 화학물질의 존재와는 상관없는 영양의 불균형이다. 화학물질이 우리 몸으로 들어오기 전부터 사람들은 육류를 주식으로 먹기 시작하면서 많은 암과 심장질환에 시달렸다.

화학물질과 관련한 '건강 염려'는 한두 번 불거진 문제가 아니다. 뉴욕의 롱아일랜드 지역에서 유방암 발병률의 원인을 조사하는 데 3천만 달러를 들였다는 사례는 8장에서 언급했다. 공장에서 나오는 화학물질 오염물이 근처에 거주하는 여성에게 유방암을 일으킨다고 의심했지만, 발상부터 잘못된 이 이야기는 아무런 가치도 없다는 것이 입증되었다.

또 다른 발암성 화학물질에 대한 우려는 포테이토칩 같은 가공하거나 튀긴 식품에서 주로 발견되는 아크릴아마이드를 둘러싸고 벌어졌다. 이런 공방이 내포하는 의미는 포테이토칩에서 화학물질을 제거할 수 있다면 지방과 소금에 절인 가공식품을 안심하고 먹어도 된다는 것이다.

많은 사람이 희생양을 찾는다. 좋아하는 음식이 영양소 때문에 문제가 된다는 말을 듣고 싶지 않은 것이다.

우리는 3장에서 고도의 발암물질로 매도되었던 아플라톡신이 전적으로 영양소에 의해 통제되는 것을 보았다. 저단백질 음식을 먹는 한 아플라톡신에 노출된 쥐라도 암이 발병하지 않은 채 건강하고 활동적이었다. 또한 암 이야기가 나올 때마다 작은 문제가 얼마나 큰 뉴스를 만드는지 보았다. 예를 들어, NSAR(3장 참조)과 아질산염의 경우처럼 실험동물에게 엄청난 양의 화학물질을 투여한 다음 암 발병률이 높아지면 화학물질이 암의 원인이라고 아우성을 친다. 그러나 유전자와 마찬가지로 화학적인 발암물질도 우리가 먹는 영양소로 제어된다.

그렇다면 이는 무엇을 의미할까? 화학물질을 주입한 보통 소고기를 먹는 대신 유기농 소고기를 먹는 것이 해결책이 아니다. 유기농 소고기가 약간 건강할지 모르지만 안전한 선택이라고 할 수 없다. 두 가지 소고기는 모두 영양학적으로 유사한 조성을 가지고 있기 때문이다.

이 원칙을 다른 방식으로 생각하면 유용하다. 암과 같은 만성질환은 발병하는 데 수년이 걸리고, 암을 유발하는 화학물질은 종종 헤드라인을 장식한다. 그러나 병은 발병 후에도 오랫동안 고통받아야 하며, 영양에 의해 촉진 단계 동안 가속화되거나 억제될 수 있다는 사실은 헤드라인을 장식하지 않는다. 다시 말해, 영양이 질병의 정도를 결정한다.

원칙 6

영양소는 질병을 예방할 뿐 아니라 질병의 진행 과정을 중지시키거나 치료할 수 있다.

만성적인 질병은 발병까지 몇 년이 걸린다는 사실이 중요하다. 예를 들어, 유방암은 청소년기에 발현하지만 폐경기가 될 때까지 발견되지 않는다. 따라서 중년 여성들은 십대에 발현된 유방암을 갖고 생활하지만 폐경기 후에나 발견할 것이다. 사실이 이런데도 사람들은 생의 후반기에 들어서면 받아들일 수밖에 없는 일로 여긴다. 그럼 이 여성들이 이제 죽을 운명에 처했으니 담배를 피우고 치킨이나 스테이크를 더 먹어야 한다는 의미일까? 우리 몸에 만성질환이 발현해 수십 년 후 정체를 드러낼 때까지 잠복해 있다면 어떻게 해야 할까?

3장에서 본 것처럼 이미 발현되어 자라고 있는 암이라도 좋은 영양소로 진행 속도를 늦출 수 있고, 중지시키거나 호전시킬 수 있다. 다행히 좋은 영양소는 질병의 모든 단계에서 건강을 최적화할 수 있다. 인간을 대상으로 한 연구에서 자연식물식 식단이 중증 심장질환을 호전시키고, 비만 환자들의 체중을 줄이고, 무엇보다 당뇨 환자들이 약물 치료를 중단하고 당뇨 이전의 삶으로 돌아가도록 돕는다는 것이 밝혀졌다. 또한 초기 전립선암도 생활방식의 변화로 호전되거나 회복되었다는 연구 결과도 있다.[21] 물론 일부 질병은 돌이킬 수 없는 것 같다. 자가면역질환은 일단 신체가 자기와 싸우겠다고 등을 돌려버리면 멈출 줄 모르기 때문에 가장 무서운 병일 것이다. 하지만 놀랍게도 일부는 식이요법으로 진행이 느려지거나 완화되기도 했다. 제1형 당뇨병이라 해도 올바른 음식을 먹음으로써 약을 줄일 수 있었다는 연구결과가 있었다는 사실을 잊지 말자. 류마티스 관절염도[22] 다발성 경화증과[23, 24] 마찬가지로 식이요법으로 병의 진행을 늦출 수 있다는 것을 보여주었다.

예방 조치는 몇 배의 치료 효과를 낸다. 초기부터 좋은 음식을 먹으면 건강해질 것이다. 하지만 이미 질병을 앓는 사람이라도 영양이 중요한 역할을 한다는 것을 잊으면 안 된다.

원칙 7

특정 질환에 효과적인 영양소는 다른 질병에도 효과적으로 작용한다.

이 책의 초판을 출판하려고 했을 때 출판사 편집자와 회의를 하면서 식단과 관련된 특정 질병이나 질병 그룹을 다루는 챕터를 만들겠다는 의도를 설명했다. 그러자 편집자는 "각 질환에 대한 구체적인 식단을 만들어 같은 식단을 권고하는 일이 없도록 할 수 있겠냐"고 물었다.

즉, 사람들에게 심장질환에는 이렇게 먹고 당뇨병에는 저렇게 먹어야 한다고 말해줄 수 있겠느냐는 것이었다. 물론 그 말은 다양한 질병에 대해 같은 식단을 제공하는 것은 가치가 없고 시장성도 없다는 것이었다.

이것이 좋은 마케팅일 수 있지만, 좋은 과학은 아니다. 여러 가지 질병의 생화학적 과정에 대한 이해가 깊어지면서 질병들의 공통점도 알게 되었다. 이런 공통점 때문에 동일한 좋은 영양소가 건강을 지키며 전반적으로 질병을 예방할 수 있다는 것은 퍽 의미 있는 일이다. 자연식물식 식단이 뇌암보다 심장질환 치료에 효과적이라도 할지라도 이 식단이 다른 질병을 제어하고 다른 질병의 발생을 막을 수 있음을 확신할 수 있다. 이는 당신에게 결코 '나쁜' 일이 아니다. 자연식물식은 전반적으로 도움이 될 뿐이다.

따라서 아쉽게도 질병마다 많은 사람을 혹하게 만들 식단을 제공하지는 못한다. 우리는 단 하나의 식이요법 처방만 갖고 있다. 하지만 책의 판매에 미칠 비참한 영향을 걱정하기보다 건강에 좋고 간단한 식이요법을 말해 줄 수 있어 무척 기쁘다. 이것은 대중의 혼란을 해소할 수 있는 좋은 기회이다. 간단히 말해, 단순한 한 가지 식이요법으로 전반적인 질병을 이겨내고 건강을 최대화할 수 있다.

원칙 8

좋은 영양은 우리 몸을 건강하게 만들고, 모든 부분은 서로 연관되어 있다.

최근 '총체적 건강holistic health'을 위해 많은 일이 이루어지고 있다. 하지만 많은 사람이 '대체' 의학과 활동을 함께 묶어 생각하다보니 지압술, 침술, 한약, 명상, 비타민 영양제, 카이로프랙틱, 요가, 아로마테라피, 풍수, 마사지, 심지어 음악 치료까지도 총체적인 건강을 의미하기에 이르렀다.

우리는 총체적 건강 개념에 동의한다. 하지만 확실치 않은 선전문구나 종종 증명되지 않은 약 처방까지 동의하는 것은 아니다.

예를 들어, 음식과 영양은 우리의 건강에서 가장 중요하다. 음식을 먹는다는 것은, 우리가 먹는 것이 우리 몸의 일부가 되는 세상과의 가장 친밀한 만남일 것이다. 그러나 신체 활동, 정신 건강, 건강한 환경 같은 다른 경험 또한 중요하다. 다양한 영역을 건강 개념으로 통합하는 것은 서로 연관되어 있기 때문이다. 실제로 이것이 총체적이라는 말의 개념이기도 하다.

이러한 상호 연관성은 동물실험을 통해 확실하게 깨달았다. 저단백질 식이를 투여한 쥐는 고단백질 식이를 투여한 쥐보다 간암에 덜 걸렸고, 혈중 콜레스테롤도 낮았으며, 많은 에너지를 소모했으며, 운동도 자발적으로 두 배나 많이 했다. 에너지 증가와 관련해서 오랫동안 수많은 근거를 보았다. 건강한 식생활을 하는 사람은 에너지를 많이 소모한다. 영양소와 신체 활동 사이의 시너지 효과는 매우 중요하고, 삶의 두 부분이 서로 분리되어 있지 않다는 것을 의미한다. 좋은 영양과 규칙적인 운동이 결합될 때 각 부분을 합한 것보다 더 좋은 효과를 낸다. 신체 활동은 정서적이고 정신적인 안정에도 영향을 미친다. 신체 활동이 우리 몸의 다양한 화학물질에 영향을 미치고, 정서와 집중력에 영향을 준다는 것이 많은 연구로 밝혀졌다.[25] 정서적으로 기분이 좋아지고 정신적으로 명료해지는 것은 최적의 영양을 위해 노력하는 동기부여가 되며 이는 다시 전반적으로 건강한 생활을 영위하게 만든다. 자신에 대해 좋게 생각하는 사람은 좋은 영양을 얻을 수 있는 생활을 실천하며 건강을 증진하고 있다.

삶의 여러 부분이 서로 반대로 작용한다고 믿고 그렇게 생활하는 사람도 있다. 예컨대 어떤 사람은 나쁜 식습관을 달리기를 해서 보충할 수 있지 않을까 여긴다. 하지만 그렇지 않다. 식이요법의 장점과 위험성은 다른 활동보다 중요하고 현실적이다.

모든 장점을 다 누릴 수 있는데 왜 장점과 위험의 균형을 맞추려 할까? 사람들은 건강이 좋아졌다고 느끼면 운동으로 인한 효과인지 좋은 식이요법으로 얻은 효과인지 궁금해 한다. 하지만 이런 의문은 학술적으로나 따져볼 필요가 있는 질문이다. 사실 삶의 두 가지 영역은 밀접하게 상호 연결되어 있고, 중요한 것은 이 모든 것이 건강을 좋게 하든 악화시키든 함께 작용한다는 것이다. 그뿐 아니라 우리가 우리 자신을 위해 건강을 지킬 수 있는 음식을 먹는다면 지구를 위해서도 최상으로 행동하는 것이다. 자연식물식 식품을 먹음으로써 물, 땅, 자원을 덜 쓰고 오염을 줄이고, 동물에게 가하는 고통을 줄일 수 있다. 존 로빈스John Robbins는 이 문제를 위해 미국에서 그 누구보다 많은 노력을 기울였다. 그의 책 『먹거리 혁명』(한울, 2010)을 읽어볼 것을 강력히 권한다.

우리가 선택하는 음식은 신진대사에 엄청난 영향을 미칠 뿐 아니라 질병의 발현, 촉진 그리고 회복에도 영향을 준다. 신체 활동, 정서와 정신 건강, 우리 환경에도 영향을 준다. 이 모든 것이 겉보기에는 별개의 영역으로 보이지만 서로 밀접하게 연관되어 있다.

누구를 위한 영양인가?

이 장에서 개괄한 원칙들은 동물실험과 암으로 시작해 인간과 사회적인 건강까지 확대된 질문으로 나아갔다. 이 원칙들은 내가 연구 활동을 해오면서 물을 수밖에 없었던 광범위한 질문에 대한 답이다. 이 원칙들이 과소평가되어서는 안 된다. 이 원칙들은 식품과 건강에 관한 대중의 혼란을 줄이는 데 도움이 될 수 있다. 최근 유행하는 식이요법, 건강 뉴스, 그리고 연구 결과들을 하나의 유용한 맥락으로 통합했다. 어떤 화학물질이 발암물질이라고 불릴 때마다, 새로운 식이요법 책이 베스트셀러로 떠오를 때마다, 유전적인 연구를 통해 질병을 해결할 수 있다는 뉴스가 대서특필될 때마다 의자에서 벌떡 일어날 필요는 없다.

우리는 영양을 건강과 관련지을 객관적인 근거들을 갖고 있으므로 지적으로 과학적인 탐구를 할 수 있고, 유용한 질문을 제기할 수도 있다. 사실상, 우리는 더 넓은 맥락에서 결과를 새롭게 해석할 수도 있다. 이러한 결과를 가지고 원래의 근거들을 풍부하게 하거나 수정할 수 있으며, 돈과 자원을 사회의 건강 문제에 투자할 수 있다. 이런 원칙을 이해하면 개인, 사회, 그리고 동물들과 지구에 미치는 심오하고 넓은 정신을 공감할 수 있다.

전체와 총체론

원칙 8은 2013년 하워드 제이콥슨과 함께 저술한 『당신이 병드는 이유』(열린과학, 2016)의 주요 테마다. 나는 이 책의 초판에서 왜, 그리고 어떻게 이것들이 함께 작용하는지 그 분명한 방식을 단지 몇 개의 단어만으로 설명하는 것에 만족할 수 없다는 것을 깨달았다. 그리고 이 문제뿐만 아니라 이전에는 사람들이 영양에 관한 정보들을 접하지 못한 이유까지도 파헤치고 싶었다.

나는 특히 "복합적 작용"이라는 개념의 표현으로서 '총체론'을 'holism'으로 표기하는 것을 별로 좋아하지 않는다. 대신 (환원론의 반대개념으로서) '총체론'을 'wholism'으로 표현하는 것을 선호한다. 역사적으로 매우 유용한 개념인 '총체 wholeness'에서 언제, 어떻게 'w'가 사라졌는지는 명확하지 않다. 그러나 나의 과학세계에서 '홀리즘holism'은 기피 개념인데, 이는 이 개념이 "사실"을 구성하고 논리적 접근을 위해 일련의 관찰 결과를 축적하고 묘사하기보다 비이성적이거나 종교적인 편향을 담은 지식 수립이라는 뉘앙스를 품고 있기 때문이다.

'총체론wholism'의 개념을 가장 드러낸 생물학적 묘사는 바로 생물학의 기본 단위인 세포들이 만들어내는 다양한 조합과 활동, 그로 인한 결과들이 만들어내는 형언할 수 없는 방대한 세계에 대한 묘사다. 우리 몸에는 10조~100조개에 달하는 세포가 있는데, 그 각각이 모두 특별한 일을 하기 위해 동일한 유전적 청사진을 만들어낸다. 시공간 내에서 세포의 복잡성은 무한하다. 그리고 우리는 생명의 사다리를 오르고 머나먼 우주 저편에 이르는 모든 길목에서 동일한 복잡성들을 더 많이 목격하게 될 뿐이다.

무엇을 먹어야 할까?

나의 막내아들이자 이 책을 함께 쓴 톰이 열세 살이었을 때 우리 가족은 채식주의자가 되기 위한 느린 전환의 마지막 단계에 있었다. 어느 일요일 아침, 친구 집에서 자고 온 톰이 인상적인 이야기를 해주었다.

톰은 친구 집에서 자기의 식습관 때문에 추궁을 당했다고 했다. 친구 누나는 좀처럼 믿기지 않는다는 듯이 "고기 안 먹어?"라고 물었고, 톰은 자신의 식습관을 당연하게 여긴 적이 없었다. 그저 식탁에 올라온 음식에 익숙해졌던 것뿐이었다. 그 결과, 톰은 그런 질문에 달리 대답할 말이 없었다. 톰은 아무 설명도 없이 그저 "응, 안 먹어"라고 대답했다. 친구 누나는 "그럼, 뭘 먹고 살아?"하고 캐물었고, 톰은 어깨를 몇 번 으쓱하면서 "그냥… 식물을 먹어"라고 대답했다. 친구 누나는 다시 "오!" 하고 대꾸했으며 그게 끝이었다.

내가 이 이야기를 즐겨하는 이유는 톰의 반응이 '식물'로 간단했기 때문이다. 솔직한 대답이었지만 관습과는 거리가 멀었다. 누군가 식탁 저쪽에 있는 윤기 나는 햄을 건네 달라고 할 때 "저 돼지 엉덩이살 좀 주실래요?"라고 말하지 않을 테니까 말이다. 부모가 자녀에게 완두콩과 당근을 남기지 말고 먹으라고 할 때도 "네 식물을 다 먹어야 해"라고 말하지 않을 것이다. 하지만 우리 가족은 식습관을 바꾼 이후 음식을 식물 아니면 동물로 생각했다. 이는 음식과 건강에 관한 정보를 가능하면 간단히 하자는 내 철학에도 잘 맞았다.

미국에서는 음식과 건강이 결코 단순하지 않다. 다양한 체중 감량 계획의 복잡성을 보면 종종 혀를 내두를 때가 있다. 비록 그 책을 쓴 사람은 언제나 따라 하기 쉽다고 광고하지만 실제로는 결코 쉬운 일이 아니다. 그런 식이요법을 따르는 사람은 칼로리, 먹은 횟수, 영양소를 계산하거나 구체적인 수학에 기초해 일정한 음식을 얼마나 먹어야 하는지 계산해야 한다. 사용해야 할 도구, 복용해야 할 영양제, 완성해야 할 계획표가 있다. 이런 식이요법이 성공하기 어려운 것은 당연하다.

먹는 일은 즐거워야 하지 걱정하고 신경 쓰는 일이 되어서는 안 된다. 수많은 영양학 연구에서 얻은 결과 중 하나는 좋은 음식과 좋은 건강은 간단하다는 것이다. 음식과 건강에 관련된 생물학은 복잡하지만 메시지는 간단하다. 권고사항도 무척 간단해서 한 문장으로 말할 수 있다. 자연 식물식을 하고, 정제된 음식, 소금과 지방이 가미된 음식을 줄여라.

영양제

대부분의 시간을 실내에서 보내거나 북부 지방에 사는 사람이라면 비타민 B12 그리고 비타민 D 복용을 권장한다. 하지만 비타민 D는 일일 권장량을 초과해서는 안 된다. 영양제에 관한 권고사항은 이게 전부다. 심장 질환, 암, 비만, 그리고 서구 질환(풍요병)을 최하로 낮추면서 최상의 건강을 유지하기 위한 '식이요법 과학'이 발견한 것은 그것이 전부다.

육류를 완전히 먹지 말아야 할까?

중국 연구의 연구 결과는 동물성 식품의 섭취 비율을 낮추면 건강해지는 것을 확인했다. 심지어 그 비율이 칼로리의 10퍼센트에서 0퍼센트로 감소해도 좋은 점이 있었다. 따라서 적어도 퇴행성 질환을 가진 사람은 동물성 식품 섭취 비율을 0퍼센트로 하는 것이 합리적이다. 그렇다고 이 모든 게 완전히 입증된 것은 아니다. 이 책에 쓰인 모든 건강상의 이점은 동물성 식품을 적게 섭취했을 때 얻을 수 있는 것이지만 동물성 식품 섭취가 0이어야 한다는 말은 아니다.

식단에서 동물성 식품을 모두 없애려는 노력은 하되, 강박 관념을 가질 필요는 없다. 맛있는 채소 스프가 닭고기 육수로 만들었다거나, 통밀 빵에 달걀이 조금 들어갔다고 걱정하지 말란 뜻이다. 이 정도의 양은 영양학적으로 크게 중요하지 않다. 동물성 식품이 소량 들어 있다 해도 여유 있는 태도로 대하면 실생활에서 동물성 식품이 적은 식단에 적용하기가 쉽다. 특히 외식을 하거나 조리가 된 식품을 사서 먹는 경우에는 더욱 그렇다.

음식에 동물성 식품이 약간 들어갔어도 걱정하지 말라고 했지만, 그렇다고 매일 육류를 조금씩 먹으라는 말은 아니다. 나는 모든 동물성 식품을 피하려고 노력하는 것을 추천한다. 동물성 식품을 피하라고 하는 데는 세 가지 이유가 있다.

첫째, 식습관은 음식에 관한 근본적인 사고의 전환을 요한다. 무슨 일이든 절반 정도 실천하는 것이 힘들다. 동물성 식품을 먹어도 된다고 생각하면 먹게 될 것이고, 생각보다 많이 먹게 될 것이 분명하다.

둘째, 식욕에 대한 박탈감을 느끼게 될 것이다. 새로운 식습관을 놓고

무가공 식품, 정제하지 않은 식물성 식품이라면 마음껏 먹어라

항목	구체적인 예
과채류	오렌지, 오크라, 키위, 고추, 사과, 오이, 토마토, 아보카도, 서양호박, 블루베리, 딸기, 피망, 나무딸기, 버터넛 스쿼시(땅콩호박), 호박, 검은 딸기, 망고, 가지, 배, 수박, 크랜베리, 아콘호박, 파파야, 복숭아
채소	
화훼류	브로콜리, 콜리플라워(먹을 수 있는 꽃 종류는 많지만 우리가 흔히 먹는 것은 많지 않다.)
줄기와 이파리	시금치, 아티초크, 케일, 상추(상추 종류 모두), 배추, 근대, 콜라드 그린, 샐러리, 아스파라거스, 겨자 잎, 양배추, 순무 여린 잎, 사탕무 잎, 청경채, 아루굴라, 벨기에 꽃상추, 바질, 실란트로(고수), 파슬리, 대황, 해초
뿌리	감자(다양한 종류), 사탕무, 당근, 순무, 양파, 마늘, 생강, 파, 무, 황색 순무
콩류(씨앗을 맺는 질소 고정 식물)	그린빈, 대두, 완두콩, 땅콩, 팥, 검정콩, 검은눈콩, 카넬리니콩, 병아리콩, 강낭콩, 렌즈콩, 핀토빈, 화이트빈
버섯	양송이, 베이비벨라, 크레미니, 포토벨로, 표고버섯, 송이버섯
견과류	호두, 아몬드, 마카다미아, 피칸, 캐슈너트, 개암, 피스타치오
통곡(빵, 파스타 등에 들어 있는)	밀, 쌀, 옥수수, 기장, 수수, 호밀, 귀리, 보리, 테프, 메밀, 아마란스, 퀴노아, 카무트, 스펠트밀
최소로 줄여야 할 식품	
정제 탄수화물	파스타(통밀로 만든 것은 제외), 흰빵, 크래커, 설탕, 케이크, 페이스트리
첨가 식물 오일	옥수수기름, 땅콩기름, 올리브유
생선	연어, 참치, 대구
피해야 할 식품	
육류	스테이크, 햄버거, 라드
가금류	닭, 칠면조
유제품	치즈, 우유, 요구르트
달걀	달걀, 달걀 함유량이 높은 식품(즉, 마요네즈)

식물성 식품이면 원하는 대로 먹을 수 있어 좋다고 보는 대신 동물성 식품은 먹지 않도록 자기 자신을 제한해야 한다는 측면에서 볼 수 있으며, 이로써 식단을 장기간 유지하기 힘들어진다.

셋째, 한 달 정도 아마도 조금 더 지나면 우리가 많은 양의 지방과 정제된 탄수화물을 섭취함으로써 얻게 되는 생리적 중독을 해소할 수 있다. 만약 평생 담배를 피운 친구가 당신에게 조언을 구했다면 하루에 2개비로 줄이라고 할 것인가, 아니면 담배를 완전히 끊어버리라고 할 것인가? 이처럼 적당한 수준이라고 하는 것은 아무리 의도가 좋다고 해도 성공하기 어렵다는 것을 말하고 싶다.

자연식물식의 즐거움

대부분의 미국인은 소고기, 닭고기, 생선, 치즈, 우유, 달걀을 포함해 사실상 모든 육류를 포기하는 것이 불가능해 보인다. 차라리 숨을 쉬지 말라고 하는 편이 나을 것이다. 그런 생각 자체가 낯설고, 미친 짓이라고 할 것이다. 이런 점이 자연식물식을 실천하는 데 가장 큰 장애물이다. 엄청난 건강상의 이점이 있다고 해도 진지하게 고려하지 않을 것이다.

만일 당신이 이런 사람 중 한 명이라면, 자연식물식 식단의 장점에 호기심은 일지만 고기를 포기할 수 없다는 것을 알고 있다면, 아무리 말을 해도 마음이 바뀌지 않을 것이다. 하지만 직접 해보고 그 결과를 보라. 한 달만 시도해보라. 평생 치즈버거를 먹었는데 한 달 동안 먹지 않는다고 해서 죽는 것도 아니지 않은가. 한 달은 충분하지 않지만 다음과 같은 사실을 깨닫기에는 충분한 시간이다.

1. 자연식물식 식단을 하지 않았다면 절대로 알지 못했을 훌륭한 음

식들이 있다. 원하는 것을 다 먹지는 못하겠지만(고기를 먹고 싶다는 생각은 한 달 이상 가지 않을 것이다), 훌륭하고 맛있는 음식을 먹게 될 것이다.

2. 자연식물식은 생각보다 힘들지 않다. 어떤 사람들은 상당히 빨리 적응하고 또 좋아한다. 많은 사람이 완전히 적응하는 데는 몇 달 걸리지만, 그때쯤이면 종종 맛에 대한 새로운 감각이 생기기도 한다. 그리고 대부분의 사람들은 생각보다 그리 어려운 일이 아니라는 걸 알게 될 것이다.

3. 기분이 훨씬 좋아질 것이다. 단 한 달 만에 몸이 좋아졌다고 느끼고 체중도 얼마간 줄 것이다. 자연식물식 전후로 혈액 검사를 받아보라. 평균적인 미국식 식단을 유지했다면, 믿기 힘들지만 한 달 만에 크게 좋아질 것이다. (이 책 초판을 통해 한 달 식물식이 제안된 이후 몇몇 그룹이 7~10일짜리 프로그램으로 바꾸어 실행했고, 실행 전후 혈액 검사를 했다. 나의 맏아들 넬슨과 그의 상담의가 130명 규모의 그룹을 위해 6차례 검사를 진행했다. 실행 전 혈액 검사 수치와 식단의 종류에 따라 단 7일 만에 총콜레스테롤 수치는 100 이상, LDL 콜레스테롤은 50~75, 체중은 2~5킬로그램까지 감소하는 것을 확인할 수 있었다. 또한 혈압은 고혈압 치료제를 투여했을 때보다 더 많이 감소했다.)

4. 중요한 것은 자연식물식이 불가능한 게 아니라는 것을 알게 된다는 점이다. 자연식물식을 좋아하게 될 수도, 좋아하지 않을 수도 있지만 일주일 또는 한 달 동안의 실험을 거치면 최소한 가능한 일이라는 것을 알게 된다. 당신이 마음만 먹으면 할 수 있다. 이 책에서 논의한 모든 건강상의 이점이 티베트의 수도승이나 스파르타식의 엄격함에 열광하는 사람들을 위한 것은 아니다. 이것은 당신을 위한 것이고, 당신의 선택에 달렸다.

첫 달에는 좀 어렵지만(곧 나아질 것이고), 그 후에는 훨씬 나아질 것이다. 그리고 큰 즐거움이 될 것이다.

믿기 어렵겠지만, 자연식물식을 하면 입맛도 변한다. 육식에 대한 기호를 잃게 될 뿐만 아니라 동물성 음식, 설탕과 지방이 뒤범벅된 음식을 먹느라 둔해진 미각이 돌아와 음식의 새로운 풍미를 발견하기 시작할 것이다. 내 친구는 이를 경험한 후 최신 할리우드 액션 영화를 보고 싶은데 독립영화로 끌려들어간 것 같았다고 했다. 처음에는 불평을 좀 하겠지만 "모두 죽여 버려" 하는 영화보다 훨씬 재미있고 만족감을 주는 영화라는 것을 알고 놀라게 될 것이다.

식습관 바꾸기

한 달 동안 자연식물식을 시도해 본다면, 다음과 같은 다섯 가지 어려움을 겪을 수 있다.

1. 첫 주에는 소화기관이 적응하느라 배탈이 날지도 모른다. 자연스러운 과정이니 걱정할 필요가 없으며 배탈은 오래 가지 않는다.
2. 적응하는 데 다소 시간이 필요하다. 새로운 요리법을 배워야 하고, 새로운 요리를 기꺼이 시도해야 하며, 새로운 식당을 찾아야 한다. 입맛에 주의를 기울이다보면 정말로 즐길 수 있는 음식을 찾아낼 것이다. 이게 핵심이다.
3. 심리적으로 적응해야 한다. 우리는 접시에 고기가 없으면 진정한 식사가 아니라고 생각한다. 특히 저녁 식사는 더욱 그렇다. 이런 편견을 극복해야 한다.
4. 예전에 자주 가던 식당에 갈 수 없고, 간다고 해도 같은 음식을 주문

할 수는 없을 것이다. 이는 어느 정도 조정이 필요하다.

5. 친구, 가족, 동료들이 응원하지 않을 것이다. 그 이유가 무엇이든 많은 사람이 자연식물식을 하는 데 위협감을 느낀다. 아마도 마음속 깊은 곳에서는 자신의 식습관이 그다지 건강하지 않다는 것을 알고, 그런 식습관을 포기할 수 있다는 위협을 느끼기 때문일 것이다.

베지테리언과 비건 대 자연식물식

우리가 '비건' 또는 '베지테리언'보다 '자연식물식'이라는 표현을 사용한다는 걸 눈치챘을 것이다. 우리는 의도적으로 이 단어의 사용을 피했다. 많은 사람이 사상적인 이유로 베지테리언이나 비건을 선택한다. 사상적인 이유도 충분히 의미 있지만, 그 결과로 나타나는 식단의 영양소 구성에는 한계가 있다. 약 90퍼센트의 베지테리언이 계란과 유제품을 섭취하며, 어떤 이들은 간헐적으로 생선이나 닭고기를 먹기도 한다. 비건 식단은 동물성 식품을 배제하지만 여전히 많은 가공식품이 포함될 수 있고 지방, 설탕, 소금이 다량 포함돼 건강에 해를 끼칠 수도 있다.

우리는 건강한 식단의 판단 지표로 지방, 단백질, 탄수화물의 상대적 양이 가장 적절하며, 지방에서 약 10퍼센트, 단백질에서 약 10퍼센트, 탄수화물에서 약 80퍼센트의 칼로리를 얻는 식단이 최적의 식단이라고 생각한다. 무가공의 건강한 과일, 곡물, 콩류, 채소로 식단을 구성한다면 건강한 사람들은 이러한 기준에서 조금은 벗어나도 괜찮다.) 이 비율을 정확하게 지키라는 것은 아닌데, 예를 들어 단백질의 칼로리가 10퍼센트 이상일 수 있고 심지어 무가공 식품으로 구성된 식단일지라도—다량의 콩류를 섭취하는 경우—단백질의 칼로리가 15퍼센트 이상일 수도 있기 때문이다. 제3장에서 논의했던 단백질과 암에 대한 실험결과는 암 발병의 임계점을 10퍼센트로 보았지만, 이 수치는 동물성 단백질을 단독으로 섭취했을 경우라는 것을 명심해야 한다. 우리가 제안하는 것은 생물학적 요구를 충족시키는 수준을 의미하는 것이며, 다양한 식물성 식단으로 이 요구를 충족시킬 수 있다.

다음은 베지테리언과 비건 식단의 영양학적 구성을 다른 식단과 비교한 것이다.

제품	육식	수산물	베지테리언	비건	자연식물식
총 단백질	17.2	15.5	14.0	13.1	10.0
유제품 단백질	3.6	3.9	4.1	—	—
총 지방	31.3	30.3	30.0	30.5	10.0
총 탄수화물	48.0	50.7	52.8	54.0	80.0
채소	216	254	264	308	*
유제품 총량	337	160	365	—	—

*자연식물식 식단의 경우 채소 섭취의 상한을 두지 않았다.
참고: 모든 항목은 에너지 총량에 대한 퍼센트(%)로 표기. 단, 식품은 그램(g)/일로 표기

위 데이터는 영국의 조사 결과다.[1] 미국 표준 식단SAD에 대한 대부분의 조사에서는 지방(약 35~40퍼센트 대 31.5퍼센트)과 육류 섭취(최고 두 배 이상)가 더 높게 나타났다. 앞에서부터 네 번째까지의 식단에서의 평균 지방 함량은 총 칼로리의 30퍼센트에 가까운데, 이는 약 35~40퍼센트인 미국 표준 식단과 크게 다르지 않다. 반면, 자연식물식 식단의 지방은 약 10퍼센트에 불과하다. 베지테리언과 비건 식단의 영양학적 구성이 미국 표준 식단 또는 육식의 경우와 크게 다르지 않다는 것도 분명하게 드러난다. 그리고 베지테리언과 비건 식단을 포함한 네 가지 식단은 모두 자연식물식 식단과는 큰 차이를 보인다.

한 달을 무사히 넘기기 위해 다음과 같은 4가지 조언을 해줄 수 있다.

1. 장기적으로 보자면 식물식이 육식보다 경제적인 면에서 비용이 덜

무엇을 먹을 것인가

들지만 처음에는 이것저것 시도해보느라 돈이 든다. 하지만 그만한 가치가 있는 일이다.

2. 잘 먹어라. 외식을 한다면 괜찮은 식물성 식단을 제공하는 식당을 찾아다녀라('비건'이라고 표시된 곳을 찾는 것은 좋은 출발점이다). 다문화 식당에 가보면 최상의 식물식 음식을 제공할 뿐 아니라 맛도 기가 막힌 경우가 많다. 다양한 시도를 해보라.

3. 충분히 먹어라. 건강상의 목표 중 하나는 체중 감소일 것이다. 자연식물식을 하다 보면 분명 그렇게 될 것이다. 하지만 배고픔을 참지는 말라. 무엇을 하든 배가 고픈 채로 하지 말라.

4. 다양하게 먹어라. 여러 가지 음식을 먹는 것은 필요한 영양소를 얻기 위해서 뿐만 아니라 음식에 대한 흥미를 유지하기 위해서도 필요하다.

핵심은 자연식물식이 큰 즐거움과 만족감을 준다는 것이다. 하지만 이런 전환을 이루기까지가 어렵다. 심리적인 장벽이 있고 실질적인 문제도 있다. 많은 시간과 노력이 필요한 일이다. 친구나 가족의 이해와 지원을 기대하기도 어렵다. 하지만 자연식물식에서 생기는 이점은 거의 기적에 가깝다. 그리고 일단 새로운 습관이 형성되면 얼마나 쉬운 일이었는지 놀랄 것이다. 한 달간 도전해 보라. 당신 자신만을 위한 것만이 아니라 보다 건강하고 군살 없는 사회를 만드는 데 일조하는 것이다.

우리의 동료인 글렌은 이 책 초판이 출간되기 이전까지 전형적인 육식주의자였다. 그는 최근 엣킨스 식이요법을 통해 체중을 감량했지만, 콜레스테롤 수치가 정상치를 넘어서자 곧 포기했다. 그는 마흔두 살이었고, 과체중이었다. 나는 초고를 건넸고, 글렌은 한 달간 도전을 시도했다. 다음은 그 시도의 일부이다.

글렌의 조언

첫 주는 매우 힘들었다. 무엇을 먹어야 할지 어려웠다. 요리도 잘 못하는 편이라 요리책을 구입하고 몇 가지 비건 요리를 만들어 봤다. 누군가 맥도널드에서 음식을 잔뜩 사들고 가거나 냉동식품을 사다 먹을 때, 매일 저녁 음식을 만들어 먹어야 한다는 게 얼마나 번거로운 일인지 알게 됐다. 만든 음식의 절반은 먹기 힘든 수준이었고, 결국 버려야만 했다. 하지만 시간이 좀 지나자 이 일이 꽤 매력적임을 알게 되었다. 누이는 서아프리카 땅콩 스프 레시피를 알려주었는데, 한 번도 먹어본 적 없는 환상적인 맛이었다. 엄마가 알려준 베지테리언 칠리 레시피도 훌륭했다. 통밀 스파게티에 너무 많은 채소와 (콩으로 만든) 대체육 소스를 넣긴 했지만 이 역시 괜찮았다. 나는 모든 사람들에게 이게 바로 비건 요리라고 알려줬다. 하지만 이 모든 일에는 시간이 걸렸다.

나는 과일을 재발견하고 있다. 늘 과일을 좋아했지만, 몇 가지 이유 때문에 많이 먹지는 않았다. 아마 고기를 먹지 않아서인지 그 어느 때보다도 과일을 즐기게 되었다. 이제는 자몽을 잘라서 과자처럼 먹고 있다. 이전에는 몰랐는데 이젠 이런 게 정말 좋다. 내 미각이 전보다 훨씬 발달한 것 같다.

이전에 종종 하던 외식은 비건 식단이 없을까봐 피하게 됐었다. 하지만 이제는 좀 더 과감해지고 있다. 베트남 음식점을 포함해 괜찮은 비건 식당을 몇 군데 찾아냈다(피쉬 소스를 빈번하게 사용하기 때문에 대부분의 베트남 음식이 엄밀히 말해 비건 음식은 아니지만, 영양학적 목적으로 보면 크게 문제가 없다). 어떤 날에는 사람들에게 이끌려 피자집에 가기도 했는데, 딱히 내가 어쩔 수 없는 상황이었고, 배가 무척 고팠다. 나는 피자에 치즈는 덜고 채소를 가득 넣어 달라고 주문했다. 피자에는 심지어 통밀 크러스트까지 얹혀서 나왔다. 간신히 피자를 한입 삼켰는데, 먹어보니 굉장히 맛있는 게 아닌가. 그 이후 몇 번 그 피자를 사서 집에 왔다.

무엇을 먹을 것인가

배고픈 상황을 만들지 않으면 육류에 대한 욕구가 생기지 않는다는 걸 알게 됐다. 솔직히 난 좀 돼지처럼 먹는다. 늘 과체중인 채로 언제나 뭘 먹고 있는지 신경 쓰고 있다. 지금도 나는 정신 나간 사람처럼 먹는데, 그것도 좀 우쭐거리면서 그런다. 그 어느 때보다 더 많이 먹지만 솔직히 먹는 게 즐겁다고 이야기할 수 있는데, 그건 내가 무엇을 먹는지에 대해 더 까다로워졌기 때문이다. 나는 내가 좋아하는 것만 먹는다.

한 달이 생각보다 훨씬 빨리 지나갔다. 몸무게는 8파운드가 줄었고, 콜레스테롤 수치도 극적으로 감소했다. 이제는 갈 만한 식당을 여러 곳 알아내고, 한 번에 많은 양의 음식을 만든 뒤 냉동 보관을 하는 방법으로 시간을 많이 절약하게 되었다. 내 냉장고는 비건 음식으로 가득하다.

실험은 끝났지만 나는 이 경험을 지난 몇 주간의 실험일 뿐이라고 생각하지 않는다. 다시 예전의 식생활로 돌아갈 이유가 전혀 없기 때문이다.

PART

4

누구를 위한
건강인가?

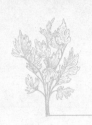

　사람들은 식생활을 자연식물식으로 바꾸는 것이 좋다는 과학적인 근거가 있는 이야기를 들으면 믿을 수 없다는 반응을 보인다. 그들은 의심스런 눈초리로 말한다.

　"만일 당신이 하는 말이 옳다면 나는 왜 그런 말을 들어보지 못했을까요? 사실 나는 당신의 이야기와 반대되는 말만 들었어요. 우유가 건강에 좋으며, 단백질을 얻기 위해서 고기를 먹어야 하고, 암과 심장질환은 모두 유전자 탓이라고 들었어요."

　그렇게 되묻는 것이 당연하고, 그에 대한 대답을 해주는 것이 이 책의 목적이다. 그러나 해답을 얻기 위해서는 정보가 어떻게 생성되어 대중의 의식까지 도달되는지 알아야 한다.

　곧 알게 되겠지만 많은 부분이 황금률의 지배를 받는다. 즉, 황금을 손에 쥔 사람이 법칙을 만든다. 사람들이 식물성 식단으로 바꾸기 시작하면 막대한 돈을 잃게 되는 강력한 힘과 영향력을 지닌 거대 기업들이 있다. 그들의 재정 건전성은 대중이 영양과 건강에 대해 알고 있는 것을 통제하느냐 못하느냐에 달렸다. 다른 기업들처럼 그들은 이익과 주주를 보호하기 위해 모든 수단을 동원한다.

　기업이 "데이터를 조작하도록" 과학자를 매수하고, 공직자들에게 뇌물을 주거나 불법 행위를 한다고 생각하는 사람이 있을지도 모른다. 대중은 선정적인 이야기를 좋아한다. 하지만 현상을 유지하려는 강력한 힘을 가진 이익집단은 대개 불법 행위를 저지르지 않는다. 그들은 과학자들에게

"데이터를 조작하도록" 돈을 주지 않는다. 특정 공직자에게 뇌물을 주거나 비도덕적이고 부당한 거래를 하지 않는다.

그러나 상황은 훨씬 나쁘다. 정부, 과학계와 의학계, 기업과 대중매체가 건강보다 이윤을 추구하고 음식보다 기술을, 진실보다 혼란을 촉진한다.

영양에 관련된 혼란은 대부분 비밀에 부쳐진 채 합법적으로 만들어져 연구자, 정치인, 언론인에 의해 의심받지 않고 퍼진다. 이러한 시스템이 특히 위험한 것은 그것이 그다지 선정적이지도 않고, 따라서 그에 따른 동요를 일으키지도 않기 때문이다. 그것은 몇몇 사람만이 볼 수 있고 이해할 수 있는 침묵의 적이다.

내가 과학계에서 겪었던 경험을 보면 어떻게 전체 시스템이 그런 혼란스러운 정보를 생산해 내는지, 나아가 이 책이 출간되기 이전까지 왜 이런 이야기를 들을 수 없었는지 알 수 있다. 지금부터 문제의 '시스템'을 과학, 산업, 정부, 의료계, 학계로 나누어 살펴볼 것이다. 하지만 과학과 산업, 과학과 학계와 정부, 정부와 산업을 구분하는 것은 사실 거의 불가능한 일이다. 학계에 대한 새로 쓴 장을 제외하고 나머지는 대부분 초판의 내용 그대로다. 하지만 우리가 앞으로 다룰 내용은 "지금까지 왜 이런 이야기가 없었나?"라는 질문에 대한 답을 구하기에 피상적일 수밖에 없다.

이 책 초판이 발간되자 적대적인 반응이, 때론 악의에 가득 찬 반응이 나타났다. 왜 그랬을까? 식물성 식단의 총체론적 효과를 설명하고 독려한 것뿐인데, 그게 실상은 전방위적으로 현재의 상황에 도전적인 원투 펀치

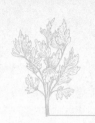

를 날린 까닭이다. 다수의 보통사람이 아니라 자연식물식 식단때문에 위축될 생활방식에 이해타산이 걸린 세력들이 강하게 반발했다. 이 책이 전하는 메시지에 대한 대중들의 관심이 증가하긴 했지만, 여전히 많은 사람이(특히 신봉자들) 특정 영양성분, 특정 메커니즘, 특정 질병의 최종 증상 등과 같은 사소한 문제에 집착하면서 중요한 메시지를 외면하고 있다. 바로 자연식품 고유의 영양학적 속성이다.

나는 이토록 흥미진진하고 희망찬 메시지가 왜 상식이 되지 못하는지를 설명하려고 오랫동안 노력했다. 이 책의 초판이 나온 후에는 이 책에 쏟아진 부정적 반응의 바탕에 깔린 동기를 이해하려고 노력했다. 2013년에 출판된 내 두 번째 책『당신이 병드는 이유』는 그러한 노력의 결과다. 이 책에서 우리의 삶을 구성하고 있는 전체 사회경제-정치 체제와의 연계 속에서 영양학, 생의학 연구, 의료행위에 대한 몇 가지 근본적 가정을 검토해 보았다. 또한 전체 시스템을 이루는 각 부문 간의 복잡한 연관관계를 살펴보고, 어떻게 이 영역들이 서로 힘을 합쳐 (때론 의도적으로, 때론 무의식적으로) 혼돈을 만들어내고 잘못된 정보를 전파하는지 살펴보았다. 여기에는 『무엇을 먹을 것인가』의 초판에서 다루지 않았지만 미디어도 포함된다. 미디어는 식습관과 건강의 공론장에 지대한 영향을 미치는데, 그 영향력이란 실상 시장을 제한하는 것이어서 매우 해로운 것일 수 있다.

『당신이 병드는 이유』를 집필한 이유는 이 책에 대한 부정적 반응 때문만은 아니다. 자연식물식에 대한 대중적 호응이 점점 늘어난 지난 10년 동안, 이른바 전문기관과 학회의 변화는 매우 실망스러웠다. 나는 한때 그들도 나와 같은 사명감을 갖고 있다고 생각했었다. 다소 순진하게도 나는 공적 지원을 받는 우리 같은 연구자들은 공중을 위해 일해야 한다고 생각했고, 그렇게 살아왔다. 완전한 착각이었다. 내가 한때 속했거나 지금도 속해 있는 학회는 이미 고루하고 낡아빠진 안락함 속에 단단히 보루를 구축해 왔다. 오랫동안 일했던 코넬대 대학연구소 연구진들조차도 나와는 방향을 달리 했다. 일부 관료들은 내가 전하고자 하는 바를 왜곡하거나 신뢰를 떨어뜨리기 위해 온갖 수단을 동원했다.

그동안 건강 관련 연구 집단 내에서 벌어진 부정행위는 내 영혼에 아로새겨질 정도로 충분히 보았다. 여전히 우리는 식생활이 우리 삶에 미치는 영향을 이야기하고 이를 통해 개인들의 열악한 건강 상태, 재앙 같은 의료비 문제, 환경오염, 정치적 부패 등 다양한 사회적 문제를 해결할 희망을 찾아야만 한다. 문제는 심각하고 더 이상의 실수는 용납될 수 없다. 이 문제를 해결하지 못하면, 우리 사회는 물론 지구가 황폐해질 것이다. 다행스럽게도 해법은 있다. 영양 문제가 그 해법이며, 다른 수단보다 훨씬 효과적이라는 근거가 충분하다. 많은 사람이 문제의 심각성을 인지하고 있지만, 여전히 가장 효과적인 해법이 무엇인지 알고 있는 사람들은 그다지 많지 않다.

진실을 가려서라도 현 상황을 고수하려는 반대론자들이 있었음에도 지난 10년간 많은 변화가 일어났다. 그럼에도 음식과 건강 문제가, 음식

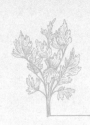

과 환경 문제가, 그리고 음식과 우리 사회가 연결되어 있다는 대중적 인식을 높이기 위해서는 여전히 많은 난관이 존재한다. 이렇듯 다양한 문제를 해결하기 위한 첫 걸음은 바로 행위자들을 이해하는 것이다.

무엇을 먹을 것인가

과학의 어두운 이면

버지니아 블랙스버그 외곽에 위치한 산골짜기에 살 때 길 아래쪽에 있는 은퇴한 농부 킨지 씨의 집에 자주 가곤 했다. 그는 언제나 재미있는 이야기를 들려줘서 우리 가족은 그의 이야기를 듣는 저녁을 고대하곤 했다. 나는 감자 벌레를 잡는 기계를 샀다가 사기를 당한 이야기를 가장 좋아했다.

킨지 씨는 농약이 나오기 전에 농사짓던 시절의 이야기를 즐겨했는데, 감자에 벌레가 들끓으면 손으로 일일이 잡아 죽여야 했다고 말했다. 어느 날 그는 농업 잡지에서 감자 벌레를 잡는 5달러짜리 기계 광고를 보았다. 당시 5달러면 적은 돈은 아니었지만, 벌레를 잡기 위해서라면 그만한 투자를 할 가치가 있다고 생각했다. 얼마 후 킨지 씨는 감자 벌레를 죽이는 기계를 받았고, 상자를 열어보았더니 나무토막 두 개가 세 줄의 사용 설명서와 함께 들어 있었다.

- 나무토막을 집어 들어라.
- 나무의 판판한 면에 감자 벌레를 놓아라.
- 다른 나무토막을 들어 감자 벌레를 강하게 압착하라.

사적 이익을 취하기 위한 사기, 눈속임, 노골적인 속임수는 인간의 역사만큼이나 오래되었고, 우리 사회에서 건강 분야만큼 이런 속임수로 고통 받은 분야는 없을 것이다. 영원히 건강을 잃는 고통을 당하는 것보다 직접적이고 강렬한 경험은 없다. 아픈 사람들이 몸에 좋다면 무엇이라도 믿고 시도하려고 애쓰는 것도 이해할 만하다. 그들은 매우 취약한 소비자들이다.

1970년대 중반, 건강 사기의 결정판이라 할 만한 사건이 의학계에서 벌어졌다. 살구씨에 들어 있는 레이어트릴Laetrile이라는 암 치료제와 관련된 것이었다. 당시 미국에서 항암 치료를 받았지만 아무런 효과를 보지 못한 사람들은 레이어트릴을 처방받을 수 있는 멕시코 티후아나로 갈 생각을 했다. 그런 사람 가운데 플로리다에 사는 53세의 실비아 더튼도 있었고, 그녀의 사연이 《워싱턴포스트》에 게재되었다.[1]

실비아는 난소암이 림프계로 전이된 상태여서 마지막 시도로 티후아나행을 감행했다. 그녀와 남편은 친구들과 교인들로부터 레이어트릴이 항암 효과가 있다는 이야기를 들었다. 실비아의 남편은 "여기도 암으로 죽을 날만 기다리고 있다가 레이어트릴을 쓰고 지금은 테니스를 치면서 살고 있다는 사람들이 십여 명은 있다고 했어요"라고 말했다.

하지만 문제는 레이어트릴이 매우 논란이 있는 치료제라는 것이었다. 의학계 일부에서는 동물실험 결과 레이어트릴이 악성 종양에 아무런 효과가 없다고 주장했다. 이로 인해 FDA는 남부 국경지역의 병원들을 유명하게 한 레이어트릴의 사용을 금지하기로 결정했다. 티후아나에 있는 한 유명한 병원은 한 해에 20,000명이나 치료했다.[1] 실비아 더튼도 환자들 중의 한 사람이었지만 안타깝게도 레이어트릴이 아무런 효과를 발휘하지 못했다. 레이어트릴은 많은 대안 건강 상품 중 하나일 뿐이었다.

1970년대 말, 미국인들이 여러 영양제와 기적 같은 혜택을 약속해주는 약에 쓴 돈이 한 해 10억 달러에 달했다. 여기에는 무제한의 효능을 가진 비타민으로 과대 홍보되었던 판가민산pangamic acid도 포함되었다. 하지만 그것은 꿀을 넣은 혼합물과 마늘, 아연을 포함한 여러 가지 영양소를 넣어 조제한 영양제일 뿐이었다.[2]

학계에서는 점점 많은 건강 정보, 특히 영양 정보가 엄청난 기세로 만들어졌다. 1976년, 조지 맥거번 상원의원은 심장질환에 대한 영향을 우려하여 동물성 식품 섭취를 줄이고 과일과 채소 섭취를 늘리자는 권고를 담은 식생활 지침dietary goal 초안을 논의하기 위한 위원회를 소집했다. 심장질환과 음식의 관련성에 대한 보고서 초안은 발표되기 전부터 엄청난 수정이 요구될 정도로 큰 소란을 불러일으켰다.

맥거번은 사적인 자리에서 내게 자신을 비롯하여 농업이 주산업인 지역의 영향력 있는 상원의원 5명이 동물성 식품산업에 문제 제기를 한 까닭에 1980년 선거에서 의원직을 잃었다고 말했다.

1970년대 말 맥거번 보고서는 미국 정부가 최초의 식생활 지침을 만들도록 하는 데 성공했고, 맥거번 위원회가 전하려고 했던 것과 유사한 메시지를 촉구했다. 때를 같이 하여 식품 첨가물이 안전한지, 사카린이 암을 유발하는지에 관해 정부 차원의 논쟁이 있었다.

영양이란 무엇인가?

1970년대 후반, 나는 급격한 변화를 겪고 있던 과학계의 한가운데에 있었다. 1975년에 필리핀에서 진행하던 프로그램은 종료되었고, 코넬대에서 제의해온 종신 교수직을 수락한 다음 실험 연구에 열중했었다.

필리핀에서 진행한 아플라톡신과 간암에 대한 초기 연구(제2장)는 폭넓은 관심을 모았고 영양소, 발암물질, 그리고 암(제3장)에 대한 후속 연구도 전국적인 관심을 끌었다. 나는 그 당시 미국에서 영양소와 암에 관한 기초 연구를 수행하는 두세 개밖에 없는 연구소 중 하나를 운영하고 있었다. 색다른 시도였다.

1978년부터 1979년까지 미국 영양학 연구의 중심지인 메릴랜드의 베데스다에서 연구하기 위해 코넬대에서 1년간의 안식년을 얻었다. 내가 있었던 곳은 미국실험생물학회연합FASEB으로 병리학, 생화학, 약리학, 영양학, 면역학, 그리고 생리학을 대표하는 6개의 개별 연구 학회가 연합한 조직이었다. 미국실험생물학회연합은 2만 명이 넘는 과학자들이 참여하는 6개 연구 학회의 연례 모임을 지원했다. 나는 영양학회와 약리학회의 회원이었고, 미국 영양연구소(지금은 미국영양과학학회ASNS)에서 일했다. 나의 주된 업무는 FDA와 영양제 복용에 따른 잠재적인 위험성을 조사하는 과학자위원회의 의장직을 맡는 것이었다. 그곳에서 일하는 동안 미국실험생물학회연합과 의회 사이의 연락을 담당하고 있던 공공문제위원회에 초대되었다. 이 위원회는 주로 의회 활동을 지켜보고 의원들을 만나 우리 사회의 관심을 대변하는 활동을 했다. 우리는 정책, 예산안, 대차대조표를 검토하고 의회 직원들을 만났으며, 회의실의 한가운데 놓인 커다란 탁자에 둘러앉아 회의를 했다. 나는 종종 과학의 요새에 있다는 느낌을 받았다.

공공문제위원회에서는 먼저 영양을 가장 잘 정의할 수 있는 말을 찾아야 했는데, 생각보다 훨씬 어려운 문제였다. 우리가 대변해야 할 집단은 무척 다양했다. 사람과 지역사회를 포함한 응용 영양학에 관심을 가진 과학자들이 있었다. 약리학적으로 약품으로 분리된 식품 성분에 관심 있는 의사들과, 실험실에서 세포와 개별적인 화학물질을 다루는 연구자들도 있었다. 심지어 영양학 연구는 사람뿐 아니라 가축에 초점을 두어야 한다고 생각하는 사람들도 있었다.

영양학의 개념은 명확한 것과는 거리가 멀었다. 다양한 개념을 명확하게 해야 할 과제는 생각보다 훨씬 중요했다. 영양에 대한 사람들의 시각은 훨씬 다양하고 혼란스러웠다. 대중은 끊임없이 한때의 유행에 속아 넘어가면서도 영양제와 식이요법에 큰 관심을 보였다.

1979년 늦봄 어느 날, 일상적인 업무를 하던 중 의회와의 연락 책임 업무를 조정하는 미국실험생물학회연합 공보실 책임자 월터 엘리스Walter Ellis의 전화를 받았다. 엘리스는 연합 가운데 하나인 미국영양학협회에 새로운 위원회를 설립할 예정이라고 하면서 내가 관심이 있을 것 같아서 전화했다고 했다.

"명칭은 공공영양정보위원회PNIC가 될 것이고, 위원회가 할 일은 대중에게 건전한 영양학적인 조언을 결정하는 일입니다. 새로운 위원회가 하고자 하는 일과 공공문제위원회에서 하고 있는 일 사이에 겹치는 일이 많이 있을 겁니다."

나는 엘리스의 말에 동의했다. 그가 말했다.

"공보실 책임자로서 부탁하는데, 만일 관심이 있다면 새 위원회에 참여해 주었으면 합니다."

나는 당시 연구 경력이 많지 않았고 영양학 연구계 거목들의 학문적인 견해를 들어볼 수 있는 기회로 여겨 그 제안에 무척 솔깃했다. 또한 위원회는 대중을 위해 영양 정보의 대법원 같은 조직이 될 것이라고 했다. 이를테면 엉터리 영양 정보를 식별해내는 데 일조하게 될 것이라 했다.

놀라운 사실

공공영양정보위원회가 설립되던 당시 국립과학원에 소용돌이가 몰아쳤다. 국립과학원 원장 필 핸들러Phil Handler와 과학원 산하 식품 및 영양위원회 사이에 공개 논쟁이 벌어지면서였다. 핸들러는 식습관과 영양, 그리고 암을 고찰하는 보고서를 내기 위해 유명한 과학자들을 영입하고 싶어 했다. 핸들러의 이런 시도는 프로젝트의 주도권을 잡고 싶어 한 식품 및 영양위원회 위원들을 언짢게 했다. 핸들러가 이끄는 국립과학원은 그동안 이렇게 검토되지 않았던 주제에 대한 보고서를 작성하기 위해 의회의 자금을 지원받고 있었다.

국립과학원의 식품 및 영양위원회가 육류, 유제품, 계란 산업의 영향 아래 있다는 사실은 학계 내에 널리 알려져 있었다. 그 가운데 특히 밥 올슨Bob Olson과 알프 하퍼Alf Harper가 업계와 강한 유대를 맺고 있었다. 올슨은 많은 보수를 받는 계란 산업의 고문이었고, 하퍼는 수입의 10퍼센트가 대형 유제품 기업을 포함해 식품 기업에 서비스를 제공하는 데에서 나온다고 인정했다.[3]

핸들러는 식품 및 영양위원회의 압력에도 외부에서 13명의 전문가를 영입해 1982년 〈식습관, 영양, 그리고 암에 관한 보고서〉를 작성했다.[4] 나는 보고서를 작성하기 위해 선발된 전문가 가운데 한 사람이었다.

예상했던 대로 하퍼와 올슨, 그리고 그들의 위원회 동료들은 이 기념비적인 보고서의 통제권을 잃은 데 불만을 품었다. 그들은 이 보고서가 식습관과 질병에 관한 국민 의식에 많은 영향을 미칠 것을 알았다. 그들이 가장 두려워한 것은 위대한 미국식 식습관이 도전받고, 심지어 암의 원인이 될 수 있다는 말을 듣는 것이었다.

국립과학원 소비자연락그룹 위원장인 제임스 터너James S. Turner는 식품 및 영양위원회를 비난하며 "우리는 식품 및 영양위원회가 식습관과 질병에 대해 변화를 거부하는 과학자 집단에 의해 지배당하고 있다고 생각한다"고 썼다.[3]

통제권을 잃은 식품 및 영양위원회는 손실을 만회하기 위해 재빨리 공공영양정보위원회PNIC라는 조직을 만들었다. 공공영양정보위원회를 이끈 사람들은 누구였을까? 오랫동안 산업계 편에서 일한 과학자들로 밥 올슨, 알프레드 하퍼Alfred Harper, 톰 주크스Tom Jukes였고, 그들은 모두 대학 교수로 있었다.

처음에는 이 조직을 의심하지 않았지만 1980년에 있었던 첫 만남에서 18명의 위원 중 식품과 제약회사, 제휴 조직과 연관이 없는 사람은 나 혼자라는 사실을 알았다. 위원회의 위원들은 현 상태에 깊이 안주하려는 사람들로 내정되어 있었다. 그들은 모두 친기업 성향으로, 육류가 주식인 미국식 식습관을 즐기는 사람들로 자신의 견해가 틀렸을 가능성을 고려하려는 생각이 전혀 없었다. 또한 이들 중 일부는 동물성 식품 회사들이 제공하는 일등석 비행기 표와 상당한 액수의 자문 비용 등 많은 혜택을 즐겼다. 그들의 활동에 불법적인 것이 없다 해도 대부분의 위원들이 대중의 관심이나 이익과는 거리가 먼 심각한 문제를 만들고 있는 것은 사실이었다.

상황은 담배와 건강을 둘러싼 문제와 비슷해졌다. 담배가 위험하다는

무엇을 먹을 것인가

과학적인 근거가 처음 제시됐을 때 흡연을 옹호하는 보건 전문가들이 벌떼처럼 들고일어났다. 《미국의학협회저널》은 계속해서 담배 광고를 실었고, 많은 사람이 담배를 변호했다. 과학자들은 대부분 신중을 기하자는 납득할 만한 이유를 댔지만, 담배가 해롭다는 근거가 많이 나오는 상황에서 개인적인 편견과 욕심을 가진 사람들도 있었다.

나는 영양 정보의 장단점을 결정하는 위원회에 속해 있었고, 그 위원회는 가장 친기업 성향을 가진 위원들로 구성되어 있었다. 나는 미국실험생물학회연합 공보실장의 요청으로 그 자리에 있었기 때문에, 업계에서 직접 선택하지 않은 유일한 위원이었다. 그때 나는 미국식 표준 식단에 관해 특별히 좋거나 나쁘다는 견해를 형성하지 않은 시점이었다. 그보다 정직하고 개방적인 토론에 관심이 있었지만, 그런 내 생각은 새로운 조직에 즉시 불화를 만들었다.

건강 정보를 조작하는 보고서

1980년 4월, 기대와 열린 마음을 갖고 첫 만남을 가졌지만, 이내 내가 여우 굴 속을 헤매는 닭과 다를 바 없다는 것을 깨달았다. 의장 톰 주크스는 위원회 임무와 관련하여 직접 쓴 언론 보도자료 제안서를 통과시켰다. 보도자료에는 위원회 구성을 발표하는 것과 더불어 위원회가 폭로하고자 하는 영양 사기의 예라는 것이 나열되어 있었다.

목록을 훑어보다가 〈맥거번 식생활 지침McGovern dietary goals〉[5]이 있는 것을 보고 아연실색했다. 이 지침은 육류와 지방 섭취를 줄이고 과일과 채소를 많이 먹는 것이 심장질환을 예방할 수 있다고 했다. 그런데 이 보도자료는 그 권고가 사기 행위에 지나지 않는다고 했다. 많은 비난을 받았던 레이어트릴과 판가민산(비타민B15)처럼 말이다. 과일과 채소와 통곡물을 많이 먹자는 권고를 사기라고 규정하고 있다니!

나는 여기서 벌어지는 일에 충격을 받았다. 그 당시 어느 한 가지 식이요법을 특별히 선호하고 있지 않았지만, 핸들러가 영입한 전문가들이 심장질환 연구 대신 암 연구를 인용하면서 맥거번의 지침과 유사한 권고사항을 내놓을 가능성이 크다는 것을 알고 있었다. 맥거번 위원회가 권고한 것은 내가 잘 알고 있는 과학적인 결과와도 명백하게 일치했다.

첫 번째 회의에서 내 옆에 앉은 사람은 MIT에 재직하던 때부터 잘 알고 지내던 영양학과 교수 알프 하퍼였다. 위원장이 보도자료 제안서를 위원들에게 나누어 줄 때 나는 하퍼 쪽으로 몸을 기울여 맥거번 식생활 지침을 가리키며 믿지 못하겠다는 듯 속삭였다. "이거 보여요?" 하퍼는 불편한 기색을 알아채고 재빨리 위원들을 향해 말했다. "이 목록에 동의하지 않는 사람이 우리 위원회에 있습니다. 이 일을 보류해야 할지도 모르겠습니다." 마지못해 논의가 이루어졌고, 그들은 보도자료를 포기하기로 결정했다. 보도자료 문제가 마무리되면서 회의는 일단락됐다. 내 생각에 이건 진위가 불확실한 일의 시작이었다.

2주 후 다시 뉴욕으로 돌아갔을 때였다. 아침 뉴스를 보기 위해 텔레비전을 켰는데 톰 브로코우Tom Brokaw가 밥 올슨과 영양에 관해 이야기를 시작했다.

그들은 올슨과 그의 동료들이 최근 국립과학원에서 만든 〈건강한 식습관을 향하여Toward Healthful Diets〉라는 보고서에 대해 토론하고 있었다. 이 보고서는 국립과학원이 내놓은 그 어떤 보고서보다 단순하고 피상적이며 고지방, 육류 위주의 미국식 식단을 극찬하면서 기본적으로 미국인의 식생활에 문제가 없다고 했다. 과학적인 시각으로 봤을 때 프로그램에서 전하는 메시지는 몹시 특이했다. 나는 톰 브로코우가 패스트푸드에 관

무엇을 먹을 것인가

해 물었을 때 올슨이 자신 있게 맥도널드 햄버거는 좋은 음식이라고 대답하던 것을 기억한다. 수백만의 시청자가 맥도널드 햄버거의 건강 가치를 칭송하는 '전문가' 대담을 보고 있었다. 소비자들이 혼란스러워 하는 것도 당연했다. 그의 견해가 당시 과학계의 견해를 전혀 반영하고 있지 못하다는 사실을 아는 사람은 몇몇 내부자 외에는 없었다.

권력과 이권 다툼

1981년 늦은 봄, 연례 회의를 열기 위해 애틀랜틱시티에서 두 번째로 모였다. 위원회는 지난 1년간 주고받은 서신에서 비공식적인 의제를 마련했다.

첫째, 우리는 영양 관련 사기가 영양학계에 대한 대중의 신뢰를 왜곡시키고 있다는 문제를 제기할 것이다. 둘째, 우리는 채소와 과일 섭취를 늘리고 육류와 고지방 식품을 덜 먹어야 한다는 생각이 사기라는 것을 널리 알려야 한다. 셋째, 우리는 위원회를 영구히 존속할 조직으로 발전시킬 것이다. 우리는 한시적인 위원회로 활동하고 있다. 이제 위원회를 영구적으로 만들고 미국에서 신뢰할 수 있는 영양 정보가 나올 근원지로 만들어야 할 시간이다.

애틀랜틱시티에 도착한 지 며칠 안 됐을 때 위원회의 하워드 애플바움 Howard Applebaum이 나를 둘러싼 소문을 전해주었다. "들었어요? 올슨이 위원회를 재조직하려고 하는데 캠벨 박사는 뺀답니다." 당시 올슨은 위원회의 상위 협회인 미국영양학협회 회장이었으므로 그럴 권한이 있었다. 애플바움의 이야기가 놀랍지도 실망스럽지도 않다고 생각했던 기억이 난다. 내가 위원회의 눈엣가시라는 사실은 이미 알고 있었고 작년에 있었던 첫 회의에서부터 이미 눈 밖에 나 있었다. 내가 이 특별한 집단에 계속 있으려는 시도는 나이아가라 폭포를 헤엄쳐서 올라가려는 것이나 다름없었다. 애초에 이 위원회에 들어간 것 또한 미국실험생물학회연합의 공보실장이 그 자리에 넣어주었기 때문이지 다른 이유는 없었다.

나는 첫 번째 회의에서 그들의 진의가 불확실하다고 생각했지만 1년이 지난 다음 올슨이 나를 쫓아낼 두 번째 회의에서는 훨씬 이상하다는 생각이 들었다. 위원회가 협회 내의 영구 조직이 되어야 한다는 안건이 제출되었고, 나는 이의를 제기한 유일한 사람이었다. 나는 위원회의 활동이 과학계에 있어서는 안 될 매카시즘의 악취를 강하게 풍기는 것에 우려를 표했다. 그러자 위원장이 몹시 화를 내고 물리적으로 적대감을 표현해 나는 회의장을 나오는 게 최선이라고 결정했다. 나는 위원들이 이루고자 하는 모든 것에 위협적인 존재였다.

UC 버클리의 도리스 캘러웨이Doris Calloway 교수가 영양학협회의 새 회장으로 선출된 후 나는 위원회에서 겪은 일들을 모두 이야기했고, 그 위원회는 폐지되었다.

소위 말하는 끝까지 남아서 싸워보자는 것을 선택하기는 어려웠다. 당시 내 경력은 얼마 되지 않았고, 학계 선배들이 휘두른 무시무시한 권력은 냉혹하고 지적으로 무자비했다. 이런 사람들 중 상당수는 공공 건강을 증진할 진실을 찾는 것은 선택 사항이 아니었다. 초창기부터 이런 문제로 씨름하느라 바빴더라면 지금 이 책을 쓰지도 못했을 거라는 사실은 명백하고, 연구자금을 지원받거나 연구 결과를 발표하는 일도 불가능했을 것이다.

한편 밥 올슨과 그의 동료들은 1978년 창립된 미국과학건강협회ACSH라는 비교적 새로운 조직으로 눈을 돌려 주력했다. 뉴욕시에 본부를 둔 미국과학건강협회는 오늘날에도 여전히 "식품, 영양, 화학물질, 약품, 생활방식, 환경, 그리고 건강과 관련된 문제를 다루는 소비자 교육 컨소시엄"이라고 홍보하고 있다. 또한 이 단체는 "독립적인 비영리, 비과세 조직"이라고 주장하지만,[6] 미 의회의 분기별 공익 보고서를 인용한 시민단체 국민환경신탁National Environmental Trust에 따르면 기업으로부터 자금의 76퍼센트를 지원받는다.[7]

국민환경신탁에 따르면 미국과학건강협회는 콜레스테롤이 관상동맥 심장질환과 관계가 없다고 주장하는 보고서를 냈다. 또한 "식품의 방사선 처리에 대한 대중의 불신은 … 과학에 근거한 것이 아니다"라고 했고, 내분비 교란물질인 환경호르몬(PCB, 다이옥신 등)은 인간에게 건강 문제를 야기하지 않으며, 사카린은 발암물질이 아니고, 지구 온난화를 통제하기 위해 화석 연료 제한을 시행해서는 안 된다고 주장했다.

미국과학건강협회에서 식품산업에 대한 진지한 비판을 찾기란 건초더미에서 바늘 찾기와 같다. 그들의 주장에 쓸 만한 것이 있다고 해도 "소비자 교육"의 객관적인 매개자라는 주장에는 의심을 품지 않을 수 없었다.

준엄한 경고

공공영양정보위원회와 그런 일을 겪는 동안 나는 1982년 6월에 발표한 국립과학원의 〈식습관, 영양, 그리고 암에 관한 보고서〉 작업을 계속했다. 예상했던 대로 이 보고서는 커다란 파장을 일으켰다. 식습관과 암에 관한 첫 보고서로 엄청난 유명세를 탔으며 국립과학원 역사상 가장 많이 찾는 보고서가 되었다. 1976년에 발표된 식습관과 심장질환에 관한 맥거번 위원회 보고서와 유사한 것으로 암을 예방하기 위한 식습관이라는 중요한 목표를 가지고 있었다. 우리는 총 지방 섭취량을 줄이고 채소와 과일, 그리고 통곡물을 많이 섭취하라고 권장했다. 그러나 이 보고서가 심장질환 대신 암과 관련되어 있다는 사실은 사람들의 감정을 격앙시켰다. 암은 심장질환보다 훨씬 두려운 존재였기 때문이다.

보고서가 나온 지 2주가 채 지나기도 전에 축산농가산업의 영향력 있는 로비단체인 농업과학기술위원회CAST가 전문가 56명의 견해를 요약한 보고서를 내놓았다. 공공영양정보위원회의 올슨, 주크스, 하퍼와 비슷한 견해를 가진 사람들이 전문가로서 의견을 냈다. 농업과학기술위원회의 보고서는 재빨리 발표되었고 미 의회 의원 535명에게 전달됐다. 농업과학기술위원회는 우리의 보고서가 대중에게 미칠 영향을 심각하게 우려하고 있는 게 분명했다.

국립과학원 보고서를 비판하고 나선 단체는 농업과학기술위원회만이 아니었다. 미국식육협회AMI, 전미육계협회NBC, 전미육우협회NCA, 전미축산식품협회NLMB, 전미육류협회NMA, 전미우유생산자연맹NMPF, 전미양돈협회NPPC, 전미칠면조연맹NTF, 양계생산자연합UEP이 모두 가세했다. 나는 칠면조연맹이 얼마나 암 연구를 했는지 모르겠지만 그들의 비난이 과학의 진실을 바라는 마음에서 나온 것은 아니라고 생각했다.

나는 낙농장에서 성장하면서 삶의 귀중한 교훈을 얻었는데, 내가 하는 일이 농업의 이해관계와 갈등을 빚고 있다는 것이 아이러니했다. 물론 거대 기업의 이해관계는 내가 알던 농부의 근면함, 작은 농장을 지키면서 편안하게 살아가려는 정직한 가족과는 거리가 멀었다. 종종 워싱턴의 농업적 이해관계가 진정으로 미국의 위대한 농업 전통을 대변하고 있는 것인지, 아니면 단지 수백만 달러를 굴리는 기업들을 대변하고 있는 것인지 궁금했다.

MIT를 떠난 후 나의 첫 교수직을 위해 매우 감명 깊은 추천서를 써주었던 알프 하퍼는 내가 결국 스스로 판 함정에 빠지고 말 것이라는 준엄

무엇을 먹을 것인가

한 경고를 담은 편지를 보내왔다. 내가 공공영양정보위원회에서 벌인 일이나 국립과학원의 보고서에 참여한 일이 그에게도 참기 어려운 일이 되었던 것이다.

그 당시엔 정말 논란이 심했다. 국립과학원 보고서에 관한 의회 청문회가 열려 증인으로 출석했고, 《피플*People*》은 나를 특집 기사로 다루었고, 해가 바뀌어도 언론 보도는 끝없이 이어졌다.

미국암연구소

미국 역사상 처음으로 정부가 암을 통제하기 위한 수단으로 우리가 먹는 음식을 고민하기 시작하는 것 같았다. 무엇인가 새로운 일을 하기 위한 옥토가 마련되었고, 새로운 일은 사실상 내 몫이 되었다. 나는 버지니아 폴스 처치에 있는 미국암연구소라는 조직을 돕기 위해 초대되었다. 조직의 설립자들이 우편 모금 운동으로 암 연구를 위한 거액의 돈을 모을 수 있었다. 수술, 방사선, 항암제 외에 암에 관해 새로운 것을 배우려는 사람들이 무척 많은 듯했다.

이제 막 걸음을 내딛은 연구소는 1982년에 발행된 국립과학원 보고서를 잘 알고 있었으므로 나를 상임과학고문으로 초청했다. 영양과 암의 관계가 연구의 중요한 분야였지만 주요 자금 지원 기관으로부터 거의 지원을 받지 못하고 있었기에 그들에게 식습관에 중점을 두라고 조언했다. 특히 영양제가 아니라 자연식품으로 영양분을 섭취해야 한다고 강조했다. 이는 국립과학원 보고서에 담긴 메시지이기도 했다.

미국암연구소와 일하기 시작하면서 동시에 두 가지 문제를 해결해야 했다. 첫째, 암연구소가 메시지를 전파하고 연구를 지원하기 위해서 신임을 얻는 조직으로 만들어야 했다. 둘째, 국립과학원의 권고사항을 널리 알려야 했다. 따라서 나는 암연구소가 국립과학원의 권고사항을 홍보하는 것이 합당하다고 생각했다.

국립과학원의 프로젝트 사무국장 수시마 팔머와 맥거번위원회의 고문이었던 하버드대 교수 마크 헥스테드가 암연구소 프로젝트를 위해 함께 일하기로 했다. 동시에 암연구소 소장인 마릴린 젠트리Marilyn Gentry는 국립과학원 보고서를 널리 알릴 수 있도록 미국의 의사 5만 명에게 보고서 복사본을 무료로 배포하자고 제안했다.

이 프로젝트는 매우 큰 성공을 거두었다. 우리가 만들고 있는 연구소와 그동안 폭로한 일들은 대중의 건강을 지키기 위한 것이었다. 그러나 머지않아 식습관을 암의 원인과 연관시키는 조직을 만드는 것은 여러 사람에게 큰 위협이 된다는 것을 알게 되었다. 식품·의학·제약산업에서 밀어닥치는 적대감으로 인해 암연구소의 프로젝트들이 표적이 되리라는 것은 자명했다. 프로젝트의 신용을 실추시키기 위한 온갖 모략이 자행되었다.

나는 정부의 간섭이 그렇게 거셀 줄 몰랐다. 연방정부와 주정부의 검찰청에서 암연구소의 자금 모금 과정을 조사했다. 미 우편국도 암연구소가 가짜 정보를 유포하는 데 우편을 이용하지 않았는지 조사했다.

정부 조직을 동원해 식습관과 암에 관한 정보 전달을 억누르려는 사람들이 누구인지 짚이는 데가 없는 건 아니었다. 공공 조직들 역시 어려움을 당했다. 왜 그들은 암 연구를 장려하는 비영리 단체를 공격할까? 모든 원인은 국립과학원처럼 암연구소도 식습관과 암을 연결시키는 의제를 강행하고 있었기 때문이었다.

특히 미국암학회에서 심한 중상모략이 나왔다. 그들에게 암연구소는 두 가지 면에서 문제가 되었다. 하나는 같은 연구 자금을 놓고 경쟁해야

무엇을 먹을 것인가

한다는 것이었고, 또 다른 하나는 암에 관한 논의를 식습관으로 돌리려 했다는 것이었다. 미국암학회는 식습관과 영양이 암과 연관성이 있다는 사실을 아직 인식하지 못한 상황이었다.(미국암학회는 1990년대 초반이 되어서야 겨우 암을 조절하기 위한 식생활 권장사항을 내놓았다.)

미국암학회는 관행적인 약품 치료, 방사선, 그리고 수술에 투자하는 의학 중심의 조직이었다. 얼마 전, 미국암협회는 암 예방을 위한 식습관 권고안을 작성하기 위해 국립과학원 위원회와 접촉했었다. 위원 몇 명이 개별적으로 도움을 주었지만, 위원회는 그 제의를 거절했다. 미국암학회는 그 공로를 다른 조직, 즉 암연구소가 인정받는 것이 싫었던 것이다.

날조된 정보

대부분의 사람들이 순수한 조직으로 알고 있는 미국암학회를 심하게 비난하는 것처럼 보이겠지만, 미국암학회는 겉과 속이 다른 조직이다.

한 번은 미국암학회 지부 초청으로 뉴욕에 강의를 하러 간 적이 있다. 강의 중에 암연구소를 언급하는 슬라이드를 보여주었다. 개인적으로 관련 있다는 말은 하지 않았으므로 청중도 내가 그곳의 상임과학고문이라는 사실은 몰랐다.

강의 후 질문을 받는데 나를 초청한 사람이 물었다. "암연구소가 협잡꾼 조직이라는 사실을 아시나요?" 내가 말했다. "아니요. 모르는데요." 그녀의 질문에 불편해진 심기를 감추려는 연기가 썩 훌륭하지 못했으므로 그녀도 설명이 필요하다고 느꼈던 모양이었다. "그 조직은 믿을 수 없는 엉터리 의사들이 운영합니다. 그 의사들 가운데는 감옥에 갔다 온 사람도 있어요." 감옥? 이것은 새 소식이었다! "그걸 어떻게 알았지요?" 그녀는 전국적으로 미국암학회 지부에 돌았던 메모를 보았다고 말했다. 그곳을 떠나기 전에 그녀에게 메모 복사본을 보내달라고 했고, 하루가 지난 다음 그녀는 정말로 메모를 보내왔다.

그 메모는 미국암학회 회장 사무실에서 나온 것이었고, 회장은 버팔로에 있는 유명한 로스웰파크 암연구소의 고위급 임원이었다. 메모에는 의장이 8~9명의 신임할 수 없는 의사들을 이끌었고, 그중 몇 명은 감옥에 수감된 적이 있다고 적혀 있었다. 완전히 날조된 내용이었다. 신임할 수 없는 의사들이 누구인지도 모르겠고, 그런 사악한 말이 어떻게 나오게 되었는지 짐작조차 할 수 없었다.

조사 결과 메모를 작성한 사람은 미국암학회 버팔로 지부에 속한 인물이었다. 나는 그 사람에게 전화를 했다. 그는 이름을 밝힐 수 없는 다른 정보원에게 정보를 입수했다고 발뺌을 했다. 처음 그 말을 한 사람을 찾아내는 건 불가능했지만 분명한 건 이 메모가 미국암학회 사무실에서 배포되었다는 사실이다.

또한 강력한 로비단체인 미국낙농업협회NDC도 같은 메모를 입수해서 전국의 지부에 배포했다는 사실을 알았다. 암연구소의 명예를 훼손하려는 움직임은 광범위하게 진행되고 있었다. 미국암학회와 미국낙농업협회를 통한 혹은 이에 버금가는 식품, 제약 및 의료산업은 본색을 드러내고 있었다. 식품산업과 제약산업은 저비용, 저수익의 식물성 식품을 이용한 암 예방을 환영하지 않았다. 언론의 지원을 받아 대중에게 영향력을 행사하려는 그들의 분투는 가히 위압적이었다.

조직의 배신자

그러나 결말은 해피엔딩이었다. 암연구소에서 일한 첫 2년은 격동의 세월이었고 개인적으로나 직업적으로나 힘들었지만, 흑색선전은 차츰 수

　　　　무엇을 먹을 것인가

그러들었다. 암연구소는 더 이상 주변 조직으로 간주되지 않으며 영국(세계암연구재단WCRF)과 다른 지역으로까지 확대되었다.

이제 역사가 30년이 넘는 암연구소는 식생활과 암의 연관성에 관한 연구와 교육 프로젝트에 자금을 지원하는 프로그램을 운영하고 있다. 나는 초창기에 연구 보조금 프로그램을 조직하고 이끌었으며 그 후로도 몇 년 동안 상임과학고문으로 활동했다. 그러나 안타까웠던 일을 한 가지 말하지 않을 수 없다.

영양학회 이사회로부터 밥 올슨과 알프 하퍼가 나를 학회에서 제명시키자는 안건을 냈다는 것을 알게 되었다. 제명 이유는 내가 암연구소와 관계를 맺고 있기 때문이라고 했다. 학회에서 회원을 제명시켰던 일은 단 한 번도 없었다. 나는 워싱턴으로 가서 학회 회장과 FDA 영양국장과 면담을 해야 했다. 그들이 한 질문은 대부분 암연구소와 관련된 것이었다.

그 시련은 소설에 나오는 이야기보다 더 이해할 수 없는 일이었다. 단지 암 연구 조직과 연관이 있다는 이유로 제명시키려 했다니? 내가 암연구소 회장으로 지명된 직후의 일이었다. 나중에 나는 학회 일을 잘 아는 동료였던 노스캐롤라이나 주립대학의 샘 토브 교수와 되짚어 보았다. 그는 다른 거짓 사실뿐 아니라 내가 받은 조사 내용을 모두 알고 있었다. 나는 그에게 암연구소가 좋은 의도를 지닌 중요한 조직이라고 했다. 그의 반응은 그 후로도 내게 공감을 불러일으켰다.

"제명은 암연구소 때문이 아니네. 자네가 국립과학원 보고서를 위해 한 일 때문이야."

1982년 6월, 국립과학원 보고서에서 지방 섭취를 줄이고 과일, 채소, 통곡물 식품 섭취를 늘리는 것이 건강한 식생활이라고 결론 내렸을 때,

몇몇 사람에게는 내가 영양학계를 배신한 것으로 보인 것이다. 식생활과 암에 관한 실험 연구자 두 명 중 한 사람으로서 미국식 식생활의 명성을 보호하는 것은 내 의무였다. 하지만 그 의무를 저버린 후 암연구소에 관여하고 국립과학원 보고서 홍보에 애쓴 것이 상황을 악화시켰다.

나를 학회에서 제명할 것인지 결정하기 위한 투표가 이사회 회의에서 진행되었다. 찬성 0명, 반대 6명, 기권 2명으로 제명은 없던 일이 되었다. 이 모든 일을 개인적인 일로 치부하기 쉽지만, 개인적인 문제보다 중요한 의미가 있다. 영양과 건강의 세계에서는 과학자들이 자유롭게 소신껏 연구 활동을 할 수 없다. '잘못된' 결론을 내놓으면 설사 최고의 과학이었다고 해도 경력을 망칠 수 있다.

공중보건 증진을 위해 이런 '잘못된' 결론을 대중에게 배포하려는 노력은 그동안 이룬 경력을 파괴할 수 있다. 나는 다행스럽게 몇몇 훌륭한 동료가 맞서 싸워준 덕분에 파멸까지 이르지 않았다. 하지만 나도 잘못되었을 수 있다.

수없이 많은 시련을 당한 후 나는 왜 학회가 그랬는지 이해할 수 있었다. 거대 식품과 제약회사가 자금을 지원한 연구들은 기업과 학회의 이상한 결합을 보여준다.[8] 당신은 학회의 '친구들'이 어떤 결론에 이른다 해도 순수하게 과학적인 연구를 추구하리라고 믿는가?

진실이 왜곡되는 이유

궁극적으로 지금까지 내가 얻은 교훈은 특정 이름이나 조직과는 관련이 없다. 모든 거대 조직의 배후에서 벌어지는 일과 관계가 있다. 국가 정책을 논의하는 동안 무대 뒤에서 일어나는 일은 학계, 정부, 기업을 가리지 않고 국가적으로 우리의 건강에 큰 영향을 미친다. 내가 지금까지 이야기한 개인적인 경험은 비록 일부에 지나지 않지만 개인에게 악영향을 미치고 경력에 피해를 준 것 이상의 결과를 낳았다. 이런 일들은 과학의 어두운 면을 보여주고 개별적인 연구뿐 아니라 사회 전반에 피해를 입힌다. 또한 이런 일은 체계적으로 자행된다.

정부와 대학의 영향력 있는 자리에는 '전문가'라는 가면을 쓰고 활동하는 이들이 있는데 그들의 진짜 직업은 개방적이고 정직한 과학적 논쟁을 억누르는 것이다. 아마도 그들은 강력한 식품회사와 제약회사의 이익을 비호하는 대가로 큰 보상을 받고 있을 것이다. 혹은 순전히 개인적으로 이런 회사들에 우호적인 견해를 갖고 있는지도 모른다.

이러한 개인적인 편견은 생각보다 뿌리가 깊다. 암으로 가족을 떠나보낸 과학자들을 아는데, 그들은 식습관처럼 개인적인 선택이 사랑하는 이의 죽음에 어떤 역할을 했을 거라는 말을 들으면 화를 냈다. 그와 마찬가지로 날마다 고지방, 고동물성 식사를 하는 과학자들은 어렸을 때 그런 음식이 건강한 것이라고 배웠기 때문에 먹는 것이며, 익숙해진 식습관을 바꾸고 싶어 하지 않는다.

대다수의 과학자는 훌륭하고 지적이며 사적 이익보다 공익을 추구하는 데 전념한다. 그러나 개중에는 거액을 제시하면 영혼이라도 팔겠다고 나서는 사람도 있다. 그런 사람이 많지는 않겠지만 그들이 끼치는 영향은 막대하다. 소속된 조직에 먹칠을 하고, 무엇보다 대중에게 큰 혼란을 불러일으킨다.

어느 날, 텔레비전에서 맥도널드 햄버거가 몸에 좋다는 과학자를 봤는데, 잠시 후 잡지를 보면 암에 걸리지 않으려면 고지방 식품과 붉은 살코기를 덜 먹어야 한다고 나와 있다. 도대체 어떤 말을 믿어야 할까?

조직도 과학의 어두운 이면의 일부다. 공공영양정보위원회와 미국과학

건강협회와 같은 조직들은 일방적인 견해를 가진 위원들로 구성되어 있고, 열린 마음으로 논쟁하기보다는 자기들의 견해를 홍보하는 일에 훨씬 관심이 많다. 공공영양정보위원회는 저지방 식단이 거짓 사기극이라고 하고, 국립과학원의 보고서는 저지방 식단이 맞다고 말한다면 대중은 어느 것이 옳은지 어떻게 알 수 있을까?

과학의 편협함은 전 조직으로 퍼져나간다. 암연구소의 존립을 어렵게 한 것은 미국암학회만이 아니었다. 국립암연구소NCI 공보관실, 하버드대 의과대학, 그리고 여러 의과대학들이 암연구소에 매우 비판적이었고, 경우에 따라 적대감을 드러내기도 했다. 그 어떤 곳보다도 의과대학의 적대감에 놀랐지만 유서 깊은 미국암학회가 이런 모함에 가담했을 때 사실상 '기성 의학계'라는 것이 분명해졌다. 이런 거대 조직은 식생활과 암, 다른 질병 사이에 심각한 연관성이 있다는 주장을 용납하지 않았다.

미국의 거대 의학은 증상이 나타난 이후에 약품이나 수술로 질병을 치료하는 사업이다. 이는 방송에서는 미국암학회가 식습관과 암은 아무 관계가 없다는 것을 보고, 신문을 펼치면 미국암연구소가 당신이 먹는 음식이 발암 위험을 높인다고 한 기사를 보는 것을 의미한다. 당신은 누구를 믿겠는가?

이 시스템의 내부를 잘 아는 사람만이 누가 과학에 충실하게 봉사하는 사람이고, 누가 사리사욕을 채우려는 사람인지 분간할 수 있다. 나는 수년 동안 이 시스템의 내부에서, 고위층으로 일하면서 많은 것을 보았다. 대중이 믿는 것과는 달리 과학계가 언제나 진리 탐구에 매진하는 것은 아니었다. 공공의 선보다 돈, 권력, 이기심, 개인적인 이해관계를 위해 돌아가는 경우가 많았다. 불법 행위는 거의 없다. 비밀 계좌나 어두컴컴한 호텔에서

무엇을 먹을 것인가

사설탐정에게 거액을 건네는 일은 일어나지 않는다. 이것은 할리우드 이야기가 아니다. 그저 미국의 정부, 학계, 기업의 단면이다.

과학적 환원론

1982년 국립과학원의 식습관과 암에 관한 연구결과를 논의할 때 개별적인 영양소들을 별도의 장으로 만들어 정리하기로 결정했다. 한 번에 한 가지 영양소를 연구하는 방식으로 연구가 이루어졌다. 예를 들면 비타민에는 암과 비타민 A, C, E 그리고 일부 비타민 B에 어떤 관계가 있는지에 관한 정보를 실었다. 보고서는 이런 영양소를 약이나 영양제가 아니라 음식에서 얻어야 한다고 권고했다. "이 권고는 식품에서 얻는 영양소에만 적용되지 개별적인 영양소를 함유한 식이요법 영양제에는 해당되지 않는다!"고 명백하게 밝혔다.[1]

하지만 보고서는 돈을 벌 기회를 노리던 기업들 사이로 재빨리 퍼졌다. 그들은 약과 음식이 다르다는 경고를 무시하고 암을 예방할 수 있다는 비타민제제를 광고하기 시작했다. 그에 대한 정당성을 증명하는 자료로 거리낌 없이 보고서를 인용하면서 말이다. 이는 상업용 비타민 영양제라는 새로운 거대 시장의 시작이었다. 수천 개의 지점을 거느린 제너럴 뉴트리션General Nutrition, Inc.은 '헬시 그린스Healthy Greens'라는 제품을 판매하기 시작했다. 비타민 A, C, E, 베타카로틴, 셀레늄 그리고 건조채소 0.5그램이 들어 있는 종합비타민 영양제였다. 이 회사는 다음과 같이 주장하면서 자사 제품을 광고했다.[2]

〈식습관, 영양, 그리고 암에 관한 보고서〉는 암의 위험으로부터 우리 몸을 지키기 위해 특정 채소의 섭취량을 늘려야 한다고 권고했다. 국립과학원 보고서가 권고한 이런 채소들은… 배추, 양배추, 콜리플라워, 브로콜리, 당근 그리고 시금치다. … 엄마 말이 옳았다! 제너럴 뉴트리션 연구소의 연구자들과 기술자들은 즉시 모든 채소를 모아 복용하기 쉬우면서도 강력한 효과를 내는 자연 성분의 알약을 만들기 위한 연구에 돌입했다.

그 결과가 '헬시 그린스'다. 수백만의 건강을 지켜줄 새롭고 효과있는 영양의 획기적 발전 … 국립과학원이 많이 먹어야 한다고 권고한 바로 그 채소류다.

제너럴 뉴트리션은 검증되지 않은 제품을 광고하고 선정적인 주장의 근거로 정부 문서를 부적절하게 이용했다. 그래서 미연방통상위원회는 이런 광고를 금지하기 위해 법정 공방을 벌였다. 이 공방은 수년에 걸쳐 진행됐는데, 제너럴 뉴트리션은 재판 비용으로 약 7백만 달러를 들였다고 한다. 국립과학원은 보고서의 공동 저자인 나를 전문가 증인으로 추천했다.

동료 연구자 톰 오코너Tom O'Connor와 나는 법정 공방을 위해 3년 동안 온갖 지혜를 쥐어 짜내야 했으며, 증인석에서 꼬박 3일을 앉아 있었다.

1988년, 제너럴 뉴트리션은 헬시 그린스와 다른 식품 영양제와 관련해 허위 광고라는 선고를 받고 60만 달러를 3군데의 의료기관에 균등 분할해 내는 데 동의했다.[3] 하지만 폭발적으로 성장한 영양제 시장에서 취한 이익에 비하면 보잘것없는 벌금이었다.

영양소 환원론

지난 30년 동안 식품 전체가 아닌 개별 영양소에 중점을 두는 일은 흔히 볼 수 있었고, 그 책임은 부분적으로 1982년의 보고서에 있다. 앞서 언급했듯이 위원회는 식습관과 암에 관한 과학 정보를 각각의 영양소나 영양소 그룹에 따라 분류했다. 즉 지방, 단백질, 탄수화물, 비타민, 무기질을 별도의 개별적인 장으로 정리했다. 그것은 커다란 실수였다. 많은 사람이 보고서를 개별 영양소의 구체적인 효과에 대한 일람표로 생각한 것을 보면 전체 식품과 관련된 권고사항을 충분히 강조하지 않았다고밖에 할 수 없었다.

위원회가 가장 큰 중점을 둔 영양소는 지방이었다. 보고서에서 언급한 첫 번째 지침은 고지방 섭취가 암과 연관성이 있으니 지방 섭취를 칼로리의 40퍼센트에서 30퍼센트로 낮추라는 권고였다. 여기에 덧붙인 글은 다음과 같았다. "지방 섭취를 훨씬 줄여야 하지만 위원회의 판단으로 이 수치가 적절한 수준이고 좋은 효과를 내면서 실제로 가능한 목표치다." 미 농무부 영양학연구소 소장인 한 위원은 만일 우리가 목표치를 30퍼센트 아래로 잡으면 소비자들이 동물성 식품 섭취를 줄여야 하는 결과가 되므로 그것은 보고서에 사망선고를 내리는 것이라고 했다.

보고서가 나올 당시 지방이 암(대부분 유방암과 대장암)과 관련 있다고 증명한 모든 연구는 실제로 암 환자 그룹이 지방만 섭취하는 것이 아니라 동물성 식품을 많이 먹고 식물성 식품을 덜 섭취한다고 했다(제4장 참조). 이는 암이 동물성 단백질, 식이 콜레스테롤, 그리고 식물성 식품에는 없고 전적으로 동물성 식품에서만 발견되는 어떤 물질에 의해 발생한다는 의미였다. 하지만 이 연구들은 동물성 식품에 비난의 화살을 돌리기보다는 식이 지방을 주요 원인으로 지목했다. 나는 위원회 회의에서 특정 영양소를 강조하는 것에 반대했지만 별다른 성공을 거두지 못했다(미연방통상위원회 청문회에서 전문가 증언 기회를 얻은 것은 이런 관점에서였다).

전체 식품을 특정 영양소가 미치는 영향으로 특징지은 실수는 과학의 환원론에서 비롯되었다. 예를 들어, 햄버거가 건강에 미치는 영향이 단순히 고기에 있는 포화지방 몇 그램 때문이라고 할 수는 없다. 포화지방은 단지 하나의 성분일 뿐이다. 햄버거에는 콜레스테롤, 단백질, 소량의 비타민과 무기질, 그리고 여러 종류의 지방이 들어 있다. 설사 고기에 들어 있는 포화지방을 낮춘다고 해도 다른 영양소는 모두 그대로 들어 있을 것이고, 건강에 해로운 영향도 그대로일 것이다. 햄버거 전체가 미치는 영향은 부분(포화지방, 콜레스테롤 등)의 합보다 크다.

한 과학자가 식이지방에 대한 우리의 경고에 주목해, 지방이 여성에게 유방암을 일으킨다는 가설을 시험해보기로 했다.[4] 하버드 보건대학원의 월터 윌렛Walter Willett으로 그가 사용한 연구는 유명한 '간호사 건강 연구'였다.

이 연구는 1976년부터 시작되었다. 하버드 보건대학원 연구자들은 전국에 걸쳐 12만 명의 간호사들을 대상으로 경구 피임약, 폐경기 이후 호르몬, 흡연, 머리 염색약을 비롯한 여러 요소와 다양한 질병 사이의 상관관계를 조사하기 시작했다.[5] 윌렛 교수는 1980년부터 식생활 질문지를 첨가했고 4년 후인 1984년에는 질문지에 더 많은 식품 품목을 포함하도록 확대했다. 이 확대된 식생활 설문지는 1986년과 1990년에 다시 간호사들에게 우편으로 보내졌다.

간호사 건강연구는 현재 30년이 넘게 데이터를 모았고, 여성 건강에 관한 연구 중 가장 오랜 기간 수행된 최고의 연구로 알려졌다. 이 연구는 또한 3개의 다른 연구를 낳았으며, 모두 합쳐 연간 4~5백만 달러의 연구비가 소요된다.[5] 건강에 관심 있는 청중들을 대상으로 강의할 때 70퍼센트 이상이 간호사 건강 연구를 들어보았다고 했다.

학계는 이 연구를 면밀하게 지켜보았다. 연구 책임자들은 최고의 학술지에 수백 편의 학술 논문을 발표했다. 지방이 많이 함유된 식사가 유방암과 연관되느냐는 질문은 1970년대 중반과 1980년대에 일던 격렬한 논의의 연장이었다. 고지방 식습관은 심장질환과 연관이 있을 뿐 아니라(맥거번 식생활 지침 암과도 연관성이 있다(국립과학원 보고서). 간호사 건강 연구보다 이 질문에 답하기 위한 더 좋은 연구가 있을까? 탁월한 설계에 엄청난 대상자, 최고 수준의 연구자들과 오랜 기간 이루어진 연구였다. 완벽한 연구처럼 보이지 않는가? 하지만 사실은 그렇지 않다.

간호사 건강 연구에는 오류가 많았으며 결국 치명적인 결과를 도출하고 말았다. 설사 연구에 관여한 과학자들이 정직하고, 좋은 의도를 가졌으며, 세계 최고의 기관에서 일하는 사람들이라고 해도 과학의 환원론이 어떻게 엄청난 혼란과 잘못된 정보를 낳는지 보여주는 중요한 사례였다. 간호사 건강 연구만큼 영양학에 큰 피해를 준 연구는 찾아보기 힘들다. 이는 과학 연구가 따르지 말아야 할 방법이 무엇인지를 보여주는 경고였다.

육식을 즐기는 간호사들

이런 비판을 이해하기 위해서는 미국식 식습관을 큰 시각에서 볼 수

무엇을 먹을 것인가

있어야 하고, 특히 식이성 지방 가설을 만든 국제적인 연구와 비교한 결과를 알아야 한다.[6] 미국인은 다른 개발도상국과 비교해 고기와 지방 섭취가 많다. 전체적인 단백질 양이 많을 뿐 아니라 섭취하는 단백질의 70퍼센트를 동물성 식품에서 얻고 있다.

전체 단백질의 70퍼센트를 동물성 식품에서 얻는다는 사실이 의미하는 바는 과일과 채소를 적게 섭취한다는 것이다. 문제를 더욱 악화시키는 것은 식물성 식품을 먹는다고 해도 대부분 지방, 설탕, 소금을 첨가한 고도로 가공된 식품이라는 것이다. 예를 들어, 미국 농무부는 전국 단위의 학교 급식 프로그램에서 감자튀김을 채소로 간주했다!

이와 반대로 중국의 농촌지역에 사는 사람들은 동물성 식품을 매우 적게 먹는다. 전체 단백질의 약 10퍼센트만을 동물성 식품에서 얻고 있을 뿐이다. 이런 차이는 서구 문화와 전통 문화의 전형적인 식습관이다. 일반적으로 서구인들은 대부분 육식을 하는 반면, 전통적인 문화권 사람들은 식물성 식품을 많이 먹는다. 그러면 간호사 건강 연구의 대상자들은 어떨까? 짐작했겠지만 실제로 연구 대상자 모두 동물성 식품을 주로 먹었고, 심지어 다른 사람들보다 동물성 식품을 많이 먹었다. 보통 미국인의 섭취량이 15~16퍼센트인데 비해 그들의 단백질 섭취량(전체 칼로리에서 차지하는 비율)은 약 19퍼센트였다. 일일 단백질 권장량이 약 9~10퍼센트라는 것을 생각해보면 이 수치가 어떤 의미인지 이해할 수 있을 것이다.

〈미국과 중국의 단백질 섭취량〉[7]

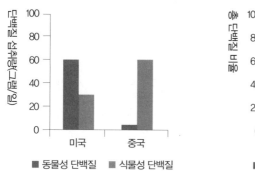

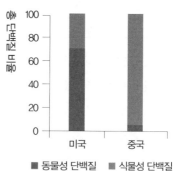

동물성 식품에서 나오는 총 단백질 비율

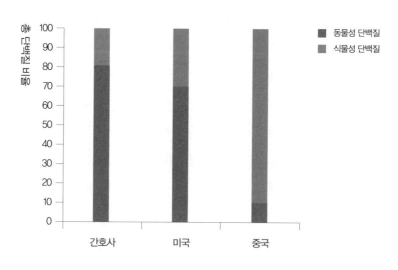

　　그보다 중요한 점은 간호사들이 섭취한 단백질 가운데 78~86퍼센트를 동물성 식품에서 얻었다는 것이다.[8] 심지어 전체 단백질 양이 가장 적었던 간호사 그룹도 79퍼센트를 동물성 식품에서 얻었다.[7, 8] 한마디로 간호사들 모두 미국 여성들보다 육식을 즐긴다는 의미였다. 반면, 자연식품

무엇을 먹을 것인가

은 매우 적게 먹었다. 이것은 매우 중요한 포인트이다.

캐롤의 연구 차트는 지난 50년간 식사와 만성 질환에 대한 가장 영향력 있는 관찰 중 하나였다. 다른 연구와 마찬가지로 1982년 국립과학원의 보고서가 암을 예방하기 위해 미국인들의 지방 섭취량을 총 칼로리 섭취량의 30퍼센트로 줄일 것을 권고한 이유의 중요한 부분이었다. 이 보고서와 이후 다른 보고서들은 결국 시장에서 저지방 제품('저지방' 유제품, 살코기, '저지방' 디저트 및 과자)이 폭발적으로 증가하는 발판을 마련했다.

불행히도 지방만 강조하는 것은 잘못된 것이었다. 캐롤의 연구는, 다른 모든 국제 비교와 마찬가지로, 주로 육류와 유제품을 먹는 개체군과 주로 식물성 식품을 먹는 개체군을 비교하는 것이었다. 이 나라들의 식단에는 지방 섭취보다 더 많은 차이점이 있었다! 캐롤의 그래프가 실제로 보여주는 것은 한 인구가 식물성 식단을 섭취할수록 유방암 발병률이 낮아진다는 것이다.

전체 지방 섭취량과 유방암

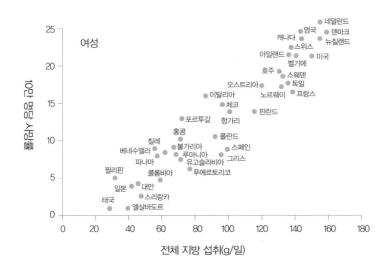

그러나 간호사 건강 연구에 참여한 여성들은 식물식 식단과는 거리가 멀기 때문에 래 국제 연구가 보여주었던 식습관과 유방암 사이의 관계를 연구해 볼 길은 애초부터 없었다. 이 그래프의 하단에 있는 나라들의 전형적인 식단을 먹는 간호사는 사실상 없다. 사실상 전체 간호사들이 고위험 식단을 소비하고 있다. 간호사 건강 연구를 보는 대부분의 사람들은 이 결함을 놓친다. 하버드 연구원들이 지적하듯이, 간호사들 사이에 광범위한 지방 섭취가 있었기 때문이다.

지방을 적게 섭취한 간호사들이 전체 칼로리 중 지방이 차지한 비율이 20~25퍼센트였고, 많이 섭취한 간호사들은 이 비율이 50~55퍼센트였다.[9] 얼핏 보면 이 범위는 식단의 전반적인 영양가에 상당한 차이가 있음을 나타내는 것으로 보이지만 거의 모든 여성이 동물성 식품이 매우 풍부한 식단을 균일하게 먹기 때문에 이것은 사실이 아니다. 그러면 모두 다량의 동물성 식품을 균일하게 섭취하는데도 지방 섭취는 왜 극적인 차이가 났을까?

저지방 식품이 건강한 식품이란 말과 동의어가 된 이래 지방 없이 즐길 수 있는 음식도 발전했다. 지금 우리는 온갖 종류의 저지방이나 무지방 유제품, 저지방 가공육, 저지방 드레싱과 소스, 저지방 크래커, 저지방 사탕, 과자 같은 저지방 정크 푸드를 즐길 수 있다. 다시 말해 지방 섭취는 크게 줄이면서도 25년 전과 거의 같은 음식을 먹을 수 있다. 그러나 동물성 식품 섭취와 식물성 식품 섭취의 비율은 변하지 않았다.

다시 말해 소고기, 돼지고기, 양고기, 송아지 고기 섭취는 감소한 반면 지방이 적은 닭고기, 칠면조, 생선 섭취는 증가했다. 사실 많은 가금류와 생선들을 섭취하고 있으므로 지방 섭취를 줄이기 위해 노력하지만, 사람들이 섭취하는 전체 육류량은 그 어느 때보다 증가했다.[10] 또한 일반 우유

무엇을 먹을 것인가

소비는 줄었지만 대신 저지방 우유와 탈지유는 많이 마시고 있다. 치즈 소비량은 과거 30년 동안 150퍼센트 증가했다.[11] 30년 전보다도 육류를 많이 먹고 있지만 기술의 발달 덕분에 선택적으로 지방 섭취를 낮춘 것이다.

건강에 신경을 쓰는 가정은 보통 미국인 가정에서 먹는 것보다 지방을 훨씬 적게 먹지만, 그렇다고 동물성 식품과 식물성 식품의 비율까지 조절하지 않는다. 건강 연구에 참여했던 간호사들의 지방 섭취에 차이가 있었던 것도 사실 이런 이유였다. 일부 간호사들이 저지방 동물성 제품을 선택하는 데 부지런했던 것이다.

많은 사람이 저지방 식단을 건강한 식단의 승리라고 생각하지만 이런 식사에 들어 있는 다른 영양소는 어떨까? 단백질과 콜레스테롤은? 밝혀진 바에 따르면 저지방 식단에는 고지방 식단보다 단백질이 두 배 많았고, 대부분 동물성 단백질이었다. 또한 저지방 식사에는 콜레스테롤이 거의 두 배나 많이 들어 있었다.[12]

	저지방 식단	고지방 식단
지방(총 칼로리 비율)	22%	54%
단백질(총 칼로리 비율)	36%	16%
동물성 식품에서 유래한 총 단백질 비율	93%	86%
콜레스테롤	307	165

동물성 단백질을 함유한 식단이 콜레스테롤이 많이 든 식단처럼 건강에 좋지 못한 영향을 미친다는 과학적인 근거는 엄청나게 많다. 저지방 식단에는 건강하지 못한 동물성 단백질과 콜레스테롤이 훨씬 많았다.

지방은 동물성 식품의 지표

간호사 건강 연구, 10억 달러 연구billion~dollar trial,[4] 여성 건강 연구의 [13~15] 대상자와 마찬가지로 여성들이 지방 섭취를 줄였다고 해서 동물성 식품 섭취를 줄인 것은 아니었다. 그들은 요리를 하거나 음식을 먹을 때 지방을 덜 먹으면서 저지방과 무지방 동물성 식품을 선택했다. 따라서 그들은 국제적인 상관관계 연구나 중국 농촌지역 연구에서 낮은 유방암의 발생률과 관계있는 것으로 증명된 음식을 먹지 않았다.

이는 매우 중요한 불일치로 여러 국가의 식이 동물성 단백질과 식이 지방 섭취 사이의 상관관계로 설명된다(〈총지방과 동물성 단백질 소비량의 상관관계〉 참고).[7] 가장 신뢰할 수 있는 비교는 1975년에 발표되었고,[16] 90퍼센트 이상의 매우 설득력 있는 상관관계를 보여주었다. 이것은 여러 나라에서 지방 섭취량이 증가함에 따라 동물성 단백질 섭취 역시 거의 완전히 병행하여 증가하는 것을 의미한다. 이와 마찬가지로 중국 연구에서는 지방과 동물성 단백질의 섭취는 84퍼센트의 상관관계가 있었다.[7]

총지방과 동물성 단백질 소비량의 상관관계

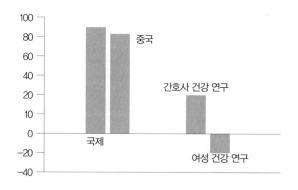

무엇을 먹을 것인가

하지만 간호사 건강 연구의 경우는 달랐다. 동물성 단백질과 총 지방 섭취량의 상관관계는 단 16퍼센트였다.[8] 미국 여성을 포함한 여성 건강 연구에서는 더 악화되어 -17퍼센트로 지방 섭취가 줄면서 동물성 단백질은 올라갔다.[14] 이런 식생활은 지방 섭취를 줄임으로써 더 건강한 식생활로 변화하고 있다고 믿는 전형적인 방식이다. 간호사 건강 연구에서 '저지방' 식단을 소비하는 간호사는 어디에나 있는 미국 여성처럼 다량의 동물성 단백질을 계속해서 섭취할 가능성이 있다.

안타깝게도 지방이나 다른 개별 영양소에 집중하면서 동물성 단백질이 암과 다른 풍요병에 미치는 영향에 대한 근거는 무시되었다. 이로 인해 식습관과 질병 사이의 연관성을 조사하는 데 간호사 건강 연구를 비롯해 오늘날까지 발표된 역학 연구가 모두 심각하게 부실해졌다.

실제로 연구 대상자들 모두 풍요병을 일으키는 음식을 먹었다. 동물성 식품 한 종류를 다른 종류로 대체한 경우라면, 식물성 식품과 비교하여 두 식품이 건강에 미치는 영향 정도를 제대로 평가할 수 없다. 문제는 이런 연구들이 지방과 같은 단 하나의 영양소에만 집중했다는 것이다. 이런 심각한 오류로 인해 이 연구는 식습관이 질병에 미치는 중요한 영향을 발견하는 데 큰 장벽이 되었다.

1억 달러를 들인 연구의 결과

이제 간호사 건강 연구와 그에 따른 오류를 어떻게 해석하는지 알았을 테니 결론을 살펴보자. 몇십 년 동안 1억 달러가 넘는 연구비를 들인 연구인 만큼 결과는 풍성했다. 어떤 결과가 나왔을까? 물론 논의에 합당한 주제는 지방 섭취가 정말로 유방암과 관련이 있는지에 대한 질문이다. 다음은 그 결과의 일부를 인용한 것이다.

- 8년에 걸쳐 얻은 데이터는 중년 여성의 유방암 발생에 대한 지방 섭취의 영향과 식이섬유소의 보호 작용 모두에 반하는 근거를 제공했다.[17]
- 해석: 간호사 건강 연구는 식이지방과 식이섬유소 그리고 유방암 위험성 사이의 관계를 발견하지 못했다.

- 우리는 총 지방이나 특정 지방 섭취량의 감소가 유방암의 위험성 감소와 연관이 있다는 근거를 찾지 못했다.[9]
- 해석: 간호사 건강 연구는 총 지방이든 특정 종류의 지방이든 지방 섭취 감소와 유방암의 위험 사이에 어떤 연관성도 발견하지 못했다.

- 그러나 기존 데이터는 칼로리의 20퍼센트까지 식이지방 구성이 감소해도 서구 문화권에서 유방암의 실질적인 감소로 이어진다는 가설을 뒷받침하지 못한다.[18]
- 해석: 간호사 건강 연구는 여성들이 지방 섭취를 칼로리의 20퍼센트까지 줄였음에도 지방과 유방암 사이의 연관성을 발견하지 못했다.

- 단순불포화 지방산과 복합불포화 지방산에 … 대한 상대적인 위험은 밀접하다.[19]
- 해석: 간호사 건강 연구는 '좋은' 지방과 유방암의 위험에 대한 어떤 관계도 찾아내지 못했다.

- 우리는 육류 및 유제품 섭취와 유방암의 위험성에 대한 유의미한 연관성을 발견하지 못했다.[20]

376

- 해석: 간호사 건강 연구는 육류와 유제품 섭취가 유방암에 어떤 영향을 주는지 찾아내지 못했다.

- 우리의 연구 결과는 청년기나 최근의 운동 및 젊은 성인 여성들의 유방암 위험의 연관성을 뒷받침하지 않는다.[21]
- 해석: 간호사 건강 연구는 운동과 유방암 위험 사이의 관계를 찾아내지 못했다.

- 이 데이터들은 탄수화물 섭취를 포화지방으로 대체하는 것과 약한 긍정적인 연관성을 시사한다. 조사한 다른 종류의 지방은 모두 탄수화물 섭취량의 등가 감소에 비해 유방암 위험과 유의미한 관련은 없다.[22]
- 해석: 간호사의 건강 연구에서는 여성들이 지방을 탄수화물로 대체했을 때 유방암에 거의 또는 전혀 영향을 미치지 않는 것을 발견했다.

- 훗날 셀레늄 섭취가 유방암의 원인에 있어서 중요한 요소가 될 것 같지는 않다.[23]
- 해석: 간호사 건강 연구는 유방암 위험에 대한 셀레늄의 보호 효과를 발견하지 못했다.

- 이런 결과들은 성인이 과일과 채소를 섭취하는 것이 유방암 위험 감소와 유의미한 관련이 없음을 시사한다.[24]
- 해석: 간호사 건강 연구는 과일 및 채소와 유방암의 위험성 사이의

관계를 찾아내지 못했다.

자, 이렇게 결론내릴 수 있다. 유방암의 위험은 지방, 육류, 유제품이나 포화지방 섭취가 증가해도 높아지지 않는다. 채소와 과일 섭취를 늘리거나 운동, 식이섬유소, 단순포화 지방산이나 복합포화 지방산, 특정 암을 감소시키는 것으로 여겨졌던 무기질 셀레늄도 유방암에 아무런 효과가 없다. 다시 말해, 식이요법은 유방암과 무관하다는 결론이었다.

나는 메이어 스탬퍼Meir Stampfer 교수가 "연구 대상자들의 건강 위험을 낮추기 위해 어떻게 해야 할지 알아내지 못한 것은 커다란 실패이자 실망"이라고 했을 때 그의 좌절을 이해할 수 있었다.[25] 그는 "미래의 가장 큰 도전은 유방암 정보와 모순이 되는 사실들과 정보 부족을 해결하는 것"이라는 의견에 대한 답변으로 이렇게 반응했었다. 스탬퍼 교수의 솔직함에는 박수를 보내지만 그렇게 많은 돈을 쏟아 붓고도 알아낸 것이 별로 없다는 사실은 유감이다. 이 연구에서 가장 보람 있는 발견은, 아이러니하게도 전체적인 식이요법 양상을 유지하면서 한 번에 영양소 하나를 다루는 것은 건강 정보로 이어지지 않는다는 사실을 알아낸 것이다.

하버드의 연구자들은 이런 어려움에도 결과를 만들어 내기 위해 꾸준히 연구를 했다. 그러나 그들이 내놓은 수많은 연구 결과에는 남성과 여성 사이의 질병 위험을 비교할 때 모순되는 것들이 있다.

- 술을 일주일에 서너 번 마시는 남성은 심장마비 위험이 낮다.[26]
- 술을 적당히 마시는 제2형 당뇨병 남성은 관상동맥 심장질환 위험이 낮다.[27]
- 하루에 30~60그램의 술을 마시는 여성은 그렇지 않은 여성에 비해

무엇을 먹을 것인가

유방암 발병률이 41퍼센트 증가했다.[28]

술은 심장질환에는 좋고 유방암에는 나빠 보인다. 남편은 저녁에 술을 한잔 할 수도 있지만 아내와 함께 나누어서는 안 된다. 남성과 여성의 차이일까, 아니면 심장질환과 암의 차이일까? 많은 정보를 얻었다고 생각될까, 아니면 혼란스러울까?

이제 오메가-3 지방산에 대해 이야기해보자. 이 지방산이 많이 들어 있다는 생선들이 최근 언론에 많이 나왔다. 당신이 오메가-3 지방산에 대해 들은 게 있다면, 건강해지려면 더 많은 오메가-3 지방산이 필요하다는 것이다. 다시 하버드대의 연구 결과로 돌아가 보자.

- …우세한 가설과는 반대로 우리는 생선에서 얻은 오메가-3 지방산과 유방암의 위험 사이에 연관성이 있음을 발견했다(이 위험은 통계적으로 유의미하고, 연관성은 전체 칼로리의 단 0.1퍼센트 증가에서 보였다).[9]
- 한 달에 한 번 이상 생선을 먹으면 남성의 뇌졸중 위험을 줄일 수 있다.[30]
- 일주일에 적어도 한 번 생선을 먹으면 남성의 갑작스러운 심장질환 사망 위험을 낮출 수 있다. 하지만 심근경색이나 심혈관질환 사망 위험은 낮추지 못하는 것으로 보인다.[31] (즉, 생선이 일부 심장질환은 예방할지 모르나 결론적으로 심장질환 사망률이나 심장마비 위험에는 영향을 미치지 않는다.)

이것은 당신이 가장 두려워하는 질병을 결정하는 또 다른 질문일까? 아니면 또 다른 남성과 여성의 차이일까?

오래된 이야기가 있다. 우리는 오랫동안 콜레스테롤 섭취를 줄여야 한다는 경고를 들었고, 그런 이유로 계란이 문제가 되었다. 계란 하나에는 콜레스테롤이 200밀리그램 넘게 들어 있는데, 이는 일일 권장량인 300밀리그램에 가까운 양이다. 그렇다면 하버드대의 연구는 이 오래된 문제에 관해 어떻게 이야기할까?

하루에 최대 1개의 계란을 먹는 것은 건강한 남성과 여성의 관상
동맥질환이나 뇌졸중 위험에 실질적인 영향을 끼치지 않는다.[32]

그러나 유방암에 대해서는

연구 결과(8개의 전향적 연구를 의미)에 따르면, 계란 섭취로 인한 (유방
암) 위험은 다소 증가할 가능성이 있다. … 하루 계란 섭취량이 100
그램(계란 2개) 증가할 때마다 유방암의 위험은 22퍼센트 증가하는
것으로 나타났다(간호사 건강 연구에서는 67퍼센트 증가했다).[20]

하지만 앞서 하버드 연구진은 약간 다른 입장을 취했다.

…건강한 남성과 여성에게 적당한 수준의 계란 소비는 영양학적으
로 균형 잡힌 식사의 일부다.[33]

요즘 계란 섭취를 옹호하기 위한 강력한 수단으로 간호사 건강 연구가 인용되고 있다. 최근 한 기사에는 "청소년기에 계란을 먹으면 유방암으로부터 여성을 보호한다"라고 나왔다. 또한 하버드 연구자가 "청소년기에

무엇을 먹을 것인가

계란을 많이 섭취한 여성들은 … 유방암의 위험이 낮았다"고 말한 것을 인용했다.[34]

이 기사를 읽은 대부분의 사람들은 하루에 몇 개의 계란을 먹어도 괜찮은지, 이런 일반화에 예외가 있는지 모를 때에도 계란이 건강에 좋은 식품으로 돌아왔다고 생각할 것이다. 하지만 10대 소녀들이 계란을 먹는 것이 괜찮다고 심지어 좋다고 하는 근거들이 있다지만, 계란을 많이 먹으면 유방암의 위험이 올라간다는 근거가 있지 않은가? 그런데 생각해 볼 다른 문제가 있다. 계란 섭취가 대장암 위험을 증가시키고, 남성보다 여성이 더 위험하다는 연구 결과가 여러 차례 나왔다.[35]

우리는 무엇을 믿어야 할까? 술이 질병 위험을 낮춘다고 하고 바로 위험할 수 있다고 한다. 생선이 질병 위험을 낮출 수 있다면서 이내 해롭다고 한다. 금방 계란이 나쁘다고 하고 금세 건강한 음식이라고 한다. 여기서 누락된 건 더 큰 맥락이다. 그 맥락을 읽지 못한다면 당신은 더욱 혼란스러워질 뿐이다.

잘못된 영양 정보들

하버드대 연구자들은 식습관과 운동이 유방암과 관련이 없다고 말하는 것 외에도 식습관과 암에 관한 보편적인 생각에서 멀어지고 있었다. 예를 들어, 하버드 연구에서는 식이섬유소와 과일, 채소 섭취와 대장암 사이에서 어떤 연관성도 찾아내지 못했다.[4]

물론 식이섬유소는 식물성 식품에서만 얻을 수 있고, 따라서 이 결과는 식이섬유소나 과일, 채소와 곡물이 대장암을 예방한다는 생각에 흠집을 냈다. 여기서 염두에 두어야 할 것은 하버드 연구가 육식을 하는 집단을 대상으로 했으며, 당연히 그 대상 중에 지방 함량이 낮고 식이섬유소가 많이 든 자연식물식을 한 사람은 거의 없었다는 점이다. 식이섬유소와 과일, 채소의 대장암에 대한 보호 작용은 동물성 식단에서 완전히 벗어날 때까지는 작동하지 않는다.

대장암과 유방암 연구 결과에서, 간호사 건강 연구는 식습관이 암과 관련 있다는 부정하지는 않았지만 혼란을 가중시키고 말았다. 수십 년 동안의 연구 끝에 월트 윌렛 교수는 이렇게 말했다.

> 전반적으로 과일과 채소를 많이 먹는 게 암의 위험을 실질적으로 낮추는 좋은 방법이 될 것 같지는 않다. 이런 음식을 먹어서 얻는 이득은 암보다 심혈관질환에 더 효과적으로 보인다.[4]

이 말은 좀 불길하게 들린다. 대장암은 역사상 처음으로 식물성 식단으로 예방할 수 있다고 여겨졌던 암인데[36] 지금은 또 식단과 아무런 관련도 없다고 하는 것일까? 그리고 저지방 식단은 유방암을 예방하지 못할까? 이런 결과로 인해 식습관이 암과 연관이 있다는 가설은 곧 무너질 판이었다. 사실 나는 학계에서 식단이 암에 아무런 영향도 미치지 않는다고 하는 말을 들었다.

이것이 바로 간호사 건강 연구가 영양학계에 상당한 피해를 입혔다고 말하는 이유다. 사실 이 연구는 식단과 암에 관한 이전의 연구 결과에 과학적으로 신뢰 가능한 문제제기를 하지 않고 지난 50년 동안 이루어온 많은 진보를 사실상 무효화했다.

간호사 건강 연구는 한 집단을 대상으로 한 번에 한 가지 영양소를 섭취하는 데 따른 차이를 조사한 것이 문제였다. 실제로 서구 사회의 모든 연구가 이런 문제를 안고 있었다. 또한 이런 오류가 있다면 많은 연구 결

무엇을 먹을 것인가

과를 모아 분석해본들 의미 있고 신뢰할 수 있는 결과를 얻을 수 없다. 많은 연구 결과를 통합해 분석하는 전략과는 달리 단일 연구에서는 원인과 결과에 대한 연관성이 미묘하고 불확실하기 때문이다. 연구 자체는 적절하게 이루어졌지만 모두 유사한 오류를 갖고 있다면 그 연구들은 적절하게 이루어지지 못했다고 말할 수 있다. 그런 연구들을 통합해서 얻은 결과는 신뢰할 수 없다.

하버드 연구자들은 이러한 여러 연구를 통합한 분석을 여러 차례 했다. 그런 통합 분석 중에는 육류와 유제품이 유방암에 미치는 영향이 있는지 보기 위한 것도 있었다.[20] 1993년에 19개의 연구를 통합해 분석한 결과를 보면 육류 섭취가 증가함에 따라 유방함의 위험이 통계학적으로 유의미한 18퍼센트 증가했으며, 우유 섭취가 증가함에 따라 17퍼센트 증가했다.[36] 그 후 2002년에 하버드대 연구자들은 최근에 시행된 연구들을 요약했다. 이번에는 8개의 대규모 연구가 포함되었는데, 식단 정보는 더욱 신뢰할 수 있었고 대상자도 많았다. 연구자들은 "육류나 유제품 섭취와 유방암의 위험 사이에 아무런 유의미한 연관성도 발견하지 못했다"고 결론 내렸다.[20]

대부분의 사람들은 "음, 그렇군. 육류와 유제품이 유방암의 위험과 연관성이 있다는 설득력 있는 근거는 없어"라고 말할 것이다. 하지만 그 결과를 다시 한번 살펴보자. 8개 연구 대상자 모두 동물성 식품 비율이 높은 음식을 먹었고, 통합 분석 연구가 간호사 건강 연구에서 보았던 것과 같은 오류를 범하고 있었다. 이런 연구들을 통합 분석해봤자 의미 있는 결과는 나오지 않는다. 351,041명의 여성과 7,379건의 유방암 사례가 포함된 엄청난 데이터베이스라고 해도 육류와 유제품이 풍부한 식단이 유방암의 위험에 미치는 진정한 영향을 찾아내지 못했다. 설사 연구 대상자가 몇백만 명에 이르렀다고 해도 결과는 마찬가지였을 것이다. 간호사 건강 연구처럼 이 연구들은 모두 동물성 식품 섭취로 치우친 전형적인 서구식 식단만 살폈다. 게다가 연구자들은 한 번에 한 영양소나 한 식품만 다루었다. 모든 연구가 하나같이 더 넓은 범위의 음식 선택을 고려하지 않았다. 과거에 유방암의 위험에 영향이 있다고 증명했던 연구들도 마찬가지였다.

과학의 역할

간호사 건강 연구에서 동물성 단백질과 심장질환에 관한 논문을 읽은 후 나는 다음과 같은 의견을 발표했다.

동물성 식품이 많이 함유된 식습관 그룹에서 구성원이 모두 같은 질병을 공유할 것으로 예상할 수 있고, 상호작용의 위험 요소를 측정하기 어려운 상황이다. 집단의 개별적인 구성요소에 따른 독립적인 연관성을 찾아낼 가능성이 애초에 있었는지 의문스럽다.
건강 유지와 질병 예방에 가장 큰 공헌을 하는 것이 식습관이라는 사실과 식품 회사가 미치는 영향력은 언제쯤 이해될까?
간호사 건강 연구 코호트에서 얻은 데이터 해석으로 구체화된 일종의 환원론은 공중 보건과 공공정책 프로그램에 대한 담론을 오도할 위험을 가지고 있다.[37]

이에 대해 연구자들(휴 박사와 윌렛 교수)은 이렇게 반응했다.

전반적인 식습관 양상이 질병 위험을 결정하는 데 중요하다는 점

무엇을 먹을 것인가

에 동의하지만, 개별 영양소와의 연관성을 확인하는 것이 첫 단계가 되어야 한다. 특정 성분이 질병과 근본적으로 연관되어 있기 때문이다. 식품의 특정 성분은 조작이 가능하고 개인과 식품산업이 적극적으로 그렇게 하고 있다. 따라서 캠벨이 '환원론'이라고 했던 식단의 특정 성분 조작이 건강에 미치는 영향을 이해하는 것은 매우 중요하다.[38]

개별적인 식품 성분의 독립적인 기능을 연구하는 일이 가치 있다는 데 동의한다. 하지만 이런 결과를 해석하고 이용하는 방법에 있어서는 여러 측면을 고려해야 한다. 건강에 이롭게 하기 위해 '식품의 특정 성분을 조작할 수 있다'는 윌렛의 주장을 반대하는 이유다. 사실 간호사 건강 연구에서 아무것도 증명하지 못했다 해도 전체 식습관 양상은 고려하지 않은 채 한 번에 한 가지의 영양소 섭취를 권장하는 것은 건강하지 못한다는 것을 보여주었다. 육식 식습관을 유지하면서 지방만 제거했다고 유방암의 위험이 낮아지는 것은 아니다.

이것이 바로 과학의 환원론이다. 과학자들이 복잡한 식습관과 질병 사이의 관계에 대해 화학물질과 식품 성분을 분석하여 전체적인 맥락에서 어긋난 정보를 얻는 한 혼란은 가중될 수밖에 없다. 그런 상황에서는 식품의 화학물질과 질병에 관해 사람들을 잘못 인도하는 결과에 이를 것이다. 사소한 세부사항에 집중하는 한 식습관을 바꾸자는 메시지는 제 목소리를 잃고 말 것이다.

윌렛 교수와 나는 가끔 중국 연구와 간호사 건강 연구의 지방에 관한 연구 결과에 대해 토론했다. 나는 언제나 같은 점을 지적했다. 지방 함량이 적은 자연식물식 식단은 간호사 건강 연구에 포함되지 않았으며, 이런 유형의 식단이 건강에 가장 이롭다고 주장했다. 월렛 교수도 "당신이 맞을지도 모릅니다. 하지만 사람들은 그걸 원하지 않아요"라고 말했다. 이 말에는 불편한 뜻이 숨어 있었다.

과학자들은 대중이 듣고 싶어 하는 말만 해서는 안 된다. 그동안 공개적이고 정직한 토론에 참여하기보다는 대중의 비위를 맞추려는 것처럼 보이는 논평을 많이 들었다. 이것은 옳지 않다. 사회에서 과학의 역할은 세상을 관찰하여 의문점을 파헤치고, 가설을 세워 시험하고, 사람들이 무엇을 원하든 편견 없이 결과를 해석하는 것이다. 이런 결과를 생활방식에 어떻게 통합할지 선택하는 것은 대중이지만, 우리는 그들에게 가능한 최상의 정보를 제공할 의무가 있다. 그 정보를 이용해 소비자들이 결정을 내려야지, 우리가 대신 결정을 내려서는 안 된다. 연구에 비용을 지불하는 것도 그들이고, 그 정보로 무엇을 할지 결정하는 것도 그들이다.

대중이 마법의 탄환 같은 약이나 간단한 식습관 개선만 원한다는 과학계의 인식은 잘못되었다. 나는 대중을 상대로 강의를 하면서 과학적으로 신뢰할 만하고 실질적으로 효과가 있는 식습관 및 생활양식의 변화에 대한 관심이 일부 학계에서 인정하는 것보다 훨씬 크다는 것을 알게 되었다.

세부적인 사항을 조사하여 복잡한 관계를 판단하는 이른바 환원론적 접근은 치명적인 오류다. 이런 일은 앞서 13장에서 논의했던 몇몇 과학자들의 잘못된 행동보다도 더 치명적이다. 안타깝게도 이러한 잘못된 영양 조사 방법이 표준이 되었다. 그 결과 정직하고 성실하며 좋은 의도로 연구에 임하는 전 세계의 과학자들이 개별 영양소 연구를 기반으로 식단 전체의 영향을 판단하도록 강요받고 있다.

큰 환경을 무시하는 환원론 과학은 황금법칙이 되었다. 사실 이런 과학이 '좋은' 과학이라고 이야기할 법한 연구자들이 다수 있다.

이 문제는 특히 비타민 영양제 조사에서 특히 심각하다. 앞에서 이야기했듯 제너럴 뉴트리션과의 법정 소송에서 연방통상위원회와 국립과학원의 증인으로 나서 초기 영양제 사업을 3년 이상 지켜보았다. 나는 영양제 형태로 분리한 비타민과 무기질로 만성질환에 대한 특별한 효과를 기대할 수 없다고 주장했다. 이 일로 다른 생각을 가진 동료들로부터 수없이 많은 압박을 당했다. 그로부터 25년이 지난 지금, 수억 달러의 연구 자금을 들이고 소비자들로 하여금 수십억 달러를 쓰게 한 다음 나온 최근의 조사 결과 다음과 같은 결론을 내렸다.

> 미국 예방의료서비스팀USPSTF은 암이나 심혈관질환 예방에 비타민 A, C, E 영양제, 엽산을 포함한 종합 비타민제, 항산화제 조합의 사용이 좋거나 나쁘다고 권고할 만한 근거가 불충분하다고 결론 내렸다.[39, 40]

얼마나 많은 돈을 들여야 환원론 연구를 끝낼 수 있을까? 잘못 해석한 환원론으로 인해 생성된 혼란은 영양학 전체뿐 아니라 사회 전체의 건강까지도 저해한다.

반등의 기회?

초판은 환원론적 과학의 부작용에 대한 경고로 이 장을 마무리했었다. 그 경고는 여전히 유효하지만, 지난 10년간 많은 변화가 있었다. 영양소가 우리 몸에 일으키는 복합적인 생물학적 효과를 무시한 채 단일 영양소인 탄수화물이 심장질환, 당뇨병, 암 같은 질병을 유발하는 생각을 확산시키는 데 환원론이 어떤 역할을 했는지를 추적했던『당신이 병드는 이유』
와『저탄수화물 식단 사기극The Low-Carb Fraud』을 집필하면서 내 생각이
좀 더 명확해졌다. 나는 더 적극적으로 환원론과 총체론 사이의 논쟁을
촉발시키고자 하는데, 이를 통해 영양에 대한 과학적 설명을 확대하고 의
학적 약 처방 강조와 현대의 과학적 연구가 어떻게 작동하는지를 이해할
계기를 넓힐 수 있다고 생각하기 때문이다.

　내가 총체론의 개념을 만든 것은 아니다. 총체론은 어떤 주제가 갖는
맥락과 특징의 다양한 스펙트럼을 이해하기 위해 많은 학자와 일반인이
오래전부터 사용한 개념이다. 나의 경우 1982년 국립과학원에서 〈식습
관, 영양, 그리고 암에 관한 보고서〉를 쓸 당시 총체론이 주요한 개념으
로 자리 잡게 되었다. 그 보고서의 두 가지 내용 때문에 나는 단일한 영양
소에 대한 환원론적 접근에 대해 관심을 갖기 시작했다. 지방(특히 포화지
방) 섭취와 개별 영양소(비타민 등)가 암에 미치는 효과에 대한 위원회의 관
심이 그것이다. 두 가지 내용 모두 단일 영양소, 즉 지방의 감소와 미량 영
양소micronutrients의 추가 섭취가 건강에 중요한 영향을 준다고 가정한다.
내가 보기에는 위원회가 의도한 내용(지방 섭취 감소)과 그렇지 않은 내용(영
양소 보충) 모두 어떻게 연구의 핵심 주제를 선정하고 사람들에게 연구 결
과에 따른 정보를 제공, 활용케 할 것인가에 대해 비상식적인 관점을 제
공하는 것이었다.

　10년이 지난 뒤에도 〈식습관, 영양, 그리고 암에 관한 보고서〉와 지금
까지 지속되고 있는 간호사 건강 연구를 포함한 수많은 환원론적 연구에
대해서 여전히 애증이 교차하고 있다. 간호사 건강 연구는 이제 세 번째
연구가 진행 중이다. 광범위한 영역에 대해 제대로 쓴 전문 보고서를 다
수 생산해낸 이 연구가 매우 생산적이라는 데는 의심의 여지가 없다. 하

지만 여전히 의문은 남아 있다. 내가 알기로는 모든 간호사(분석을 위해 수집된 개별 자료에 따르면 23만 8천 명 이상)가 여전히 과일과 채소 섭취는 줄이고 동물성 식품 섭취를 늘리는 고지방 고단백질 중심의 전형적인 미국식 식단을 취하고 있다.[41] 실상 이 책에서 주장하는 자연식물식 식단을 사용하거나 그것이 주는 이점을 알고 있는 간호사는 하나도 없는 셈이다.

2015년, 간호사 건강 연구에 참여했던 연구진들은 다양한 역학조사 방법이 갖는 장단점에 대한 평가 보고서를 출간했다.[42] 연구 방법의 장단점을 제대로 요약한 보고서였지만, 최근 각광받고 있는 자연식물식 식단에 대해서는 존재 자체를 부정하고 있었다. 나로서는 윌렛 교수가 이야기한 바 있는 "사람들이 그걸 원하지 않기" 때문이라고 결론 내릴 수밖에 없었다. 재미있는 것은 이 하버드 보고서가 인용하고 있는 다양한 사례들이 자연식물식 식단의 이점을 드러내고 있음에도 각각의 영양소들이 파편적으로 기술된 채 보다 포괄적인 식이요법의 관점으로 통합되지 않아 그러한 사실을 알아차리기조차 힘들다는 것이다

영양제 섭취의 문제점을 드러낸 증거 역시 지난 10년간 증가했다.《이코노미스트》에 따르면 2015년 한 해 동안 "미국에서만" 8만 5천 개의 "알약, 분말, 물약"이 판매되고 있었다.[43] 누가 추정하는지에 따라 시장의 규모조차 다르다. 관련 산업계는 370억 달러 규모로 추정하고 있지만,[44] 이는 과장 추계되었다는 지적을 받고 있다. 보다 보수적인 접근은 120억 달러 규모로 추정한다.[45]《이코노미스트》는 2014년 한 해 동안 전 세계에서 팔린 영양제는 880억 달러에 달한다고 보도했다. 어떤 영양제 종류를 포함/배제하는지에 따라 이러한 차이가 발생한다. 어떤 추계를 따르건, 이 책 초판 출간 이후 이 거대 산업이 성장세를 멈추지 않았다는 것은 사실이다. 하지만 같은 시기, 다양한 영양제가 질병 감소에 효과가 없거나 오

히려 부적절하다는 연구 역시 늘었다. 89개 연구에 대한 한 메타 연구는 "(생선에 포함된) 오메가-3 지방이 전체 사망률, 또는 암이나 심혈관 질환과 관련된 사망률에 아무런 효과도 미치지 않는다"고 보고했다.[46] 통계적으로 유의한 결과로 증명되진 않았지만 "임상적으로 중요한 유해(발암 위험)도 배제할 수 없다." 또한 19만 5천 명을 대상으로 14년에서 18년간 추적 조사해 9,380건의 제2형 당뇨병 발병을 확인한 연구조사에서는 오메가-3 장쇄지방 영양제 다량 섭취가 발병 위험 증가와 매우 높은 상관관계가 있는 것으로 나타났다. (흥미로운 점은, 생선을 통한 오메가-3 장쇄지방 섭취 역시 발병 위험 증가와 관계가 있다는 점이다.)

여성이 다수인 간호사 건강 연구와 남성이 다수인 의사 건강 연구에 참여했던 연구진들이 2009년에 일련의 보고서를 발표했는데, 그 보고서에 따르면 영양제는 대부분 효과가 없고, 오히려 일부 사례에서는 발병률을 높이는 것으로 나타났다. 비타민 E와 비타민 C는 전립선암 또는 전체 암 발병의 위험을 줄이지 못하며,[47] 백내장에도 아무런 효과가 없다.[48] 종합비타민 영양제 역시 백내장에 거의 효과가 없고 퇴행성 황반변성,[49] 심혈관 질환, 발암률[50] 또는 전체 사망률[51] 개선에 아무런 도움이 되지 않는다. 비타민 C와 비타민 E 역시 전체 발암률 또는 전립선암이나 기타 암과 아무런 상관관계가 없었다.[52] (이 연구는 무가공 식품을 통한 비타민 섭취를 변수로 설정하고 있지만, 전반적인 식품 섭취에서 개별 비타민 섭취를 별도로 구분해서 다루고 있다.) 유방암 등이나 만성질환의 예방과 치료에 비타민 D 보충 섭취가 어떤 영향을 주는지에 대한 연구도 별다른 감흥을 주진 않는다.[53] 최근의 비타민 D 연구 시리즈 중 유일하게 의미 있는 것은 결장 선종colorectal adenoma 감소인데, 14퍼센트 감소로 효과가 큰 것은 아니다.[54]

지난 10년간의 연구 결과는 두 가지 중요한 점을 말해준다. 첫 번째는

무엇을 먹을 것인가

단기간 연구를 통해 영양제의 기대 효과를 찾으려고 어마어마한 연구비를 써댔다는 것이다. 두 번째는 이 영양제 상품에서 기대할 만한 효과라는 게 있다면, 몇 가지 질병의 발병률을 높인다는 것뿐이라는 점이다.

나는 어느 정도 이 연구들이 수행된 것을 반기는 편이다. 우리가 얻은 것은 영양제로 기대하는 건강 효과는 일어나지 않을 것이라는 증거들이다! 비타민 영양제 산업은 과학과는 전혀 상관없는 마케팅일 뿐이라는 점이 확실해졌다. 다수의 건강과도 아무런 상관이 없다. 다만 소수의 이윤과는 밀접한 관계가 있다. 연구 과정도 특정 영양소 보충 여부에 초점을 두고 진행하면서, 대중들에게 온전한 자연식품의 영양소에 대한 정보를 전하는 것은 외면했다. 더 적은 비용으로 더 많은 건강상의 이점을 가져올 수 있는 방법임에도 말이다.

CHAPTER ⑮

기업과 과학의 공생

우리가 하루에도 수차례씩 돈을 쓰는 일은 무엇일까? 먹는 일이다. 평생 동안 먹은 다음 우리에게 닥치는 일은 무엇일까? 죽음이다. 우리는 최대한 오랫동안 죽음을 미루기 위해 많은 돈을 쓴다. 우리 모두는 허기와 죽음의 고객이라 벌거나 써야 하는 돈이 엄청나다.

그래서 식품과 건강 산업은 세계에서 가장 영향력 있는 조직이 되었고, 식품과 건강 제품을 생산하는 기업들이 벌어들이는 수입은 헤아릴 수 없을 정도다. 연간 수입이 100억 달러가 넘는 기업은 수없이 많다. 크래프트 Kraft(미국의 식품 제조 및 판매 기업—편집자)의 한 해 수입은 어림잡아 180억 달러다.

프랑스에 본사가 있는 다국적 유제품 기업 다논Danone은 여러 브랜드를 운용하면서 한 해에 290억 달러의 수익을 올리고 있다. 물론 대규모 패스트푸드 회사들도 많다. 맥도널드는 한 해 수익이 340억 달러가 넘고, 웬디스 인터내셔널Wendy's International은 1년에 20억 달러를 벌어들인다. 개인, 정부, 기업의 식품 소비를 포함하여 전체 식품 지출액은 2010년 1조 2,400억 달러에 달했다.

대규모 제약회사인 화이자Pfizer는 2015년에 480억 달러를, 앨리릴리앤코Eli Lilly & Co.는 230억 달러의 수익을 올렸다. 존슨앤존슨은 700억 달러를 벌어들였다. 2010년 현재, 우리가 먹는 음식을 비롯해 질병 치료와 건강을 위해 쓰이고 있는 돈이 매년 1조 달러가 넘는다는 말은 과장이 아니다.[1] 엄청난 액수가 아닐 수 없다.

우리가 식품과 건강에 쓰는 돈을 차지하기 위해 수많은 기업이 경쟁한다. 개별 기업은 더 많은 상품을 팔기 위해 온갖 방법을 동원하지만, 상품의 일반적인 수요를 늘리기 위해 노력하는 이들도 있다. 예를 들면 미국낙농업협회, 미국낙농진흥연구회NDPRB, 미국유가공업홍보위원회, 국제새싹재배자협회ISGA, 미국식육협회, 플로리다시트러스(감귤류)가공업자협회FCPA, 미국양계협회UEP가 있다. 이런 단체는 상당한 영향력을 행사하는데, 강력한 단체는 연간 예산이 수억 달러에 달한다.

이런 식품 기업들과 단체는 제품의 구매력을 높이고 시장을 키우기 위해 수단과 방법을 가리지 않는다. 그중 한 가지는 자사 제품에 건강에 좋은 영양소가 들어 있다고 주장하는 것이다. 동시에 건강에 좋지 않다는 여론이 형성되지 않도록 막는다. 만일 암이나 다른 질병과 연관되어 있다고 하면 이윤과 수익은 날아가 버릴 것이다. 따라서 식품업계 관계자들은 제품이 좋다고 적어도 나쁜 영향을 미치지는 않는다고 주장해야 한다. 이런 과정에서 '영양학'은 '마케팅 사업'이 되어 버렸다.

기업 스파이

중국 연구를 하는 동안 동물성 식품산업(미국낙농업협회와 미국식육협회)의 지원으로 운영되는 위원회를 알게 되었다. 나는 7명의 위원 가운데 6명을 알았고, 그중 4명은 꽤 잘 아는 사람들이었다. 나의 연구실에 있던 대학원생이 위원들 중 한 명을 찾아갔다가 위원회의 활동에 관한 내용이 담긴 파일을 받았다. 그 파일이 왜 나에게 전해졌는지 정확한 이유는 잘 모르겠다. 과학자의 양심이 시킨 일인지 모르겠지만 어쨌든 그 파일은 내 손에 들어왔다.

파일에는 위원회 회의에 대한 자세한 내용이 있었는데, 가장 최근의 회의는 시카고 오헤어 공항에서 열렸다. 그 후로 나는 이 과학자 집단을 '공항 클럽'이라고 부른다. 위원회는 위스콘신대의 E. M. 포스터E.M. Foster 교수와 마이클 파리자Michael Pariza 교수가 이끌었고 육류와 유제품 산업으로부터 자금 지원을 받았다.

위원회의 주요 목적은 위원들로 하여금 기업에 위해를 가할 수 있는 프로젝트를 감시하는 것이었다. 말하자면 예기치 못한 상황이 발생했을 때 효과적으로 대처하기 위해서였다. 그들은 위험하다 싶으면 직접 손을 쓰는 일도 서슴지 않았다.

그들은 기업에 손해를 입힐 가능성이 있는 프로젝트 9개를 지목했고, 나는 그중 중국 연구와 미국암연구소의 식습관과 암에 관한 연구의 책임 연구자로 특별히 거명되었다. 미국암연구소의 전체 활동을 감시할 임무를 맡은 위원도 이미 정해져 있었다. '공항 클럽'의 존재를 알고 난 후 처음으로 암연구소 심사 회의에 나갔을 때 감시의 눈길을 던지는 스파이를 은밀히 지켜보기도 했었다.

어떤 사람은 이런 기업의 감시 활동은 불법이 아니며, 미래에 영향을 미칠, 즉 기업에 손해를 입힐 정보가 생성되는지 감시하는 것은 신중한 일이라고 주장한다. 감시 대상 목록에 내 이름이 올라 있는 것을 알고 당황했었지만, 나도 그 말에 전적으로 동의한다. 하지만 기업은 '위험한' 연구를 감시하는 것에 그치지 않는다. 건강에 악영향을 미칠 가능성은 고려하지 않은 채 적극적으로 자사 제품을 홍보하고, 그렇게 함으로써 과학의 건전함에 먹칠을 한다. 이는 특히 학계의 과학자가 스파이 노릇을 하면서 자기의 의도를 감출 때 문제가 된다.

강력한 이익집단

'공항 클럽' 후원자 중 유제품 산업은 특히 막강한 영향력을 행사한다. 1915년에 설립되어 탄탄한 조직력과 풍부한 자금을 자랑하는 미국 낙농업협회는 우유를 홍보한 지 거의 100년에 이르렀다. 1995년 두 개의 주요 우유 산업 단체는 기존 조직의 명칭을 데어리 매니지먼트Dairy Management Inc.라고 바꾸면서 새로운 면모를 과시했다. 이 단체의 목적은 홈페이지에 나온 것처럼 "미국에서 생산하는 유제품의 수요를 늘리자"는 한 가지였다. 이를 위해 그들은 2003년 마케팅 예산을 1억 6,500만 달러 이상 책정했다.[2] 이에 비해 미국수박홍보협회의 예산은 160만 달러였다.[3] 데어리 매니지먼트가 배포한 보도자료에는 다음과 같은 내용이 있다.

이사회에서 2003년 유제품 수요 증대를 위해 구상된 통합 마케팅 계획에 1억 6,570만 달러의 예산을 승인했다. 주요 프로그램은 다음과 같다.

우유 | 6세에서 12세 어린이와 어머니를 주요 대상으로 하는 광고, 판촉, 홍보 활동을 비롯해 켈로그, 크래프트 식품, 맥도널드를 포함한 주요 식품 마케팅 담당자들과 협력 관계를 확대 및 발전시키는 데 초점을 맞출 것이다.

학교 마케팅 | 2003년 활동은 학령기 아동을 평생 유제품 고객으로 만들기 위한 노력의 일환으로 학생, 부모, 교육자, 학교 급식 전문가들을 대상으로 삼을 것이다. 작년에 학교 우유 급식의 성공을 확대하기 위해 전국의 교실에서 프로그램이 진행 중이다.

유제품 이미지/신뢰 | 이 프로그램은 유제품과 유제품 산업에 대한 고객의 신뢰를 확대하는 것을 목표로 한다. 또한 위기관리뿐 아니라 유제품이 건강에 미치는 좋은 영향을 증명하는 유제품 영양 연구 결과를 전달하고 소통하는 일이 포함된다.[2]

낙농산업이 하는 일을 다시 정리해 보면 그들의 목표는 이렇다. 첫째, 어린이와 부모를 대상으로 마케팅하기. 둘째, 어린이 고객에게 다가갈 수 있는 통로로 학교를 이용하기. 셋째, 업계에 유리한 연구를 수행하고 홍보하기.

학교에 낙농산업의 영향력이 커지고 있다는 사실을 아는 사람은 많지 않다. 하지만 분명히 알아야 할 것은 영양 정보에 관해서라면 낙농산업이 그 어떤 산업보다도 어린이에게 효과적으로 다가가고 있다. 낙농산업은 제품의 수요 증대를 위한 일차적인 도구로 공교육 시스템을 이용했다. 2001년 데어리 매니지먼트의 연간 보고서에는 이런 내용이 나온다.

장기적으로 우유 소비를 늘리기 위한 최상의 방법으로써 어린이는 의심할 여지없는 유제품 소비의 미래다. 낙농업진흥프로그램은 어린이들의 우유 소비를 늘리기 위한 방법으로 학교 우유 마케팅을 지속적으로 실시하고 있다.

유제품 생산자들은 … 2001년에 두 가지 혁신에 착수했다. 2001

무엇을 먹을 것인가

년 가을에 시작된 1년간의 학교 우유 급식 프로그램은 포장을 개선하고, 우유에 향을 첨가하고, 냉장고를 이용하여 온도를 조절하는 것이 아이들의 우유에 대한 태도에 어떤 영향을 미치는지 연구했다. 이 연구는 2002년 학기 말에 결론이 났다. 또한 유제품 생산자와 가공업자는 미국의 주요 5개 시장에 있는 중고등학교에서 5개월 동안 자동판매기 조사를 수행했다. 이 조사에서는 많은 학생이 경쟁 음료 대신 우유를 선택하는 걸로 나타났다.[4]

이외에도 많은 성공적인 프로그램이 계속해서 학생들의 우유 소비를 장려하고 있다. '피라미드 탐험Pyramid Explorations'과 '피라미드 카페Pyramid Cafe' 같은 영양 교육 프로그램은 학생들에게 유제품이 건강한 식단의 핵심 요소라고 가르친다. '시원한 것이 좋아Cold is Cool' 프로그램은 학교 식당 관리자를 대상으로 우유를 차갑게 보관하고 아이들이 어떤 온도의 우유를 좋아하는지 교육했다. 또한 낙농업진흥프로그램은 유제품을 위주의 학교 급식 프로그램을 확대하는 일을 지원하고 있다. 뿐만 아니라 어린이에게 다가가기 위해 유명한 '갓 밀크got milk' 캠페인도 계속하고 있으며 '니켈로디언Nickelodeon'과 '카툰 네트워크' 같은 어린이를 위한 대중매체도 이용했다. 이런 활동들을 소규모라고 말하기는 어렵다. 1999년 유제품 산업이 만든 마케팅용 교육 자료인 〈요리사 콤보의 환상적인 모험Chef Combo's Fantastic Adventures〉의 배포율은 전국 유치원의 76퍼센트에 달한다.[5] 의회에 보고된 낙농산업 보고서에 따르면 영양 교육 프로그램은 상당한 효과를 올리고 있다.

'피라미드 탐험'과 '피라미드 카페' 같은 영양 교육 프로그램은

1,200만 명이 넘는 학생들에게 유제품이 건강한 식단의 핵심 요소라고 가르친다. 조사 결과, 이 프로그램들의 활용률은 매우 높으며, 보유한 교사의 70퍼센트에 해당하는 것으로 나타났다.[6]

미국은 어린이 영양과 건강 교육이란 중요한 임무를 낙농산업에 위임하고 있다. 어디서나 이용 가능한 영양 교육 지도 계획과 교육 자료를 비롯해 고등학교에 영양 교육 비디오, 포스터, 교육 가이드를 제공하고 있다. 우유 소비를 늘리기 위해 수천 개의 학교 식당에서 특별한 홍보 프로그램도 운영한다. 전국 교장 회의에서 학교장들에게 자료를 배포하고, 2만 개의 학교를 대상으로 신학기 홍보 행사를, 청소년을 대상으로 스포츠 홍보 프로그램도 운영한다.

이런 현실을 우려해야 할까? 딱 잘라 말하지만 그렇다. 낙농산업에 의해 이루어지는 교육이 어떤 것인지 궁금하다면 데어리 매니지먼트의 홈페이지를 살펴보라. 가장 먼저 보이는 정보는 '7월은 전국 아이스크림의 달'이었다. 전국 아이스크림의 달이 무엇인지 알아보기 위해 클릭하자 "아이스크림을 먹고 좋은 영양을 얻을 수 있는지 궁금하다면, 대답은 '네'입니다"라는 문장이 나타났다.[7] 아동기 비만이나 당뇨병과 싸우기에는 벅찬 상황이 아닐까?

홈페이지는 교육자, 보호자, 식품산업 전문가용으로 나누어져 있다. 2003년 7월 홈페이지를 봤을 때(정기적으로 홈페이지의 내용을 바꾼다), 교육자 부분에는 영양 수업 자료를 다운로드할 수 있었다. 수업 계획에는 소와 유제품의 손 인형 만들기와 손가락 인형 놀이를 하는 것이 포함되어 있었다. 또 다른 수업으로는 치즈, 푸딩, 요거트, 코티지치즈, 아이스크림 맛보기, '소 마스크' 만들기 등이 있다. 그중 음식을 분류하고 건강상의 이점을

설명하는 '피라미드 탐험'의 내용은 다음과 같다.[7]

우유-강한 뼈와 이를 만든다.

고기-강한 근육을 만든다.

채소-어두울 때 볼 수 있도록 도와준다.

과일-베이고 멍든 상처가 낫도록 도와준다.

곡물-우리에게 에너지를 준다.

아이들이 영양과 건강에 관해 배우는 것이 이런 식이라면 데어리 매니지먼트의 호의 아래 아이들의 미래는 고통스러운 여행이 될 것이다. 이런 상황에서 아이나 부모들은 우유가 어떻게 제1형 당뇨병, 전립선암, 골다공증, 다발성 경화증, 자가면역질환과 연결되는지, 어떻게 유제품에 들어 있는 우유 단백질이 암을 촉진하고 혈중 콜레스테롤을 증가시키는지 배우지 못한다.

2002년, 데어리 매니지먼트는 7만 개가 넘는 수업 계획을 교육 종사자들에게 제공했다.[8, 9] 낙농업계는 바로 그 버전의 영양을 차세대 미국인들에게 가르치고 있다. 유제품이 건강에 해로운 영향을 끼칠 수 있다는 말을 들어 보았느냐는 질문에 망설임 없이 "우유가 몸에 나쁠 리 없어요"라고 말하는 사람들을 많이 만났다. 그들은 대개 아무런 근거도 대지 못한다. 그저 우유가 좋다는 느낌이 있을 뿐이다. 그들은 언제나 그런 식으로 알고 있었다. 그런 생각을 갖게 된 배경에는 지구에는 대륙이 7개고, 2 더하기 2는 4이고, 우유는 건강한 음식이라고 배웠던 학창 시절이 있다. 만일 당신도 이런 사람 중의 하나라면 왜 유제품 산업이 교육을 홍보 수단으로 이용하여 얼마나 큰 영향력을 행사할 수 있는지 알 것이다.

만약 이 마케팅 프로그램이 우리 아이들의 건강에 그리 큰 위협이 되지 않는다면, 업계에서 그렇게 얄팍하게 포장된 '교육' 계획에 따라 제품을 팔려고 노력하는 것은 정말 우스운 일일 것이다.

이 웹사이트의 '영양 책꽂이'에 실린 거의 모든 어린이 책이 우유, 치즈 또는 아이스크림 중 하나를 중심으로 전개되어 『아이스크림: 아이스크림 역사의 위대한 순간들*Ice Cream: Great Moments in Ice Cream History*』같은 제목이 붙여졌을 때 무슨 일이 일어나고 있는지 궁금하지 않은가? 결국 2003년 7월 동안 이 '영양 책꽂이'에는 채소 관련 책이 한 권도 없었다. 채소에는 아무런 영양이 없는 걸까?

적어도 낙농업계는 의회에 보내는 공식 보고서와 업계 보도자료에서 이러한 학교 관련 활동을 설명할 때, '마케팅' 활동이라고 하는 것이 옳다.

복합 리놀레산

낙농업계는 어린이만 대상으로 삼지 않는다. 성인의 경우 '과학'과 유제품 섭취로 얻는 건강상의 이점을 보여주는 것으로 해석될 수 있는 연구 결과를 전달하는 데 중점을 둔다. 낙농업계는 이를 위한 연구 자금으로 매년 4백에서 5백만 달러를 쓴다.[6] 또한 의사, 학자, 그리고 기타 건강 전문가들로 구성된 의학자문위원회를 운영한다. 이들은 언론에 의학 전문가로 등장해 우유의 건강상 이점을 뒷받침하는 과학적 근거를 설파한다.

'공항 클럽'은 좋은 상품 이미지와 신뢰를 유지하려고 애쓰는 낙농업계의 좋은 사례였다. 그들은 낙농업계에 잠재적으로 해를 끼칠 수 있는 프로젝트를 주시하는 것 외에도, 우유를 마시면 암을 예방할 수 있음을 나타낼 가능성이 있는 연구를 만들어 내려고 노력하고 있었다.

정말 대단한 노력이 아닌가! 당시 낙농업계는 동물성 식품의 소비가

무엇을 먹을 것인가

암을 비롯해 다른 질병과 관련이 있다는 증거가 늘어나 상당히 긴장하고 있었다.

이 연구를 위한 그들의 갈고리는 소의 반추위(4개의 위 중 가장 큰 위)에 있는 박테리아에 의해 생성된 희귀 지방산 그룹이었다. 이 지방산은 소가 먹는 옥수수에서 일반적으로 볼 수 있는 리놀레산linoleic acid에서 생성되며, 복합 리놀레산CLA이라고 한다. CLA는 소의 반추위에서 흡수되어 동물의 고기와 젖에 저장되고 최종적으로는 인간이 소비된다.

'공항 클럽'의 경사는 실험용 생쥐에 대한 초기 실험에서 CLA가 벤조(a)피렌benzo(a)pyrene이라는 약한 화학 발암물질에 의해 생성되는 위 종양의 형성을 막는 데 도움이 될 수 있다는 점이 시사되었을 때였다.[10, 11] 그러나 이 연구에는 문제가 있었다. 연구자들이 쥐에게 먼저 CLA를 주고 발암물질인 벤조피렌을 투여한 것이다. 화학물질 투여 순서가 거꾸로 되어 있었다. 체내에는 발암물질에 의한 암의 양을 최소화하는 효소 체계가 있다. CLA와 같은 화학물질을 처음 소비하면 효소 시스템을 '흥분'시켜 활성화된다. 그래서 먼저 CLA를 투여해 효소 체계를 자극한 다음 발암물질을 투여한다. 이 순서라면 CLA가 자극한 효소 체계가 발암물질 제거에 더 효과적일 것이다. 그 결과 CLA는 항암물질로 불릴 수 있었다.

예를 들어 설명해보겠다. 차고에 강력한 살충제가 있다. 살충제에는 "먹지 마시오! 먹었을 경우 즉시 의료기관에 연락하십시오" 같은 경고문이 있을 것이다. 하지만 어쩌다가 살충제를 먹었다고 치자. 체내에 들어간 살충제는 위험한 것을 제거해야 할 책임이 있는 모든 세포의 효소 체계를 '활성화'한다. 그런 다음 집으로 들어가 아플라톡신이 뚝뚝 떨어지는 땅콩을 먹으면 효소 체계가 아플라톡신을 처리하도록 준비되고 결국 아플라톡신이 유발하는 종양이 줄어든다. 따라서 궁극적으로 체내의 온갖 고약한 일을 하게 될 살충제는 항암물질인 것이다! 이 시나리오는 분명히 터무니없는 것이며, CLA가 항암물질임을 보여준 실험 쥐 연구도 마찬가지로 터무니없는 것이었다. 그러나 실험 쥐 연구의 최종 결과는 이 방법론을 모르는 사람들—대부분의 과학자들을 포함해—에게는 꽤 매력적으로 들렸다.

'공항 클럽'의 회원인 마이클 파리자 교수가 CLA에 대한 구체적인 연구를 이끌었다.[12~14] 그 후 버팔로에 있는 로즈웰파크 메모리얼 암연구소에서 매우 뛰어난 연구자와 그의 그룹이 연구를 더욱 확대해 종양 형성의 첫 단계를 차단하는 것만이 아님을 입증했다. CLA는 또한 발암물질을 섭취했을 때 후속 종양의 성장을 늦추는 것으로 나타났다.[15, 16] 이는 종양의 발생 억제만을 확인한 초기 연구보다 CLA의 항암 특성에 대한 더욱 설득력 있는 발견이었다.[10~11]

이러한 쥐와 소 연구가 얼마나 유망한지에 상관없이, 이 연구는 인간의 암에서 제거된 두 가지 주요 단계 그대로였다. 첫째, CLA를 함유한 우유가 식품 그 자체로서(단독 화학물질인 CLA와는 반대로) 생쥐의 암을 예방한다는 사실은 드러나지 않았다. 둘째, 쥐에게 그런 효과가 존재한다고 해도 인간에게서도 그러한지 확인할 필요가 있다. 실제로 이 책에서 앞서 설명한 바와 같이 우유가 어떤 영향을 미친다면, 암은 감소하는 것이 아니라 증가하는 것으로 나타났다. 우유에서 훨씬 더 중요한 영양소는 단백질인데, 단백질의 강력한 암 촉진 특성은 인간의 데이터와 일치한다.

다시 말해, 우유의 CLA와 그것이 인간의 암에 미치는 영향에 관해 건강상의 주장을 하려면 터무니없이 큰 믿음의 도약이 필요하다. 그러나 대중에게 우유가 암을 예방한다고 믿게 하고 싶은 사람들의 끈기, 즉 돈을 의심하지 말라. 우리 지역 신문인 《이타카 저널Ithaca Journal》의 머리기사는 "소의 사료를 바꾸면 우유의 항암 효과가 높아진다"였다.[17] 이 기사는 현재 소에게 먹이는 소의 성장 호르몬 개발에 중요한 역할을 한 코넬 교수의 연구에 관한 것이었다. 그는 젖소에게 더 많은 옥수수기름을 먹임으로써 우유의 CLA를 증가시킬 수 있다는 것을 보여주었다.

이 기사는 비록 지역 신문에만 실렸지만, '공항 클럽'의 후원자에게는 꿈이 실현된 것이었다. 이 기사는 대중에게 강력하지만 매우 간단한 메시지를 전달한다. 우유를 마시면 암의 위험을 줄일 수 있다. 처음에는 기자가 연구원들이 말한 것 이상으로 자극적인 제목을 달았다고 의심했다. 그러나 이 기사에서 바우만 교수가 이 연구의 의미에 대해 표현한 열의는 기사의 제목과 다를 게 없었다. 기사에서 인용된 연구는 단지 CLA가 옥수수기름을 먹인 소의 우유에서 더 높다는 것을 보여주었을 뿐이다. 그것은 인간의 암과 관련이 있다는 것과는 거리가 멀다. 우유를 마신 인간이나 쥐가 암에 걸릴 위험이 더 낮다는 연구 결과는 아직 없다. 그러나 기술적으로 유능한 연구자인 바우만은 이런 발견이 "CLA가 매우 강력한 항발암물질이기 때문에 뛰어난 잠재력을 가지고 있다"고 했다. 기자는 "CLA가 발암물질을 억제하고 대장암, 전립선암, 난소암, 유방암, 백혈병 확산을 억제하는 것으로 나타났다"면서 "모든 징후는 CLA가 낮은 농도에서도 인간에게 효과적이라는 것"이라고 결론지었다. 기사에 따르면, 바우만은 "이번 연구는 영양과 건강의 질을 높이기 위한 식품 설계에 새로운 초점을 맞추고 있다"고 말한다. 임상시험이 진행되지 않은 것을 고려할 때 이러한 주장은 이보다 더 극적일 수 없다.

바우만, 파리자와 그들의 많은 동료는[18] 15년 동안 이 일련의 연구를 활발히 수행해 다수의 연구 논문을 발표했다. CLA의 추가적인 유익한 효과가 있다고는 하지만, 핵심 연구는 여전히 이루어지지 않고 있다. 즉, 고용량 옥수수기름을 먹인 젖소의 우유가 정말로 인간의 암 위험을 줄이는지를 시험하는 것이다.

최근에 바우만과 그의 동료들은 이 본질적인 연결고리를 찾기 위해 한 걸음 내딛는 시도를 했다. 그들은 합성 CLA처럼 다량의 옥수수기름, 즉 CLA의 모체인 리놀레산을 먹인 젖소의 유지방이 발암물질을 처리한 쥐의 종양을 감소시킬 수 있음을 보여주었다.[19] 그러나 그들은 다시 까다로운 실험 방법을 사용했다. 발암 물질을 투여하기 전에 유지방을 투여했다. 그러나 식품(즉, 지방)에 존재하는 CLA가 분리된 화학물질만큼 항암성인 것으로 나타난 것은 이번이 처음이기 때문에 그들의 주장은 그 어느 때보다 극적일 것이다. 옥수수기름을 먹인 젖소에서 짠 우유로 만든 버터를 먹으면 암을 예방할 수 있다!

산업과학

CLA 이야기는 산업계가 과학을 이용해 제품의 수요를 늘리고 더 많은 돈을 버는 좋은 예다. 산업과학은 종종 대중의 혼란을 초래하고(계란은 좋은가? 나쁜가?) 최악의 경우 무방비 상태의 소비자들을 더 나은 건강이라는 명목 아래 나쁜 식품으로 이끈다.

산업과학에는 이해 충돌이 많이 일어난다. CLA 연구는 특별한 이해관계 속에서 탄생했으며, 그 이해관계 속에서 성장하고 진행되었다. 미국낙농업협회, 크래프트, 북동부유제품연구센터, 목장주협회는 이런 연구에 자주 자금을 지원하는 단체들이다.

학술 연구 세계에서 기업의 영향력은 대중의 눈을 피해 개인의 노골적인 권력 남용부터 이해 상충에 이르기까지 다양한 형태로 나타난다. 기업은 이러한 영향력을 행사하는 방법 중 하나인 데이터를 조작하기 위해 연구자들에게 큰 대가를 지불하지 않는다. 그런 일은 드물다. 기업의 이익이 학술 연구에 영향을 미치는 보다 중요한 방법은 훨씬 더 정교하고 효과적이다. CLA의 예에서 알 수 있듯이 과학자들은 유리한 메시지로 해석될 수 있는 맥락에서 세부사항을 조사하고, 업계는 이를 최대한 활용한다. CLA 가설이 어디서 시작되었고 최초로 자금을 지원한 것은 누구인지 아는 사람은 거의 없다.

이런 연구가 최고의 학술지에 게재될 경우 의문을 제기하는 사람은 거의 없다. 특히 일반 사람들은 어떤 연구가 기업 자금으로부터 직접적인 '이익'을 얻고 있는지 잘 모른다. 극소수만이 기술적인 세부사항을 분류할 수 있고 그렇지 않으면 맥락을 설정하고 누락된 정보를 인식할 수 있는 사람은 거의 없다. 그러나 지역 신문의 머리기사는 대부분 이해한다.

나도 이런 게임을 할 수 있다. 유제품에 피해를 주고 연구 결과에 대한 해석을 약간 거칠게 하고 싶다면 '우유에서 발견된 새로운 피임약'이라는 제목의 기사를 만들 수 있다. 예를 들어 최근 연구는 CLA가 병아리 배아를 극적으로 죽인다는 사실을 보여주었다.[12] 또한 CLA는 포화지방의 조직 수준을 증가시켜 (우리의 극적인 해석 방법을 사용하여) 심장질환 위험을 악화시킬 수 있다. 물론, 나는 이 두 가지 관련 없는 효과를 내 예의 맥락에서 완전히 벗어났다. 이러한 CLA 효과가 실제로 인간의 생식 능력을 저하시키고 심장질환의 증가로 이어질지는 알 수 없지만, 업계 애호가들이 하는 방식으로 게임을 한다면 아무 문제없다. 훌륭한 머리기사가 될 것이고 먼 길을 갈 수 있다.

최근 CLA에 관여했던 '공항 클럽'의 한 회원을 만났는데, 그는 CLA 효과가 약물 효과에 지나지 않을 것이라고 고백했다. 그러나 비공개로 알려진 것은 공개적으로 말하지 않을 것이다.

기술적인 조작과 마케팅

자연에 대한 기술적인 조작은 언제나 있었다. 유제품 산업이나 식육 산업, 가공식품 산업에만 국한된 것이 아니다. 오렌지에서 토마토, 시리얼에서 비타민 영양제까지 모든 식품과 건강 산업의 일부가 되었다.

2000년대 초반, 새로운 종류의 카로티노이드가 발견되었을 때 식물성 식품 산업도 이런 분위기에 휩쓸렸다. 리코펜lycopene이라는 토마토의 붉은색을 내는 성분과 관련된 것이었다. 1995년, 가공하지 않은 토마토와 파스타 소스 같은 토마토 함유 식품을 비롯하여 토마토를 많이 먹는 사람의 전립선암 발병률이 낮은 것으로 보고되었고,[20] 이 결과는 앞서 나온 결과를 지지하는 것이었다.[21]

토마토로 식품을 만드는 회사들에게는 하늘이 내린 선물이었다. 기업의 마케팅 담당자들은 이를 재빨리 활용했다. 하지만 이들이 겨냥한 것은 토마토가 아닌 리코펜이었다. 미디어도 기꺼이 동참했다. 이제는 리코펜의 시대였다! 갑자기 리코펜은 전립선암에 걸리지 않으려면 먹어야 할 영양소로 엄청난 유명세를 탔다. 과학계도 '리코펜 기적'을 해독하기 위한 세부 사항들을 연구하는 데 열을 올렸다. 2015년 기준 리코펜에 관한 학술논문이 3,653건(!)이나 발표되었다.[22] 주요 기업들도 뛰어들었다. '리코펜 10 콜드 워터 디스퍼션'이나 '리코빌 10%' 같은 이름이 붙은 영양제가 판매되기 시작했다.[23] 그들의 주장에 의하면 남성에게 가장 많은 전립선암을 정복할 날도 머지않았다.

하지만 몇 가지 의아한 구석이 있었다. 첫째, 연구와 개발 자금으로 몇백만 달러가 들어간 화학물질로서의 리코펜이 전립선암을 예방할 수 있을지 의심스러웠다. 한 연구 결과에 따르면 리코펜 섭취 증가에 따라 전립선암 위험이 통계적으로 유의하게 감소되었다고 한 연구는 6개였다. 3개의 연구는 같은 결과를 보였지만 통계적으로 의미가 없었고, 7개의 연구는 어떤 연관성도 보이지 않았다.[24] 하지만 이런 연구들은 무가공 식품, 즉 토마토에 들어 있는 리코펜 섭취량을 측정했다. 따라서 이런 연구들이 토마토가 건강한 식품이라는 것을 나타내지만 그렇다고 리코펜 자체가 전립선암의 위험을 낮춘다고 볼 수 있을까? 토마토에는 수백, 수천 가지의 화학물질이 들어 있다. 리코펜 알약이 토마토와 같은 일을 한다는 근거가 있을까? 토마토를 싫어하는 사람들에게는 반가운 이야기지만, 대답은 '아니오'이다.[25]

리코펜이 특정하게 전립선암에 효과를 낸다는 근거는 없고, 설득력 있는 근거가 나올지도 의심스럽다. 그럼에도 리코펜 사업은 증가세를 타고 있다. 제품으로 나온 리코펜 제제가 안전한지(쥐와 토끼를 대상으로 실험했을 때는 안전한 것으로 나왔다)와 더불어 리코펜의 가장 효과적인 용량을 결정하기 위한 심층적인 연구가 진행 중이다.[23]

또한 리코펜과 카로티노이드 함유량이 높게 유전자 조작을 할 수 있을지 실험 중이다.[26] 이 일련의 리코펜 보고서를 정당한 과학이라고 부르는 것은 지나친 확대 해석이다. 이것은 기술적인 조작과 마케팅이지 과학이 아니다.

리코펜에 대한 "재조명"이 있기 5년 전, 내 제자였던 대학원생 유핑 히 Youping He는 4가지 카로티노이드(베타카로틴, 토마토에서 추출한 리코펜, 당근에서 추출한 칸타크산틴canthaxanthin, 오렌지에서 추출한 크립토크산틴cryptoxanthin)의 항암 효과를 비교했다.[27, 28] 무엇을 어떻게 테스트하는가에 따라, 각각의 카로티노이드는 다양한 효능을 보였다. 어떤 카로티노이드는 특정 반응에 강한 효과를 보인 반면, 다른 반응에는 거의 효과가 없었다. 수백 가지 항산화 물질이 수천 가지 다양한 반응을 보이면서 사실상 해석 불가능할 정도의 조합을 보이기 때문에 셀 수도 없는 변형을 보인다. 자연식품을 먹는 것은 바로 건강을 지탱하는 영양소의 이 천연 조합을 섭취한다는 것을 의미한다. 한 가지 성분의 카로티노이드를 알약으로 복용하는 것과는 자연식품을 먹는 것은 결코 같을 수가 없다.

가장 최근의 리코펜 연구도 이를 뒷받침한다. 2016년 5월 발행된 (파이토케미컬phytochemical의 항암 효과에 대한 연구의 일부였던[29] 리코펜 연구 보고서에 따르면 영양제 형태로 섭취하는 리코펜이 토마토를 먹는 것보다 낫다고 할 만한 근거가 전혀 없었다. 오히려 "과다한 리코펜 섭취는 … 전립선암을 일으킬 위험성이 있"기 때문에 "리코펜 영양제 섭취를 삼가"하라고 경고하고 있다.[30]

오렌지에는 비타민 C가 얼마나 들어 있을까?

과일 산업도 다른 분야와 마찬가지로 이런 게임을 한다. 예를 들어, 비타민 C를 생각하면 어떤 식품이 떠오르는가? 대부분 오렌지나 오렌지 주스일 것이다. 오렌지가 비타민 C의 좋은 공급원이라는 말을 귀가 따갑도록 듣고 있으니 당연한 결과다. 그러나 이런 믿음은 훌륭한 마케팅의 또 다른 결과일 뿐이다.

식단과 질병과 비타민 C의 관계에 대해 얼마나 알고 있는가? 기본부터 시작해보자. 오렌지가 비타민 C를 얻기 위한 좋은 공급원이라는 것은 알지만 비타민 C가 많이 들어 있는 식품이 생각보다 많다는 것을 알면 놀랄 것이다. 고추, 딸기, 브로콜리, 완두콩 한 컵에는 오렌지보다 더 많은 비타민 C가 들어 있다. 파파야 한 개는 오렌지 한 개보다 무려 4배나 많다.

비타민 C가 많이 들어 있는 식품들이 많다는 사실 외에 오렌지에 들어 있는 비타민 C에 대해 또 무엇을 말할 수 있을까? 항산화제로서의 비타민의 능력에 관해 이야기를 해야 한다. 오렌지에 있는 항산화제 중에 실제

무엇을 먹을 것인가

로 얼마나 많은 부분이 비타민 C에서 나올까? 아마 1~2퍼센트를 넘지 않을 것이다. 또한 비타민 C의 항산화제 작용을 실험으로 측정한 것과 인체에서 일어나는 작용은 같지 않을 것이다.

비타민 C와 오렌지에 대한 우리의 생각은 대부분 큰 맥락에서 벗어난 것이고, 짐작과 가정일 뿐이다. 누가 이런 생각을 맨 처음 만들어냈을까? 오렌지 상인이다. 이들이 세심한 연구를 기본으로 이런 가설을 합당하게 만들어냈을까? 물론 아니다. 이런 생각들이 마케팅 담당자에게는 솔깃한 이야기였을까? 당연히 그렇다. 비타민 C를 얻기 위해 오렌지를 먹어야 할까? 아니다. 오렌지가 건강에 좋은 여러 화학물질의 복잡한 관계를 가진 식물성 식품이기 때문에 먹어야 할까? 전혀 아니다.

오렌지와 비타민 C에 관해서는 20여 년 전에 나도 작은 역할을 담당했다. 1970년대와 1980년대에 텔레비전의 오렌지 광고에 출연했다. 플로리다오렌지협회의 광고대행사가 과일, 영양, 그리고 건강에 관해 나를 인터뷰했다. 당시 나도 모르게 인터뷰 장면이 광고에 나갔던 것이다. 나는 그 광고를 보지도 못했고 그에 따른 대가를 받지도 않았지만 플로리다오렌지협회가 오렌지에 비타민 C가 함유되어 있다는 것을 알릴 수 있도록 도운 사람 중 한 명이었다. 그 당시 인터뷰에 응한 것은 오렌지에 들어 있는 비타민 C가 중요하다고 생각했기 때문이다. 비타민 C와는 상관없이 오렌지는 매우 건강한 식품이다.

의도하지 않았지만 과학자는 환원론 사고의 함정에 빠지기 쉽다. 평생을 연구에 바친 최근까지도 나는 세부적인 것을 커다란 그림에서 떼어내어 식습관과 건강에 대해 주장하는 것이 얼마나 큰 파괴적인 결과를 낳는지 깨닫지 못했다. 기업은 이런 일에 무척 능하고 그 결과는 대중의 혼란이다.

매년 건강의 열쇠라고 광고하는 신제품이 나온다. 상황은 생각보다 심각해서 대형 마트의 건강 상품 코너는 마법의 탄환 같은 영양제로 넘쳐난다. 이런 속임수에 넘어가서는 안 된다. 어떤 가게든 가장 건강한 코너는 과일이나 채소를 파는 농산물 코너.

최악의 경우는 기업이 자사 제품에 심각한 문제가 있을 때 과학적인 근거를 오염시키는 일일 것이다. 어린이들이 그들의 탐욕적인 마케팅을 위한 탐나는 존재다. 미국 정부는 담배와 주류회사가 어린이를 상대로 한 마케팅을 금지하는 법안을 통과시켰다. 그런데 왜 식품에서는 그렇게 하지 못할까? 음식이 만성질환에 중요한 역할을 한다는 사실을 알고 있지만 식품산업이 직접 어린이를 대상으로 마케팅을 할 뿐만 아니라 공적 자금으로 운영되는 학교를 이용하도록 허용하고 있다. 우리의 근시안적인 접근으로 인해 장기적으로 져야 할 부담은 계산이 불가능할 정도로 엄청날 것이다.

멈추지 않는 과학의 오용

10년 만에 개정판을 준비하면서 기업과 과학의 공생이라는 주제에 대해 굳이 초판에 썼던 것 이상의 사례를 더 제시해야 할 필요가 있을까 하는 생각이 들었다. 물론 그게 필요 없다는 건 아니다.

중요한 질문은 왜 이런 사례가 넘쳐나는가가 아니라, 왜 사람들이 이런 이야기에 설득 당하는가이다. 기업의 지상과제는 투자자의 욕구를 충족시키는 것이다. 모든 기업가는 주주를 위해 돈이 되는 사업을 해야만 한다. 돈이 되지 않으면, 그 자리는 호시탐탐 기회를 노리는 누군가에게 돌아갈 것이다. 기업이란 그런 것이다.

그런데 건강 상품이 사업이 되고 마케팅이 될 경우 중요한 동력은 이

무엇을 먹을 것인가

제 더 이상 무엇을 파는가가 아니다. 건강과 식품 정보의 신뢰성과 정확성이 산업의 주요한 동력이 된다. 경영자와 그들이 고용한 과학자들은 그들이 광고하는 건강 상품의 효능에 대한 질문에 답해야만 한다. 효능 정보에 부작용 정보를 반드시 포함시켜야 하는지, 부작용이 얼마나 심각해야 주의사항에 포함되는지, 부작용의 발생 빈도가 얼마나 되어야 주의사항으로 기록되는지 (예를 들어, 어떤 화학물질이 암을 유발할 확률이 100만 분의 1 이하면 발암물질로 분류하지 않는다.) 이런 문제에 답하기란 불가능한 일은 아닐지라도 매우 어려운 문제다. 하지만 사람들은 확실한 답을 듣고 싶어 하고, 마케팅은 바로 이 지점을 파고든다. 그럴 필요가 없을 때조차도 말이다.

돈 문제는 건강정보를 팔기 위해 과학을 극단적으로 이용하도록 만든다. 팔아야 하는 경영자와 평판을 얻고자 하는 과학자가 경쟁을 벌인다. 나 또한 과학자로서 이런 긴장 관계를 잘 알고 있는데, 특히 미연방통상위원회 청문회에 증인으로 출석했을 때 그랬다. 마케팅 관리자의 '과학'은 더 이상 과학이 아니다,

CHAPTER 16

누구를 위한 정부인가?

지난 20~30년 동안 흔히 발생하는 대부분의 만성질환이 잘못된 영양 섭취 탓일 수 있다는 상당한 근거를 확보했다. 정부의 전문위원, 의사, 과학자들이 인정한 것들이다. 흡연, 사고, 생활방식이나 환경적인 요소보다는 우리가 먹는 음식 때문에 많은 사람이 목숨을 잃고 있다. 비만과 당뇨병이 하늘 높은 줄 모르고 치솟는 가운데 미국인의 건강은 악화되고 있으며 그 원인이 무엇인지 알고 있다. 바로 우리가 먹는 음식이다. 이런 상황이라면 정부는 더 나은 영양 정책을 세워야 하지 않을까? 고통과 질병을 예방하기 위해 정부가 해야 할 일은 동물성 식품을 줄이고, 가공된 식물성 식품보다 무가공 식물성 식품, 즉 자연식품을 권장하는 것이다. 이는 광범위한 과학적 근거에서 나온 메시지이며, 정부는 담배 문제에서 그랬던 것처럼 이런 사실을 명확하게 밝혀야 한다.

담배가 사망률을 높이는 것처럼 나쁜 음식도 사망률을 높인다. 하지만 미국 정부는 이런 일을 실천하기는커녕 식탁에 오른 동물성 식품, 유제품과 육류, 정제된 당류와 지방이 건강에 좋다고 한다. 미국 정부는 영양과 관련된 질병으로 고통 받는 수백만의 미국인을 외면하고 있다.

영양소 권장량

국립과학원 의학연구소IOM의 식품 및 영양위원회FNB는 5년마다 영양소 섭취 권장량을 검토하고 개정한다. 식품 및 영양위원회는 1943년부터 영양소 권장량을 만들었다. 2002년 보고서에는 영양소 권장량이 그전까지 발표되던 것과는 다르게 수치가 아닌 범위로 제시되었다. 건강을 위해서 칼로리의 45~65퍼센트를 탄수화물로 채우라고 조언했다. 또한 지방과 단백질의 범위로 제시되었다.

900쪽이 넘는 이 방대한 보고서를 보도한 뉴스가 인용한 몇 가지가 이 보고서의 모든 것을 말해준다.

> 만성질환의 위험을 최소화하면서 하루에 필요한 에너지와 영양소를 얻기 위해서 성인은 칼로리의 45~65퍼센트를 탄수화물에서, 20~35퍼센트를 지방에서, 10~35퍼센트를 단백질에서 얻어야 한다. … 가당류는 전체 칼로리의 25퍼센트를 넘지 않아야 한다. 가당류는 음식과 음료에 첨가되는 설탕이며 주요 공급원에는 사탕, 탄산음료, 과일주스, 페이스트리, 그리고 단맛이 나는 과자류가 포함된다.[1]

이 권고사항이 실제로 무엇을 의미하는지 좀 더 자세히 살펴보자. 보도자료는 만성질환의 위험을 최소화하는 것이 목표라는 말로 시작한다. 그런데 이 보고서는 칼로리의 35퍼센트까지 지방으로 섭취할 수 있다고 했다. 이는 이전 보고서에서 제시된 30퍼센트보다 높은 것이다. 또한 칼로리의 35퍼센트를 단백질로 섭취할 수 있다고 권고한다. 이 수치는 다른 전문가의 제안보다 훨씬 높다.

대미를 장식하는 마지막 권고사항은 어처구니없게도 칼로리의 25퍼센트를 가당류로 섭취할 수 있다는 것이다. 당분은 탄수화물 중에서 고도로 정제된 형태라는 사실을 잊어서는 안 된다. 이 보고서는 칼로리의 45퍼센트를 탄수화물로 섭취해야 한다고 권고하지만, 절반 이상(즉, 25퍼센트)을 사탕, 탄산음료, 페이스트리에 들어 있는 설탕으로 섭취해도 된다고 한 것이다. 이 보고서의 전제는 미국인의 식단은 최고일 뿐 아니라 부담 없이 마음껏 먹어도 만성질환에 대한 위험을 최소화할 수 있다는 것이다. 이 보고서에서 주의를 요한다는 말은 잊으라.

이 수치가 의미하는 바를 좀 더 쉽게 이해할 수 있도록 보고서에 나온 권장량에 따른 식단을 짜보았다.[2,3]

	고지방 식사
아침	시리얼 한 컵, 우유 한잔, 엠엔엠 밀크 초콜릿 한 봉지, 식이섬유와 비타민 영양제
점심	체다 치즈버거
저녁	페퍼로니 피자 3조각, 탄산음료, 설탕을 입힌 쿠키 1개

샘플 메뉴 계획 및 보고서 권장사항의 영양소 프로필

영양소	샘플 메뉴 성분	권장량
총 칼로리	~1,800	신장과 체중에 따라 상이
단백질(총 칼로리의 %)	~18%	10~35%
지방(총 칼로리의 %)	~31%	25~35%
탄수화물(총 칼로리의 %)	~51%	45~65%
당류(총 칼로리의 %)	~23%	25% 이상

무엇을 먹을 것인가

농담이 아니다. 이 처참한 메뉴 계획은 보고서의 권고에 맞으며 아마도 '만성질환의 최소화'와 일치한다. 놀라운 것은 이 1일 권장량에 맞는 다양한 메뉴를 동물성 식품과 당류로 조합할 수 있다는 것이다. 날마다 이런 식생활을 하면 굳이 다른 노력을 하지 않아도 만성질환을 향해 전력질주를 하는 꼴이 된다. 서글픈 사실은 대부분 이미 그렇게 하고 있다는 것이다.

단백질 섭취 권장량

가장 충격적인 수치는 단백질 섭취의 한계치일 것이다. 인체가 정기적으로 소모하는 단백질의 양은 전체 칼로리에서 단 5~6퍼센트면 된다. 그러나 과거 50년 동안 권고되던 단백질 섭취량은 약 9~10퍼센트였다. 이 수치는 우리가 잘 알고 있는 1일 권장량과 같은 양이다. 하지만 거의 모든 미국인이 9~10퍼센트의 권장량을 초과하는 단백질을 섭취한다. 우리가 보통 섭취하는 범위는 약 11~21퍼센트이며, 평균 약 15~16퍼센트다. 21퍼센트 이상 섭취하는 사람들은 비교적 소수이고, 이런 사람들은 대부분 멋진 몸매를 만들고자 하는 사람들인데, 요즘 고단백질 식이요법을 하는 사람들이 이 대열에 합류하고 있다.

정부의 지원을 받는 위원회의 2002년 권장량이 암과 심장질환 같은 만성질환을 최소화하기 위해 단백질을 지극히 높은 수준인 35퍼센트로 섭취해야 한다고 말한 것은 정말 이해하기 어렵다. 과학적인 근거를 고려할 때 이런 일은 믿기 어려운 코미디다. 우리가 이 책에서 제시한 근거를 보면 단백질을 약 10~20퍼센트 범위 내로 늘리더라도, 특히 동물성 식품에서 얻었을 때, 여러 가지 건강 문제가 야기되었다.

지금까지 살펴본 것처럼 동물성 단백질이 많이 함유된 식단은 만성질환을 일으켰다. 그중 몇 가지만 꼽아도 높은 혈중 콜레스테롤 수치와 다발성 경화증, 암, 골다공증, 알츠하이머병과 신장 결석이 있다.

게다가 식품 및 영양위원회는 이 10~35퍼센트의 권장 범위가 이전 보고서와 동일한 수준이라고 밝히는 대담함을 보였다. 보도자료에 "단백질 섭취 권장량은 이전 보고서와 같은 양"이라고 명시되어 있다. 나는 이처럼 높게 권고한 보고서는 본 적이 없다. 처음 단백질 권장량을 보았을 때 솔직히 오타라고 생각했다. 하지만 그렇지 않았다.

보고서 작성에 참여한 위원 몇 명을 알고 있어서 전화를 해서 전후 사정을 알아보기로 했다. 오랫동안 알고 지내는 위원에게 먼저 전화를 걸었는데, 그는 35퍼센트 단백질 한계치는 처음 들어보는 이야기라고 했다.

그는 보고서를 준비하던 마지막 날에 단백질 권장량이 작성되었을 거라고 했다. 또한 앳킨스에 동의하는 위원들이 일부 있지만 이렇게 높은 단백질 권장량에 대한 과학적 근거를 놓고 논의한 기억이 없다고 했다. 사실 그는 단백질 연구를 해본 적이 없으므로 그런 논문에 관해서 알지도 못했다. 권장량은 위원들이 큰 주의를 기울이지 않는 사이 위원회의 보도자료 첫 문장을 장식하고 말았다!

두 번째로 통화한 위원은 오랜 친구이자 동료로 소위원회의 의장을 맡고 있었다. 그는 영양학자도 아니었고, 내가 단백질 섭취 한계치에 대한 우려를 나타내자 깜짝 놀랐다. 그도 이 주제로 논의한 기억이 별로 없다고 했다. 그에게 동물성 단백질이 다량 포함된 식단과 만성질환의 연관성에 대한 근거를 상기시켜주자 처음에는 좀 방어적인 태도를 보였다. 하지만 근거들을 토대로 끈기 있게 말하자 그도 결국에는 "콜린, 내가 영양소에 대해 아무것도 모른다는 걸 알잖아"라고 말했다. 그러면 어떻게 그가 소위원회의 의장은 물론이고, 위원이 될 수 있었을까? 심각한 문제다. 권장량을 평가하기 위한 상임위원회의 의장은 임기가 끝난 후 거대 식품 기업의 고위 임원이 되었다. 새로운 권장량에 군침을 흘리는 기업이었다.

사탕발림 보고서

가당류에 대한 권고량도 단백질 권고량만큼 터무니없다. 이 보고서가 나올 때쯤 세계보건기구WHO와 국제식량농업기구FAO가 조직한 전문가 그룹이 식습관, 영양, 그리고 만성질환의 예방에 관한 새로운 보고서를 완성했다.

나의 친구인 필립 제임스Phillip James 교수도 이 그룹의 위원이었고, 가당류 권고량에 대한 그룹의 위원이기도 했다. 보고서 결과를 놓고 처음 들려온 소문은 WHO와 FAO가 가당류에 대한 한계치로 10퍼센트를 권고하려 한다는 것이었다. 식품 및 영양위원회가 수립한 25퍼센트보다 훨씬 낮은 수준이었다.

그러나 가당류에 대한 이전 보고서와 마찬가지로 정치가 개입했다.[4] WHO 사무총장실의 보도자료에 따르면 사탕수수 재배자와 제당업자의 이익을 대변하는 미국제당협회와 세계당류연구기구는 WHO 보고서의 신뢰성을 떨어뜨리고 보도자료를 배포하지 못하도록 강력한 로비를 했다.[5] 그들은 그처럼 낮은 한계치를 받아들일 수 없었다.

영국 일간지 《가디언Guardian》에 따르면 미국의 제당업계는 WHO가 가당류에 대한 지침을 철회하고 무릎을 꿇을 때까지 위협을 가했다고 한다. WHO는 이러한 위협을 "담배 산업이 가한 압력에 버금가는, 아니 그보다 질이 나쁜 협박"이라고 했다.[6]

미국 제당업계는 한계치를 10퍼센트로 유지할 경우 미국의 WHO 지원금을 4억 600만 달러 삭감하도록 의회에 압력을 가하겠다고 공개적으로 위협하기에 이르렀다. 제당업계가 보건복지부 장관 토미 톰슨Tommy

Thompson에게 편지를 보낸 후 실제로 부시 행정부가 제당산업 편에 서는 경향을 보였다는 보도가 있었다. 나와 많은 다른 과학자들은 미국의 제당산업이 벌이는 어처구니없고 폭력적인 수법을 멈추도록 의원들을 만나야 한다는 요구를 받았었다.

우리에게는 지금 두 가지의 가당류 한계치가 있다. 국제사회의 10퍼센트 한계치와 미국의 25퍼센트 한계치이다. 어째서 이런 엄청난 차이가 생겼을까? 제당산업이 미국의 식품 및 영양위원회 보고서를 통제하는 데는 성공했지만 WHO와 FAO의 보고서 통제에는 실패했을까? 이것이 새로운 단백질 권고량을 추진하는 식품 및 영양위원회 과학자들에게 어떤 영향을 미쳤을까? 이렇게 다른 수치는 과학적인 해석의 문제가 아니었다. 노골적인 정치적 협박에 지나지 않았다. 제임스 교수와 WHO에서 일하는 동료들은 이러한 압박에 맞섰고, 식품 및 영양위원회는 굴복한 것 같았다. 미국의 전문가 패널은 엠앤엠 마스 제과회사M&M Mars candy company와 탄산음료 회사들로부터 자금 지원을 받았다. 결국 식품 및 영양위원회는 제당산업에 우호적인 권장량을 내놓았고, 제당산업은 WHO 보고서에 반대되는 주장을 펴기 위해 다른 권장량을 사용했다.

정부 관계자들은 정책 결정을 위한 조언이 필요할 때 교수들로 구성된 소위 전문위원회를 꾸린다. 이런 위원회에 몇 차례 참여해 본 경험으로 이야기하자면, 위원회에 대한 재정 지원 권한을 갖고 있는 정부 관계자가 위원회의 조언에 대해서도 상당한 영향력을 행사한다.

재정 지원과 별개로, 이들은 위원회의 권한을 설정하고 위원장 선출에 적극 관여한다. 정부 입장에 부합하는 사람이 (늘 그렇진 않더라도) 통상 위원장이 되고, 나머지 위원 추천권을 행사한다. 이런 방식으로 전문위원회는 정부의 이해관계에서 크게 벗어나지 않는다. 그리고 역시 내 경험에 의하면, 전문가의 조언은 대개 조언에 그칠 뿐이다. 정부 관계자는 보고서에서 그들이 원하는 부분만 선택한다. 기업과 정부가 공동의 목표를 달성하기 위한 여러 가지 방법이 존재한다. 이를 직접 경험한 후 이 둘의 관계는 굉장히 미묘하지만 동시에 매우 강력한 협력 관계임을 확신했다. 이런 상황에서 만들어진 정책이 과연 얼마나 다를 수 있겠는가?

기업의 영향력

기업이 어떻게 그렇게 가공할 영향력을 미쳤느냐는 의문이 아직 남아 있다. 산업계는 학계의 몇몇 영향력 있는 인물과 관계를 맺고, 그 인물은 학계 밖의 정책적 위치에서 주도권을 얻는다. 그러나 기업체 컨설턴트는 여전히 교수직을 유지한다. 그들은 좌담회와 워크숍을 조직하고, 위임받은 리뷰를 작성하며, 전문가 정책 그룹을 이끌고, 주요 전문가 협회의 의장이 된다. 그들은 중요한 정책과 홍보 프로그램을 개발하는 조직에서 CEO 자리를 차지한다.

일단 요직을 차지하면, 위원회를 구성하고 좌담회 연사를 선택하거나 직원을 뽑을 때도 자기가 좋아하는 사람들만 기용한다. 식품 및 영양위원회의 경우 낙농산업과 개인적인 유대를 맺고 있는 학계 인사의 지휘 아래 위원들이 선정되었다. 그 자리에 적격인 사람들을 선택하는 데도, 가장 중요한 역할인 보고서 의제를 설정하는 데도 그들의 입김이 작용했다. 낙농산업이 보고서를 위한 자금 지원을 한 것이 그리 놀라운 일일까?

오히려 학계의 과학자들이 정부가 지원하는 공공사업에서 일하는 동시에 기업체에서 보수를 받는다는 사실에 놀랐을 것이다. 더욱 놀랄 만한 일은 기업 단체와 관계를 맺어서는 안 되는 정부 조직의 기관장들도 이들이 선정한다는 것이다.

이것은 '공익과 사욕의 절충'이란 허점을 이용해 기업이 학계라는 곁문을 통해 정부에 영향력을 행사할 수 있게 만든다. 실제로 시스템 전체가 기업의 통제 하에 있다. 정부와 학계는 기업을 위해 각자 맡은 역할을 한다.

식품 및 영양위원회를 후원한 기업은 엠앤엠 마스를 비롯해 높아진 단백질과 당분 허용치로 이득을 보는 주요 식품회사와 제약회사들이었다.[1] 자사 제품의 영양 정보를 홍보하는 유제품 컨소시엄인 다논 연구소와 약 50개의 식품, 영양제, 제약회사들을 대변하는 국제생명과학연구소ILSI도 위원회에 자금을 지원했다. 기업에서는 코카콜라, 타코벨, 버거킹, 네슬레, 화이자, 로슈 비타민이 나섰다.[7] 일부 제약회사는 국제생명과학연구소를 통해서 직접적으로 후원했다. 내가 일했던 국립과학원에 금전적인 지원을 제공했던 사기업은 없었다.

이런 이야기에는 끝이 없다. 식품 및 영양위원회의 위원은 몇몇 주요 유제품 관련 회사(예를 들어, 미국낙농업위원회 또는 거대 유제품 회사인 미드존슨뉴트리셔널스Mead Johnson Nutritionals나 네슬레, 다논 요거트 계열사 등)에서 주요 컨설턴트로 일했다.[8] 그는 전국 학교 급식 프로그램, 푸드 스탬프 프로그램, 여성·유아·아동 영양 공급 프로그램WIC에 영향을 미치는 국가 영양정책을 만드는 식생활 지침 위원회의 의장이기도 했다.[9] 식생활 지침 위원회의 위원장으로서 식품산업과의 금전적 관계는 연방법이 요구하는 대로 공개되어야 했지만 밝혀지지 않자,[8] 결국 책임 있는 의학을 위한 의사위원회PCRM가 나서서 법원의 명령에 의해 강제로 식품산업과의 관계를 밝혀야 했다. 의장뿐 아니라 11명의 위원 중 6명이 낙농산업과 관계를 맺고 있던 것으로 드러났다.[8, 10]

내가 한때 몸담았던 공공영양정보위원회의 예에서 보았듯이(제11장 참조) 공공영양 정보를 개발하는 전체 시스템이 오염되었고, 이런 일로 이익을 얻는 기업 집단이 공중을 위해 영양정보를 선택하는 실정이 되었다. 이들이 학계와 정부에 영향력을 행사할 수 있는 몇몇 거물을 매수하여 쇼를 주관한 것이다.

정부 소속 과학자들은 개인적으로 대가를 받아서는 안 되지만 학계에 있는 과학자들은 받을 수 있다는 것이 의아하게 느껴질 것이다. 이런 문제가 있는 사람들은 정부에서 일하는 과학자들과 협력하여 일을 벌인다. 그러나 학계 전문가들에게 기업의 컨설턴트 일을 금지시킨다고 해서 해결될 일은 아니다. 그런 조치를 취할 경우 음성적으로 행해질 수밖에 없다. 그보다 기업체와의 결부를 대중이 알도록 하는 것이 상황을 가장 잘 처리하는 일이 될 것이다. 우리는 학계와 기업의 검은 커넥션을 알아야 한다. 공개와 투명성은 모두를 위한 일이다.

퇴보하는 영양 정책

식품 및 영양위원회 보고서가 끼친 해악은 막대했다. 이 보고서로 얼마나 많은 사람이 직접적인 영향을 받았는지 확실히 보여주겠다. 보고서 자체 요약에 따르면, 위원회가 제정한 영양소 권장량 수준은 다음과 같다.[11]

식품의 영양소 표시의 기본이 되고, 다른 영양교육 프로그램의 기본이 된다. … 이 권장량 수준은 다음과 같은 경우 식품의 종류와 양을 결정하는 데 이용된다.

• 여성, 유아, 아동 영양 공급 프로그램과 학교 급식 같은 영양 프로그램에 이용된다.

• 의료보험 혜택을 받는 사람들을 위해 병원과 노인요양원에 이용

된다.

- 특정 영양소를 강화하기 위해 식품업체에서 이용한다.
- 주요 연방 프로그램과 주정부 프로그램의 활동에 이용된다(예: 식품 성분 표시에 사용되는 수치).

학교 급식 프로그램은 매일 2,950만 명이 넘는 어린이에게 식사를 제공한다. 그렇지 않아도 비만과 당뇨로 고통받는 수많은 어린이의 입에 아무 음식이나 마음껏 넣어주게 되었다. 식품 및 영양위원회의 보고서는 어린이들에게 한 가지 특별한 예외사항을 규정했다. 만성질환의 위험을 최소화하기 위해서 칼로리의 35퍼센트에서 40퍼센트까지 지방으로 섭취할 수 있다고 했다. 여성·유아·아동 영양 공급 프로그램은 830만 명의 식생활에 영향을 미치고, 메디케어 병원 프로그램으로 매년 수백만 명에게 음식을 제공한다. 적어도 한 달에 3,900만 명의 미국인이 이런 정부 프로그램으로 제공되는 음식을 먹고 있다.

영양 정보는 정부가 직접 제공하지 않는 사람들에게도 중요한 영향을 미친다. 2002년 9월부터 현재까지 전국에 걸친 영양 교육 프로그램이 새로운 지침을 받아들였다. 이 프로그램에는 초등학교 교육, 대학 교육, 건강 전문가 프로그램과 다른 지역 사회 기반의 프로그램이 있다. 또한 영양 정보는 광고를 통해 우리 삶으로 스며들면서 식품 성분 표시에도 영향을 미친다.

식품 및 영양위원회의 보고서는 광범위하게 해로운 영향을 미쳤다. 학교에서 어린이들이 지방, 고기, 우유, 동물성 단백질, 당분을 먹게 했다. 또한 아이들은 이런 식품이 건강에 좋다고 배운다. 전 세대가 비만, 당뇨병, 그 외 다른 만성질환을 앓는 등 피해가 심각하지만 사람들은 잘하고 있다고 믿는다.

돈만 주면 무슨 일이든 마다하지 않는 정부와 학계의 일부 인사들은

무엇을 먹을 것인가

아무런 거리낌 없이 고기, 지방, 동물성 단백질, 당분을 가장 취약한 사람들(여성, 유아, 아동)에게 권한다. 무책임하고 사람들을 무시하는 처사가 아닐 수 없다. 물론 여성들과 유아들은 연구 자금을 부담하고, 정치 기부금을 내고, 학계에 있는 사람들에게 특별한 호의를 베풀고, 정부 전문가 위원들에게 자금을 지원할 형편이 못 된다!

또한 영양에 신경을 쓰는 사람들도 영양사나 의사를 만날 때, 영양학자를 볼 때나 보건소에 갈 때마다 지방, 동물성 단백질, 육류와 유제품이 건강에 좋고 단 것을 많이 먹는다고 건강을 해칠까봐 걱정할 필요가 없다는 말을 들을 것이다. 이제 공공기관의 게시판에는 이런 새로운 정부 지침을 알리는 포스터가 붙어 있다.

일찍이 본 적 없는 퇴행적인 영양 정책을 대변한 이 보고서는 앞으로 수년간 미국인들이 직간접적으로 많은 질병에 시달리게 할 것이다. 20년 넘게 식습관과 건강 정책을 수립하는 전문가 그룹에서 활동하며 이런 위원회가 소비자 건강 증진을 위한 일이라고 생각했다. 하지만 이제 더 이상 사실이라고 믿지 않는다.

영양학 분야의 연구자금은 어디서 나올까?

정부는 영양소 권장량과 보고서를 통해 건강을 증진하는 데 실패했을 뿐만 아니라 과학적인 연구를 통해 국민 건강을 증진할 기회도 날려버렸다. 미국 국립보건원은 학술지에 발표되는 80~90퍼센트의 생의학과 영양학 관련 연구에 자금을 지원한다.

다양한 건강 문제를 다루기 위해서 국립보건원은 국립암연구소와 국립심폐혈관연구소를 포함한 27개의 연구소와 센터로 구성되어 있다. 2015년, 국립보건원 예산은 약 305억 5천만 달러에 달하며[12] 의학 연구의

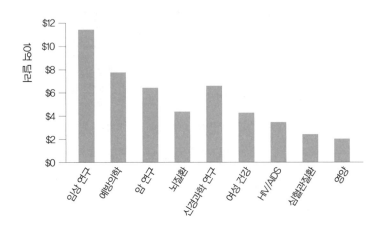

2015년 국립보건원의 건강 문제별 예상 자금 지원

중심적인 역할을 했다.

그러나 영양학 연구 측면에서는 정상적인 제도에서 벗어나 있다. 건강에 핵심적인 영향을 미치고, 이 문제에 관한 대중의 관심이 크다고 해도, 국립보건원에 있는 27개 연구소와 센터 가운데 헌신적으로 영양을 연구하는 곳은 그 어디에도 없다. 별도의 연구소를 두어야 한다는 의견에 반대하는 이유는 기존의 연구소가 이미 영양 연구를 하고 있다는 것이다. 하지만 실제로 영양학 연구는 이루어지지 않고 있다. 다음 그래프는 국립보건원의 건강 문제에 대한 자금 지원 우선순위이다.[13]

2015년 국립보건원 예산 305억 5천만 달러 가운 약 5퍼센트만이 영양과 관련된 프로젝트에 할당되었으며,[14] 예방과 관련된 프로젝트에는 23퍼센트가 할당되었다. 그리 나쁘다고 생각하지 않을지도 모르겠다. 하지만 이 수치에는 심각하게 잘못된 점이 있다. 예방의학에 책정된 예산 대부분이 아무런 관련도 없는 곳에 쓰였다. 우리는 식습관에 관한 흥미로운 연구가 이루어진다는 소식을 듣지 못할 것이고, 식습관이 건강에 어떤 영향

무엇을 먹을 것인가

을 미치는지 알기 위한 노력도 없을 것이다. 그 대신 예방의학에 관한 예산은 약품과 영양제를 개발하는 데 할당될 것이다.

수년 전에 국립보건원의 가장 역사 깊은 조직인 국립암연구소 소장은 예방의학을 "악성으로의 전환을 예방하기 위한 노력이며, 이런 요소들을 찾아내기 위한 시도"라고 말했다.[15] 소위 말하는 예방의학은 화학물질의 조작에 관한 것이다.

1999년 국립암연구소의 예산은 29억 3천만 달러였다(2005년 예산은 48억 달러, 연구 인력 4,000명—편집자).[16] 하루에 5차례 이상 과일과 채소를 섭취하도록 대중을 교육하기 위한 "주요" 식습관 프로그램5-A-Day dietary program은 50만에서 100만 달러를 썼다.[17] 이는 예산의 0.0256퍼센트밖에 안 되는 금액이다. 1만 달러로 치면 겨우 2달러 56센트다! 이것을 중요한 프로그램이라고 했다면, 다른 소규모 캠페인은 어땠을지 안타까울 따름이다.

또한 국립암연구소는 하버드대학의 간호사 건강 연구(제14장에서 논의)와 여성건강주도권 연구를 포함하여 다년간 이루어진 대규모 연구에 자금을 지원했지만, 대부분 호르몬 대체 요법, 비타민 D와 칼슘 보충제, 저지방 식단이 유방암과 대장암의 예방에 미치는 효과를 알아보기 위한 연구였다. 또한 드물게 이루어진 영양 관련 연구마저 14장에서 설명한 것처럼 실험적인 오류로 난관에 부딪혔다. 이런 연구들은 동물성 식품을 먹은 고위험 실험군을 대상으로 한 번에 한 가지 영양소만을 다루도록 고안되었다. 이런 연구들은 우리가 겪지 않아도 될 혼란을 주기 때문에 값비싼 대가를 치를 확률이 높다.

우리가 낸 세금이 영양학 연구에 쓰이는 일이 드물다면, 도대체 어떤 연구를 지원하는 데 쓰일까? 국립보건원이 매년 세금으로 지원하는 연구는 대부분 약품, 영양제, 의료기구를 개발하는 프로젝트다. 생의학 연구의 대부분이 실은 제약산업이 개발하는 제품을 만들기 위한 기초 연구인 것이다. 2000년《뉴잉글랜드 저널 오브 메디슨*New England Journal of Medicine*》의 편집자인 마르시아 엥겔Marcia Angell은 이런 현실을 잘 요약했다.

> 제약산업은 정부의 엄청난 보호와 보조금을 즐긴다. 제약 개발로 이어질 수 있는 선행 기초 연구 대부분이 국립보건원에서 연구 자금을 지원받아 이루어진다. 제약회사는 훗날 연구 결과가 실질적인 이익을 약속할 때 개입한다. 또한 기업은 엄청난 세금 혜택을 즐긴다. 연구와 개발 비용만 공제를 받는 것이 아니라 대규모 마케팅 비용까지 혜택을 받는다. 1993년에서 1996년까지 주요 미국 기업의 평균 세율은 수익의 27.3퍼센트였다. 같은 기간 제약회사는 단 16.2퍼센트의 세금만 낸 것으로 보도되었다. 가장 중요한 점은 제약회사가 개발한 신약에 대해 17년 동안 정부가 허가한 독점권을 누린다는 것이다. 특허권 보호라는 명목이다. 일단 특허가 나면 그 누구도 약품을 팔 수 없고, 제약회사는 거래상의 이익이 발생할 때마다 마음대로 비용을 청구한다.[18]

우리가 내는 세금은 이렇게 제약산업이 막대한 이윤을 내는 데 쓰이고 있다. 어떤 이는 이런 일들이 공중 보건에 도움이 되니 정당하다고 주장할 수 있다. 하지만 이렇게 줄줄이 이어지는 약품, 유전자, 의료기구와 기술 연구는 만성질환 치료와 별 관련이 없다.

우리가 앓고 있는 만성질환은 나쁜 음식을 먹어서 우리 몸을 공격한 결과다. 어떠한 화학적 요법도 건강한 음식을 먹는 것에 미치지 못한다. 또한 약품 형태의 화학물질은 매우 위험할 수 있다. 국립암연구소는 "명

426

백한 사실은 현재의 치료법이 대부분 어느 정도의 부작용을 일으킨다는 것"이라고 했다.[19]

건강한 음식을 먹는 일에는 어떤 위험도 없을뿐더러 훨씬 큰 장점을 준다. 미리 질병을 예방할 뿐만 아니라 질병을 치료한 후에도 엄청난 비용을 절약할 수 있다. 그런데 정부는 어째서 효과도 없고 잠재적으로 위험을 초래하는 약품과 기구에만 지원을 하고 식단을 이용해 건강을 지키려는 과학 연구를 무시할까?

학교 급식 프로그램

공공보건 정책과 관련하여 정부의 우선순위에 관해 많은 것을 말해 주는 짧은 이야기가 있다. 안토니아 데마스Antonia Demas 박사(전 코넬대의 대학원생)는 초등학생을 대상으로 건강한 식품과 영양소를 기본으로 하는 영양 교육에 관한 박사논문 연구를 수행했다.[20]

그는 건강한 식품으로 만든 학교 급식 프로그램을 개발했다. 데마스는 대학원 진학 전까지 자녀가 다니는 학교에서 자원봉사자로 일하면서 17년 동안 연구를 해왔다. 나는 데마스의 박사논문 지도교수였다.

미국 농무부는 2,950만 어린이들에게 학교 급식 프로그램을 시행하고 있는데, 공급되는 식품은 대부분 정부가 보조금을 주는 식품업체에서 나온 것이다. 정부 프로그램은 지금 시행하고 있는 것처럼 대부분 동물성 식품을 사용하고, 심지어 참여 학교들이 우유를 식단에 넣어달라고 요구한다. 우유 소비는 의무사항이었다.

데마스의 학교 급식 프로그램에 대한 혁신적인 연구는 큰 성공을 거두었다. 아이들은 그의 연구 방법을 좋아했고, 줄을 서서 받는 건강한 점심을 즐겁게 먹었다. 그뿐 아니라 아이들은 집에서 건강한 음식을 먹자고 부모를 설득하기에 이르렀다.

데마스의 프로그램은 식생활 지침의 가장 창의적인 실행이며 탁월한 영양 교육으로 국가에서 주는 상을 받았다. 이 프로그램은 하와이, 플로리다, 인디애나, 뉴잉글랜드, 캘리포니아, 뉴멕시코에 이르는 광범위한 지역의 학교를 포함해 미국 전역의 300개가 넘는 학교 급식과 행동교정 프로그램에 중요한 역할을 한 것으로 밝혀졌다. 이런 노력으로 데마스는 뉴욕에 비영리 재단인 식품연구소를 설립했고 '음식은 기본이다Food is Elementary'라는 교육과정을 만들었다. 데마스의 프로그램은 전적으로 식물성 식품으로 구성되어 있었다.

워싱턴에 가서 농무부 영양 정책 및 지원센터장인 에일린 케네디 Eileen Kennedy와 이야기를 나눌 기회가 있었다. 케네디는 낙농산업과 관련이 있다고 밝혀진 학교 급식 프로그램과 식생활 지침 위원회에 깊이 관여하고 있는 인물이었다. 우리는 데마스의 혁신적인 학교 급식 프로그램에 관해 이야기를 나누었고 이 프로그램이 어떻게 전국적인 관심을 이끌어냈는지 논의했다. 대화가 끝날 무렵 케네디에게 그 프로그램이 전적으로 식물성 식품으로만 구성되었다고 말했다. 그러자 케네디는 내가 나쁜 아이라도 된다는 듯 나를 향해 손가락질을 하면서 그런 건 받아들일 수 없다고 했다.

좀 더 최근의 이야기도 있다. 2005년 초판 발행 이후, 책 내용에 관심을 보인 정치권 및 정부 인사 몇 명을 만날 기회가 있었다. 워싱턴에 두어 차례 방문하면서 동료인 에셀스틴과 동행했다. 책 내용과 우리 입장에 대해 몇몇 고위 공직자, 특히 미 농무부의 공직자와 이야기를 나눴는데, 건강과 식품 프로그램 정부 담당자로부터 정중하고 따뜻한 환대를 받았다.

정부 프로그램 관리자가 도와준다면 좀 더 효과적으로 사람들에게 정보를 전달할 수 있겠다는 생각에 당시 나는 마음 한 구석으로 변화에 대한 희망을 품었었다. 하지만 결국 또 내가 틀렸다. 이들과 만남에서 성사된 건 아무것도 없었다. 한번은 미국 농무부 고위직 간부 6명 중 5명을 만났는데 그들 중 2명은 개인적 친분 관계도 있고 당시 나의 일과 관심 분야에 대해서도 우호적인 사람들이었다. 적어도 내가 문제의 중심이 되기 전까지는 말이다. 전문가로서 그들은 우리의 연구 결과를 큰 의심 없이 수용하는 듯이 보였지만, 그들은 우리를 만날 때만 정중할 뿐이라는 사실을 금방 알 수 있었다. 이 프로그램 관리자들이 선거에 나갈 일은 없었지만, 그들에게 업무 지시를 하는 상사는 그렇지 않았다. 우리는 기업에 더 많은 권력을 허용한 대법원의 '시민연합(citizen united, 기업과 노조가 특정 후보를 지지하거나 반대하는 광고 허용을 요구한 보수 시민단체—옮긴이)' 판결 이후 어떻게 해야 선거에서 이길 수 있는지 알고 있다. 선출직 공무원과 그들이 임명하는 공무원들은 기업의 이익으로부터 자유로울 수 없다는 사실을 말이다.

다양한 논란과 뉴스거리를 만들었던 2015년 식생활 지침 자문위원회 Dietary Guidelines Advisory Committee 이야기를 해 보는 것도 좋을 듯하다. 이 위원회는 식생활 지침 자문 위원회 연구 보고서를 작성하기 위한 전문가 그룹으로 구성되었다. 참여했던 과학자 위원들은 2015년 보고서 요약본에 "2015년 (식생활 지침 자문위원회) 연구 결과, 야채, 과일, 통밀, 저지방 또는 무지방 유제품, 해산물, 콩과 견과류 위주의 식생활을 할 경우 건강에 유리하다. (어른의 경우) 술은 조금만 마시는 게 좋고 붉은 육류 또는 가공육은 피하는 게 좋다. 가당 식품이나 음료, 정제 곡류는 적게 먹는 게 좋다."[21]고 썼다. 또한 환경 문제에 있어서도 무엇을 먹을 것인가가 매우 중요하다고 판단했다. "지속가능한 식생활에 대한 연구의 핵심 결론은 지금과 같은 미국식 식습관에 비해 야채, 과일, 통밀, 콩, 견과류, 씨앗 위주로 먹고 육류를 줄이고 저칼로리 식단을 유지하는 게 건강에도 좋지만 환경에 주는 영향도 줄일 수 있다는 것이다."[22]

하지만 매우 보수적인 위원회는 자연식물식 식이지침 권장을 택하진 않고, 관련된 언급 정도만 해도 이전에 언급했던 정부 보고서보다는 진보적인 것이라고 쉽게 결론내린 듯하다.

큰 논란이 생긴 것은 당연한 일이었다. 반대론자들은 식품과 건강보다 환경의 지속가능성을 우선시하는 지침은 적절하지 않다고 문제제기 했다. 식품 이외의 주제나 해설, 운동 지침 등을 영양학 지침의 일부로 포함시키는 것에 대해서는 누구도 반대한 적이 없었다. 이들의 비난은 뜬금없는 불평이었다. 이들을 짜증나게 한 건 정부가 붉은 살코기 또는 가공육을 줄이고 식물식을 권고할지도 모른다는 생각이었다. 30명의 상원의원(모두 공화당 소속)이 이 보고서를 비판하는 결의안에 서명했다.

> 우리는 가축을 사육하고 건강한 육류 식품을 공급하는 농부와 목축인 뿐 아니라, 일상의 식탁에서 저지방 고기를 즐기는 소비자의 의견 역시 대변해야 한다. 문제는 식생활 지침 자문위원회가 제출한 보고서가 일관성이 없다는 것이다. 우리는 미국인의 식단에서 고기의 역할에 대해 일관성을 상실한 식생활 지침 자문위원회의 지침을 폐기하고 보다 적절한 다른 과학적 문헌을 채택할 것을 제안한다.[23]

71명의 의원은 (이들 모두 공화당 소속이다) 또 다른 유사한 결의안에도 서명했다.[24] 그들은 "저지방 붉은 살코기에 대한 식생활 지침 자문위원회 권고는 붉은 육류가 건강한 식생활을 위한 고품질 단백질 섭취원이라는 동료 과학자들의 오랜 과학적 연구 결과를 부인하는 것이다"라고 주장했다.

도대체 무슨 일일까? 투표로 뽑힌 정치인 중에 이토록 영양학에 열정적이고 통달한 이들이 있었는지 진정 몰랐었다. 정말로 그 많은 영양과 건강에 관한 1차 연구 문헌을 다수의 의원들이 읽고 있었단 말인가? 게다가 과학자들은 이 영양학 애독자들이 여가 시간을 활용해 읽은 연구 결과조차 제대로 고려하지 못하고 있었단 말인가? 아니면 다른 문제가 있는 건가? 한 분석 보고서에 따르면 지난 해 식품산업에서 정치인에게 후원한 정치 자금이 1백만 달러에 달하며 그중 절반은 소고기 산업에서 후원한 것이었다.[25] 결의문에 서명한 이들은 지난 한 해 동안 농업 및 식품 업체로부터 적어도 2백만 달러의 후원을 받았다.

우리가 보기에 이 문제는 명약관화한 문제다. 당연하게도 과학자들은 최종적으로 하나의 조언자에 불과하다. 그 어떤 과학자라 할지라도 과학적 권고를 독점할 수 없다. 기업의 이해에 반하는 내용을 모두 덮어버리겠다는 노골적인 의도를 갖고 본 보고서와 다른 취지의 요약본을 작성한 것은 최종 보고서 작성 권한을 가진 정부 관료들이다. 육식을 반대하는 입장은 모두 제거되거나 변경되었다. 무엇을 줄여야 할지 논의해야 할 때면, 어떤 식품이 아니라 어떤 영양소를 줄일지에 초점을 맞췄다. 이는 사람들이 문제를 이해하기 어렵게 만드는 일반적인 방법이다. 정부 관료들이 역할을 다한, 요약본에 제시된 권고안은 다음과 같다.

1. 평생 건강한 식습관을 유지하라.
2. 영양 밀도와 섭취량, 다양한 음식 섭취가 중요하다. (모든 식품군에서 다양한 고영양 밀도 식품을 선택하라.)
3. 과당이나 포화지방을 통한 칼로리 섭취를 제한하고, 나트륨 섭취를

줄여라.

4. 영양이 풍부한 식품과 음료를 늘려라. (모든 식품군에서 영양소가 적은 음식보다는 고영양 밀도 음식을 선택하라. 식습관을 변화시키고 유지하기 위해서는 문화적·개인적 취향을 고려해야 한다.)

5. 최종적으로 건강한 식습관을 유지하는 게 중요하다.[26]

이 얼마나 의미 없는 말잔치인가! 기업이 보고서 요약본을 작성한다 해도 이와 크게 다르지 않을 것이다, 제당업계만 빼고 말이다. 설탕이 붉은 살코기, 우유와 분리된 것 역시 여러 가지 측면에서 정치적 구미에 맞아 떨어졌기 때문이다.

2015년 권고안을 둘러싼 전쟁이 한창일 때, 의회에서는 식생활 지침이 작성된 과정을 평가하기 위해 1백만 달러를 책정할 법안 조문을 만들었다. 그들은 위원회 내에 다양한 시각이 존재했고, 권고안을 작성하기 위해 가장 엄격한 과학적 기준(그런데 누구의 기준이지?)을 따랐다고 보증받고 싶어 했다. 이는 기업 친화적인 정치인들이 지침 작성 과정을 근본적으로 뒤바꿔 기업이 또다시 과학을 부인했다는 오명을 쓰지 않도록 하고 그들의 정치적 힘을 이완시킬 수 있도록 한 조치에 불과하다. 대중의 시선을 피해 정부와 거래할 수 있다면, 기업(과 선출직 정치인)에게 이보다 좋은 일은 없을 것이다.

나는 건강과 관련된 문제에 있어서는 정부가 국민 편이 아니라는 결론에 이르렀다. 정부는 국민을 희생시키고 식품산업과 제약산업 편에 서 있다. 기업, 학계, 그리고 정부가 공동으로 국민 건강에 총체적인 잘못을 저지르고 있는 것이다.

기업은 공중의 건강 보고서를 위한 자금을 제공하고, 학계 지도자들은

무엇을 먹을 것인가

기업과 결탁하여 보고서를 내는 데 중요한 역할을 한다. 정부가 하는 일과 기업이 하는 일 사이에는 회전문이 존재하고, 정부의 연구 자금은 영양학 연구 대신 약품과 장비 개발 연구에 들어가고 있다. 이는 최고의 의사결정 권자가 누구인지 모르고, 그들의 숨겨진 의도가 무엇인지 모른 채 고립적으로 자기 역할을 하는 사람들로 세워진 시스템이다. 이 시스템이 작동하지 않는 아주 드문 경우도 있는데, 그럴 경우 기업은 마지노선을 넘어서는 특정 권고나 결정에 대해 선출직 정치인들이 직접 개입하도록 할 수 있다. 이러한 시스템은 세금을 낭비하고 우리 건강을 심각하게 해치고 있다.

CHAPTER 17

식습관과 건강

병원에 가서 의사로부터 어떤 음식은 먹고, 어떤 음식은 먹지 말라는 말을 마지막으로 들은 게 언제인가? 아마 한 번도 들어본 적이 없을지도 모르겠다. 하지만 사람들은 풍요로 인한 만성질환의 희생물이 되고 있다. 잘 알다시피 만성질환은 나쁜 유전자나 운 때문이 아니라 좋지 않은 영양 섭취에서 비롯된다는 연구 결과가 아주 많다. 그런데 의료계는 왜 이 문제를 심각하게 받아들이지 않을까?

단어 4개로 설명이 가능하다. 돈, 자만심, 권력, 통제다. 의사들을 일반화하는 것은 온당치 못한 일이지만 현재 사람들의 건강을 책임지고 있는 시스템이 우리를 외면하고 있다는 말에는 누구도 이의를 달 수 없을 것이다. 이런 사실을 영양학적 관점에서 환자들을 치료하는 극소수의 의사보다 잘 아는 사람은 없다. 그런 의사들 가운데 유명한 두 사람은 오랫동안 환자들에게 식습관과 건강을 강조했다. 그들은 환자의 건강을 지키는 데 놀라운 성과를 거두었는데, 5장에서 소개했던 콜드웰 에셀스틴 주니어와

존 맥두걸이다.

채소 의사

미국이 건국되기 훨씬 전 네덜란드의 개척자들이 뉴욕시 북쪽에 있는 허드슨 밸리에 정착했다. 그중에는 에셸스틴 가족도 있었다. 그들은 1675년부터 농장을 일구어 농사를 지었다. 9세대가 지난 지금도 그 농장은 여전히 에셸스틴 가족의 소유다. 에셸스틴과 그의 아내 앤은 뉴욕에서 북쪽으로 2시간 정도 달리면 나오는 농장에서 일하고, 정원을 가꾸고, 자식들과 손주들을 맞이하며 느긋한 일상을 보낸다.

에셸스틴과 앤의 집은 검소해 보였다. 크고 네모진 모양의 창고를 개조한 것으로, 소박한 모습이 미국의 오래된 농장이라는 사실을 믿어 의심치 않게 한다. 자세히 살펴보면 이 집에는 뭔가 특별한 점이 있다는 것을 알 수 있다. 뉴욕주에서 가족 농장의 공로를 인정받아 뉴욕주에서 받은 상장이 액자에 넣어져 벽에 걸려 있었다. 이 농장은 지난 5세기 동안 벌어지는 일들을 지켜보았다.

액자 근처에는 노가 하나 걸려 있었다. 1955년 에셸스틴이 예일대에서 조정 선수로 활약할 때 쓰던 것이다. 당시 예일대는 하버드대를 단 5초 차로 제압했다. 에셸스틴은 이외에도 다른 노 3개가 있다고 했다. 2개는 하버드대와의 경기에서 승리를 했고, 다른 하나는 1956년 예일대 단일팀으로 올림픽에 나가 금메달을 땄을 때 사용한 것이다.

아래층에는 에셸스틴의 고증조 할아버지의 아주 오래된 사진이 있다. 모퉁이를 돌면 박물관의 물건처럼 인상적인 에셸스틴 집안의 가계도가 있었다. 복도 다른 쪽 끝에는 백악관에서 연설 중인 존 F. 케네디와 의견을 나누는 에셸스틴의 아버지의 커다란 흑백 사진이 있었다. 소박해 보여도 이곳이 특별한 역사를 가진 장소라는 것만큼은 분명했다.

트랙터를 타고 농장을 한 바퀴 돌아본 다음 우리는 에셀스틴과 마주 앉아 그동안 살아온 이야기를 들었다. 에셀스틴은 예일대를 졸업한 후 클리블랜드 클리닉과 런던에 있는 세인트조지 병원에서 외과의 수련을 받았다.

그는 자신의 인생에 큰 영향을 준 스승 몇 사람에 대한 기억을 떠올렸다. 닥터 조지 크릴 주니어와 닥터 턴불 그리고 닥터 브룩이다. 에셀스틴의 장인이기도 한 클리블랜드 클리닉의 거목 크릴 박사는 비범한 성취를 이룬 인물로, 근치 유방 절제술radical mastectomy[1]이라 불리는 무시무시한 수술에 의문을 제기하는 데 주도적인 역할을 했다. 닥터 턴불과 닥터 브룩도 유명한 외과의였다. 에셀스틴의 아버지 역시 전국적으로 유명한 의사였다. 하지만 에셀스틴은 네 사람 모두 건강 전문가임에도 심혈관질환에 시달렸다고 기억했다. 그의 아버지는 42세에 심장마비를, 닥터 브룩은 52세에 심장마비를 일으켰다.

모두 그가 존경하던 사람들이었지만 심혈관질환에는 속수무책이었다. 에셀스틴은 "누구도 이 병을 피하지 못해요. 삶의 전성기에 모두 힘없이 무너지고 말았지요"라고 말했다. 아버지에 대한 기억을 떠올리면서 그는 "아버지가 돌아가시기 2년 전쯤 함께 산책을 하고 있었어요. 아버지는 사람들에게 건강한 삶을 살 수 있는 방법을 제시해야 한다고 말씀하셨지요. 아버지가 택한 길은 옳은 길이었어요. 아버지는 예방의학에 큰 관심을 보였지만 당시 어떤 정보도 없었지요"라고 말했다. 그의 아버지가 관심을 보인 일은 에셀스틴의 삶에 큰 영향을 미쳤다.

에셀스틴의 경력은 화려하다. 올림픽 조정 경기에서 받은 금메달, 베트남에서 군인으로 복무할 때 받은 청동훈장, 주지사위원회 위원, 유방암 태스크포스 의장, 세계적으로 최상위권에 있는 클리블랜드 클리닉의 갑상선 및 부갑상선 외과과장, 미국내분비외과협회 회장을 역임했다. 학술지에 발표한 논문도 100편이 넘고, 1994~1995년 미국의 최고 의사로 뽑히는 영예도 있었다.[2] 그는 기억을 더듬었다.

"나는 15년 동안 일반외과 분야에서 최고의 수입을 올리던 의사였어요. 장인어른의 사위로서 내 역할을 다하기 위해 최선을 다했지요. 밤늦게까지 집에 들어가지 못했지만 그 누구도 넘볼 수 없는 지위를 갖고 있었지요."

당시 미국의학협회 회장이 갑상선 수술을 받아야 했을 때 그는 에셀스틴이 수술을 집도해 주기를 원했다.

명예와 직함, 수많은 상을 받았지만 무엇인가 잘못된 느낌이 있었다. 그의 환자들은 아무리 애를 써도 건강을 회복하지 못하는 경우가 많았다.

"무언가 잘못되었다는 기분이 마음에 눌어붙어 나를 괴롭히기 시작했어요. 수술이 끝나면 환자들이 잘 회복하는지 계속해서 지켜보았죠."

약간 격앙된 그는 "대장암 생존율이 얼마나 되죠? 별로 좋지 않죠!"라면서 절친한 친구가 대장암 수술을 받은 이야기를 했다. 수술을 하다 보니 암이 장 전체로 퍼져 있었다고 했다. 에셀스틴의 목소리가 아주 작아졌다. "소 잃고 외양간 고치는 격이었지요."

그는 유방 절제술을 비롯해 집도했던 모든 수술을 생각하면서 "회복을 위한 기회를 주는 것이 아니라, 누군가의 몸을 망가뜨린다"는 생각에 진저리를 쳤다.

그는 성찰하듯 말했다.

"내 묘비에 뭐라고 새겨질지 모르겠군요. 5천 건의 유방 절제술을 시행하다! 당신은 오하이오에서 그 누구보다 많은 여성을 훼손한 사람이야!"

이어서 그는 진지하게 말했다.

"누구나 이 세상에 조금이라도 도움이 되었다고 생각하면서 떠나고 싶어 할 겁니다."

에셀스틴은 자기가 치료했던 질병들에 관한 논문들을 살피기 시작했다. 그는 식습관과 건강에 관한 베스트셀러『맥두걸 요법The McDougall Plan』을[3] 쓴 유명한 존 맥두걸의 연구도 읽었다. 국제적인 질병률과 생활방식을 비교한 연구 논문도 살폈고, 시카고대학의 병리학자가 영장류에게 저지방, 저콜레스테롤 식이요법을 시행한 후 죽상경화증이 회복된 것을 입증한 논문도 읽었다. 마침내 에셀스틴은 환자들을 곤경에 몰아넣던 질병들이 육류와 지방이 많은 식사, 그리고 고도로 정제된 음식 때문이라는 사실을 깨달았다.

5장에서 이야기했던 것처럼 그는 심장질환을 저지방, 식물성 식단으로 치료하자는 생각을 하게 되었고, 1985년에 클리블랜드 클리닉 원장과 이와 관련해 이야기를 나눴다. 원장은 그 누구도 식이요법으로 심장질환을 치료할 수 있다고 주장한 사람은 없다고 말했다. 그러나 에셀스틴은 자기가 옳은 길을 가고 있다는 것을 알았고, 다음 몇 년 동안 조용히 연구를 진행했다.

그가 발표한 심장병 환자 18명을 대상으로 연구한 결과를 보면 저지방, 식물성 식단과 최소한의 콜레스테롤 저하제만으로 의학 역사상 유래를 찾아볼 수 없을 만큼 극적으로 심장질환을 치료했다는 것을 알 수 있다. 에셀스틴은 식이요법을 이용한 질병 치료의 승자가 되었고 그의 사례를 증명할 수 있는 데이터를 갖고 있었다. 그러나 쉽지 않았다. 의학계 일부에서는 그를 영웅으로 인정하기는커녕 무시했다. 최고의 의사 자리에 있던 에셀스틴은 자아도취에 빠진 마초, 고집불통 식이요법 옹호자로 전

락한 다음 '채소 의사'라는 이름을 남긴 채 무대 뒤로 사라져야 했다.

양배추와 브로콜리로 병을 고칠 수 있다고?

자기 분야에서 최고봉에 도달했고 존경받던 사람이 다른 일을 시도했고 성공을 거두었지만, 그 자리에서 물러나게 된 이야기는 참으로 어처구니가 없다. 그의 죄목은 표준 치료를 거부하고 현재의 치료 방법에 위협을 가한 것이었다.

에셀스틴의 일부 동료는 그의 치료법이 "극단적"이라고 비판했으며, 또 다른 의사들은 "이 분야의 연구는 너무 가볍다"며 무시했다. 국제 연구, 동물 연구, 중재 연구의 범위와 깊이를 고려할 때 이런 비하는 터무니없는 것이다.

어떤 의사들은 에셀스틴에게 말했다. "그래, 좋아요. 하지만 그렇게 먹을 사람은 아무도 없을 겁니다. 나는 내 환자들에게 담배 하나 못 끊게 해요." 이에 대해 에셀스틴은 "글쎄요, 당신은 식이요법에 대해 정말로 아는 것이 없군요. 이 분야도 우회로 시술만큼이나 전문성을 요한답니다. 환자와 상담을 하는 데만도 3시간이나 걸려요"라고 했다.

환자의 건강을 지속적으로 관리하고 모니터링하는 데 요구되는 부지런함은 두말할 나위도 없었다. 어떤 환자가 심장전문의에게 에셀스틴을 찾아가 그의 식이 프로그램으로 치료해보고 싶다고 했다. 그러자 그는 "자, 내 말을 들어보세요. 이 병을 회복할 방법은 어디에도 없어요"라고 대꾸했다. 하지만 사람들은 그렇게 말하는 의사들이 환자를 치료하는 데 열의를 보인다고 생각한다!

의사들이 자연식물식에 껄끄러운 태도를 보이는 이유를 에셀스틴은 이렇게 봤다.

"그 사람들에게 화를 낼 수는 없지요. 그들은 악마가 아니에요. 여기 클리블랜드 클리닉에는 심장전문의가 60명이나 됩니다. 내가 하는 일이 옳다고 믿는 사람이 있더라도 그들은 현 시스템의 붕괴가 두려운 겁니다."

에셀스틴이 심장질환 치료에 식이요법을 도입하자고 제안했을 당시 동료들은 조심스러운 태도를 보였지만 환영했다. 에셀스틴은 동료들이 적극적으로 반기지 않는 이유가 실제 식이요법을 이용해 심장질환을 효과적으로 치료할 수 있다는 연구가 불충분하기 때문이라고 생각했다. 그러나 에셀스틴의 연구를 포함해 전대미문의 성공적인 연구 결과들이 발표된 후에도 상황은 바뀌지 않았다. 데이터는 강력했고, 일관성이 있으며, 깊이가 있었지만 여전히 이런 생각을 받아들이지 않으려는 저항에 부딪혔다.

"심장전문의는 베타 차단제, 칼슘 길항제에 관해 배우고, 심장 안으로 카데터를 삽입해 풍선을 부풀리거나 레이저 시술을 하거나 스텐트 시술하는 법을 배웁니다. 이 모든 것이 고도의 기술을 요하죠. 그런 일에는 많은 간호사와 부산한 움직임, 그리고 한 편의 드라마가 있습니다. 그 말인 즉슨, 의사들의 머리가 허영으로 가득 차 있다는 겁니다. 의사들의 자만심은 굉장합니다. 그런데 누가 이렇게 말한다고 해봅시다. '나는 이 병을 양배추와 브로콜리로 고칠 수 있다고 생각해요.' 의사들이 어떻게 반응할까요? '뭐라고요? 내가 그 어려운 기술을 힘들게 배웠고, 지금 일확천금을 올리고 있는데, 당신이 다 뺏어가 버리겠다고?'"

그런데 어떤 의사가 실제로 양배추와 브로콜리로 환자를 고쳤다. 에셀스틴은 그 어떤 약이나 시술보다 좋은 결과를 내놓았다. 갑자기 99퍼센트의 전문가들이 쓰는 방법보다 좋은 결과가 발표되었다. 에셀스틴은 자기가 하는 말의 핵심을 요약하여 이렇게 말했다.

"심장전문의는 심장질환 치료의 전문가지만, 사실은 그런 능력이 없을 뿐더러 그런 사실을 깨달으면서 매우 방어적이 됩니다. 그들은 심장병의 증상이나 부정맥은 완화시킬 수 있지만 심장질환을 치료하는 방법은 모릅니다. 심장병을 치료할 수 있는 방법은 영양학적인 치료거든요. … 영양사가 심장전문의를 교육한다고 상상해보세요!"

에셀스틴은 환자들이 스스로 건강을 통제할 수 있다고 말하는 것조차 의사들에게 도전장을 내미는 일이라는 것을 알았다. 하지만 의사의 전문성도 결국은 건강과 치유를 나눠주는 사람이 되기 위한 것이다.

"상식적으로 환자들이 안전하게 자기 건강을 통제할 수 있다고 생각하기 힘들지만, 이것은 받아들여야만 해요."

의사가 온갖 기계, 기술, 교육과 지식을 동원한다 해도 올바른 생활방식을 선택하도록 환자를 이끌어주는 것보다 효과적이지 못하다.

그러나 에셀스틴은 의사들이 모종의 음모에 가담한 악의적인 사람들이 아니라는 사실을 지적하는 것도 잊지 않았다.

"변화를 싫어하는 것은 자연스러운 현상이며 인간의 본성입니다. 어디를 가든 사람들의 99퍼센트는 건강한 식생활을 하고 있지 않습니다. 우선 숫자에서 밀립니다. 99퍼센트가 1퍼센트에 속하는 사람을 보고 '그래, 당신이 옳아. 우리 모두 틀렸어'라고 말하기는 어렵죠."

에셀스틴은 의사들과 교류하면서 영양학 지식이 부족하다는 인상을 받았다고 했다.

"심장병이 회복될 수 있는 병이란 사실에 대한 의사들의 무지함이 얼마나 압도적인지, 저 사람들은 도대체 어떤 논문을 읽었는지 의아할 정도였습니다."

의사의 지식이란 단지 약품과 수술 같은 일반적인 치료에만 머무는 경우가 잦다. "20세기 의학이 제공하는 것이 무엇일까요? 우리에게는 약품이 있고, 시술 방법도 있습니다. 그렇지 않은가요?" 에셀스틴은 벌거벗은 임금님 이야기라도 하려는 듯 미소를 지으며 몸을 앞으로 기울였다. "하지만 과연 누가 '우리가 알려줘야 할 것 같습니다'라고 말을 할까요?" 에셀스틴의 경험으로 볼 때 질병을 막는 일은 현 체제 안에서는 계란으로 바위치기와 같다.

2학점짜리 영양학 과목

현 상태를 유지하고 싶은 의학계는 약물 치료와 수술에 의존한 채 영양 섭취나 생활방식은 배척한다. 의사들은 사실상 영양이 건강과 어떻게 연관되어 있는지 배우지 않는다. 1985년, 미국 국가조사위원회NRC가 미국 의과대학에서 이루어지는 영양 교육의 양과 질을 조사하는 연구에 자금을 지원했다.[4]

NRC가 내놓은 결과는 명백했다. "본 위원회는 미국 의과대학의 영양학 프로그램이 현재와 미래의 의사에게 요구되기에는 크게 부족하다"고 결론을 내렸다.[4] 새삼스런 일은 아니었다. NRC는 전에도 미국의학협회의 식품 및 영양위원회가 미국 의과대학의 영양학에 대한 인식, 지원, 관심이 부족하다고 보고한 사실을 지적했다.[4, 5]

한마디로 의사들은 40년 이상 스스로 영양 교육이 부족하다고 말하고 있다. 1985년에도 변한 것은 없었고, 현재도 의과대학에서 영양학 교육이 부족하다는 논문은 계속해서 나오고 있다.[6, 7]

의사의 영양학 교육은 절대적으로 부족할 뿐 아니라 실제로 아예 존재하지도 않는다. 1985년 NRC 보고서는 의사들이 4년 동안 받는 영양학 교육은 단 21시간(약 2학점)이라고 했다.[4] 대부분의 대학이 실제로 제공하는 영양학 교육은 20시간 이하거나 1, 2학점이었다. 코넬대의 영양학 전공 학부생은 약 250~500시간에 걸쳐 24학점에서 40학점을 이수한다. 영양사 면허증을 받으려면 500시간 이상 공부해야 한다.

상황은 점점 나빠지고 있다. 영양학 과목의 대부분은 기초 과정의 일부로 의과대학에 입학한 첫 해에 수강한다. 기초 생화학 과정에서 다루고 있는 주제는 영양소 대사와 특정 비타민과 무기질을 포함한 생화학 반응이다. 한마디로 비만, 암, 당뇨병 같은 국민건강 문제와 관련된 영양학은 가르치지 않는다. 정부 보고서와 관련하여 미국 의과대학생협회 회장 윌리엄 카슬러William Kassler는 이렇게 썼다.

> 교육과정으로서의 영양학은 대부분 다른 교과목에 통합되어 있다. 생화학, 생리학, 약리학에 영양학이 일부 포함되어 있다. 주요 과목에 집중하느라 영양학은 간단히 훑고 지나가기 일쑤다. '영양학을 배웠다는 사실을 깨닫지도 못한 채'로 마치기 쉽다. 이런 상황에서 영양학 교육이 제대로 이루어질 리 만무하다.[8]

상황은 점점 더 나빠졌다. 공중 보건과 관련하여 영양학 교육이 이루어질 때 누가 교육 자료를 공급하는지 아는가? 다논연구소, 달걀영양위원회, 미국육우협회, 미국낙농협의회, 네슬레임상영양연구소, 와이어스 연구소(화이자제약회사가 인수합병―편집자), 브리스톨마이어스스큅Bristol-Myers Squibb Co.(미국의 3대 바이오제약회사―편집자), 박스터 헬스케어Baxter Healthcare 같은 기업과 단체들이 협력해 의료 영양교육 프로그램과 의과대학의 영양교육 커리큘럼을 만들어낸다.[9, 10]

모든 동물성 식품산업과 제약산업을 대변하는 조직들이 가장 좋은 영양을 제공할 식단이 무엇인지 객관적으로 판단하고 이를 장려하기 위해 노력할까? 약품에 대한 요구를 최소화하면서 과학적으로 증명된 자연식물식 식단을 권장할까? 아니면 모든 질병에 약부터 꺼내드는 육류 위주의 서구식 식습관을 바꿀 수 있을까?

이 단체들은 시디롬CD-ROM이 포함된 영양교육 커리큘럼을 의과대학에 무료로 배포했다. 2003년 후반까지 112개의 의과대학이 이 커리큘럼을 사용했다.[11]

그들의 웹사이트를 보면 지속적인 의학 교육과 건강 전문가 교육을 위해 영양학과 학부생을 위한 교육과정을 개발할 계획이라고 한다.

낙농산업은 의과대학의 영양학 교육 연구에 자금을 지원하고,[12] 유명한 시상식에 자금을 지원한다.[13, 14] 이런 노력들은 기업이 언제라도 기회만 오면 금전적인 이득을 취할 준비가 되어있음을 보여준다.

의사가 우리 이웃이나 동료보다 음식과 건강의 관계를 잘 알고 있다고 기대해서는 안 된다. 영양학 교육을 제대로 받지 못한 의사는 과체중인 당뇨병 환자에게 우유와 설탕을 기반으로 한 대체식 셰이크를, 어떻게 체중을 줄일 수 있는지 묻는 환자에게 육류 위주의 고지방 식단을, 골다공증이 있는 환자에게 우유를 많이 마시라고 처방하는 상황이다. 영양학에 무지한 의사들이 건강을 해롭게 하는 예는 놀랍도록 많다.

의학교육에서 '영양학을 중요하게 생각하는 의사의 역할 모델'이 될 만한 사람이 충분치 않다는 것은 분명한 사실이다. 이런 사실은 의료계에서 영양학을 우선순위로 여기지 않는 데서 비롯되었다. 이런 사실을 존 맥두걸보다 잘 아는 사람은 없다.

무엇을 먹을 것인가

맥두걸의 도전

내가 알기로 맥두걸은 그 누구보다 오랫동안 건강을 위해 자연식물식을 해야 한다고 주장한 사람이다. 그가 출간한 책은 10여 권에 이르고 그 중 몇 권은 50만 부가 넘게 팔렸다. 그의 영양과 건강에 대한 지식은 경이로울 정도였다. 그는 내가 만났던 어떤 의사나 영양학자들보다 훌륭했다.

우리는 최근 캘리포니아 북부에 있는 맥두걸의 집에서 만났는데, 그가 맨 먼저 보여준 것은 서재 뒤편을 따라 늘어서 있는 커다란 금속 캐비닛이었다. 미국에 식습관과 질병에 관한 학술논문을 맥두걸보다 많이 모아 놓은 사람은 많지 않을 것이다. 무엇보다 중요한 것은 맥두걸이 그 모든 자료를 다 섭렵했다는 점이다. 그는 하루에도 몇 시간씩 인터넷으로 최신 학술논문을 읽는다고 했다.

맥두걸은 성장기에 기름진 미국식 음식을 먹으며 자랐다. 그가 말하기를 하루에 4번씩 성찬을 들었다고 한다. 아침은 부활절 성찬, 점심에는 추수 감사절 성찬, 저녁에는 크리스마스 성찬이었으며 디저트는 생일 케이크였다. 그 결과 대학에 입학하기 몇 달 전인 열여덟 살에 뇌졸중으로 쓰러졌다. 뇌졸중을 이겨낸 후 새 생명을 얻은 것에 감사하게 된 그는 의과대학에 진학해 모든 과목에서 A학점을 받았다. 미시간 의과대학을 졸업한 후 하와이에서 수련의 과정을 밟았고 그곳에서 의사 생활을 시작했다. 그는 수천 명의 환자를 돌보았다. 환자들 가운데는 중국이나 필리핀에서 이주한 사람들도 있었고, 일부는 중국이나 필리핀계 4세대였다.

맥두걸의 의사 생활은 그리 행복하지 못했다. 환자들이 가진 건강 문제는 대부분 비만, 당뇨병, 암, 심장질환, 그리고 관절염 같은 만성질환으로 인한 것이었다. 맥두걸은 자기가 배운 대로, 의례적인 투약과 시술로 치료했지만 건강을 회복하는 환자들은 적었다. 만성질환은 완치되지 않았고,

그는 의사로서 심각한 한계에 도달했음을 깨달았다. 동시에 환자들로부터 색다른 사실을 배우기 시작했다.

아시아의 주식인 쌀과 채소 같은 전통적인 음식을 먹고 살아온 아시아계 1세대와 2세대는 날씬하고 건강하며 만성질환에 덜 걸렸다. 그러나 미국식 생활에 익숙해진 3세대와 4세대는 비만, 당뇨병 외에도 다른 만성질환들에 시달렸다. 맥두걸은 이런 환자들을 보면서 식습관이 건강에 얼마나 중요한 영향을 미치는지 깨달았다.

맥두걸은 아픈 사람을 치료하지 못했고, 약과 시술이 제대로 효과를 내지 못하니 새롭게 배우겠다는 결심으로 호놀룰루에 있는 퀸즈 메디컬센터 의료 프로그램 레지던스에 들어갔다. 그곳에서 그는 기존 의료계의 교육이 의사들의 사고방식을 어떻게 바꿔 놓는지를 보았다. 맥두걸은 더 좋은 의사가 되고자 프로그램을 신청했다. 그러나 경험 많은 의사들이 환자를 치료하는 과정을 지켜보면서 그들도 자기보다 나을 것이 없다는 사실을 깨달았다. 그들이 치료하는 환자들 역시 회복하지 못했을 뿐만 아니라 심지어 더욱 악화된 경우도 많았다.

맥두걸은 시스템에 문제가 있음을 깨닫고 학술논문을 읽기 시작했다. 일단 논문을 읽기 시작하자 자연식물식이 환자를 괴롭히는 질병을 예방할 뿐만 아니라 치료할 수 있는 잠재력이 있음을 깨달았다. 그러나 맥두걸의 스승이나 동료들은 그의 생각을 호의적으로 받아들이지 않았다.

의료계에서 식이요법 치료는 엉터리 치료법으로 간주되었다. 맥두걸은 묻곤 했다. "식이요법이 심장질환과 아무런 관계가 없다니요?" 그러면 동료들은 많은 논란이 있다고만 말했다. 맥두걸은 계속해서 학술논문을 읽었고 동료들과 이야기를 나누었지만 좌절감만 심해졌다.

"논문을 아무리 읽어보아도 해답은 찾을 수 없었습니다. 논문에서 하

무엇을 먹을 것인가

고 있는 말은 명확해요."

그동안 맥두걸은 왜 그렇게 많은 의사가 식이요법이 논란이 있는 치료라고 주장했는지 이해하게 되었다.

"그들은 아침 식탁에 앉아서 한 손에는 콜레스테롤이 동맥을 병들게 하고 당신을 죽일 것이라는 기사가 실린 신문을 들고, 다른 손에는 포크를 쥔 채 베이컨과 계란을 입에 넣으면서 말해요. '이거 참 곤혹스런 문제군. 나도 혼란스럽다고.' 그게 다예요."

맥두걸은 두 번째 심장마비를 일으켜 입원한 38세 환자와 그의 아내를 만났던 수련의 시절의 이야기를 들려주었다. 담당 수련의로서 그는 환자에게 앞으로 세 번째 심장마비를 당하지 않으려면 어떻게 해야 하는지 아느냐고 물었다.

"당신은 이제 서른여덟이고 아내와 다섯 아이가 있어요. 가족들만 이 세상에 남겨 두지 않으려면 어떻게 해야 할까요?"

그는 절망스럽게 대답했다.

"제가 할 수 있는 일은 아무것도 없어요. 저는 술도 마시지 않고 담배도 피우지 않습니다. 운동도 합니다. 지난번에 심장마비를 당한 후로 영양사가 처방해준 식단도 잘 지키고 있어요. 이제 더 이상 할 수 있는 일이 없습니다."

맥두걸은 그 부부에게 식이요법에 관해 알고 있는 것을 가르쳐주었다. 바르게 먹으면 회복할 수 있을지도 모른다고 말했다. 그들은 맥두걸의 말을 기쁘게 받아들였다. 맥두걸은 두 사람과 긴 대화를 나눈 다음 병실을 나오면서 무척 뿌듯했다. 드디어 누군가를 도울 수 있게 되었고, 마침내 마땅히 해야 할 일을 했다고 느꼈다. 그러나 그 기분은 채 2시간도 가지 않았다. 과장실로 호출을 당했다. 과장은 수련의들에게 절대적인 권위를 행사하는 존재였다. 그가 레지던트를 해고하면 단순히 직업을 잃는 게 아니라 의사로서의 경력에 오점을 남길 수도 있었다. 새로운 사실에 흥분한 심장마비 환자 부부는 맥두걸이 알려준 것을 주치의에게 이야기했고, 주치의는 그건 사실이 아니라고 대꾸하고는 즉각 맥두걸이 한 일을 과장에게 보고했다.

과장과 진지하게 대화를 나누는 자리에서 맥두걸은 수련의의 임무와는 거리가 먼 일을 했다는 말을 들었다. 그는 의학에 좀 진지해지고 질병이 음식과 관련이 있다는 말도 안 되는 소리는 집어치우라고 했다. 과장은 맥두걸의 직업과 이후의 경력이 위태롭다는 점을 분명히 했다. 따라서 맥두걸은 내내 입을 꼭 다물고 있어야 했다.

맥두걸은 수련의를 마치는 날 과장과 마지막 대화를 나누었다. 맥두걸은 과장이 똑똑하고 마음씨가 좋은 사람이지만 현 상태에 안주하는 사람이라고 기억했다. 과장은 맥두걸을 자리에 앉히고 말했다.

"존, 나는 자네가 좋은 의사라고 생각하네. 자네 가족도 좋아하고 아끼고 있어. 그래서 내가 이런 말을 하는 거네. 나는 자네가 그 말도 안 되는 음식에 대한 생각으로 굶어 죽게 될까 봐 염려스러워. 자네가 앞으로 하게 될 일은 수많은 부랑자와 히피들을 끌어들이는 일이 될 거야."

맥두걸은 잠시 생각을 정리하고 말했다.

"아마 그렇게 될지도 모르겠습니다. 그러면 제가 굶주려야겠지요. 하지만 저는 환자들에게 아무 효과도 없는 약품을 주고 수술을 받게 하지는 않을 겁니다. 게다가 저는 과장님이 틀렸다고 생각합니다. 제가 끌어들이는 사람들이 부랑자와 히피는 아닐 겁니다. 성공한 사람들일 겁니다. 그들은 스스로에게 '나는 이렇게 성공한 사람인데 왜 이렇게 뚱뚱하지?' 하고 물을 겁니다."

무엇을 먹을 것인가

맥두걸은 과장의 불룩한 배를 바라보면서 말을 계속했다.

"그 사람들은 물을 겁니다. '나는 이렇게 큰 성공을 거두었는데 왜 내 건강과 미래는 통제 불능이 되어버린 거지?' 그들은 제가 하는 말을 생각하는 대신 행동으로 옮길 겁니다."

맥두걸은 영양학 강의를 단 1시간만 들은 채 공식적인 의학 교육을 마쳤다. 그 1시간짜리 영양학 강의도 어떤 유아식을 사용할 것인지에 관한 것이었다. 그의 경험은 의사들이 받고 있는 영양 교육이 전적으로 부적절하다는 것을 확인해 주었을 뿐이다.

제약산업과 의학 교육

의학 교육이 제약산업과 한통속이 된 지는 꽤 오래되었다. 맥두걸은 이 문제의 심각성과 교육 체계가 얼마나 부정에 물들었는지 이야기했다.

"의사의 문제는 교육과 더불어 시작됩니다. 교육에서 연구까지 모든 시스템이 제약산업의 지원을 받고 있어요. 제약산업이 의사들의 마음을 사 버렸고, 이런 일은 의대에 들어가자마자 시작되죠. 의대를 졸업할 때까지 모든 것을 제약회사에서 지원받습니다."

의학이 제약산업과 동반자 관계를 맺고 있다고 비난하는 사람이 맥두걸 혼자만은 아니다. 많은 과학자가 얼마나 부패했는지 가차 없이 고발하고 있다. 이런 의견들 중에는 다음과 같은 것이 있다.

- 제약산업은 의과대학 학생들에게 식사 대접, 오락과 여행을 포함한 공짜 선물을 주고, 약품 홍보에 불과한 강의를 교육 행사로 제공하며, 제약회사의 홍보맨이 연사로 등장하는 컨퍼런스를 열어 환심을 산다.[15~17]

- 수련의와 다른 의사들은 실제로 제약회사 영업사원이 제공하는 정보를 근거로 처방하고 있다.[18~20] 설사 이런 정보가 부풀려지고 그로 인해 처방이 부적절하다고 해도 현실은 부정할 수 없다.[17, 21, 22]

- 연구 및 학술 의학은 순전히 제약산업의 입찰을 수행하고 있을 뿐이다. 이런 일이 일어나는 이유는 다음과 같다. 연구자들이 아닌 제약회사가 연구를 설계해 제약회사가 연구를 '조작'할 수 있고,[23, 24] 연구자들은 연구 중인 제품을 보유한 제약회사의 지분을 나누어 갖기 때문이다.[15, 25] 데이터를 수집해 대조하고 확인하는 것은 제약회사이고, 연구자들은 선택적으로 데이터를 볼 수 있다.[23, 26] 연구 결과의 발표에 대한 결정권은 제약회사에 있고, 연구 결과를 발표하는 학술지의 편집권 또한 제약회사가 갖고 있다.[23, 25, 27] 제약회사는 연구 논문을 작성할 사람을 고용하거나 이미 논문을 작성해 놓은 후에 논문 저자로 기꺼이 이름을 올릴 연구자를 확보한다.[26]

- 주요 학술지들은 제약회사를 위한 마케팅 수단에 불과하다. 선도적인 의학 저널의 주요 수입원은 약품 광고다. 이러한 광고는 적절한 심사를 거친 것이 아니고, 제약회사들은 약품에 관해 의도적으로 과장하는 경향이 있다. 학술지에 보고된 대부분의 임상 연구가 제약회사로부터 자금 지원을 받지만 연구자와 제약회사의 금전적인 이해관계는 전적으로 가려져 있다.[24]

지난 몇 년 동안 이런 혐의가 사실임을 확인해주는 대규모 병원들과 관련된 추문도 있었다. 또한 어떤 약품에 심각한 부작용이 있으며, 약효가 없다는 사실을 알아낸 어떤 과학자가 제약회사와 대학으로부터 온갖 중상모략을 당했다.[27] 또 다른 예로 항우울제에 부작용이 있을 수 있다는 말

무엇을 먹을 것인가

을 했던 과학자는 토론토대학에서 일자리를 잃었다.[26] 이런 예들은 끝없이 이어진다.

《뉴잉글랜드 저널 오브 메디슨》의 편집자 마르시아 엥겔은 '의학은 돌팔이 행위인가?'라는 신랄한 사설을 썼다.[15]

> 임상 연구자들과 기업 사이의 끈은 연구 자금 지원만이 아니라 수많은 다른 금전적인 약정도 포함된다. 연구자들은 연구 중인 약품을 보유한 기업의 컨설턴트로 활동하고, 자문위원회와 강연자로 참여하며, 특허와 로열티 계약을 체결하고, 기업에서 준비한 논문의 저자로 이름을 올리는 데 동의하며, 기업이 후원한 심포지엄에서 약품과 의료기구를 홍보하고, 값비싼 선물과 호화로운 여행을 제공받는다. 또한 많은 사람이 주식을 받기도 한다.

엥겔은 제약회사와 의사들의 금전적인 고리가 연구를 편파적으로 만들고, 이런 일은 이미 수행된 연구와 앞으로의 연구에 심각한 영향을 미친다고 말한다.

연구 결과를 부정하게 조작하는 것보다 훨씬 위험한 것은 자금 지원을 받고 인정받을 수 있는 유일한 통로가 약품에 관한 연구라는 사실이다. 질병의 원인에 관한 연구나 그에 관련된 연구는 의학교육 환경에서는 일어나지 않는다. 예컨대 연구자들은 비만 치료제는 맹렬하게 찾으려 하지만 건강하게 사는 방법을 가르치는 데 쓸 시간이나 돈은 철저히 외면한다. 엥겔은 이렇게 썼다.[15]

의과대학 학생들과 수련의들은 기업체의 후원 아래 지나치게 약품과 의료기구에 의존하도록 배운다. 의료 비평가들이 비판하는 것처럼 젊은 의사들은 모든 문제를 해결할 '약'이 있다고 배운다 (그리고 제약회사는 사실이 그렇다고 설명한다). 또한 그들은 기업체가 제공하는 선물과 호의를 받는 데 익숙해졌다. 계속해서 영향력을 행사하려는 수작이다. 의학계는 기업을 위한 연구의 전진기지가 되도록 허용하면서 약품과 의료기구에 과도하게 중요성을 부과하고 있다.

이런 환경에서 영양학이 공정하고 정직한 고려의 대상이 될 수 있을까? 우리를 죽음으로 몰고 가는 질병이 예방 가능하고 심지어 식습관 개선으로 회복할 수 있다는 사실을 의사에게 들어볼 수 있을까? 의과대학과 병원이 지금과 같은 환경에 처해 있는 한 가망이 없을 것이다. 표준적인 의료 행위가 효과를 발휘하지 못하고 있으니 식습관 개선에 관한 지식을 배우려고 하지 않는 한 힘들 것이다. 의사들 중에 그런 결정을 내린 사람은 드물었다.

이런 상황에서 맥두걸은 "나는 이제 무엇을 믿어야 할지 모르겠다. 내가 심장병 환자들에게 심장질환 치료제인 베타 차단제와 ACE 저해제를 주어야 한다고 하는 논문을 읽으면서도 그 말이 정말로 맞는지 모르겠다. 솔직히 말하면 나는 약품 연구라는 것이 너무 부정직하기 때문에 그 말이 사실인지 확신할 수 없다"고 말했다.

우리는 의학계의 편파적인 태도에 의한 대가를 호되게 치르고 있다. 최근의 한 연구는 새로 개발한 약품 다섯 종류 중 하나는 사망이나 심각한 상해로 이어질 수 있는 부작용이 있음을 암시하는 '블랙박스 경고Black Box Warning(FDA가 의약품의 부작용을 환자와 의사, 약사에게 알리기 위한 가장 강력한

조치—옮긴이)'를 달든지 아니면 25년 안에 시장에서 사라질 것으로 내다보았다.[28]

신약의 20퍼센트가 심각한 부작용을 보이고, 처방받은 약을 정확하게 투여했음에도 매년 10만 명이 넘는 미국인이 목숨을 잃고 있다.[29] 처방약 복용으로 인한 사망은 미국의 주요 사망 원인 가운데 하나다.

맥두걸의 선택

맥두걸은 정규 의학교육 과정을 마친 후 하와이 오하우에서 의사 생활을 시작했다. 영양과 건강에 관한 책을 써서 전국적인 명성도 얻었다. 1980년대 중반에는 캘리포니아 나파밸리에 있는, 제7일 안식일 재림교회가 운영하는 세인트헬레나 병원에서 건강센터를 맡아달라는 제안을 받았다. 7장에도 잠시 나왔지만, 제7일 안식일 재림교는 신자들에게 (유제품이 포함되긴 하지만) 식물식을 권장한다. 좋은 기회라고 여긴 맥두걸은 하와이를 떠나 세인트헬레나에 머물며 영양학을 가르치고, 영양을 이용해 환자들을 치료하며 놀라운 성과를 이루었다. 맥두걸은 심각한 질병을 앓는 환자 2천 명 이상을 치료했지만 16년 동안 고소는커녕 불만 한 번 들어보지 못했다. 중요한 것은 그가 치료한 환자들이 잘 회복되고 있다는 점이다.

맥두걸은 계속해서 책을 출판했고 전국적인 명성을 유지했다. 하지만 시간이 지나면서 처음 도착했을 때와는 상황이 달라졌다는 걸 깨달았다. 후반기의 병원 생활에 관해 그는 이렇게 말했다. "일이 지지부진했어요. 프로그램에 참여하는 환자가 연간 150~170명이었고, 그걸로 끝이었죠. 발전이 없었어요. 병원에서 어떤 지원도 받지 못했고, 관리자는 자주 바뀌었어요."

병원의 다른 의사들과도 사소한 충돌을 겪었다. 심장내과에서는 맥두걸이 심장질환 환자들을 치료하는 방식에 반대했다. 맥두걸은 심장내과에 "당신이 다른 의견을 들어보도록 당신 환자들을 보내주면 나도 내 환자들 모두를 당신에게 보내겠소"라고 제안했다. 하지만 그들은 거부했다. 또 한 번은 맥두걸이 심장전문의에게 환자를 보냈는데, 그는 우회로 수술이 필요하다고 진단했다. 하지만 맥두걸의 생각은 달랐다. 이런 일을 몇 번 겪은 맥두걸은 인내심의 한계를 느꼈다. 결국 심장전문의가 또 다른 환자에게 수술을 권유하자 맥두걸은 그에게 전화했다.

"이 문제로 환자와 함께 이야기를 좀 나누고 싶습니다. 선생님이 그런 권고를 하게 한 학술적인 논문에 관해 논의하고 싶군요." 그가 제안을 거부하자 맥두걸은 말했다. "왜 의논을 하지 않겠다는 겁니까? 선생님이 지금 저 환자에게 심장을 열어야 한다고 하지 않았습니까? 그 대가로 환자에게 5만 달러나 10만 달러를 받겠지요. 이 문제를 좀 논의해야 하지 않을까요? 그래야 환자에게 공정한 일이 아닙니까?"

심장전문의는 그런 논의가 환자를 혼란스럽게 한다는 이유로 끝내 맥두걸의 제안을 거절했다. 그 후 다른 의사들이 맥두걸의 환자에게 수술을 권유하는 일은 없었다. 물론 맥두걸에게 자신의 환자를 보내는 일도 없었다. 단 한 번도.

"그들은 환자들이 내게 진료를 받았을 때 일어날 일이 두려웠던 겁니다. 환자들은 언제나 스스로 내 진료실로 왔어요. 심장질환이나 고혈압, 당뇨병을 앓는 환자들이 나를 찾아왔죠. 나는 그들에게 식이요법 처방을 하고 약을 모두 끊게 했습니다. 환자들의 검사 수치는 곧 정상으로 돌아왔어요. 그들은 주치의에게 가서 '왜 진작 이런 이야기를 해주지 않았습니까? 많은 돈을 쓰다가 거의 죽을 뻔 하지 않았습니까? 오트밀을 먹으면 이런 고통을 겪을 필요 없이 다 해결되는 거였는데'라고 말했습니다. 의사

무엇을 먹을 것인가

들은 그 말을 듣고 싶지 않았던 겁니다."

맥두걸과 세인트헬레나 병원 사이에는 다른 마찰의 순간도 있었지만, 마지막 문제는 스웽크 박사의 다발성 경화증 프로그램(9장 참조)과 관련이 있었다. 맥두걸은 스웽크가 은퇴하려고 한다는 것을 알고 그에게 연락했다. 맥두걸은 스웽크를 오랫동안 알아왔고 존경했다. 맥두걸은 스웽크의 다발성 신경증 프로그램을 이어받아 세인트헬레나 병원의 건강센터와 통합해 그의 업적을 기리고 싶다고 했다. 스웽크도 동의했으므로 맥두걸은 무척 기쁘게 일을 추진했다. 맥두걸은 스웽크의 프로그램이 건강센터에 적합한 이유로 다음 4가지를 들었다.

- 재림교회의 철학에 부합: 규정된 식단
- 그들은 도움이 절실히 필요한 사람들을 돕고 있다.
- 환자 인구 조사를 두 배로 늘려 프로그램 확대에 도움이 된다.
- 비용이 거의 들지 않는다.

맥두걸은 그 당시를 회고하며 말했다. "이 일을 하지 않을 이유를 단 하나라도 생각할 수 있겠습니까? 그건 틀림없는 일이었어요." 그는 부서장에게 이 계획을 제안했다. 이야기를 들은 부서장은 병원에서 원하지 않을 거라고 말했다. "글쎄, 지금 당장은 어떤 프로그램도 새로 시작하고 싶지 않아요." 맥두걸은 어안이 벙벙해져 물었다. "병원이 뭘 하는 곳이죠? 왜 우리가 여기 있는 겁니까? 저는 우리가 아픈 사람들을 치료하기 위해 있는 것으로 아는데요."

부서장의 대답은 걸작이었다.

"음, 우리가 그런 이유로 여기 있기도 하지만 선생님도 알다시피 다발성 경화증 환자들은 정말로 바람직한 환자들이 아닙니다. 대부분의 신경과 의사들이 다발성 경화증 환자들을 진료하고 싶어 하지 않아요."

맥두걸은 귀를 의심할 수밖에 없었다. 긴장된 순간이 지나자 그는 말했다.

"잠깐만요. 저는 의사입니다. 여기는 병원이구요. 제가 알기로 우리 임무는 아픈 사람들의 고통을 덜어주는 겁니다. 이 사람들은 아픈 사람들입니다. 다른 의사들이 그들을 도와줄 수 없다고 해서 우리도 모른 체해야 한다는 겁니까? 우리가 할 수 있다는 근거가 있어요. 저는 치료를 필요로 하는 환자들을 위해 효과적인 치료법을 알고 있고, 여기는 병원입니다. 우리가 왜 그런 환자들을 도와줄 수 없는지 설명해 주시겠습니까? 원장님과 이야기를 좀 나누고 싶습니다. 왜 이 프로그램이 필요한지, 왜 병원이 이 프로그램을 필요로 하는지, 그리고 환자들에게 왜 이 프로그램이 필요한지에 대해 설명할게요. 원장님과 약속을 좀 잡아주세요."

결국 병원장도 프로그램을 진행하기는 어렵다고 했다. 그로부터 2주 후 재계약을 맺을 예정이었던 맥두걸은 아내와 의논 끝에 병원을 떠나기로 했다. 그는 좋은 마음으로 병원을 떠났고 개인적인 감정은 없다고 했다. 그저 병원과 자기가 가는 길이 달랐다고만 설명했다.

맥두걸은 16년 동안 고향처럼 여기던 세인트헬레나를 끝까지 좋은 기억으로 남기고자 했지만, 그 병원 역시 그저 제약회사의 돈으로 굴러가는 곳으로 변하고 말았다. 지금 맥두걸은 '생활방식 의학' 프로그램을 매우 성공적으로 운영하고 있으며, 홈페이지http://www.drmcdougall.com에 인기 있는 칼럼을 쓰고 있다. 또한 예전에 진료했던 환자, 새로 사귄 친구들과 단체로 여행을 다니고 윈드서핑을 하며 지낸다.

맥두걸이야말로 수많은 사람의 건강에 도움을 주는 풍부한 지식과 자격을 가진 의사였다. 그는 동료들로부터 의사로서 적절치 못한 행동을 했다고 비난당한 적은 없지만, 의료계는 그의 진료를 원치 않았다. 그는 언제나 이런 사실을 생각하곤 한다.

"류마티스 관절염 환자들이 나를 찾아올 겁니다. 그들은 휠체어에서 생활하고 자동차 시동키를 돌릴 수도 없는 사람들이죠. 내가 그들을 진료할 것이고 3, 4주 후에 그들은 다시 자기 주치의를 만나러 갈 겁니다. 주치의에게 다가가 그의 손을 꽉 잡고 세게 흔들 겁니다. 주치의는 '무척 좋아졌군요!' 하고 놀라겠죠. 아주 기분이 좋은 환자는 '제가 어떤 치료를 받았는지 말씀드리죠. 맥두걸 박사를 찾아갔습니다. 그분이 식단을 바꾸라고 했고 이제 관절염은 다 나았어요' 하고 말할 겁니다. 의사들은 간단히 '맙소사, 그것 참 훌륭하군요! 어떤 치료를 받았든 계속하세요. 나중에 다시 뵙죠'라고 대꾸할 겁니다. '오! 어떤 치료를 받았는지 말해 주세요. 그러면 다른 환자들에게도 그렇게 해보도록 할 테니까요'라고 하지 않습니다. '무엇을 하고 있든 참 훌륭한 치료법이군요' 하는 것이 고작이죠. 하지만 만일 환자들이 식사를 채식으로 바꾸었다고 하면 의사는 말을 자를 겁니다. '예, 좋아요, 좋아. 환자분은 정말이지 튼튼한 체질을 가졌군요. 고맙습니다. 나중에 뵙죠.' 그러고는 가능하면 얼른 환자를 진료실에서 내보낼 겁니다. 의사에게 무척 위협적인 일이거든요."

에셀스틴과 맥두걸은 모두 영양 접근법으로 환자들을 치료하는 데 큰 성공을 거두었지만 기존 의료계는 이 프로그램을 거부하고 있다. 이 문제에 돈을 가운데 놓고 보면 진실은 확연하게 드러난다.

맥두걸과 에셀스틴에 따르면 세인트헬레나 병원 소득의 80퍼센트, 그리고 클리블랜드 클리닉 소득의 65퍼센트가 전통적인 심장질환 치료와 수술적인 중재에서 나온다. 하지만 이것은 돈과 관련된 문제만도 아니다.

지적인 위협에 대한 도전이기도 하다.

통제권을 쥔 사람이 의사가 아니라 환자가 될 수 있다는 위협, 음식과 같은 간단한 것이 약과 고도의 기술을 요하는 시술보다 강력한 효과를 낼 수 있다는 것에 대한 위협감이다. 이런 일은 의과대학에 서 영양학 교육이 부족하기 때문일 수 있고, 제약산업의 영향력일 수도 있다. 그것이 무엇이든 의료계가 우리 건강을 지켜주지 않는다는 것은 명백하다.

개정증보판 발행에 부쳐 - 토마스 캠벨

『무엇을 먹을 것인가』 초판을 아버지와 공저로 출간한 이후, 영양과 건강에 대한 새로운 흥미가 생겨 대학원 진학을 결정했다. 아버지와 책을 썼던 4년은 일종의 수습 기간이었고, 이를 통해 영양학 문헌 리뷰와 의사소통에 대해 많은 걸 배웠다. 수백 권의 영양학 저서를 읽고 요약하는 시간은 지난 50년간 영양생화학 최고의 권위자들로부터 배우고, 토론하고, 논쟁하는 시간이었다. 나는 우리가 겪는 대부분의 만성질환을 예방하고 호전시키는 데에 자연식물식 식단이 얼마나 희망적인지를 알게 되었고, 동시에 많은 시간을 투자해 배운 정규 의학이 식습관과 생활습관에 대해서는 거의 아무런 정보도 주지 않았다는 사실도 깨달았다.

이 책 초판 이후에도 의대 영양학 교육은 여전히 말뿐이었다. 2010년 발표된 조사결과에 따르면 의대 재학생은 4년 동안 평균 20시간의 영양학 수업을 들었다.[30] 사실상 아무것도 배우지 않은 것이다. 개인적인 경험으로도 영양학이 철저히 무시당하고 있다는 생각을 지울 수 없다. 이 짧은 시간조차 거의 대부분 생화학과 신진대사에 할애되고 있다. 의사들이 날마다 대면하고 있는 질병을 치료하고 예방하기 위해 영양 문제를 어떻게 다룰 것인지에 대해서는 아무런 관심조차 없다.

이 책 초판 이후 그나마 개선되었다고 느껴지는 영역은 산업과 의료교육 사이에서 일어나던 직접 마케팅 영역뿐이다. 의대생이었던 2000년대 중후반, 나는 진료도 봤는데 종종 제약회사 직원들로부터 점심 대접을 받았고, 그들은 자사 제품을 들고 오거나 나눠주었다. 지난 10년간 이런 식의 직접적인 마케팅이 많이 사라졌다고 느끼는데, 대학병원에서도 보기 힘들어졌다. 주요 대학병원에서 전공의 과정과 가정의학과 의사로 재직하는 동안 단 한 번도 기업 로비(무료 점심이나, 펜, 샘플 약품 등)를 받은 적이 없다. 사실 로체스터대학의 학부, 전공의, 진료 의사 대부분이 그렇다. 로체스터대학병원은 제약회사 또는 의료기기 회사와 수련의 사이의 접촉을 엄격히 제한하고 있다. 그럼에도 산업계는 의료 연구에서 여전히 중요한 역할을 하고 있고, 이 핵심적인 관계를 통해 우리가 질병을 규정하고 치료하는 방법에 대한 패러다임을 형성하면서 현 상태를 유지한다. 하지만 대학병원이 늘어나면서, 기업들은 더 이상 전공의에게 직접적으로 자사 제품 마케팅을 하지 않는다.

나는 영양학을 크게 고려하지 않는 교육 과정에 대해 마음의 준비를 했지만, 그로 인해 누군가 힘들어지는 것까지는 대비하지 못했다. 지금도 수많은 사람이 영양 결핍으로 발병하거나 악화된 질병 때문에 무시할 수 없는 고통에 시달리고 있다. 이 환자들은 수십 명의 의사들과 만났을 것이다. 그들은 대부분 의심할 여지없이 지적이고, 섬세하며, 친절하고, 열정적으로 일하는 사람들이다. 하지만 환자들은 질병을 예방하거나 완화시킬 수 있는 영양의 잠재력에 대한 이야기를 들어보지 못했다. 내가 겪었던 것처럼 그들 역시 때때로 무력한 미국 의료체계의 냉혹한 현실을 상기했을 것이다.

하지만 이 책 초판 출간 뒤, 희망을 갖고 낙관할 충분한 이유가 생겼다. 클리블랜드 클리닉 웰니스 연구소는 에셀스틴 박사와 함께하는 6시간짜리 그룹 상담 세미나를 개최했다. 몬티피오리 병원도 비슷한 프로그램을 제공했다. 식물식 기반 영양학에 대한 의료교육 컨퍼런스가 매해 수백 회 넘게 이어지고 있다. 메인 의료 센터의 예방의학 교육 프로그램에도 식물식 기반 영양학이 포함되었다. 미국에서 가장 큰 의료보험사/건강유지조직(HMO, 의료보험과 의료기관이 통합되어 의료서비스를 제공하는 기관—감수자) 중 하나인 카이저 퍼머넌트Kaiser Permanente 는 모든 환자에게 식물식 식단을 추천할 것을 의사들에게 권하는 보고서를 자사 학술지에 게재했다. 플로리다 리 카운티에서부터 텍사스 미들랜스까지 곳곳의 여러 의료기관들도 버나드 의료센터 같은 다양한 민간 의료가 성장함에 따라 식물식 식단을 환자 케어에 도입하고 있다. 코넬 사이버대학과 협동으로 개설한 온라인 자격 인증 과정인 콜린 캠벨 영양학 연구센터Center for Nutritional Studies; CNS를 통해 수백 명의 보건의료 종사자, 수천 명의 일반인이 식물식 기반 영양학 교육을 받았다.

우리 연구소 내 1차 의료기관에서 일하는 나와 예방의학 전문의인 내 아내는 관심 있는 환자들에게 질병 예방이나 완화를 위한 식물식 기반 영양학 프로그램을 제공하는 로체스터대학 영양 의학 프로그램을 운영할 기회를 얻었다. 우리 프로그램은 미국의 다른 어느 곳보다 포괄적인 식물식 식단을 제공한다는 점에서 매우 자랑할 만한 것이었다. 우리는 개별 상담과 공동체 교육, 환자군에 따른 다양한 프로그램을 제공했고, 전국 각지에 있는 이들을 대상으로 한 집중 프로그램도 제공했다. 또한 실습 과정에 있는 소규모 교육생 그룹을 대상으로 식물식 기반 영양학을 교육하고, 심화 연구 기회도 제공했다. 주목해야 할 것은 이 모든 일이 로체스터대학의 공식적인 의학센터 주관 아래 이뤄졌다는 점이다. 이 모든 것들은 식물식 기반 영양학을 통한 질병 예방과 치료에 대한 급증하는 관심과 지지를 보여주는 증거다.

하지만 여전히 갈 길은 멀다. 인간은 매우 사회적인 동물이며, 자연식물식을 선택한 사람들은 극소수다. 인간의 행동은 대부분 무의식적으로 사회적 규범을 따르고, 환자와 보건의료 종사자를 포함해 대부분의 사람들은 여전히 식물식 식단에 무관심하다. 의대 영양학 교육은 턱없이 부족하고, 우리는 수술과 투약이 통상적 질병을 치료하는 가장 적당한 방법이라는 패러다임 안에서 살고 있다. 보건의료 종사자를 대상으로 한 직접적이고 노골적인 기업 로비는 다소 줄어들었을지는 몰라도, 의료기기 산업과 제약 산업은 의학계 주요 연구자 및 교수에 대한 연구 지원을 통해 보건의료 패러다임을 여전히 좌지우지 하고 있다. 이러한 상황에서 영양학 교육과 생활습관의 변화가 효과적인 치료법이라고 생각하기는 어려운 게 당연하다.

아마도 가장 어려운 점은 보험제도가 포괄적인 영양 프로그램을 선택한 환자에게 급여를 지급하지 않는다는 점일 것이다. 2015년 현재 미국에서 보험이 적용되지 않을 경우 관상동맥 우회술의 평균 비용은 약 15만 달러 정도다.[31] 이는 지역에 따라 편차가 있는데 어떤 병원에서는 40만 달러를 청구하기도 한다. 보험이 있는 환자는 천문학적인 비용이 든다 해도 어렵지 않게 감당할 수 있다. (보험회사는 병원이 공식적으로 청구한 비용보다 훨씬 저렴한 비용으로 깎기 위해 다양한 협상을 시도할 것이다.) 하지만 의사의 주도 아래 이뤄지는 영양학 프로그램은 매우 적은 비용이 소요되지만 적정 수준의 보험 적용이 되는 경우는 거의 없다. 이런 문제가 의료 행위로서 영양학 프로그램을 확산시키는 데 가장 큰 걸림돌이다. 이 문제가 해결되지 않는 한 미국의 식생활 문제를 사망과 장애 발생의 주요 원인으로 인식하고 환자들로 하여금 보다 건강한 삶을 살도록 시스템을 변화시키는 데에는 한계가 있다.

의사들은 환자를 돕고자 하는 자신들의 일이 실제로 환자를 돕지 못한다는 생각이 들 때, 무기력함을 느낀다. 일의 의미를 찾지 못하는 것이다. 나는 병을 유발하고 악화시킨 식생활은 무시한 채, 투약과 수술로 심각한 질병과 싸우는 의사와 환자를 종종 봤다. 식생활 변화라는 가장 유용한 수단을 있는지도 모르고 놔둔 채, 만성질환과 싸우는 의료시스템은 반드시 좌절할 수밖에 없다. 미국 의사 중 50퍼센트 이상이 무기력을 경험했다.[32] 현재의 보건의료 체제가 지속된다면 의사들이 의미 있는 성과를 내지 못하고 무기력증을 느끼는 상태가 점점 더 악화될 것이다.

지금과 같은 상태는 지속가능하지도 않고, 청진기를 두고 앉아 있는 양쪽(의사와 환자)의 수많은 사람을 실망시킬 뿐이다. 이런 상황임에도, 아니 바로 이런 상황 때문에 좀 더 나은 방식, 앞서 언급한 혁신적인 변화와 프로그램을 찾는 사람들이 늘고 있다. 아직 극복해야 할 문제가 많긴 하지만, 미국 전역에서 보인 긍정적인 변화 사례를 생각하면 사람들의 생활습관을 변화시키는 방법으로 보다 건강한 삶을 유지할 수 있게 돕는 방향으로 의료계가 움직이고 있다고 보인다. 이 흐름은 마침내 추진력을 얻기 시작했다. 『무엇을 먹을 것인가』가 출간된 후 11년 동안 주목할 만한 변화가 생긴 것이다.

어느 날, 진료실에서 11살 어린이의 엄마와 마주한 적이 있다. 콜레스테롤 검사 결과 아이가 평생 복용해야 하는 줄 알았던 스타틴(콜레스테롤 억제제)을 복용하지 않아도 되며, 대신 건강한 식물식 식단에 집중해야 한다는 이야길 듣고 그녀는 펑펑 울었다. 내 환자들이 새롭고 신선한 하루 세 끼 식사로 건강상의 극적인 이득을 보면서 약을 멀리 하게 되는 건 정말 즐거운 일이다. 우리의 집단 프로그램에 참여한 이들은 건강을 유지하고 회복하는 대안적 방법을 알게 된 것을 매우 감사해 하면서 이를 "삶의 변화"라고 부르고 있다. 로체스터대학 병원의 슬로건은 "최상의 의술"이다. 온갖 어려움을 겪으면서 의료전문기관에서 식물식 식단 프로그램을 힘들게 만들어 왔던 우리의 마음을 울리는 최고의 찬사는 8주 집단 생활습관 변화 프로그램에 참여했던 환자가 해준 말이었다.

"이것이야 말로, 최고의 의술입니다."

무너진 상아탑

학계는 내가 아는 한 가장 계층화된 영역이다. 이 글을 쓰고 있는 전문가로서의 내 이력은 이제 60년하고 2일째에 달했다. 하지만 '과학의 어두운 이면' 장의 짤막한 언급 몇 가지를 빼면 이 책 초판에서도 이 책의 주제와 제도로써 학계가 어떻게 연결되어 있는지에 대해서는 논의하지 않았다.

초판에서 산업계와 정부, 의료 종사자들이 어떤 식으로 식습관과 건강에 대한 정보를 혼란스럽게 만들고 호도하는지에 대해 이야기했다. 그 논의는 대부분 연구 기획과 데이터 해석 방식을 둘러싼 갈등에 초점을 두었다. 하지만 영양과 건강, 의료행위, 과학의 기초 원리에 대한 정의와 근본적 가정 등에 대해 충분히 심도 있게 다룬 것은 아니었다. 『당신이 병드는 이유』에서 이 문제를 보다 상세하게 다루고 있다. 하지만 그 책에서도 제도로서의 학계가 어떤 역할을 해야 하는가에 대한 논의는 빠져 있다.

건강과 영양에 대한 대중의 혼란에 대해 지금까지 언급했던 기관들을 면전에서 비난하기란 상대적으로 쉬운 일이다. 앞에서 살펴봤듯이, 그들은 각각의 역할을 해 왔다. 하지만 이 문제로 기업들을 비난하고 싶지는 않은데, 그들은 그들의 목적이 있다는 것을 (동의하는 것은 아니지만) 이해하기 때문이다. 그들은 재화를 생산하고 팔아야 한다. 주주의 이해, 일자리, 재정 문제가 있다. 이런 문제가 없다면 기업이 아니다. 하지만 불행히도 기업들은 종종 이기적 이해관계 때문에 과학을 해석하는 데 있어서는 매우 무책임하다.

마찬가지로 보건의료 종사자나 정부 관료에게도 책임을 묻고 싶지 않은데, 그들은 대개 환원론적 과학이 제공하는 근거 자료에 의존하기 때문이다. 의료 종사자들 역시 영양학 교육의 부재, 원칙과 기준을 갖춘 총체론적 과학의 부재로 고통받고 있다. 환원론 과학을 배운 사람이 영양학 이해의 토대가 되는 총체론 패러다임을 제대로 파악하기란 매우 어려운 일이다.

우리는 여기서 논의되지 않은 다른 제도를 비난할 수도 있을 것이다. 예를 들어, 잘못된 정보를 퍼트리는 언론에 대해 책임을 물을 수 있다. 하지만 언론이 유통시키는 정보는 그 정보를 만든 사람에게 들은 것이다. 대부분의 기자는 '균형' 잡힌 기사에 대한 압력에 시달린다. 그러다 보니 한쪽의 입장이 분명 가치 있는 내용임에도 검증되지 않은 반대쪽 의견도 선택해서 제시해야 하는 위험을 감수해야만 한다. 산업계의 경우와 마찬가지로 언론 출판 역시 기업이며 광고주와 그밖에 여러 이해당사자들이 그들의 생존을 좌지우지한다.

정부 영역의 문제를 보자면, 경험상 건강 연구에 관심을 갖고 있는 대부분의 공무원들은 국민들에게 신뢰할 만한 사실을 전달하기 위해 최선을 다하고 있지만, 주관적인 사실 해석을 통해 공공 정책이나 규제 정책을 입안한다. 과학적 근거를 평가하는 이 과정에서 외부자인 기업의 이해관계가 가장 큰 영향을 발휘한다. 다양한 경로를 통해 이루어지는 정부와 산업 사이의 상호작용이 지대한 영향력을 발휘하는 것을 봐왔던 까닭에, 정부와 산업을 사실 하나의 커다란 제도 속에서 함께 행위하는 공동 주체라고 해도 크게 부당하지 않을 것이다.

산업, 의료, 언론, 정부 영역은 각각의 이해와 책임을 갖고 있지만, 이 이해관계와 책임 문제는 서로서로 겹친다. 한때 식습관과 건강에 대한 대중의 혼란에 누가 가장 큰 책임을 갖고 있는지를 밝히는 게 타당하다고 생각한 적이 있었지만 지금은 그런 구분이 무의미하다고 생각한다. 각각의 부문들은 정도만 다를 뿐 동일한 정보원에 의지하고 있다. 각각 가장 유리한 방법으로 이를 활용할 뿐이다.

그러면 누가 이러한 지식 생산과 타당성 판단의 책임을 져야 하나? 어찌됐든 그 책임은 학계에 있다.

학계가 사회에 미치는 영향은 상아탑을 넘어선다. 지식인 사회와 기업, 사회적 네트워크를 가로지르는 영향력은 우리 사회 전반에 영향을 미친다. 학계는 단지 2,100만 명의 학생을 가르치는 것(2016년 가을 기준)을[1] 넘어 대부분의 건강 관련 과학 기초연구를 수행하거나 관리감독하고 있다. 미 국립보건원만 해도 매년 300억 달러 예산 대부분을 "전 세계 및 미국 전역의 2,500여 대학, 보건의료 학회, 각종 연구소에 걸쳐 30만 명의 연구자"들에게 의학 연구 지원으로 쓰고 있다.[2]

우리가 학계에 대해 논의할 때는 대부분의 정보가 생산되는 대학만을 이야기하는 것은 아니다. 대학 밖에서 진행되는 일 역시 상당 부분을 차지하고, 학계의 평판과 '회원 자격' 및 직책이 이러한 활동에 중요한 영향을 미친다. 이러한 활동 중 중요한 활동 하나가 (13장에서 자세히 살펴봤던) 각종 위원회에 참여하여 연구 프로젝트나 공공 보건의료 정책, 서비스 개발을 돕는 것이다.

학계는 또한 방대한 규모의 농업 지원 활동에서도 핵심 역할을 한다. 한 세기 이전부터 정부 프로그램을 통해 대학은 '협력적 확대' 프로그램을 운영해 왔다. 미 농무부는 이 프로그램을 통해 "농부와 소비자 그리고 그들의 가족에게 현대 기술과 사실 기반 과학을 제공한다"고 주장한다.[3]

정리하자면, 학계는 식습관과 건강에 대한 우리 인식의 토대가 되는 각종 정보를 수집하는 데 있어, 이론적으로 우리 사회에서 가장 최상의 위치에 자리 잡고 있다는 것이다. 하지만 이러한 상황이 도움이 되려면, 학자들이 자신의 기량을 발휘하는 데 반드시 필요한 자율성이 보장되어야 하고, 그들의 아이디어가 동료 전문가와 대중들에게 주기적으로 검증받아야 한다. 학계는 기초 연구를 통해 지식의 경계를 확장하고 동료 전문가들뿐만 아니라 학생과 독립 연구자 그리고 지역 사회 등과 정보를 공유해야 한다. 자유로운 사회는 정직한 연구와 토론을 위한 장소와 환경 없이 존재할 수 없다.

유감스럽게도, 지금까지 내가 겪은 학계는 이러한 기준을 충족시키는 데 실패했다.

코넬 대학에서 무너진 학문의 자유

어떤 사회든 자유와 진보를 열망한다면 학계의 중요성은 아무리 강조해도 지나치지 않다. 하지만 진정 그 사회에 도움이 되려면, 진실이 보장되는 환경 속에서 자유롭게 사고하고, 연구하고, 아이디어를 공유할 수 있어야 한다. 불행히도, 내가 목격한 것은 한때 주어졌던 표현의 자유는 끊

무엇을 먹을 것인가

임없이 침해됐고 학계는 그 희생양이 되는 광경이었다.

나는 인생의 대부분을 학계의 일원으로 지냈다. MIT에서 3년, 버지니아 공과대에서 10년 그리고 코넬에서 (대학원 4년, 명예교수 16년을 포함해서) 40년의 세월을 보냈다. 옥스퍼드 대학에서 1년간 안식년을 보냈고, 메릴랜드주 베데스다에 있는 생의학전문협회의 의장을 역임했다. 코넬에서 14년간 박사 연구원으로 재직한 후 1975년 마흔 살의 나이로 이례적으로 종신 교수로 재임용됐다. 나는 오랫동안 미국 대학 영양학과 중 상위권을 기록했고, 확대 개편하면서 이름을 바꾼 영양학부 교수가 되었다. 그리고 생화학과 국제농업 대학원 연구 분과에서 대학원생 연구 논문 지도책임을 맡았다. 그 이후 독성학을 독자 학과로 공동 창립했다. 이렇게 총 4개 과에서 학생들과 함께 일하고 지도했다.

코넬대 시절, 6개국(영국, 일본, 프랑스, 독일, 캐나다, 나이지리아) 25명의 교수 및 학자를 초대해 연구팀을 구성했고 그들은 각각 1년 동안 우리 연구소에서 일했다. (그들 모두에게 감사의 말을 전한다. 그들이 없었다면 나는 이 책과『당신이 병드는 이유』를 쓰지 못했을 것이다.) 이 젊은 과학자들은 모두 각각의 전공 분야에서 걸출한 경력을 이어나갔다. 내 연구 프로그램은 수년에 걸쳐 탄탄한 재정 지원을 받고 상당한 규모로 진행되었으며, 전체 영양학부에서 가장 많은 연구논문을 발표했다.

코넬에서의 오랜 경력은 학교 밖에서의 보람도 있었다. 코넬의 명성과 평판 덕에 20여 년간 식이와 건강 분야의 국가정책 및 국제정책 개발에 참여하는 공인된 전문가 패널에 참여할 기회를 얻었다. 이러한 활동은 내게 일상적으로 접하기 어려운 폭넓은 경험과 시각을 심어 주었고, 이를 통해 나는 우리 사회, 아니 지구에 필요한 핵심 관점을 형성할 수 있었다.

요약하자면, 다른 이들과 마찬가지로 나 역시 학계에서 이력서를 수놓을 숱한 기회를 제공받았다. 코앞에 가지런히 놓인 신뢰와 관례를 무심히 흘려보내지만 않는다면, 우리 학자들은 함께할 동료를 찾고, 연구 지원금을 신청해 가설을 세우고 실험해 볼 수 있으며, 지식을 대하는 관점을 형성해 이를 학생들과 공유할 수 있다. 우리에게는 기회가 많다.

하지만 나는 학자들이 이 코앞에 놓인 신뢰와 관례를 날려버리고 (사실은 무너뜨리고) 어떤 일을 저질렀는지 숱하게 보았다.

1990년 이전까지는 코넬 홍보팀 덕분에 언론에 우리 연구팀의 연구 결과가 특집으로 자주 실렸다. 하지만 1990년에는 우리의 중국 연구가 완전히 새로운 연구 지평을 열었고, 점차 국내외의 주목을 끌었다. 여러 언론이 중국 연구에 대한 기사를 쏟아냈고《USA투데이》,《뉴욕타임스》,《새터데이이브닝포스트》는 머리기사로 다루었다. 중국 연구를 둘러싼 기사는 넘쳐났고, 이 연구가 두 나라 사이의 첫 공동연구라는 점에서 언론 보도는 점점 더 빈번해졌다.

나는 엄청난 양의 새로운 중국 데이터에 점점 더 흥미가 생겼다. 실험실과 인구 실태 조사 병행 연구는 영양에 대한 기존 사고방식의 근본적 재정립 가능성에 상당한 실마리를 제공했다. 이 시기부터 전과는 전혀 다른 양상이 벌어졌다. 첫 번째 신호탄은 코넬대의 '채식 영양학' 과목 개설이었다(이후 온라인 과정으로 옮겨졌다). 그리고 2005년에는 이 책의 초판이 출판되었다. 우리 연구를 조명한 다큐멘터리와 방송이 최소 15개 이상 제작되었다. 모두 수락하기 어려울 정도로 수많은 강연 요청이 쇄도했고, 식물성 영양 섭취 '운동'이 나타나기 시작했다.

굳이 전환점을 짚어보자면 중국 연구 결과에 대한 1990년《뉴욕타임스》과학 섹션의 기사가 될 것이다. 이를 계기로 내 학문적 지향은 보다 대중적인 새 길을 찾게 되었다. 그 이후 나는 점진적으로 영양과 건강, 과

무엇을 먹을 것인가

학 자체의 의미를 다시 생각하게 되었다. 물론 당시에는 이게 얼마나 전통 과학으로부터 멀어지게 할지 알지 못했다. 초기에는 이 책 곳곳에서 이야기한 그 도그마 때문에 어려움을 겪기도 했지만, 1990년 초반부터 이 노력은 새로운 도전으로 각인되기 시작했다.

이 모든 일이 벌어지는 동안, 일부 코넬대 임원이 관심을 보였지만 내가 원하는 방식의 관심은 아니었다. 그들의 관심은 건설적이라기보다는 일종의 불안한 호기심 같은 것이었다. 나는 내 연구 결과를 대중은 물론 학내 학생들에게도 차단하고자 하는 결연한 의지에 맞부딪힌 느낌을 받기 시작했다.

당시 (미국 내 최고의 영양학 과정이었던) 코넬 영양학부의 학장이었던 쿠베르토 가르짜Cutberto Garza는 다국적 식품 및 유제품 회사인 다논의 부사장을 역임하고 있었고, 1995년에는 (정부 측 먹이사슬의 정점인) 미국 농무부 식생활 지침 위원회 위원장이었다. 종신 교수 재직 기간 중, 그와 그의 위원회는 유제품 산업과의 이해가 걸린 문제에 대해 정보를 통제했다는 혐의로 고소된 바 있다. 해당 위원회 위원 11명 중 6명이 은밀한 방식으로 산업계와 돈 문제로 엮여 있었다. 이 소송을 통해 가르짜가 개인 소득 신고를 축소해 신고한 것도 밝혀졌다.[4]

이 와중에 나는 우리 학부에 '채식 영양학' 과정을 개설했다. 다른 과정명을 쓰고 싶었으나, 학부 관리자들은 이 과정명이 적당하다 생각했다. 나는 영양과학의 근본적 관행에 도전하는 것에 더 관심이 많았다. 이 과목은 선택 과목이었으나, 짧은 시기 인기를 얻었다.

하지만 6년 수업을 진행한 후 이 책 초판 출간으로 급증한 외부 강의 준비를 위해 1년간 강의를 쉬는 동안 학장이 나와 아무런 상의 없이 이 강의를 없애 버렸다. 그러고는 곧 바로 보스턴대학교 학장으로 떠나 버렸다. 학보사 기자는 3천 명에서 5천 명의 학생이 강의 재개설 청원에 서명했다는 이야길 전해 주었고, 나는 동원 가능한 모든 수단을 써서 총장(그는 채식주의자이기도 했다)에게 항의를 했지만 끝내 강의는 폐강되었다. 그러다 미국 어디서든 학생들이 수강할 수 있는 교환 학점 과정 시범 강의를 하던 작년에서야 다른 과를 통해 이 과목이 다시 개설되었다. 하지만 이 또한 다른 난관에 부딪혔다. 가르짜의 후임인 유전학자 패트릭 스토버Patrick Stover는 해당 학과 학장에게 편지를 써 우리 학부가 이 과목을 더 이상 승인하지 않기 때문에 이 강의에 대한 지원을 철회할 것을 요구했다. 거짓말이었다. 학내 옴부즈맨과 학과 교수 대표 모두 내게 처음에 이 과목 개설을 승인한 학부위원회에 해당 과목 재승인을 요청하라고 제안했고 도움을 주었다. 하지만 스토버는 단숨에 거절했고, 되려 학부위원회에 편지를 써 위원회가 재승인한다 해도 본인이 강의 개설을 막을 것이라고 했다.(학문의 자유라는 이념에 대한 가르짜의 만행은 코넬에만 한정되지 않았다는 점을 지적할 필요가 있다. 그는 보스턴대학으로 간 뒤, 총장을 그만두기 바로 직전에 교수진 88퍼센트가 요구한 교수평의회 설치를 거부했다.)

스토버는 초빙 교수 콜드웰 에셀스틴과 나의 공동 강의를 위해 사전에 예약한 강의실을 불과 강의 3일 전에 (자기 직원을 시켜) 예약 취소하는 등 이해할 수 없는 방해를 계속했다. (그 강의실은 그 시간대에 비어 있었다.) 그 다음날 해당 직원의 조수에게 다른 강의실 사용을 알아보러 갔을 때 "캠벨 박사님, 이 학교에서 교수님 강의를 위한 강의실을 구하진 못할 겁니다"라는 말을 들었다.

뿐만 아니다. 규모와 영향력 모두 상당한 언론홍보팀의 한 기자는 그의 상급자가 직원들에게 나에 대해 "지면 한 줄도 할애하지 말라"는 지시를 했다고 알려줬다. 나는 코넬대 재직 기간 내내 언론홍보팀의 도움(보도자료

무엇을 먹을 것인가

나 코넬대 출판 목록 등)을 많이 받았는데, 이 팀이 발행한 보도자료를 통해 우리 연구 결과가 200개가 넘는 중앙 언론 및 지역 언론에 보도되었다는 모니터링 보고서를 받은 적도 있다. 하지만 신뢰할 만한 동료의 말에 따르면, 그 상급자는 우리 연구에 대해 학교 외부 언론과의 소통을 중단시켰다. 그 후 3년 정도 우리는 언론에서 사라졌다.

영양학 강의 취소 이야기로 다시 돌아가자. 우리 학부 학장이 제안한 최종 "해법"은 당시 신설 중이던 e-코넬, 즉 온라인 프로그램으로 전환하자는 것이었는데, 이는 정말 살아남기 위한 몸부림이었다. 야구로 치자면 마이너리그 강등 같은 일로 폐강 수순을 밟는 일이라고 느껴졌지만, 나는 기꺼이 수용하고 최선을 다하고자 했다. 나는 우선 두 명의 제자가 하는 연구 기금 조성을 위해 비영리조직을 만들었다. 그리고 전에 내 강의를 (당시만 해도 쉽지 않은 일이었던) 온라인으로 개설한 경험이 있는 기획력 좋은 예전 제자, 특히 메간 머피Meghan Murphy의 도움과 비영리 조직의 활성화를 위해 재정 지원을 한 기부자의 힘으로 온라인 과정 개설 작업을 진행할 수 있었다. 2014년까지 이 과목은 e-코넬을 통해 개설된 100여 개의 과목 중 1위 과목이었다. 지금은 자격증 과정으로 인증받아, 30개 범주로 구성된 일련의 의대 교환 학점 과정으로 운영되고 있다.

우리의 성공을 지켜본 코넬대 언론홍보팀 선임기자는 《코넬 크로니클 Cornell Chronicle》(코넬대의 주요 뉴스 보도원)에 이에 대한 기사를 썼다. 이 기사를 쓴 사람은 코넬에 32년간 재직했고 10월 퇴직을 앞두고 있었다. 수년 전 코넬에 입사 후 그녀가 처음 쓴 기사도 내가 공저로 참여해 1982년 출판했던 국립과학원의 〈식습관, 영양 그리고 암에 관한 보고서〉5와 이 보고서에 대한 언론의 흔치 않은 관심에 관한 것이었다. 내 연구와 관련된 기사로 시작했기에 마지막 역시 내 연구 관련 기사를 쓴 것은 그녀에게 어울리는 일이었다.

하지만 해당 기사의 초고가 코넬대 총장에게 보고되자, 그는 이 초고를 농업생명학 단대 학장과 영양학부 학과장, 인간생태학 단대 학장을 포함한 몇몇 임원들에게 보여주었고, 그들은 기사 게재를 허락하지 않았다. 그 기자는 그들이 내 입장을 "보증"할 수 없어서 그렇게 했다고 전했다.《코넬 크로니클》직원들은 그런 이유의 기사 검열은 학문의 자유를 침해하는 것이고 기사 내용에 대한 본인들의 해석이 지면에 실릴 기회를 박탈당했다며 반발했다. 그러나 이 역시 묵살당했다.

처음《코넬 크로니클》기자와 인터뷰 했을 때 그녀가 전한, 내 연구에 대해 "지면 한 줄 할애하지 말라"던 지난 3년간의 금지령을 떠올렸으나, 그녀는 그 상급자가 최근 그만두었기 때문에 더 이상 그렇지 않다고 장담했다. 하지만 첫 인터뷰 후 몇 가지가 명확해졌다. 누가 편집장이 되었건 보다 윗선의 누군가가 통제권을 쥐고 있었다는 사실이다.

여전히 다수의 영민한 학자와 교수들이 재직하고 오랫동안 학교를 존중했던 나로서는 코넬대의 "지저분한 민낯"을 독자들에게 그대로 보여주고 싶지 않았다. 나는 아직도 학생들에게 코넬대를 추천한다. 하지만 학계의 권력이 어떻게 입맛에 따라 학문을 제한하고, 다른 입장의 과학 정보를 폄훼하도록 작동하는지 널리 알리는 것이 더 중요했다. 내 경험에 한정된 이야기이지만, 나에 대한 호불호에 초점을 맞춘 것은 아니다. 곳곳에서 수없이 반복되는 계층화된 사회가 불러일으키는 심각한 문제에 대한 이야기를 그저 내가 겪은 가장 적절한 예시를 통해 보여준 것뿐이다.

학문의 자유를 침식시키는 것들

좀 더 희망적인 이야기로 이어가고 싶었으나, 최근의 추세는 학문의 자유가 점점 더 훼손되고 있음을 보여주고 있다. 더 많은 강의와 연구가 비정규직 교수들에게 돌아가고 있고, 이들의 일자리는 고용주의 의사와 통제에 매우 취약하다. 사실, 그들은 고용주의 나팔수로 계약된 이들이다. 정규직 교수로 임용되지 않는 한 그들의 의견이나 연구 결과가 속 좁은 학교 당국과 충돌하면 언제라도 해임될 수 있다. 1980년에는 정교수 또는 정교수가 될 수 있는 교수 비중이 68퍼센트에 달했다.[6] 지금은 고작 32퍼센트에 불과하다.[7] 미국대학교수협회는 비정규직 교수 비중을 15퍼센트 이하로 제안하고 있지만 68퍼센트가 정교수가 될 수 없는 비정규직 교수라는 말이다.[6]

정규직과 비정규직 지위를 통제하는 고위 관료는 점점 더 기업의 이해관계에 얽매이고 있다. 기업의 대학 연구비 지원 규모가 점점 더 커지고 있기 때문이다. 내가 버지니아 공대에서 처음 정교수로 임명됐던 1965년에는 과학 연구개발에 대한 민간 지원은 40퍼센트가 안 됐는데, 2006년에는 65퍼센트까지 증가했다.[8]

정교수 지위가 가져다주는 보호망에 대해서는 누구보다 잘 알고 있다. 종신 교수로 코넬대로 복귀한 1975년에 나는 농업학부 학장의 추천으로 다른 두 개 학부의 강의 교수진에 들어가기도 했다. 그 당시 나는 이미 연구 결과에 따라 동물성 단백질 섭취에 의문을 제기했었기 때문에 총장과 학부 학장은 뉴욕주 계란협회로부터 나를 해고하라는 항의서한을 받기도 했다. 학장은 사람만 놓고 보자면 일생을 열혈 축산업 지지자로 살아왔던 사람이었다. 하지만 그는 자신이 해고를 할 수도, 해서도 안 된다고 답했다. 나는 정교수 규정을 받고 있었고 - 최소한 원칙상으로는 - 지금까지도 그렇다. 연구를 거듭할수록 기업 후원을 받는 협회 요직과는 점점 더 멀어졌지만, 내가 진실이라고 생각하는 바에 대해 발언할 수 있는 힘과 지위는 지켰다. 종신 교수의 특권을 누릴 수 있는 정규직 교수의 비중이 줄어들수록, 개인의 영달을 위해 기업에 영혼을 팔아넘긴 소수의 정규직 교수들이 촉발한 문제는 점점 더 심각해지고 있다. 불행히도 이런 시스템에서는 대학에 적을 둔 권위자, 과학자라는 지위를 활용해, 특히 기업과 협회의 지원과 홍보를 등에 지고 언론의 과도한 관심을 받는 이들도 바로 정규직 교수들이다.

이상적 학문

학술 활동 자유 보장에 대한 미국대학협회 이사회의 권고안—권고안은 다수의 사람들에게 수용 가능하고 명백해야 한다—은 다음과 같다.[9]

> 학생은 다양한 의견을 접하고 판단할 기회를 보장받아야 한다. …
> 학자는 그들의 사고가 어떤 방향으로 발전하는지와 상관없이 정치적 · 종교적 · 여타의 사상에 의해 제한받지 않을 자유를 보장받아야 한다.
> 학계는 진리의 독점, 불변의 진리를 허용해서는 안 된다. (그들이 이미 잘 알고 있다시피 대학 관리자들의 주장이 바로 그런 경우다.)
> 학문의 자유는 사회적으로 보호받고, 교수와 학생은 공공의 이익을 증진시키기 위해 이 자유를 누릴 수 있다.

각 대학 기관들이 기업과 결탁하면서 이 고결한 이상은 이제 동화 속 이야기가 되었다.

대다수 교수가 진실한 토론에 기꺼이 참여할 의지를 지닌 고결하고 양심적인 학자라는 것은 의심의 여지가 없다. 하지만 대학에 적을 두고 있는 우리가 간과하고 있는 것은 우리가 고립된 지식의 사일로silo 안에 갇힌 채, 연구의 지향과 표현의 자유에 가해진 한계를—무의식적으로도—인식하지 못하고 있다는 사실이다. 광범위한 과학적 환원론 환경 탓에 적절한 연구 주제 설정이 거대한 패러다임과 관행의 경계를 허무는 데까지 나아가지 못한다. 그런 까닭에 협소한 식이요법, 건강, 의료 연구에 몰두하고 있는 우리들 대부분은 이런 연구의 한계를 인지하지 못한다. 또한 승진 및 종신 교수직 임명에 필요한 연구 재원을 확보하지 못 하는 한, 계속해서 외부 연구 기금에 의존할 수밖에 없고, 이는 결국 기존 관행의 금도를 벗어나지 못하게 한다. '돈벌이 논문 게재publish or perish' 세태는 여전히 버젓하다. 종신교수 심사 위원회에서 촉망받고 자질 있는 젊은 학자가 관심 있는 분야의 연구 재원을 확보하지 못해 떨어지는 경우를 종종 봤다. 여러 측면에서 우리의 시스템은 보수적이다.

학계는 더 이상 예전의 모습이 아니다. 초판에서 논의했던 산업과 정부, 보건의료 영역을 포함해 건강 정보에 대한 대중의 혼란과 왜곡을 초래한 가장 큰 책임은 학계에 있다. 하지만 대다수 교수와 연구자 때문이 아니다. 비난의 화살은 소수일지언정, 자기 잇속을 차리기 위해 기꺼이 기업의 이해관계에 복무하는 이들에게 향해야 한다. 그들이 주요 요직을 차지하면, 칼자루를 쥐는 셈이다. 학문의 자유가 약해질수록 이들에게 반기를 들 지적 역량을 가진 이들도 줄어든다.

학계가 어떻게 기업의 이해관계와 얽혀 있는지 설명하는 데는 학교 건물 재건축 사례를 보면 된다. 2년 전, 1,050억 달러를 들여 농대가 있던 스톡킹 홀을 완전히 재건축했다. 건물 내부의 모든 것이 달라졌다. 도로와

인접한 건물 측면을 모두 유리로 마감해, 안에 있는 신기한 기계로 유제품을 생산하는 모습을 그대로 볼 수 있게 되었다. 이 새로운 성채 입구 바로 앞에는 6미터 정도 되는 우유병 조형물이 '기념비'처럼 서 있다. 공과 대학의 놀라운 예술 사랑이 아닐 수 없다! 그리고 입구 안쪽, 내가 대여섯 차례 수업을 했던 예전 강당 자리에는 화려하게 새 단장을 마친 펩시 Pepsico 강당이 자리 잡고 있다.

오랜 직장이었던 곳에 대해 코넬 대학의 그 누구보다 가혹하게 이야기하고 있다는 게 상식적이지 않다는 것은 나 역시 잘 알고 있다. 코넬에서 조직에 기여하고, 나 역시 성장할 수많은 기회를 얻었다는 점 역시 잘 알고 있다. 특히 수많은 명석한 학생과 교수, 행정 담당자와 함께 일할 수 있었던 기회는 매우 뜻깊었다. 이들을 직장 동료, 친구로 둘 수 있어 더없이 행복했다. 하지만 잘 눈에 띄지는 않지만 우리가 무엇을 할지, 어떻게 생각할지를 통제하는 패러다임과 조직의 권력이 얼마나 막강한지도 잘 알고 있다. 연구 결과와 강의로 채워진 나의 여정은 우리의 집합적 의식에 아로새겨진 경계선을 넘었다. 내 연구 결과는 동물성 단백질의 우월함에, 생의학 연구의 근간을 이루는 환원론 편향에, 암 진행은 돌이킬 수 없다는 가정에, 제약산업의 근간을 이루는 핵심 개념에, 영양제의 부적절함에, 화학발암물질의 문제점에 도전하는 것이었다. 다른 선택은 불가능했다. 그리고 경계선 저 너머에서 새로운 세계를 발견했고, 이러한 내용을 이해하고 소중하게 생각하는 새로운 동료와 친구들을 만났다. 나는 언젠가 동료들이 이렇게 말하기를 바랄 수밖에 없었다. "더 이야기해 봐!"

35년간 내 연구는 납세자들의 돈에 의지했고, 그중 90퍼센트는 엄격한 동료 전문가 평가 과정을 거쳐 국립보건원의 지원을 받았다(나머지는 대부분 자비였으며, 6년간 필리핀에서 일할 때는 미 국무성의 지원을 받았다). 나는 이해관계가 있거나 영리 목적이 있는 지원금을 원치 않았기 때문에 이 일을 시작할 때부터 의도적으로 연구 재원을 공적 지원으로 한정했고, 이러한 지원을 받을 수 있었던 것에 대해 더할 나위 없이 감사한 마음을 갖고 있다.

나는 미리 방향을 정해 놓고 연구를 진행하지 않았다. 이념의 문제든 이권의 문제든 말이다. 단지 인간 건강과 식습관이 어떻게 관련되어 있는지 알아내고 싶었고, 공적 지원을 통해 중립적인 연구를 하고 싶었을 뿐이다. 어렸을 적 아버지는 "항상 진실만을 말해라, 진실 외의 이야기는 하지 마라"고 하셨다. 아무리 힘들고 어려운 길이더라도 아버지의 말씀이 항상 버팀목이 되었다. 초기 연구 결과가 상상치 못했던 것이라도 예외가 될 순 없었다. 결과를 확증하거나 기각하는 것 외에는 다른 길이 없다. 어떤 결과도 무시해서는 안 된다. 내가 아는 과학은 그렇다.

직업적으로 나는 모든 것을 얻었다. 교수직과 명예, 관대한 연구 지원, 학생과 대학 동료들과의 교류, 코넬의 몇몇 뛰어난 교수들의 관대한 지원, 과분한 개인 수상 등. 아낌없는 후원 덕에 나는 무능한 학교 중진 관료들의 횡포로부터 상대적으로 자유롭다고 순진하게 생각했다. 고백컨대, 생각보다는 훨씬 가파르고 험한 여정이었다. 진실을 향한 여정은 그 어떤 길이라도 기업의 이해관계와 얽매인 대학 행정 관료들의 계산기 위에 있을 수 없다.

나는 수년간 스스로를 보호할 교수 직함을 가지지 못했다는 이유로 진리를 찾아 헤매는 몇몇 교수와 학생들(이들이 특히 심하다)이 학내 행정 관료의 악행에 무방비로 노출된 것을 목격했었다. 남다른 사명감으로 무장하고 능력과 진정성을 갖춘 이들이 피해자가 되었다. 나는 정규직 교수였고, 이들은 아니었다. 그래서 나는 그들의 명예를 위해, 아니 이름조차 없는 그들을 위해 내가 시작한 일을, 다른 사람이 하지 않았던 일을

굳건하게 지속해 나갈 것이다. 내 주요 관심사에 학문의 자유라는 동인
을 추가해야 한다.

오랜 기간 켄터키 의회 의원이었던 톰 리너Tom Riner가 다큐멘터리 〈플
랜트퓨어 네이션〉에서 이런 말을 했다.

"진실은 힘이 세다. 홀로 사라지지 않는다."

무엇을 먹을 것인가

반복되는 역사

1985년, 영국 옥스퍼드대학에서 안식년을 취하고 있을 때 역사 깊은 의학도서관에서 식습관과 질병의 역사를 연구할 기회가 있었다. 나는 옥스퍼드대학의 그 유명한 보들린 도서관과 아일랜드 왕립의과대학 도서관 그리고 왕립암연구재단의 도서관을 이용했다. 대리석으로 둘러싸인 성지 같은 조용한 구석에서 150년에 걸쳐 식습관과 암이란 주제로 유려한 글을 써 놓은 저자들을 발견하고는 전율을 느꼈다.

그런 저자들 가운데 한 사람이 의학과 건강에 관한 책을 14권이나 쓴 조지 맥킬와인George Macilwain이었다. 맥킬와인은 북아일랜드에서 태어나 자랐지만 나중에 런던으로 옮겨 1800년대 초에 유명한 외과의사가 되었다. 그는 왕립의과대학의 회원이 되었고, 나중에는 명예회원이 되었다.

그는 암의 주요 원인이 기름기, 지방 그리고 알코올이란 것을 알아내고 40세에 채식주의자가 되었다.[1] 또한 맥킬와인은 '질병의 기질적 특성'이란 이론으로 유명했는데, 그 이론은 주로 암의 기원과 치료에 관한 것이었다.

질병의 기질적 특성이란 질병이 몸의 장기, 세포, 또는 반응이 잘못되어 생긴 결과나 독립적으로 작용하는 외부 원인이 아니라 몸 전체에 걸쳐 여러 조직이 한 번에 무너진 결과라는 의미다. 이 견해와 반대되는 생각이 '질병의 국소 이론'인데, 이는 질병이 몸의 특정 부위에 작용하는 하나의 외부 요인에 의해 생긴다는 것이다.

당시에도 식이요법의 효과를 믿는 사람들과 수술요법과 약품을 지지하는 사람들 사이에 거센 싸움이 있었다. 국소 이론 지지자들은 질병이 국소적으로 발생하므로 도려낼 수 있고 화학물질을 사용해 치료할 수 있다고 주장했다. 이와 반대로 식이요법과 생활방식을 선호하는 사람들은 질병이 신체의 기질적인 특성에서 비롯된다고 믿었다.

이토록 오래된 책에서 오늘날 식습관과 질병에 관해 똑같은 생각을 발견하고는 적잖이 놀랐다. 이런 생각은 새로운 것이 아니라 오래전부터 있었던 역사가 현대에 다시 모습을 드러낸 것이었다. 맥킬와인에 대해 공부하면서 나는 그가 나와 친척지간이라는 사실을 알았다.

증조할머니의 결혼 전 성이 맥킬와인이었고, 할머니 쪽 가족도 맥킬와인이 살았던 북아일랜드의 같은 지역에 살았다. 뿐만 아니라 우리 집안에는 아일랜드 농장을 떠나 1800년대 초에 런던에서 유명한 의사가 되었다는 유명한 맥킬와인 이야기도 전해 내려왔다. 북아일랜드에서 이주한 우리 아버지는 내가 어렸을 때 조지 삼촌 이야기를 해주었지만 나는 그 사람이 누구인지 몰랐다.

2년 전, 아내 캐런과 맥킬와인과의 관계를 좀 더 알아보고자 영국과 아일랜드에 다녀왔다. 그는 성인 이후의 삶을 대부분 영국의 메싱이란 곳에서 보냈고 그곳에 묻혔다. 안타깝게도 그의 사망 신고서는 찾지 못했지

무엇을 먹을 것인가

만 메싱 마을의 무덤가를 돌아보다 연석으로 된 흔치 않은 비석을 발견했다. 대부분이 닳아 없어졌지만 1900년 이전에 사망한 이들의 명단이 새겨져 있었고, 맥킬와인이 1883년에 사망한 것을 확인했다. 이런 사실에 더해 가계 계보를 좀 더 조사해본 결과 조지 맥킬와인이 나의 고조할아버지 또는 증조할아버지라는 데 어느 정도 확신이 생겼다.

이 사실을 알게 된 것은 내 삶에서 잊지 못할 사건 중의 하나였다. 캐런은 말했다. "만일 환생이란 것이 정말로 있다면⋯." 나도 그 말에 동의한다. 만일 내가 과거에 살았다면 조지 맥킬와인이었을 것이다. 그와 나는 비슷한 길을 걸었다. 우리 둘 다 질병에서 식습관이 얼마나 중요한지 날카롭게 인식하고 있었고 모두 (느슨한 의미의) 채식주의자가 되었다. 그가 150년 전에 쓴 글 중 일부는 내 생각과 무척 흡사해서 마치 내가 말하고 있는 것처럼 느껴졌다.

이 책 초판 발행 이후, 나는 11권의 맥킬와인 책을 검색해 찾았고 거의 다 읽었다. 당시 의학서적과 마찬가지로 대부분 장황스럽고 종종 이해하기 어려운 부분이 있었다. 하지만 한 가지는 확실하다. 비록 그는 '구성주의constitutionalism'라고 표현하고 있긴 했지만, 1800년대에 쓴 그의 글들은 총체론의 얼개를 엮어낸 것이었다. 그리고 그것은 내가 의료행위의 기본 원칙이 어때야 하는지 이야기하고 영양학을 가장 잘 표현할 방법으로써 총체론을 언급하는 것과 매우 흡사하다.

역사가 깃든 장엄한 도서관에서 얻은 것은 가족사만이 아니었다. 학자들이 수세기 동안, 아니 천년에 걸쳐 건강의 본질을 두고 여러 가지 주장을 펼쳤다는 것 또한 알게 되었다. 약 2,500년 전 플라톤은 소크라테스와 글라우콘이 나눈 대화를 기록했는데, 그들은 도시의 미래를 논했다. 소크라테스는 도시가 단순해야 하고 시민들은 보리와 밀을 주식으로 하여 소금, 올리브, 치즈, 삶은 양파와 배추를 즐기고 무화과, 완두콩과 구운 머틀 베리(지중해가 원산지인 허브—편집자)와 너도밤나무 열매를 후식으로 먹고 와 인을 적당히 마시면서 살아야 한다고 말했다.[2] 소크라테스는 "그렇게 하 면 평안한 마음과 건강한 몸으로 살 수 있네. 나이를 많이 먹을 때까지 살 가능성이 많지."

하지만 글라우콘은 그런 식사는 돼지들에게나 적당하다고 하면서 시 민들이 좀 더 문명화된 방식으로 살아야 한다고 대꾸했다. "사람들은 긴 의자에 몸을 누이고 … 보통 먹는 요리와 최신식 만찬과 후식을 먹어야 합니다." 즉, 시민들이 육류를 먹는 호화로움을 누려야 한다고 했다.

소크라테스는 말했다. "염증에 시달리는 도시에 관해서 고심해 보기를 원한다면야 … 또 온갖 종류의 동물들이 엄청나게 필요하겠군. 그것을 먹 기 원하는 사람들을 위해 말이야. 안 그런가?" 글라우콘은 말했다. "물론 필요합니다."

그러자 소크라테스가 대꾸했다. "그러면 이전과 같은 음식을 먹던 때 보다 의사들이 엄청나게 필요하지 않겠는가?" 글라우콘은 부정하지 못했 다. "예, 그렇겠지요."

소크라테스는 계속해서 이런 호화로운 도시는 음식으로 먹어야 할 동 물을 기를 땅이 많이 필요하므로 땅이 부족할 것이라고 말했다. 땅 부족 은 다른 사람에게서 땅을 빼앗는 결과를 낳을 것이고 이것은 또 폭력과 전쟁을 촉발할 것이며, 따라서 정의를 위한 요구가 생겨날 것이라고 했다. 소크라테스는 나아가 이렇게 말했다. "도시에는 방탕함과 질병이 만연해 있는데 법원과 병원은 충분치 않을 테니 법률가와 의사는 머리를 꼿꼿이 세우고 다니지 않겠는가? 그렇게 되면 유복하게 태어난 사람들마저 이런 직업을 갖고 싶어 할 거야." 즉, 질병이 만연한 호화로운 도시는 변호사와

의사가 모든 일의 규범이 될 거라는 말이었다.[2]

서구 역사상 위대한 지성 가운데 한 사람이 2,500년 전에 육식을 비판했다는 사실도 놀랍지만 그보다 놀라운 점은 이런 역사를 알고 있는 사람이 거의 없다는 것이다.

서양 의학의 아버지인 히포크라테스도 질병을 예방하고 치료하기 위한 주요 방법으로 식이요법을 옹호했다는 사실이나, 조지 맥킬와인이 식이요법으로 질병을 예방하고 치료할 수 있다는 사실을 알았다는 것도, 미국암학회를 창시한 프레데릭 호프만이 질병을 예방하고 치료할 수 있는 방법은 식이요법이라고 말했다는 것을 아는 사람은 거의 없다.

플라톤은 어떻게 미래를 그토록 정확하게 예측할 수 있었을까? 그는 동물성 식품을 먹는 것이 진정한 건강과 번영으로 이끌지 못한다는 것을 알았다. 동물성 식품을 먹음으로써 얻게 되는 거짓된 풍요로움은 단지 고통, 질병, 토지 분쟁, 변호사와 의사들의 난립으로 이끌 뿐이다. 이것은 현대 미국이 처한 상황을 상당히 잘 묘사하고 있다.

2,000년 전 로마의 위대한 학자이며 네로 황제의 스승이었던 세네카도 동물을 먹는 데 따르는 문제에 대해 이런 글을 썼다.[2]

> 황소 한 마리는 1~2에이커의 목초지면 충분한다. 나무 한 그루면 코끼리 몇 마리가 만족한다. 땅 전체와 바다를 약탈하여 먹고사는 것은 인간뿐이다. 보라! 자연은 사실 우리에게 매우 작은 몸을 준 반면에 매우 탐욕스러운 위를 주지 않았는가? … 위장의 노예들(살루스티우스가 말한 것처럼)은 인간이 아니라 저급한 동물로 간주해야 한다. 아니, 저급한 동물도 못 되니 차라리 죽은 자로 간주하는 것이 낫겠다. … 그들의 문 앞에 '그들은 죽음을 내다보고 살았노라'

라고 새겨야 할 것이다.

조지 맥킬와인은 질병의 국소 이론이 건강으로 이어지지 않을 거라고 하면서 어떻게 미래를 예측했을까? 심지어 오늘날까지 만성질환의 원인을 효과적으로 예방하고 치료할 수 있는 약이나 시술은 없다. 가장 좋은 예방과 치료는 건강에 대한 기질적인 접근인 식이요법과 생활방식의 변화인 것으로 밝혀졌다.

우리는 과거로부터 얻은 교훈을 어떻게 잊어버렸을까? 고대 그리스 올림픽에 출전한 최고의 운동선수는 채식을 해야 한다는 것을 알았건만, 어찌하여 채식주의자는 단백질을 충분히 먹지 못한다는 두려움으로 변해 버렸을까? 어떻게 의사들이 영양에 관해 아는 것이 없으며, 의료 조직이 영양학을 중상모략하고, 처방약과 병원에서 받는 치료가 세 번째 사망 원인이 되어 버렸을까? 어떻게 해서 식물식을 옹호하는 것이 의료계를 위험에 빠뜨리는 것이 되었고, 과학자들은 자연을 존중하기보다 자연을 통제하게 되었을까? 어떻게 우리가 앓는 질병으로 이윤을 얻는 기업이 건강해지는 법을 가르치게 되었고, 우리가 먹는 음식으로 돈을 버는 기업들이 어떤 음식을 먹으라고 말하게 되었으며, 대중이 힘들게 번 돈은 제약산업의 이윤을 늘려주는 세상이 되어 버렸을까? 어째서 식품, 약품, 건강과 관련된 정부 정책에는 믿을 수 없는 것들이 많아졌을까?

미국인 3억 명 이상이 아프다.[3]

- 미국 성인의 82퍼센트가 심장질환의 위험 요인을 한 가지 이상 갖고 있다.[4]
- 미국인의 81퍼센트가 일주일에 1회 이상 약을 복용하고 있다.[5]

무엇을 먹을 것인가

- 미국인의 50퍼센트가 일주일에 1회 이상 복약 처방을 받고 있다.[5]
- 미국 성인의 65퍼센트가 과체중이다.[6]
- 미국 성인의 31퍼센트가 비만이다.[6]
- 대략 미국 청소년(6세에서 19세까지) 3명 중 1명은 이미 과체중이거나 과체중에 될 위험에 놓여 있다.
- 약 1억 5백만 명의 미국인이 위험할 정도로 높은 콜레스테롤 수치를 갖고 있다.[7] (200mg/dL 이상은 위험군으로 정의, 심장에 무리를 주지 않는 정상 콜레스테롤 수치는 150mg/dL 이하)
- 약 5천만 명의 미국인이 고혈압이다.[8]
- 6,300만 명 이상의 미국 성인이 지난 3개월 동안 허리에 통증이 있었다(허리 통증은 상당부분 혈액 순환, 과체중 문제와 연관되어 있다. 둘 다 식습관에 영향을 받고 신체 활동이 적어지면 악화된다).[9]
- 3,300만 명 이상의 미국인이 지난 3개월 동안 편두통이나 심각한 두통을 앓았다.[9]
- 2001년 심장질환을 앓는 미국인은 2,300만 명이었다.[9]
- 1,600만 명의 미국인이 당뇨병을 앓고 있다.
- 2000년 미국에서 심장질환으로 사망한 사람은 70만 명이 넘었다.
- 2000년 미국에서 암으로 목숨을 잃은 사람은 55만 명이 넘었다.
- 2000년 미국에서 뇌졸중, 당뇨병, 알츠하이머병으로 목숨을 잃은 사람은 28만 명이 넘었다.

세네카의 말을 빌리자면, 플라톤과 다른 사람들의 경고를 무시한 대가로 미국은 죽음에 직면해 있다. 빈곤의 상징인 굶주림, 위생 불량, 전염병은 서구 세계에서 크게 감소했다. 이제 지나친 풍요에서 비롯된 위기 상황을 맞았고, 개발도상국 가운데 몇몇 나라는 빠른 속도로 비슷한 상황으로 치닫고 있다. 풍요병으로 목숨을 잃는 사람이 이렇게 많았던 적이 없다.

이것이 2,500년 전에 소크라테스가 예측했던 호화로운 생활을 하면서 야기된 문제들을 해결하기 위해 의사와 변호사가 넘쳐날 것이라고 했던 바로 그 사회일까? 비만과 당뇨병에 걸린 사람들이 이렇게 많았던 적은 없다. 의료비용의 재정적인 압박이 사업체부터 교육, 정부, 건강보험이 없는 가족의 일상에 이르기까지 우리 사회를 이렇게 힘들게 했던 적이 없다.

지금까지 비옥한 표토, 북미의 대규모 숲, 세계의 열대우림을 잃어버릴 정도로 자연환경을 훼손한 적은 없었다.[10] 기후 변화도 매우 빨리 진행되고 있어 세계적인 과학자들은 앞다투어 미래를 걱정한다. 지금처럼 식물과 동물 종이 많이 멸종한 적도 없다. 환경에 어떤 영향을 줄지 알 수 없는 유전자 변형 품종을 대규모로 심은 적도 없었다. 이러한 환경의 모든 변화는 우리가 무엇을 먹느냐에 따라 강력한 영향을 받는다.[11]

전 세계적인 경제 발전으로 많은 부를 축적하면서 도입된 서구적인 식습관과 생활방식은 영양 과잉을 낳았고, 이로 인해 생긴 문제들은 해가 거듭될수록 긴박한 문제가 되고 있다. 1997년, 세계보건기구의 히로시 나카지마Hiroshi Nakajima 사무총장은 앞으로 개발도상국의 만성질환에 대한 부담은 "전 지구가 몸살을 앓게 될 규모의 위기"라고 했다.[12]

우리는 지난 2,500년 동안 '현대 사회'라 부르는 괴물을 만들어냈다. 이런 일이 계속된다면 플라톤, 소크라테스, 세네카 그리고 맥킬와인의 가르침을 기억할 수 있는 또 다른 2,500년을 볼 수 없게 될 것이다. 아니, 250년도 유지하기 힘들지 모른다. 하지만 이런 절박함 속에서 좋은 기회

무엇을 먹을 것인가

가 나올 것이고, 그런 사실을 알기에 내 마음은 희망에 차 있다.

사람들은 변화의 필요성을 느끼기 시작했고 음식과 건강에 대해 가장 기본적인 생각들에 의문을 던지기 시작했다. 사람들은 과학적인 연구 결과를 이해하고 보다 나은 삶을 위해 생활방식을 바꾸기 시작했다.

자연식물식을 지지하는 연구가 이렇게 많았던 적은 없다. 지금 우리는 심장 동맥의 영상을 얻을 수 있고 오니시와 에셀스틴이 시도한 것처럼 자연식물식을 이용하여 심장질환에서 회복할 수 있다는 사실을 증명할 수 있다.[13] 실험동물과 인간을 통한 연구에서 동물성 단백질은 포화지방과 식이성 콜레스테롤보다도 혈중 콜레스테롤 수치를 많이 높인다는 게 드러났다. 여러 나라를 비교한 연구는 전통적인 식물성 식품을 먹는 집단의 심장질환 발병률이 훨씬 낮다는 것을 보여주었고, 단일 집단 내의 개인을 대상으로 한 연구에서도 자연식물식을 하는 사람들은 콜레스테롤 수치가 낮고 심장질환도 적다는 것이 밝혀졌다. 이제 우리는 자연식물식이 심장에 가장 좋다는 것을 증명하는 폭넓은 근거를 갖고 있다.

우리는 인구집단뿐만 아니라 세포 수준에서 식습관이 암에 미치는 영향에 관해 그 어느 때보다 깊이 이해할 수 있게 되었다. 동물성 단백질이 종양의 성장을 촉진한다고 증명하는 데이터들이 발표되었다.

동물성 단백질은 암의 위험 인자인 IGF-1 호르몬 수치를 올리고, 우유에 포함된 단백질 섭취는 세포에서 많은 발암물질을 만들며, 이러한 발암물질은 DNA와 결합한다. 이렇게 되면 암세포가 될 수 있는 많은 돌연변이 반응이 생기고, 이미 형성된 종양의 성장을 촉진한다.

또한 동물성 식품을 주로 먹는 여성은 평생 생식호르몬 생산이 증가하고, 이는 유방암으로 이어질 수 있다는 근거도 있다. 우리는 암에 가장 좋은 식단이 자연식물식이라는 광범위한 근거를 갖고 있다.

지금 그 어느 때보다 당뇨병과 관련된 생화학 지표를 측정하는 기술이 발달했고 혈당, 혈중 콜레스테롤 그리고 인슐린 수치가 다른 어떤 치료보다 자연식물식 식단으로 많이 좋아진다는 것을 증명하는 근거도 있다. 제2형 당뇨병이 자연식물식으로 회복될 수 있고 약이 불필요하다는 것을 증명한 중재 연구도 있다. 광범위한 범위의 국제 연구는 제2형 당뇨병, 심각한 자가면역질환이 우유 섭취와 조기 이유식과 연관이 있음을 증명하고 있다. 우리는 자가면역체계가 혈류로 유입된 동물성 단백질에 의해 만들어진 분자 모방 과정을 통해 자신의 신체를 공격하는 기전을 알고 있다. 또한 다발성 경화증이 동물성 식품 섭취, 특히 유제품 섭취와 연관되어 있다는 흥미로운 근거를 갖고 있다. 식생활을 통한 중재 연구는 식이요법으로 다발성 경화증이 진행되는 과정을 늦출 수 있고 아예 멈추게 할 수 있다는 사실을 밝혀냈다. 우리는 당뇨병과 자가면역질환에 가장 좋은 치료가 자연식물식이라는 것을 증명하는 광범위한 근거를 갖고 있다.

동물성 단백질을 지나치게 많이 함유한 식단은 신장을 파괴한다는 광범위한 근거가 있다. 신장 결석은 동물성 단백질을 섭취한 결과 신장에 칼슘과 수산화염이 과도하게 생성되어 발생한다. 우리는 이제 백내장과 노화로 인한 황반변성도 항산화제가 많이 함유된 식품을 섭취하여 예방할 수 있다는 것을 알고 있다. 또한 작은 뇌졸중과 알츠하이머병으로 야기된 인지 장애, 혈관성 치매가 모두 우리가 먹는 음식과 관련되어 있다는 사실을 증명한 연구도 있다. 인간을 대상으로 한 연구는 골절과 골다공증이 동물성 식품이 많이 들어 있는 식단으로 악화될 수 있다는 것을 증명한다. 동물성 단백질은 혈액을 산성으로 만들어 뼈에서 칼슘이 빠져나오게 만든다. 우리는 자연식물식이 신장, 뼈, 눈 그리고 뇌에 좋다는 것을 보여주는 광범위한 근거를 갖고 있다.

더 많은 연구가 진행될 것이고 그래야 하지만, 자연식물식이 다양한 만성질환을 예방하고, 심지어 치료한다는 것은 더 이상 부인할 수 없는 사실이다. 더 이상 소수의 개인적인 경험, 철학, 과학적 연구가 자연식물식을 뒷받침하지 않는다. 이제 같은 방향을 가리키는 상세하고 포괄적이며 잘 정리된 수백 개의 연구가 있다.

또한 세계화로 인해 정보를 교환할 수 있게 되었으므로 미래는 희망적이다. 전 세계 인구 중에 지식층이 차지하는 비율이 훨씬 높아졌고, 원하는 음식을 골라 먹을 수 있게 되었다. 사람들은 자연식품으로 보기에 좋고 맛도 좋은 다양한 요리를 편하게 해 먹을 수 있다. 전에는 외떨어진 작은 마을에 고립되어 살던 사람들이 이제는 최첨단 건강 정보를 접할 수 있고, 실생활에 접목할 수 있게 되어 나는 희망을 품을 수 있게 되었다.

이 모든 가능성들이 모여 이전과는 다른 변화를 요구하는 환경을 만들 수 있다. 암이 식습관과 관련이 있다고 주장하는 과학자들의 수가 점점 많아지면서 상황은 1982년과 달라졌다. 이제는 많은 사람이 우리가 먹는 음식이 다양한 종류의 암과 관련되어 있다는 생각을 받아들이고 있다. 또한 과거에는 채식을 하는 것이 한때 유행에 지나지 않았지만, 지금은 건강하고 지속 가능한 생활 방식으로 받아들여지고 있다.[14] 육류가 들어가지 않은 메뉴를 제공하는 식당이 많아지고 유제품을 제외할 수 있는 선택권도 제공한다.[15] 과학자들은 채식주의에 관한 논문을 많이 발표하고, 식물성 식단이 건강에 미치는 잠재적인 장점에 관해 많은 연구를 내놓고 있다.[16]

나의 선조 조지 맥킬와인이 식이요법과 질병에 관한 책을 쓴 지 150년이 지난 지금, 나는 막내아들 톰의 도움으로 식단과 질병에 관한 책을 쓰고 있다. 역사는 반복된다. 그러나 이번에는 그 메시지가 잊혀지고 도서관의 책무더기에 갇히는 대신, 마침내 세상이 받아들일 준비가 되었다고 믿는다. 그보다 마침내 세상이 달라질 준비가 되었다고 믿는다. 우리의 나쁜 습관은 더 이상 용납될 수 없는 지경에 이르렀다. 우리는 가파른 벼랑 끝에 서 있다. 질병과 가난의 나락으로 떨어질 수도 있고, 건강과 장수의 낙원을 찾을 수도 있다. 필요한 것은 변하고자 하는 용기뿐이다. 우리 후손들이 100년 후에 지구에서 발견하게 되는 것은 무엇일까? 시간만이 말해주겠지만 우리 모두에게 건강한 미래가 펼쳐지기를 진심으로 바란다.

무엇을 먹을 것인가

개정증보판을 준비하면서 가장 마음에 걸리는 것은 보건의료 분야에서 '영양'이라는 말만큼 혼란스럽고, 오해 받고, 남용되는 말은 없다는 점이었다. 이 말을 자주 사용하지만, 불행히도 그 개념은 모호한 상태로 남아 있다.

투약이나 수술이 영영 관리보다 건강에 이롭다는 임상실험medical protocol 결과가 없다는 점을 생각할 때 이는 매우 심각한 문제다. 그럼에도 보건의료 전문가조차 (공식 인정된 26개 전문 분야 중에) 영양 분야를 전문의학 분야로 여기지 않는다는 점은 당황스러운 일이다. 더욱 의아한 것은 몇몇 학교의 간략한 강의를 제외하면 의대에서 영양학 수업조차 제대로 개설하지 않는다는 사실이다. 세계에서 가장 연구 지원을 많이 하는 미국립보건원은 28개 연구소와 센터, 프로그램으로 이루어졌는데, 영양학 관련 조직은 없다. 영양학을 연구하고 가르치는 우리 분야에서조차 영양에 대한 정의를 내리기 위해 여전히 고군분투 중이다.

이 분야에서 60년을 일한 나는 영양을 매우 간단하게 정의한다. 영양은 건강을 증진시키는 식품의 생물학적 표현이다. 정반대에 '영양실조'가 있다. 하지만 영양을 어떻게 정의하는가에 따른 문제보다는 영양의 기능을 잘못 이해하는 데서 발생한 문제가 훨씬 더 심각하다. 영양에 대해 연구하고 가르치고 알리는 전통적인 방식은 개별 영양소와 그 기능이 작동하는 개별적인 메커니즘 그리고 그에 따른 개별적 효과에 초점을 두는 것이었다. 전형적인 환원론 시각이다. 예를 들어 안티옥시던트 베타카로틴을 식품을 통해 섭취하면 다른 영양소와의 작용을 통해 폐암 발병률을 낮추지만 이 성분만 별도 추출해 약으로 만들면 그 효과는 사라지고 오히려 폐암 발병률 또는 전체 사망률을 증가시킬 수도 있다. 비타민이 질병에 미치는 효과에 대한 최근의 몇몇 연구 역시 이와 유사한 결과를 보고하고 있다.

개별 영양소에 대한 세부적 연구는 유용하지만 영양소를 식품으로 섭취했을 때 건강에 미치는 광범위한 효과를 이해하기에는 충분하지 않다. 영양 효과는 '총체론'적인데, 이는 영양의 작용이 마치 교향악 같다는 것을 의미한다. 수없이 많은 영양소와 준영양-화학물질이 다양한 조합을 통해 매우 역동적으로 일련의 결과를 만들어내는데, 그 결과 역시 셀 수 없이 다채롭다. 이 과정이 제대로 진행되면 유익한 효과가, 그렇지 않으면 반대 효과가 나타난다.

총체론적으로 해석된 영양은 자연과학적 사실이다. 이전에도 여러 번 말했지만, 아직 충분하지 않다. 이 책 초판이 출간된 뒤에도 식품 그 자체나 종합적 식습관으로 접근하는 것이 아니라 여전히 개별 영양소의 문제로 접근하는 시각이 변하지 않았기 때문이다. 따라서 자연식물식 식단에 따른 영양 섭취가 생활양식 변화를 위한 투쟁이라는 점을 이해할 수 있어야 한다. 부모들뿐만 아니라 보건의료 전문가들도 이 개념을 진지하게 받아들여야 한다.

우리는 영양에 대한 이해가 달라진다면 조금 더 나은 결과로 이어질 수 있었을지도 모르는 안타까운 사연을 거의 날마다 접하고 있다. 뉴욕주 이타카 인근의 집에서 이 글을 쓰고 있는 오늘도 아내 캐런과 나는 지역

무엇을 먹을 것인가

신문 1면에서 암 투병 중인 어린 소년을 응원하는 기사를 읽었다. 2살에 희귀암 판정을 받은 후 지난 7년 동안 그 소년은 (일시적일 뿐인) 효과가 있다고 생각되는 방사선 치료, 수술, "화학 요법" 처치를 위해 수많은 나날을 병원에서 보냈다. 이 지역을 비롯해 미국 전역의 수많은 사람들이 보낸 응원과 가족의 한없는 사랑에 의지해서 말이다.

그 기사를 접하고 1시간 정도 뒤 내 아내는 시내에 갔다가 이례적으로 사람들이 많이 모인 곳을 지나쳤다. 그들은 유명한 고등학교 육상 감독이자 축구 코치였던 이를 추모하기 위해 장례식장 앞에 모인 가족친지와 시민들이었다. 그는 불과 며칠 전 아무런 사전 징후 없이 갑작스런 심근경색으로 아내와 아이들을 남기고 42세의 나이로 생을 마감했다. 심장이 멎을 듯한 그들의 슬픔은 상상조차 어려운 일이다.

이런 슬픈 소식을 들을 때마다 나와 내 동료들이 알아냈던 정보를 당사자와 의사들이 알고 있었다면 좀 더 나은 결과가 될 수도 있지 않았을까 생각하곤 한다. 발병과 건강 회복에서 자연식물식이라는 영양 관리의 역할 말이다. 이 방법은 투약이나 수술을 조합한 것보다 효과적이다.

일상에서 마주하는 많은 일들과 크게 다르지 않은, 시기적으로 우연히 겹친 이 두 가지 사연에는 생략된 사실이 있다. 가족들이 자연식물식이 주는 이점에 대해 알고 있었는지 아닌지에 대한 이야기가 전혀 없다. 어린 소년에 대한 기사에는 방사선 치료 사이에 있었던 파티에 대한 이야기가 실렸는데, 파티에서 친구들과 "원 없이 쿠키"를 먹었다. 아마도 보통의 쿠키와 마찬가지로 이 쿠키들도 설탕과 지방, 정제분으로 뒤범벅되어 있었을 것이다. 기사는 이 파티를 사랑과 돌봄의 이벤트로 묘사했는데, 사실 그럴 것이다. 영양에 대한 지식이 없다면, 우리는 누구나 그렇게 한다. 하지만 그 아이가 "수차례의 수술과 방사선 치료, 화학 요법 치료로 인해 안면 마비, 한쪽 청각 장애, 한쪽 성대 마비, 연하嚥下 곤란"을 겪고 있었다고 하면서, 동시에 바비큐 파티와 생일 케이크, "원 없이 쿠키"를 즐겼다는 기사에 흥분과 분노를 지울 길이 없었다. 도대체 이 아이의 그 짧은 생애 동안 투약과 수술을 위한 "용기"를 심어주기 위해 무슨 짓들을 한 것인가. 물론 그 쿠키와 생일 케이크, 바비큐가 그 아이의 예후에 부정적 영향을 주었다고 단정할 수는 없지만, 매우 인상적인 연구 결과에 따르면 그랬을 가능성이 매우 크다. 내겐 너무도 쉽게 보이는 이점을 거의 대다수가 모른다는 사실이 나를 더욱 고통스럽게 한다.

너무 이른 나이에 단명한 젊은 코치에 대해서도 그가 무엇을 먹었어야 했을까라는 생각만 들었다. 그와 그의 가족들은 심장질환을 통제하고 완화시키는 데 영양 관리가 상당한 효과가 있다는 사실을 알고 있었을까? 우리가 갖고 있는 연구 결과에 따르면, 이 불행한 일은 피해갈 수 있었다는 생각을 지울 수 없다. 심장질환은 완화 가능하지만 완치는 어렵다. 다시 한번 중요한 질문을 던져야 한다. 그와 그 가족들은 왜 이 사실을 몰랐을까?

이런 소식을 너무 자주 들었다. 건강 문제에 대한 질문을 받아도 진료 의사 면허가 없는 나로서는 객관적인 과학적 사실을 전하는 것말고는 할 수 있는 일이 없을 때마다, 이 책을 읽은 사람들이 믿기 어려운 회복에 대한 이야기를 전할 때마다, 나는 이런 소식들에 대해 다시 생각해 본다.

이 책을 읽고 나아졌거나 또는 이러한 정보를 처음 접한 대부분의 사람들에게는 한 가지 공통점이 있다. 어째서 지금까지 이런 이야기를 들어보지 못한 것인지 대부분 당황스러워한다는 점이다. 다들 왜 영양의 총체론적 효과에 대한 정보가 제대로 알려지지 않았는지, 특히 의사들이 왜 잘 모르고 있는지 의아해한다. (이런 이유 때문에 공동 저자인 아들 톰과 그의 아내

무엇을 먹을 것인가

에린이 주도하고 있는 주요 의료센터의 새 영양프로그램이 매우 중요하다.)

전문 연구자이자 교육계에 오래 종사한 경험을 —"과학계 기득권층"이라고도 말할 수 있을 텐데— 바탕으로 이야기하자면 우리가 강의실과 연구실, 병원과 정책위원회 회의실에서 영양의 핵심 개념에 대해 제대로 공부하고 토론하지 않았기 때문에 사람들이 이런 정보를 접할 기회조차 없었던 것이다. 상황을 더욱 어렵게 만드는 것은 산업과 정부, 학계와 보건의료 기관 그리고 언론으로 구성된 과두 체제가 이런 정보가 세상에 알려지는 것을 사전에 차단하기 위해 부단히 노력하고 있다는 사실이다.

도대체 왜? 답은 간단하다. 이러한 지식이 그들의 상품과 프로그램보다 더 싸고 효과적인 건강 관리를 제공하는 것이 두렵기 때문이다. 그들의 과두 체제는 자기 사업을 지키기 위해 수단과 방법을 가리지 않기 일쑤다. 이것이 바로 이 거대 산업의 기본 지침Business 101이다. 정보는 권력이고, 이 체제는 그 정보를 통제할 힘을 갖고 있다. 설상가상으로 대중에게 이러한 정보를 감출수록 정보를 권력 통제에 사용할 그들의 돈은 늘어난다. 마치 영구기관처럼 자가증식하는 권력이다.

이 과두 체제는 두 가지 방법으로 우리의 주머니를 털어간다. 납세자로서 우리는 우리의 생명을 단축시키는 식품 생산에 보조금을 내고, 병에 걸렸을 때는 값비싼 약제와 수술비를 지불한다.

나는 전문가로서, 영양 관리가 이 우스꽝스러운 짓거리를 그만 두게 만들 수 있는 연구 결과에 대해 잘 알고 있다. 동시에 거대한 소용돌이 같은 현대의 일상 속에서 직면하는 어려운 딜레마에 대해서도 잘 알고 있다. 우리를 병들게 하는 이 과두 체제의 작동은 동시에 우리에게 일자리도 제공한다. 우리는 부지불식간에 이 체제를 위해 복무하고 있다. 심지어 '우리'가 생산한 상품을 소비하면서 고통받는 그 순간에도 그렇다. 동시에 우리는 우리에게 가장 유리한 것에 반대되는 일을 하고 있다. 그렇게 우리는 모두의 건강보다 소수의 부가 더 중요한 사회를 만들고 있다. 이 쳇바퀴의 순환을 멈춰야 한다. 그렇지 않으면 우리의 삶뿐만 아니라 더 큰 대가를 치를 것이다. 바로 우리 모두가 살고 있는 이 행성의 운명 말이다. 과두 체제 쳇바퀴를 가능케 하는 것은 바로 정보이고, 이 정보가 낳은 권력은 그들만의 리그를 위해 행사된다.

지금의 체제는 비과학적이고 비도덕적이다. 영양에 대한 총체론적 과학 대신 (대부분 상업적 목적을 띈) 환원론 과학을 대변한다는 점에서 비과학적이다. 과두 체제가 사람들에게 이 정보를 접하지 못하게 한다는 점에서, 특히 그 정보가 그들의 돈으로 만들어졌을 경우에는 더욱, 비도덕적이다. 전형적인 패권이다. 과두 체제가 존속되는 한 건강에 미치는 영양 문제에 대한 진지하고 전문적인 총체론적 연구에 대한 재정 지원은 거의 받을 수 없는 일이 되었다. 자연식물식에 대한 연구는 특히 심각하다. 매우 의미 있는 성과를 냈지만, 지금까지의 연구는 완벽하지 않다. 풀어야 할 숙제가 아직 남았다. 특히 모든 사람들에게, 모든 환경에서, 모든 질병에 대해 이를 어떻게 적용할지에 대한 것이 중요한 숙제다. 하지만 이러한 질문에 대한 연구 이전에 근본적 전제가 수용되어야 한다.

요점만 말하자면 우리에게는 연구도, 진지한 토론도, 유용한 정보도 거의 없다. 자연식물식의 장점에 대한 이야기를 들은 동료들이 "하지만 충분히 연구가 이루어지지 않았는데"라고 반응할 때는 위축될 수밖에 없다. 자기 잇속만 챙기는 비과학을 확산시키기에는 더없이 완벽한 변명이다.

적절한 영양학 연구가 이루어지지 않았다는 것은 매우 심각한 문제다. 왜냐하면 이 학문은 인간의 건강과 보건의료 비용, 환경오염 등과 관련된 현 시대의 다양한 문제를 다루는 핵심적인 과학 분과이기 때문이다.

무엇을 먹을 것인가

독자들이 나를 대안 없는 냉소적 종말론자로 이해하지 않길 바란다. 이 책 초판 발행 이후 이 분야에 관심을 갖고 논의를 진전시키기 위해 모든 노력을 기울이는 단체들이 늘어나고 이들에게서 주목할 만한 진전들이 있었다. 2011년 제작된 다큐멘터리 영화 〈칼보다 포크〉(개정판 집필 중인 현재 넷플릭스에서 방영 중이다) 관객이 작년까지 2천 만 명을 넘은 것으로 추산된다. 이 영화 이후로 우리의 현 식습관 문제를 주제로 한 다양한 다큐멘터리 영화가 제작되었다. 2015년에는 〈플랜트퓨어 네이션〉(이 영화도 넷플릭스에서 상영 중이다)이 자연식물식의 이점을 인정하자는 단순한 제안을 두고 정치 공방으로 씨름하는 켄터키 의회 논란을 직접 영상으로 담으면서 정부의 영역을 다루기 시작했다. (그 결과는 곧 드러날 것이다.) 유튜브에서 120만 명이 시청한 영화 〈카우스파이러시Cowspiracy〉(2014)는 축산업이 작금의 환경 문제에 미치는 영향에 대해 토론하는 것이 얼마나 어려운 일인지 보여주었다. 이 영화들을 비롯해 많은 새로운 영화들이 오랜 기다림 끝에 도달한 깨달음처럼 나오고 있다.

점점 더 많은 보건의료 종사자들이 공식 교육 과정에서 배우지 못했던 영양 교육에 관심을 갖고 있다는 것도 주목할 만한 희소식이다. 이 책 초판 발행 이후 미국과 해외에서 6백여 차례 진행한 강의 중 최근 200여 회는 의대와 의료 컨퍼런스에서 열렸다. 그들이 미래 보건의료 부문에서 주도적 역할을 할 전문가라는 점에서 정말로 반가운 일이 아닐 수 없다. 또한 로체스터 메디컬 센터 영양 의학 프로그램Program for Nutrition in Medicine이라고 과감히 이름 붙인 톰의 새로운 식물식 기반 영양 관리 프로그램도 환영할 일이다.

이 책 초판 이후 진전이 있었다는 점은 의문의 여지가 없다. 하지만 안타깝게도 학계와 정부정책 그룹에서는 변화가 없었다.

일상을 살아가는 우리 모두가 이러한 내용을 알아야 한다. 단지 자신의 건강뿐만 아니라 모든 인류, 나아가 지구의 안녕을 위해서 말이다.

이제 정부나 학계의 제재로부터 벗어나 이러한 정보를 대중과 함께 나눠야 할 시간이다. 현재의 식습관의 전제에 의문을 품거나 도전하고자 하는 과학자들, 최적의 영양 섭취 방식으로서의 자연식물식에 대해 연구하고자 하는 과학자들에게 제안한다. 반증 연구를 진행해야 한다. 조각조각 분해된 영양소가 아니라 자연식품 그대로가 어떤 복합적 결과를 가져오는지에 대한 연구 말이다. 미 국립보건원 같은 연구 지원 기관에도 제안한다. 예산 배정 우선순위를 재조정해 총체론 개념 정립 연구 공모를 진행해야 한다. 이 연구는 광범위한 건강 영역에 확대 적용할 수 있다. 정부에게 제안한다. 공영방송에 제약회사 광고를 허용하는 터무니없는 지원 정책을 당장 그만두어야 한다. 아니면 최소한의 형평성 차원에서, 건강에 미치는 영양 효과에 대한 논의에도 같은 시간을 할애해야 한다.

더 이상 현 상태를 수용할 수도, 이대로 지속할 수도 없다. 정부 기관과 정부 출연 연구소가 납세자 국민의 편에 서야 할 시간이 한참 지났다.

내 견해로는 자연식물식의 이점에 대한 지식이 서구 의료계 역사에서 가장 진보적인 것이다. 이 길은 여전히 개척되어야 할 길이지만, 미래에는 탄탄대로가 될 것이다. 돌아갈 이유가 없다.

무엇을 먹을 것인가

Chapter 1 건강, 무엇이 문제인가?

1. American Cancer Society. "Cancer Facts and Figures—1998." Atlanta, GA: American Cancer Society, 1998.
2. American Cancer Society. "Cancer Facts & Figures 2015." Atlanta, GA: American Cancer Society, 2015.
3. Flegal KM, Carroll MD, Ogden CL, et al. "Prevalence and trends in obesity among U.S. adults, 1999–2000." *JAMA* 288 (2002): 1723–1727.
4. National Center for Health Statistics. "Obesity and Overweight." Accessed September 2, 2016 at http://www.cdc.gov/nchs/fastats/obesity-overweight.htm.
5. Lin B-H, Guthrie J, and Frazao E. "Nutrient Contribution of Food Away from Home." In: E. Frazao (ed.), *America's Eating Habits: Changes and Consequences.* Washington, DC: Economic Research Service, USDA, 1999. Cited on p. 138 in: *Information Plus.* Nutrition: *a key to good health.* Wylie, TX: Information Plus, 1999.
6. Mokdad AH, Ford ES, Bowman BA, et al. "Diabetes trends in the U.S.: 1990–1998." *Diabetes Care* 23 (2000): 1278–1283.
7. Centers for Disease Control and Prevention. "National Diabetes Fact Sheet: National Estimates and General Information on Diabetes in the United States, Revised Edition." Atlanta, GA: Centers for Disease Control and Prevention, 1998.
8. American Diabetes Association. "Economic consequences of diabetes mellitus in the U.S. in 1997." *Diabetes Care* 21 (1998): 296–309. Cited in: Mokdad AH, Ford ES, Bowman BA, et al. "Diabetes trends in the U.S.: 1990–1998." *Diabetes Care* 23 (2000): 1278–1283.
9. American Diabetes Association. "Statistics about Diabetes. Data from the National Diabetes Statistics Report." Alexandria, VA: American Diabetes Association, 2014.
10. American Heart Association. "Heart Disease and Stroke Statistics—2003 Update." Dallas: American Heart Association, 2002.
11. Ornish D, Brown SE, Scherwitz LW, et al. "Can lifestyle changes reverse coronary heart disease?" *Lancet* 336 (1990): 129–133.
12. Esselstyn CB, Ellis SG, Medendorp SV, et al. "A strategy to arrest and reverse coronary artery disease: a 5-year longitudinal study of a single physician's practice." *J. Family Practice* 41 (1995): 560–568.
13. Starfield B. "Is U.S. health really the best in the world?" *JAMA* 284 (2000): 483–485.
14. Anderson RN. "Deaths: leading causes for 2000." *National Vital Statistics Reports* 50 (16) (2002).
15. Phillips D, Christenfeld N, and Glynn L. "Increase in U.S. medication-error death between 1983 and 1993." *Lancet* 351 (1998): 643–644.

16. U.S. Congressional House Subcommittee Oversight Investigation. "Cost and quality of health care: unnecessary surgery." Washington, DC: 1976. Cited by: Leape, L. "Unnecessary surgery." *Ann. Rev. Publ. Health* 13 (1992): 363–383.
17. Lazarou J, Pomeranz B, and Corey PN. "Incidence of adverse drug reactions in hospitalized patients." *JAMA* 279 (1998): 1200–1205.
18. World Health Organization. Technical Report Series No. 425. "International Drug Monitoring: the Role of the Hospital." Geneva, Switzerland: World Health Organization, 1966.
19. James JT. "A new, evidence-based estimate of patient harms associated with hospital care." *J Patient Safety* 9 (2013): 122–128.
20. Health Insurance Association of America. *Source Book of Health Insurance Data:* 1999–2000. Washington, DC, 1999.
21. National Center for Health Statistics. *Health, United States, 2000 with Adolescent Health Chart-book.* Hyattsville, MD: National Center for Health Statistics, 2000.
22. Starfield B. *Primary Care: Balancing Health Needs, Services, and Technology.* New York: Oxford University Press, 1998.
23. World Health Organization. World Health Report 2000: Press release. "World Health Organization assesses the world's health systems." June 21, 2000. Geneva. Accessed at http://www.who.int.
24. PricewaterhouseCoopers. "Behind the Numbers: Slight Uptick in Expected Growth Rate Ends Five-Year Contraction." London: PricewaterhouseCoopers, 2014.
25. de Rugy V. "US health care spending more than twice the average for developed countries." Arlington, VA: Mercatus Center, George Mason University, 2013. Accessed at http://mercatus.org/publication/us-health-care-spending-more-twice-average-developedcountries.
26. Centers for Medicare and Medicaid Services. "National Health Expenditure Projections 2012–2022." Baltimore, MD: Centers for Medicare and Medicaid Services, 2014. Accessed at https://www.cms.gov/research-statistics-data-and-systems/statistics-trendsand-reports/nationalhealthexpenddata/downloads/proj2012.pdf.
27. Shiller R. "US inflation rate by year." 2015. Accessed at http://www.multpl.com/inflation/table.
28. Campbell, TC. Re: "Seize the ACA: The innovator's guide to the Affordable Care Act(executive summary)." [Blog comment]. Clayton Christensen Institute for Disruptive Innovation, November 23, 2014. Accessed at http://www.christenseninstitute.org/publications/aca/#comment-159005; PricewaterhouseCoopers. "Behind the Numbers: Slight Uptick in Expected Growth Rate Ends Five-Year Contraction." London: PricewaterhouseCoopers, 2014.
29. Coble YD. American Medical Association press release. "AMA decries rise in number of uninsured Americans." September 30, 2003. Chicago, IL. Accessed at http://www.amaassn.org/ama/pub/article/1617–8064.html.
30. Cohen RA, and Martinez ME. "Health insurance coverage: early release of estimates from the National Health Interview Survey, January–March 2015." Rockville, MD: National Health Interview Survey Early Release Program, U.S. Centers for Disease Control and Prevention, August 2015. Accessed at http://

www.cdc.gov/nchs/data/nhis/earlyrelease/insur201508.pdf.

31. Campbell TC. "Present day knowledge on aflatoxin." *Phil. J. Nutr.* 20 (1967): 193–201.
32. Campbell TC, Caedo JP, Jr., Bulatao-Jayme J, et al. "Aflatoxin M1 in human urine." *Nature* 227 (1970): 403–404.
33. This program was conducted in collaboration with the Philippine Department of Health and was funded by the United States Agency for International Development (USAID). USAID paid my full salary for six years and resulted in 110 "mothercraft centers" distributed around much of the Philippines. Progress on this contract was prepared as monthly reports to USAID by Associate Dean C. W. Engel at Virginia Tech.
34. Hu J, Zhao X, Jia J, et al. "Dietary calcium and bone density among middle-aged and elderly women in China." *Am. J. Clin. Nutr.* 58 (1993): 219–227.
35. Hu J, Zhao X, Parpia B, et al. "Dietary intakes and urinary excretion of calcium and acids: a cross-sectional study of women in China." *Am. J. Clin. Nutr.* 58 (1993): 398–406.
36. Hu J, Zhao X, Parpia B, et al. "Assessment of a modified household food weighing method in a study of bone health in China." *European J. Clin. Nutr.* 48 (1994): 442–452.
37. Potischman N, McCulloch CE, Byers T, et al. "Breast cancer and dietary and plasma concentrations of carotenoids and vitamin A." *Am. J. Clin. Nutr.* 52 (1990): 909–915.
38. Potischman N, McCulloch CE, Byers T, et al. "Associations between breast cancer, triglycerides and cholesterol." *Nutr. Cancer* 15 (1991): 205–215.
39. Chen J, Campbell TC, Li J, et al. *Diet, life-style and mortality in China. A study of the characteristics of 65 Chinese counties.* Oxford, UK; Ithaca, NY; Beijing, PRC: Oxford University Press; Cornell University Press; People's Medical Publishing House, 1990.
40. Campbell TC, and Chen J. "Diet and chronic degenerative diseases: perspectives from China." *Am. J. Clin. Nutr.* 59 (Suppl.) (1994): 1153S–1161S.
41. Campbell TC. "The dietary causes of degenerative diseases: nutrients vs foods." In: N. J. Temple and D. P. Burkitt (eds.), *Western diseases: their dietary prevention and reversibility,* pp. 119–152. Totowa, NJ: Humana Press, 1994.
42. Campbell TC, and Chen J. "Diet and chronic degenerative diseases: a summary of results from an ecologic study in rural China." In: N. J. Temple and D. P. Burkitt (eds.), *Western diseases: their dietary prevention and reversibility,* pp. 67–118. Totowa, NJ: Humana Press, 1994.
43. Chittenden RH. *Physiological economy in nutrition.* New York: F.A. Stokes, 1904.
44. Chittenden RH. *The nutrition of man.* New York: F. A. Stokes, 1907.

Chapter 2 단백질에 대한 오해

1. Mulder GJ. *The Chemistry of Vegetable & Animal Physiology* (translated by PFH Fromberg). Edinburgh, Scotland: W. Blackwood & Sons, 1849.
2. Stillings BR. "World supplies of animal protein." In: JWG Porter and BA Rolls (eds.), *Proteins in Human Nutrition,* pp. 11–33. London: Academic Press, 1973.

3. Autret M. "World protein supplies and needs. Proceedings of the Sixteenth Easter School in Agricultural Science, University of Nottingham, 1969." In: R. A. Laurie (ed.), *Proteins in Human Food*, pp. 3–19. Westport, CT: Avi Publishing Company, 1970.

4. Scrimshaw NS, and Young VR. "Nutritional evaluation and the utilization of protein resources." In: C. E. Bodwell (ed.), *Evaluation of Proteins for Humans*, pp. 1–10. Westport, CT: The Avi Publishing Co., 1976.

5. Jalil ME, and Tahir WM. "World supplies of plant proteins." In: J. W. G. Porter and B. A. Rolls (eds.), *Proteins in Human Nutrition*, pp. 35–46. London: Academic Press, 1973.

6. Blount WP. "Turkey 'X' Disease." *Turkeys* 9 (1961): 52, 55–58, 61, 77.

7. Sargeant K, Sheridan A, O'Kelly J, et al. "Toxicity associated with certain samples of groundnuts." *Nature* 192 (1961): 1096–1097.

8. Lancaster MC, Jenkins FP, and Philp JM. "Toxicity associated with certain samples of groundnuts." *Nature* 192 (1961): 1095–1096.

9. Wogan GN, and Newberne PM. "Dose-response characteristics of aflatoxin B1 carcinogenesis in the rat." *Cancer Res.* 27 (1967): 2370–2376.

10. Wogan GN, Paglialunga S, and Newberne PM. "Carcinogenic effects of low dietary levels of aflatoxin B1 in rats." *Food Cosmet. Toxicol.* 12 (1974): 681–85.

11. Campbell TC, Caedo JP, Jr., Bulatao-Jayme J, et al. "Aflatoxin M1 in human urine." *Nature* 227 (1970): 403–404.

12. Madhavan TV, and Gopalan C. "The effect of dietary protein on carcinogenesis of aflatoxin." *Arch. Path.* 85 (1968): 133–137.

Chapter 3 암 스위치를 꺼라

1. Natural Resources Defense Council. "Intolerable risk: pesticides in our children's food." New York: Natural Resources Defense Council, February 27, 1989.

2. Winter C, Craigmill A, and Stimmann M. "Food Safety Issues II. NRDC report and Alar." *UC Davis Environmental Toxicology Newsletter* 9(2) (1989): 1.

3. Lieberman AJ, and Kwon SC. "Fact versus fears: a review of the greatest unfounded health scares of recent times." New York: American Council on Science and Health, June, 1998.

4. Whelan EM, and Stare FJ. *Panic in the pantry: facts and fallacies about the food you buy.* Buffalo, NY: Prometheus Books, 1992.

5. U.S. Apple Association. "News release: synopsis of U.S. Apple Press Conference." McLean, VA: U.S. Apple Association, February 25, 1999.

6. Cassens RG. *Nitrite-cured meat: a food safety issue in perspective.* Trumbull, CT: Food and Nutrition Press, Inc., 1990.

7. Lijinsky W, and Epstein SS. "Nitrosamines as environmental carcinogens." *Nature* 225 (1970): 21–23.

8. National Toxicology Program. "Ninth report on carcinogens, revised January 2001." Washington, DC: U.S. Department of Health and Human Services, Public Health Service, January, 2001.

9. International Agency for Cancer Research. *IARC Monographs on the Evaluation of*

the Carcinogenic Risk of Chemicals to Humans: Some N-Nitroso Compounds. Vol. 17. Lyon, France: International Agency for Research on Cancer, 1978.

10. Druckrey H, Janzowski R, and Preussmann R. "Organotrope carcinogene wirkungen bei 65 verschiedenen N-nitroso-verbindungen an BD-ratten." Z. Krebsforsch. 69 (1967): 103–201.

11. Thomas C, and So BT. "Zur morphologie der durch N-nitroso-verbindungen erzeugten tumoren im oberen verdauungstrakt der ratte." Arzneimittelforsch. 19 (1969): 1077–1091.

12. Eisenbrand G, Spiegelhalder B, Janzowski C, et al. "Volatile and non-volatile N-nitroso compounds in foods and other environmental media." IARC Sci. Publi. 19 (1978): 311–324.

13. National Archives and Records Administration. "Code of Federal Regulations: Title 9, Animals and Animal Products, Section 319.180 (9CFR319.180)." Washington, DC: Government Printing Office, 2001.

14. Kanfer S. October 2, 1972. "The decline and fall of the American hot dog." Time: 86.

15. Newberne P. "Nitrite promotes lymphoma incidence in rats." Science 204 (1979): 1079–1081.

16. Madhavan TV, and Gopalan C. "The effect of dietary protein on carcinogenesis of aflatoxin." Arch. Path. 85 (1968): 133–137.

17. 이 결함이 첫 번째 딸세포의 일부가 된다면, 이는 모든 후속 세포 세대에 전달되어 결국 임상적으로 탐지 가능한 암이 될 가능성이 있다. 그러나 이는 매우 복잡한 프로세스를 지나치게 단순화한 것이다. 아마도 더 중요한 생략 두 가지는 (1) 암을 유발하고 촉진하는 데는 위해 하나 이상의 돌연변이가 필요할 수 있으며 (2) 모든 유전적 결함이 암을 유발하지는 않는다는 가설일 것이다.

18. Mgbodile MUK, and Campbell TC. "Effect of protein deprivation of male weanling rats on the kinetics of hepatic microsomal enzyme activity." J. Nutr. 102 (1972): 53–60.

19. Hayes JR, Mgbodile MUK, and Campbell TC. "Effect of protein deficiency on the inducibility of the hepatic microsomal drug-metabolizing enzyme system. I. Effect on substrate interaction with cytochrome P-450." Biochem. Pharmacol. 22 (1973): 1005–1014.

20. Mgbodile MUK, Hayes JR, and Campbell TC. "Effect of protein deficiency on the inducibility of the hepatic microsomal drug-metabolizing enzyme system. II. Effect on enzyme kinetics and electron transport system." Biochem. Pharmacol. 22 (1973): 1125–1132.

21. Hayes JR, and Campbell TC. "Effect of protein deficiency on the inducibility of the hepatic microsomal drug-metabolizing enzyme system. III. Effect of 3-methylcholanthrene induction on activity and binding kinetics." Biochem. Pharmacol. 23 (1974): 1721–1732.

22. Campbell TC. "Influence of nutrition on metabolism of carcinogens (Martha Maso Honors Thesis)." Adv. Nutr. Res. 2 (1979): 29–55.

23. Preston RS, Hayes JR, and Campbell TC. "The effect of protein deficiency on the in vivo binding of aflatoxin B1 to rat liver macromolecules." Life Sci. 19 (1976): 1191–1198.

24. Portman RS, Plowman KM, and Campbell TC. "On mechanisms affecting species susceptibility to aflatoxin." Biochim. Biophys. Acta 208 (1970): 487–495.

25. Prince LO, and Campbell TC. "Effects of sex difference and dietary protein level on the binding of aflatoxin B_1 to rat liver chromatin proteins in vivo." *Cancer Res.* 42 (1982): 5053–5059.

26. Mainigi KD, and Campbell TC. "Subcellular distribution and covalent binding of aflatoxins as functions of dietary manipulation." *J Toxicol. Eviron. Health* 6 (1980): 659–671.

27. Nerurkar LS, Hayes JR, and Campbell TC. "The reconstitution of hepatic microsomal mixed function oxidase activity with fractions derived from weanling rats fed different levels of protein." *J. Nutr.* 108 (1978): 678–686.

28. Gurtoo HL, and Campbell TC. "A kinetic approach to a study of the induction of rat liver microsomal hydroxylase after pretreatment with 3,4-benzpyrene and aflatoxin B_1." *Biochem. Pharmacol.* 19 (1970): 1729–1735.

29. Adekunle AA, Hayes JR, and Campbell TC. "Interrelationships of dietary protein level, aflatoxin B1 metabolism, and hepatic microsomal epoxide hydrase activity." *Life Sci.* 21 (1977): 1785–1792.

30. Mainigi KD, and Campbell TC. "Effects of low dietary protein and dietary aflatoxin on hepatic glutathione levels in F-344 rats." *Toxicol. Appl. Pharmacol.* 59 (1981): 196–203.

31. Farber E, and Cameron R. "The sequential analysis of cancer development." *Adv. Cancer Res.* 31 (1980): 125–226.

32. 이 장의 다양한 차트에 대한 병소 반응은 대부분 종양 형성 경향을 나타내는 '병소의 수'와 '병소의 크기'를 통합한 '간 부피의 %'를 반영한다. 개별 실험의 반응을 서로 비교할 수 있도록 데이터는 표준 용량의 아플라톡신과 20퍼센트 단백질을 투여해 생성된 반응을 반영하는 공통 척도로 조정된다.

33. Appleton BS, and Campbell TC. "Inhibition of aflatoxin-initiated preneoplastic liver lesions by low dietary protein." *Nutr. Cancer* 3 (1982): 200–206.

34. Dunaif GE, and Campbell TC. "Relative contribution of dietary protein level and Aflatoxin B_1 dose in generation of presumptive preneoplastic foci in rat liver." *J. Natl. Cancer Inst.* 78 (1987): 365–369.

35. Youngman LD, and Campbell TC. "High protein intake promotes the growth of preneoplastic foci in Fischer #344 rats: evidence that early remodeled foci retain the potential for future growth." *J. Nutr.* 121 (1991): 1454–1461.

36. Youngman LD, and Campbell TC. "Inhibition of aflatoxin B_1-induced gamma-glutamyl transpeptidase positive (GGT+) hepatic preneoplastic foci and tumors by low protein diets: evidence that altered GGT+ foci indicate neoplastic potential." *Carcinogenesis* 13 (1992): 1607–1613.

37. Dunaif GE, and Campbell TC. "Dietary protein level and aflatoxin B_1-induced preneoplastic hepatic lesions in the rat." *J. Nutr.* 117 (1987): 1298–1302.

38. 국립과학원의 국립조사위원회에 따르면 성장률을 극대화하기 위해 약 12퍼센트의 식이단백질이 필요하다고 한다.

39. Subcommittee on Laboratory Animal Nutrition. *Nutrient requirements of laboratory animals.* 2nd revised edition, number B_1 10. Washington, DC: National Academy Press, 1972.

40. National Research Council. *Recommended dietary allowances.* 10th ed. Washington, DC: National Academy Press, 1989.

41. Schulsinger DA, Root MM, and Campbell TC. "Effect of dietary protein quality on development of aflatoxin B_1-induced hepatic preneoplastic lesions." *J. Natl.*

Cancer Inst. 81 (1989): 1241–1245.

42. Youngman LD. *The growth and development of aflatoxin B1-induced preneoplastic lesions, tumors, metastasis, and spontaneous tumors as they are influenced by dietary protein level, type, and intervention.* Ithaca, NY: Cornell University, PhD Thesis, 1990.

43. Beasley RP. "Hepatitis B virus as the etiologic agent in hepatocellular carcinomaepidemiologic considerations." *Hepatol.* 2 (1982): 21S–26S.

44. Blumberg BS, Larouze B, London WT, et al. "The relation of infection with the hepatitis B agent to primary hepatic carcinoma." *Am. J. Pathol.* 81 (1975): 669–682.

45. Chisari FV, Ferrari C, and Mondelli MU. "Hepatitis B virus structure and biology." *Microbiol. Pathol.* 6 (1989): 311–325.

46. Hu J, Cheng Z, Chisari FV, et al. "Repression of hepatitis B virus (HBV) transgene and HBV-induced liver injury by low protein diet." *Oncogene* 15 (1997): 2795–2801.

47. Cheng Z, Hu J, King J, et al. "Inhibition of hepatocellular carcinoma development in hepatitis B virus transfected mice by low dietary casein." *Hepatology* 26 (1997): 1351–1354.

48. Hawrylewicz EJ, Huang HH, Kissane JQ, et al. "Enhancement of the 7,12-dimethylbenz(a)anthracene (DMBA) mammary tumorigenesis by high dietary protein in rats." *Nutr. Reps. Int.* 26 (1982): 793–806.

49. Hawrylewicz EJ. "Fat-protein interaction, defined 2-generation studies." In: C. Ip, D. F. Birt, A. E. Rogers, and C. Mettlin (eds.), *Dietary fat and cancer,* pp. 403–434. New York: Alan R. Liss, 1986.

50. Huang HH, Hawrylewicz EJ, Kissane JQ, et al. "Effect of protein diet on release of prolactin and ovarian steroids in female rats." *Nutr. Rpts. Int.* 26 (1982): 807–820.

51. O'Connor TP, Roebuck BD, and Campbell TC. "Dietary intervention during the postdosing phase of L-azaserine-induced preneoplastic lesions." *J Natl Cancer Inst* 75 (1985): 955–957.

52. O'Connor TP, Roebuck BD, Peterson F, et al. "Effect of dietary intake of fish oil and fish protein on the development of L-azaserine-induced preneoplastic lesions in rat pancreas." *J Natl Cancer Inst* 75 (1985): 959–962.

53. He Y. *Effects of carotenoids and dietary carotenoid extracts on aflatoxin B₁-induced mutagenesis and hepatocarcinogenesis.* Ithaca, NY: Cornell University, PhD Thesis, 1990.

54. He Y, and Campbell TC. "Effects of carotenoids on aflatoxin B₁-induced mutagenesis in S. typhimurium TA 100 and TA 98." *Nutr. Cancer* 13 (1990): 243–253.

Chapter 4 중국에서 얻은 교훈

1. Li J-Y, Liu B-Q, Li G-Y, et al. "Atlas of cancer mortality in the People's Republic of China. An aid for cancer control and research." *Int. J. Epid.* 10 (1981): 127–133.

2. Higginson J. "Present trends in cancer epidemiology." *Proc. Can. Cancer Conf.* 8 (1969): 40–75.

3. Wynder EL, and Gori GB. "Contribution of the environment to cancer incidence: an epidemiologic exercise." *J. Natl. Cancer Inst.* 58 (1977): 825–832.

4. Doll R, and Peto R. "The causes of cancer: Quantitative estimates of avoidable risks of cancer in the United States today." *J Natl Cancer Inst* 66 (1981): 1192–1265.

5. Fagin D. News release. "Breast cancer cause still elusive study: no clear link between pollution, breast cancer on LI." August 6, 2002. Newsday.com. Accessed at http://www.newsday.com/news/local/longisland/nylicanc062811887aug06.story?coll=ny%2Dtop%2Dheadlines.

6. 82명의 사망률이 있었지만 이 비율의 약 1/3은 다른 연령대의 사람들에게 동일한 질병의 중복이었다.

7. Hu FB, Stampfer MJ, Manson JE, et al. "Dietary protein and risk of ischemic heart disease in women." *Am. J. Clin. Nutr.* 70 (1999): 221–227.

8. Chen J, Campbell TC, Li J, et al. *Diet, life-style and mortality in China. A study of the characteristics of 65 Chinese counties.* Oxford, UK; Ithaca, NY; Beijing, PRC: Oxford University Press; Cornell University Press; People's Medical Publishing House, 1990.

9. 중국의 칼로리 섭취량은 65kg의 성인 남성이 "가벼운 육체노동"을 하는 경우이다. 미국 남성의 비교 가능한 데이터는 65kg의 체중에 맞춰 조정되어 있다.

10. SerVaas C. "Diets that protected against cancers in China." *The Saturday Evening Post* October 1990: 26–28.

11. Campbell TC, Chen J, Brun T, et al. "China: from diseases of poverty to diseases of affluence. Policy implications of the epidemiological transition." *Ecol. Food Nutr.* 27 (1992): 133–144.

12. Chen J, Campbell TC, Li J, et al. *Diet, life-style and mortality in China. A study of the characteristics of 65 Chinese counties.* Oxford, UK; Ithaca, NY; Beijing, PRC: Oxford University Press; Cornell University Press; People's Medical Publishing House, 1990.

13. Campbell TC, Chen J, Brun T, et al. "China: from diseases of poverty to diseases of affluence. Policy implications of the epidemiological transition." *Ecol Food Nutr* 27 (1992): 133–144.

14. Lipid Research Clinics Program Epidemiology Committee. "Plasma lipid distributions in selected North American Population. The Lipid Research Clinics Program Prevalence Study." *Circulation* 60 (1979): 427–439.

15. Campbell TC, Parpia B, and Chen J. "Diet, lifestyle, and the etiology of coronary artery disease: The Cornell China Study." *Am. J. Cardiol.* 82 (1998): 18T-21T.

16. These data are for villages SA, LC, and RA for women and SA, QC, and NB for men, as seen in the monograph (Chen, et al. 1990).

17. Sirtori CR, Noseda G, and Descovich GC. "Studies on the use of a soybean protein diet for the management of human hyperlipoproteinemias." In: MJ Gibney and D Kritchevsky (eds.), *Current Topics in Nutrition and Disease, Volume 8: Animal and Vegetable Proteins in Lipid Metabolism and Atherosclerosis*, pp. 135–148. New York: Alan R. Liss, 1983.

18. Carroll KK. "Dietary proteins and amino acids—heir effects on cholesterol metabolism." In: M. J. Gibney and D. Kritchevsky (eds.), *Animal and Vegetable Proteins in Lipid Metabolism and Atherosclerosis*, Volume 8: *Animal and Vegetable Proteins*

무엇을 먹을 것인가

in Lipid Metabolism and Atherosclerosis, pp. 9–17. New York: Alan R. Liss, 1983.

19. Terpstra AHM, Hermus RJJ, and West CE. "Dietary protein and cholesterol metabolism in rabbits and rats." In: MJ Gibney and D Kritchevsky (eds.), *Animal and Vegetable Proteins in Lipid Metabolism and Atherosclerosis*, Volume 8: *Animal and Vegetable Proteins in Lipid Metabolism and Atherosclerosis*, pp. 19–49. New York: Alan R. Liss, 1983.

20. Kritchevsky D, Tepper SA, Czarnecki SK, et al. "Atherogenicity of animal and vegetable protein. Influence of the lysine to arginine ratio." *Atherosclerosis* 41 (1982): 429–431.

21. National Research Council. *Diet, Nutrition and Cancer*. Washington, DC: National Academy Press, 1982.

22. United States Department of Health and Human Services. The Surgeon General's Report on Nutrition and Health. Washington, DC: Superintendent of Documents, U.S. Government Printing Office, 1988.

23. National Research Council, and Committee on Diet and Health. Diet and health: implications for reducing chronic disease risk. Washington, DC: National Academy Press, 1989.

24. Expert Panel. Food, nutrition and the prevention of cancer, a global perspective. Washington, DC: American Institute for Cancer Research/World Cancer Research Fund, 1997.

25. 예외는 무지방 우유와 같이 지방을 인공적으로 제거한 음식들이다.

26. Armstrong D, and Doll R. "Environmental factors and cancer incidence and mortality in different countries, with special reference to dietary practices." *Int. J. Cancer* 15 (1975): 617–631.

27. U.S. Senate. "Dietary goals for the United States, 2nd Edition." Washington, DC: U.S. Government Printing Office, 1977.

28. Committee on Diet Nutrition and Cancer. *Diet, nutrition and cancer:* directions for research. Washington, DC: National Academy Press, 1983.

29. 이 시기에 시작된 많은 다른 정책 발표와 대규모 인적 연구도 있었는데, 다양한 대중적 논의를 위한 것이었고, 식이 지방과 이러한 질병과 관계에 기반을 두고 이해되었다. 1980년에 시작된 미국 식이 지침 보고서 시리즈의 시작, 1984년 하버드 간호사 건강 연구, 1960년대 프레이밍햄 심장 연구의 초기 보고서, 안셀 키스의 7개국 연구, 다중 위험 요인 개입 시험 등이 포함된다.

30. Carroll KK, Braden LM, Bell JA, et al. "Fat and cancer." *Cancer* 58 (1986): 1818–1825.

31. Drasar BS, and Irving D. "Environmental factors and cancer of the colon and breast." *Br. J. Cancer* 27 (1973): 167–172.

32. Haenszel W, and Kurihara M. "Studies of Japanese migrants: mortality from cancer and other disease among Japanese and the United States." *J. Natl. Cancer. Inst.* 40 (1968): 43–68.

33. Higginson J, and Muir CS. "Epidemiology in Cancer." In: J. F. Holland and E. Frei (eds.), *Cancer Medicine*, pp. 241–306. Philadelphia: Lea and Febiger, 1973.

34. 지방 섭취량과 동물성 단백질 섭취량의 상관관계는 소비된 지방의 그램당 84퍼센트, 칼로리의 백분율로 표시되는 지방의 경우 70퍼센트이다.

35. Kelsey JL, Gammon MD, and Esther MJ. "Reproductive factors and breast cancer." *Epidemiol. Revs.* 15 (1993): 36–47.

36. de Stavola BL, Wang DY, Allen DS, et al. "The association of height, weight,

menstrual and reproductive events with breast cancer: results from two prospective studies on the island of Guernsey (United Kingdom)." *Cancer Causes and Control* 4 (1993): 331–340.

37. Rautalahti M, Albanes D, Virtamo J, et al. "Lifetime menstrual activity—ndicator of breast cancer risk." (1993): 17–25

38. Key TJA, Chen J, Wang DY, et al. "Sex hormones in women in rural China and in Britain." *Brit. J. Cancer* 62 (1990): 631–636.

39. 전체 식이섬유(TDF)의 경우 중국과 미국의 하루 평균은 각각 33.3g, 11.1g이었다. 중국의 지역 평균 범위는 하루 7.7~7.6g이며, 미국 남성의 중간 90%는 하루 2.4~6.6g의 범위가 된다.

40. 원칙적으로 '가족 내 암 유병률'을 결과 측정으로 사용하면 다양한 종류의 암과 관련된 다양한 암의 원인을 보다 효과적으로 제어할 수 있으므로 식이 요인의 분리된 영향에 대한 연구가 가능하다.

41. Guo W, Li J, Blot WJ, et al. "Correlations of dietary intake and blood nutrient levels with esophageal cancer mortality in China." *Nutr. Cancer* 13 (1990): 121–127.

42. 이러한 지용성 항산화제의 완전한 효과는 개별 피험자의 LDL 농도에 맞게 항산화제 농도를 조정할 때에만 증명할 수 있다. 이는 조사 당시에는 알려지지 않았으므로, 이러한 조정을 위한 규정은 마련되지 않았다.

43. Kneller RW, Guo W, Hsing AW, et al. "Risk factors for stomach cancer in sixty-five Chinese counties." *Cancer Epi. Biomarkers Prev.* 1 (1992): 113–118.

44. Perlmutter D. *Grain brain.* New York: Little, Brown, 2013, p. 323.

45. *Information Plus. Nutrition: a key to good health.* Wylie, TX: Information Plus, 1999.

46. Westman EC, Yancy WS, Edman JS, et al. "Carbohydrate Diet Program." *Am. J. Med.* 113 (2002): 30–36.

47. Atkins RC. *Dr. Atkins' New Diet Revolution.* New York: Avon Books, 1999.

48. Wright JD, Kennedy-Stephenson J, Wang CY, et al. "Trends in Intake of Energy and Macronutrients—nited States, 1971–2000." *Morbidity and Mortality Weekly Report* 53 (February 6, 2004): 80–82.

49. Noakes M, and Clifton PM. "Weight loss and plasma lipids." *Curr. Opin. Lipidol.* 11 (2000): 65–70.

50. Bilsborough SA, and Crowe TC. "Low-carbohydrate diets: what are the potential shortand long-term health implications?" *Asia Pac. J. Clin. Nutr.* 12 (2003): 396–404.

51. Stevens A, Robinson DP, Turpin J, et al. "Sudden cardiac death of an adolescent during dieting." *South. Med. J.* 95 (2002): 1047–1049.

52. Patty A. "Low-carb fad claims teen's life - Star diet blamed in death." *The Daily Telegraph* (Sidney, Australia) November 2, 2002: 10.

53. Smith MJ, Trexler E, Sommer A, Starkoff B, and Devor S. "Unrestricted Paleolithic diet is associated with unfavorable changes to blood lipids in healthy subjects." *Int. J. Exerc. Sci.* 7 (2014): 128–139.

54. Noto H, Goto A, Tsujimoto T, and Noda M. "Low-carbohydrate diets and all-cause mortality: a systematic review and meta-analysis of observational studies." *PLoS ONE* 8 (2013): 1–10.

55. Carroll KK, Gammal EB, & Plunkett ER. "Dietary fat and mammary cancer." *Can. Med. Assoc. J.* 98 (1968): 590–594.

56. Drasar BS, and Irving D. "Environmental factors and cancer of the colon

and breast." *Br. J. Cancer* 27 (1973): 167–172; Armstrong D, and Doll R. "Environmental factors and cancer incidence and mortality in different countries, with special reference to dietary practices." *Int. J. Cancer* 15 (1975): 617–631.

57. Keys A. "Coronary heart disease in seven countries." *Circulation* 41, suppl. (1970): I1–I211.
58. Atkins, 1999. Page 275.
59. Atkins, 1999. Page 103.
60. Bone J. "Diet doctor Atkins 'obese,' had heart problems: coroner: widow angrily denies that opponents' claims that heart condition caused by controversial diet." *Ottawa Citizen* February 11, 2004: A11.
61. Welsh JA, Sharma AJ, Grellinger L, & Vos MB. "Consumption of added sugars is decreasing in the United States." *Am J Clin Nutr* 94 (2011): 726–734.
62. Campbell TC. "Energy balance: interpretation of data from rural China." *Toxicological Sciences* 52 (1999): 87–94.
63. Horio F, Youngman LD, Bell RC, et al. "Thermogenesis, low-protein diets, and decreased development of AFB1-induced preneoplastic foci in rat liver." *Nutr. Cancer* 16 (1991): 31–41.
64. Krieger E, Youngman LD, and Campbell TC. "The modulation of aflatoxin (AFB1) induced preneoplastic lesions by dietary protein and voluntary exercise in Fischer 344 rats." FASEB J. 2 (1988): 3304 Abs.
65. 인용된 동물 및 식물 단백질 섭취 총합은 검토 중인 원고에서 가져왔다.
66. Campbell TC, Chen J, Liu C, et al. "Non-association of aflatoxin with primary liver cancer in a cross-sectional ecologic survey in the People's Republic of China." *Cancer Res.* 50 (1990): 6882–6893.

Chapter 5 심장질환

1. Adams CF. "How many times does your heart beat per year?" Accessed October 20, 2003. Accessed at http://www.straightdope.com/classics/a1_088a. html.
2. National Heart, Lung, and Blood Institute. "Morbidity and Mortality: 2002 Chart Book on Cardiovascular, Lung, and Blood Diseases." Bethesda, MD: National Institutes of Health, 2002.
3. American Heart Association. "Heart Disease and Stroke Statistics—003 Update." Dallas: American Heart Association, 2002.
4. Braunwald E. "Shattuck lecture—ardiovascular medicine at the turn of the millennium: triumphs, concerns and opportunities." *New Engl. J. Med.* 337 (1997): 1360–1369.
5. American Cancer Society. "Cancer Facts and Figures—998." Atlanta: American Cancer Society, 1998.
6. Anderson RN. "Deaths: leading causes for 2000." *National Vital Statistics Reports* 50 (16) (2002).
7. Enos WE, Holmes RH, and Beyer J. "Coronary disease among United States soldiers killed in action in Korea." *JAMA* 152 (1953): 1090–1093.
8. Esselstyn CJ. "Resolving the coronary artery disease epidemic through plant-

based nutrition." *Prev. Cardiol.* 4 (2001): 171–177.

9. Antman EM, and Braunwald E. "Acute myocardial infarction." In: E Braunwald (ed.), *Heart Disease, a Textbook of Cardiovascular Disease*, Vol. II (5th ed.), pp. 1184–1288. Philadelphia: W. B. Saunders Company, 1997.
10. Esselstyn CJ. "Lecture: reversing heart disease." December 5, 2002. Ithaca, NY: Cornell University, 2002.
11. Ambrose JA, and Fuster V. "Can we predict future acute coronary events in patients with stable coronary artery disease?" *JAMA* 277 (1997): 343–344.
12. Ellulu MS, Patimah I, Khaza'ai H, Rahmat A, Abed Y, and Ali F. "Atherosclerotic cardiovascular disease: a review of initiators and protective factors." *Inflammopharmacology* 24 (2016): 1–10, doi:10.1007/s10787-015-0255-y.
13. Forrester JS, and Shah PK. "Lipid lowering versus revascularization: an idea whose time (for testing) has come." *Circulation* 96 (1997): 1360–362.
14. Gofman JW, Lindgren F, Elliot H, et al. "The role of lipids and lipoproteins in atherosclerosis." *Science* 111 (1950): 166.
15. Kannel WB, Dawber TR, Kagan A, et al. "Factors of risk in the development of coronary heart disease—ix-year follow-up experience." *Ann. Internal Med.* 55 (1961): 33–50.
16. Jolliffe N, and Archer M. "Statistical associations between international coronary heart disease death rates and certain environmental factors." *J. Chronic Dis.* 9 (1959): 636–652.
17. Scrimgeour EM, McCall MG, Smith DE, et al. "Levels of serum cholesterol, triglyceride, HDL cholesterol, apolipoproteins A-1 and B, and plasma glucose, and prevalence of diastolic hypertension and cigarette smoking in Papua New Guinea Highlanders." *Pathology* 21 (1989): 46–50.
18. Campbell TC, Parpia B, and Chen J. "Diet, lifestyle, and the etiology of coronary artery disease: The Cornell China Study." *Am. J. Cardiol.* 82 (1998): 18T–21T.
19. Kagan A, Harris BR, Winkelstein W, et al. "Epidemiologic studies of coronary heart disease and stroke in Japanese men living in Japan, Hawaii and California." *J. Chronic Dis.* 27 (1974): 345–364.
20. Kato H, Tillotson J, Nichaman MZ, et al. "Epidemiologic studies of coronary heart disease and stroke in Japanese men living in Japan, Hawaii and California: serum lipids and diet." *Am. J. Epidemiol.* 97 (1973): 372–385.
21. Morrison LM. "Arteriosclerosis." *JAMA* 145 (1951): 1232–1236.
22. Morrison LM. "Diet in coronary atherosclerosis." *JAMA* 173 (1960): 884–888.
23. Lyon TP, Yankley A, Gofman JW, et al. "Lipoproteins and diet in coronary heart disease." *California Med.* 84 (1956): 325–328.
24. Gibney MJ, and Kritchevsky D, eds. *Current Topics in Nutrition and Disease, Volume 8: Animal and Vegetable Proteins in Lipid Metabolism and Atherosclerosis.* New York: Alan R. Liss, 1983.
25. Sirtori CR, Noseda G, and Descovich GC. "Studies on the use of a soybean protein diet for the management of human hyperlipoproteinemias." In: MJ Gibney and D Kritchevsky(eds.), *Current Topics in Nutrition and Disease, Volume 8: Animal and Vegetable Proteins in Lipid Metabolism and Atherosclerosis*, pp. 135–148. New York: Alan R. Liss, 1983.
26. Meeker DR, and Kesten HD. "Experimental atherosclerosis and high protein

diets. *Proc. Soc. Exp. Biol. Med.* 45 (1940): 543–545; Meeker DR, and Kesten HD. "Effect of high protein diets on experimental atherosclerosis of rabbits." *Arch. Pathol.* 31 (1941): 147–162.

27. Kritchevsky D, and Czarnecki SK. *"Animal and vegetable proteins in lipid metabolism and atherosclerosis."* In: MJ Gibney and D Kritchevsky (eds.), *Current Topics in Nutrition and Disease, Volume 8: Animal and Vegetable Proteins in Lipid Metabolism and Atherosclerosis*, pp. 1–7. New York: Alan R. Liss, 1983; Newburgh LH. "The production of Bright's disease by feeding high protein diets." *Arch. Intern. Med.* 24 (1919): 359–377; Newburgh LH, and Clarkson S. "Production of atherosclerosis in rabbits by diet rich in animal protein." *JAMA* 79 (1922): 1106–1108; Newburgh LH, and Clarkson S. "The production of arteriosclerosis in rabbits by feeding diets rich in meat." *Arch. Intern. Med.* 31 (1923): 653–676.

28. Ignatowski A. "Uber die Wirbung des tierischen eiweiss auf die aorta und die parenchymatosen organe der kaninchen." *Vrichows. Arch. Pathol. Anat. Physiol. Klin. Med.* 198 (1909): 248–270.

29. Newburgh LH, and Clarkson S. "Production of *atherosclerosis* in rabbits by diet rich in animal protein." *JAMA* 79 (1922): 1106–108; Newburgh LH, and Clarkson S. "The production of arteriosclerosis in rabbits by feeding diets rich in meat." *Arch. Intern. Med.* 31 (1923): 653–676.

30. Centers for Disease Control. "Smoking and health: a national status report." *Morbidity and Mortality Weekly Report* 35 (1986): 709–711.

31. Centers for Disease Control. "Cigarette smoking among adults—nited States, 2000." *Morbidity and Mortality Weekly Report* 51 (2002): 642–645.

32. Age-adjusted, ages 25–74.

33. Mentias A, Barakat A, Raza M, et al. "An alarming trend: change in risk profile of patients with ST elevation myocardial infarction over the last two decades." *J. Am. Coll. Cardiol.* 67 (2016): 659.

34. Marwick C. "Coronary bypass grafting economics, including rehabilitation. Commentary." *Curr. Opin. Cardiol.* 9 (1994): 635–640.

35. Page 1319 in Gersh BJ, Braunwald E, and Rutherford JD. "Chronic coronary artery disease." In: E Braunwald (ed.), *Heart Disease: A Textbook of Cardiovascular Medicine,* Vol. 2 (5th ed.), pp. 1289–1365. Philadelphia: W. B. Saunders, 1997.

36. Ornish D. "Avoiding revascularization with lifestyle changes: the Multicenter Lifestyle Demonstration Project." *Am. J. Cardiol.* 82 (1998): 72T–76T.

37. Roger VL, et al. "Heart disease and stroke statistics—011 update: a report from the American Heart Association." *Circulation* 123 (2011): e18–e20.

38. Shaw PJ, Bates D, Cartlidge NEF, et al. "Early intellectual dysfunction following coronary bypass surgery." *Quarterly J. Med.* 58 (1986): 59–68.

39. Cameron AAC, Davis KB, and Rogers WJ. "Recurrence of angina after coronary artery bypass surgery. Predictors and prognosis (CASS registry)." *J. Am. Coll. Cardiol.* 26 (1995): 895–899.

40. Page 1320 in Gersh BJ, Braunwald E, and Rutherford JD. "Chronic coronary artery disease." In: E Braunwald (ed.), *Heart Disease: A Textbook of Cardiovascular Medicine,* Vol. 2 (5th ed.), pp. 1289–1365. Philadelphia: W. B. Saunders, 1997.

41. Kirklin JW, Naftel DC, Blackstone EH, et al. "Summary of a consensus concerning death and ischemic events after coronary artery bypass grafting." *Circulation* 79 (Suppl1) (1989): I81–I91.

42. Waldman P, Armstrong D, and Freedberg SP. "Deaths linked to cardiac stents rise as overuse seen." *Bloomberg* (2013, September 26). Accessed at http://www.bloomberg.com/news/articles/2013-09-26/deaths-linked-to-cardiac-stents-rise-as-overuse-seen.

43. Garg S, Serruys PW. "Coronary stents: current status." *J. Am. Coll. Cardiol.* 56 (2010): S1– S42

44. Stergiopoulos K, Brown DL. "Initial coronary stent implantation with medical therapy vs medical therapy alone for stable coronary artery disease: meta-analysis of randomized controlled trials." *Arch. Intern. Med.* 172 (2012): 312–319.

45. Waldman P, Armstrong D, and Freedberg SP. "Deaths linked to cardiac stents rise as overuse seen." *Bloomberg* (2013, September 26). Accessed at http://www.bloombe.com/news/articles/2013-09-26/deaths-linked-to-cardiac-stents-rise-as-overuse-seen.

46. *Information Plus. Nutrition: A Key to Good Health.* Wylie, TX: Information Plus, 1999.

47. Naifeh SW. *The Best Doctors in America,* 1994–995. Aiken, SC: Woodward & White, 1994.

48. Esselstyn CB, Jr. "Foreword: changing the treatment paradigm for coronary artery disease." *Am. J. Cardiol.* 82 (1998): 2T–4T.

49. Esselstyn CB, Ellis SG, Medendorp SV, et al. "A strategy to arrest and reverse coronary artery disease: a 5-year longitudinal study of a single physician's practice." *J. Family Practice* 41 (1995): 560–568.

50. Esselstyn CJ. "Introduction: more than coronary artery disease." *Am. J. Cardiol.* 82 (1998): 5T–9T.

51. Personal communication with Dr. Esselstyn, September 15, 2003.

52. Esselstyn CBJ, Gendy G, Doyle J, et al. "A way to reverse CAD?" *J. Fam. Pract.* 63 (2014): 356–364b; Esselstyn C, and Golubic M. "The nutritional reversal of cardiovascular disease, fact or fiction? Three case reports." *Exp. Clin. Cardiol.* 20 (2014): 1901–1908.

53. Fulkerson, Lee, director. *Forks Over Knives.* Monica Beach Media, 2011.

54. Ornish D, Brown SE, Scherwitz LW, et al. "Can lifestyle changes reverse coronary heart disease?" *Lancet* 336 (1990): 129–133.

55. DeFrances CJ, Licas CA, Vuie VC, and Golosinskiy A. "2006 National Hospital discharge survey." Hyattsville, MD: National Center for Health Statistics, 2008.

56. Epstein, AJ, Polsky D, Yang F, Yang L, and Groeneveld PW. "Coronary revascularization trends in the United States, 2001–008." *JAMA* 305 (2011): 1769–1776.

57. Boyles S. "Heart bypass surgery rate is declining." WebMD Health News (2011).

58. Wani M. "How much does a heart stent cost?" Buzzle (2013). Accessed at http://www.buzzle.com/articles/how-much-does-a-heart-stent-cost.html "Heart stent cost." CostHelperHealth. Accessed at http://health.costhelper.com/stents.html.

59. "Heart bypass surgery cost." CostHelperHealth. Accessed at http://health.costhelper.com/bypass.html.

60. Esselstyn, C. Personal communication, 2014.

61. Cooper, R. "Statins: the drug firms' goldmine." *Telegraph* (2011, January 19). Accessed at http://www.telegraph.co.uk/news/health/news/8267876/Statins-

the-drug-firmsgoldmine.html.

62. Heidenreich PA, et al. "Forecasting the future of cardiovascular disease in the United States: a policy statement from the American Heart Association." *Circulation* 123 (2011): 933–944.

63. Wikipedia. "List of countries by GDP (nominal)." (2016, July 7). Accessed at https://en.wikipedia.org/wiki/List_of_countries_by_GDP_(nominal).

64. Dmyterko, K. "Circ: costs to treat heart disease will triple to $818B by 2030." *Cardiovasc Business* (2011). Accessed at http://www.cardiovascularbusiness.com/topics/heart-failure/circ-costs-treat-heart-disease-will-triple-818b-2030.

65. Ratliff NB. "Of rice, grain, and zeal: lessons from Drs. Kempner and Esselstyn." *Cleveland Clin. J. Med.* 67 (2000): 565–566.

66. American Heart Association. "AHA Dietary Guidelines. Revision 2000: A Statement for Healthcare Professionals from the Nutrition Committee of the American Heart Association." *Circulation* 102 (2000): 2296–2311.

67. National Cholesterol Education Program. "Third report of the National Cholesterol Education Program (NCEP) expert panel on detection, evaluation and treatment of high blood cholesterol in adult (adult treatment panel III): executive summary." Bethesda, MD: National Institutes of Health, 2001.

68. Castelli W. "Take this letter to your doctor." *Prevention* 48 (1996): 61–64.

69. Schuler G, Hambrecht R, Schlierf G, et al. "Regular physical exercise and low-fat diet." *Circulation* 86 (1992): 1–11.

Chapter 6 비만

1. Centers for Disease Control and Prevention. "Childhood obesity facts." (2015, August 27). Accessed at https://www.cdc.gov/healthyschools/obesity/facts.htm.

2. Ogden CL, Flegal KM, Carroll MD, et al. "Prevalence and trends in overweight among U.S. children and adolescents." *JAMA* 288 (2002): 1728–1732.

3. Dietz WH. "Health consequences of obesity in youth: childhood predictors of adult disease." *Pediatrics* 101 (1998): 518–525.

4. Fontaine KR, and Barofsky I. "Obesity and health-related quality of life." *Obesity Rev.* 2 (2001): 173–182.

5. Colditz GA. "Economic costs of obesity and inactivity." *Med. Sci. Sports Exerc.* 31 (1999): S663–S667.

6. Adcox S. "New state law seeks to cut down obesity." *Ithaca J.* Sept. 21, 2002: 5A.

7. Centers for Disease Control and Prevention. "Childhood obesity facts." (2015, August 27). Accessed at https://www.cdc.gov/healthyschools/obesity/facts.htm.

8. Williams G. "The heavy price of losing weight." *U.S. News and World Report* (2013, January 2). Accessed at http://money.usnews.com/money/personal-finance/articles/2013/01/02/the-heavy-price-of-losing-weight.

9. Ellis FR, and Montegriffo VME. "Veganism, clinical findings and investigations." *Am. J. Clin. Nutr.* 23 (1970): 249–255.

10. Berenson G, Srinivasan S, Bao W, Newman WPR, Tracy, RE, and Wattigney

WA. "Association between multiple cardiovascular risk factors and atherosclerosis to children and young adults. The Bogalusa Heart Study." *New Engl. J. Med.* 338 (1998): 1650–1656.

11. Key TJ, Fraser GE, Thorogood M, et al. "Mortality in vegetarians and nonvegetarians: detailed findings from a collaborative analysis of 5 prospective studies." *Am. J. Clin. Nutr.* 70 (Suppl.) (1999): 516S–524S.

12. Bergan JG, and Brown PT. "Nutritional status of 'new' vegetarians." *J. Am. Diet. Assoc.* 76 (1980): 151–155.

13. Appleby PN, Thorogood M, Mann J, et al. "Low body mass index in non-meat eaters: the possible roles of animal fat, dietary fibre, and alcohol." *Int J. Obes.* 22 (1998): 454–460.

14. Dwyer JT. "Health aspects of vegetarian diets." *Am. J. Clin. Nutr.* 48 (1988): 712–738.

15. Key TJ, and Davey G. "Prevalence of obesity is low in people who do not eat meat." *Brit. Med. J.* 313 (1996): 816–817.

16. Shintani TT, Hughes CK, Beckham S, et al. "Obesity and cardiovascular risk intervention through the ad libitum feeding of traditional Hawaiian diet." *Am. J. Clin. Nutr.* 53 (1991): 1647S–1651S.

17. Barnard RJ. "Effects of life-style modification on serum lipids." *Arch. Intern. Med.* 151 (1991): 1389–1394.

18. Astrup A, Toubro S, Raben A, et al. "The role of low-fat diets and fat substitutes in body weight management: what have we learned from clinical studies?" *J. Am. Diet. Assoc.* 97(suppl) (1997): S82–S87.

19. Burkitt L. "As obesity rises, Chinese kids are almost as fat as Americans." *Wall Street Journal China Real Time Report* (2014, May 29). Accessed at http://blogs.wsj.com/chinarealtime/2014/05/29/as-obesity-rises-chinese-kids-are-almost-as-fat-as-americans/.

20. Duncan KH, Bacon JA, and Weinsier RL. "The effects of high and low energy density diets on satiety, energy intake, and eating time of obese and nonobese subjects." *Am. J. Clin. Nutr.* 37 (1983): 763–767.

21. Heaton KW. "Food fibre as an obstacle to energy intake." *Lancet* (1973): 1418–1421.

22. Levin N, Rattan J, and Gilat T. "Energy intake and body weight in ovo-lacto vegetarians." *J. Clin. Gastroenterol.* 8 (1986): 451–453.

23. Campbell TC. "Energy balance: interpretation of data from rural China." *Toxicological Sciences* 52 (1999): 87–94.

24. Poehlman ET, Arciero PJ, Melby CL, et al. "Resting metabolic rate and postprandial thermogenesis in vegetarians and nonvegetarians." *Am. J. Clin. Nutr.* 48 (1988): 209–213.

25. Fogelholm M, and Kukkonen-Harjula K. "Does physical activity prevent weight gain—systematic review." *Obesity Rev.* 1 (2000): 95–111.

26. Ravussin E, Lillioja S, Anderson TE, et al. "Determinants of 24-hour energy expenditure in man. Methods and results using a respiratory chamber." *J. Clin. Invest.* 78 (1986): 1568–1578.

27. Thorburn AW, and Proietto J. "Biological determinants of spontaneous physical activity." *Obesity Rev.* 1 (2000): 87–94.

28. Krieger E, Youngman LD, and Campbell TC. "The modulation of aflatoxin

(AFB1) induced preneoplastic lesions by dietary protein and voluntary exercise in Fischer 344 rats." FASEB J. 2 (1988): 3304 Abs.

29. Heshka S, and Allison DB. "Is obesity a disease?" *Int. J. Obesity Rel. Dis.* 25 (2001): 1401–1404.

30. Kopelman PG, and Finer N. "Reply: is obesity a disease?" *Int J. Obes.* 25 (2001): 1405–1406.

31. Campbell TC. "Are your genes hazardous to your health?" *Nutrition Advocate* 1 (1995): 1–2, 8.

32. Campbell TC. "Genetic seeds of disease. How to beat the odds." *Nutrition Advocate* 1 (1995): 1–2, 8.

33. Campbell TC. "The 'Fat Gene' dream machine." *Nutrition Advocate* 2 (1996): 1–2.

Chapter 7 당뇨병

1. Mokdad AH, Ford ES, Bowman BA, et al. "Diabetes trends in the U.S.: 1990–998." *Diabetes Care* 23 (2000): 1278–1283.

2. American Diabetes Association. "Statistics about diabetes. Overall numbers, diabetes and prediabetes." (2016, April 1). Accessed at http://www.diabetes.org/diabetes-basics/statistics/.

3. Centers for Disease Control and Prevention. "National Diabetes Fact Sheet: General Information and National Estimates on Diabetes in the United States, 2000." Atlanta, GA: Centers for Disease Control and Prevention.

4. Griffin KL. "New lifestyles: new lifestyles, hope for kids with diabetes." *Milwaukee Journal Sentinel* July 22, 2002: 1G.

5. American Diabetes Association. "Type 2 diabetes in children and adolescents." *Diabetes Care* 23 (2000): 381–389.

6. American Diabetes Association. "The cost of diabetes." (2015, June 22). Accessed at http://www.diabetes.org/advocacy/news-events/cost-of-diabetes.html.

7. Himsworth HP. "Diet and the incidence of diabetes mellitus." *Clin. Sci.* 2 (1935): 117–148.

8. West KM, and Kalbfleisch JM. "Glucose tolerance, nutrition, and diabetes in Uruguay, Venezuela, Malaya, and East Pakistan." Diabetes 15 (1966): 9–18.

9. West KM, and Kalbfleisch JM. "Influence of nutritional factors on prevalence of diabetes." *Diabetes* 20 (1971): 99–108.

10. Fraser GE. "Associations between diet and cancer, ischemic heart disease, and all-cause mortality in non-Hispanic white California Seventh-day Adventists." *Am. J. Clin. Nutr.* 70 (Suppl.) (1999): 532S–538S.

11. Snowdon DA, and Phillips RL. "Does a vegetarian diet reduce the occurrence of diabetes?" *Am. J. Publ. Health* 75 (1985): 507–512.

12. Tsunehara CH, Leonetti DL, and Fujimoto WY. "Diet of second generation Japanese-American men with and without non-insulin-dependent diabetes." *Am. J. Clin. Nutri.* 52 (1990): 731–738.

13. Marshall J, Hamman RF, and Baxter J. "High-fat, low-carbohydrate diet and the etiology of non-insulin-dependent diabetes mellitus: the San Luis Valley Study." *Am. J. Epidemiol.* 134 (1991): 590–603.

14. Kittagawa T, Owada M, Urakami T, et al. "Increased incidence of non-insulin-dependent diabetes mellitus among Japanese schoolchildren correlates with an increased intake of animal protein and fat." *Clin. Pediatr.* 37 (1998): 111–116.

15. Trowell H. "Diabetes mellitus death-rates in England and Wales 1920–1970 and food supplies." *Lancet* 2 (1974): 998–1002.

16. Meyer KA, Kushi LH, Jacobs DR, Jr., et al. "Carbohydrates, dietary fiber, and incident Type 2 diabetes in older women." *Am. J. Clin. Nutri.* 71 (2000): 921–930.

17. Anderson JW. "Dietary fiber in nutrition management of diabetes." In: GV Vahouny, and D. Kritchevsky (eds.), *Dietary Fiber: Basic and Clinical Aspects,* pp. 343–360. New York: Plenum Press, 1986.

18. Anderson JW, Chen WL, and Sieling B. "Hypolipidemic effects of high-carbohydrate, high fiber diets." *Metabolism* 29 (1980): 551–558.

19. Story L, Anderson JW, Chen WL, et al. "Adherence to high-carbohydrate, high-fiber diets: long-term studies of non-obese diabetic men." *J. Am. Diet. Assoc.* 85 (1985): 1105–1110.

20. Barnard RJ, Lattimore L, Holly RG, et al. "Response of non-insulin-dependent diabetic patients to an intensive program of diet and exercise." *Diabetes Care* 5 (1982): 370–374.

21. Barnard RJ, Massey MR, Cherny S, et al. "Long-term use of a high-complexcarbohydrate, high-fiber, low-fat diet and exercise in the treatment of NIDDM patients." *Diabetes Care* 6 (1983): 268–273.

22. Barnard N, Cohen J, and Ferdowsian H. "A low-fat vegan diet and a conventional diabetes diet in the treatment of type 2 diabetes: a randomized, controlled, 74-wk clinical trial." *Am. J. Clin. Nutr.* 89 (2009): 1588S–1596S.

23. Kiehm, T. G., Anderson, J. W., and Ward, K. "Beneficial effects of a high carbohydrate, high fiber diet on hyperglycemic diabetic men." *Am. J. Clin. Nutr.* 29, 895–899 (1976).

24. Diabetes Prevention Program Research Group. "Reduction in the incidence of Type 2 diabetes with lifestyle intervention or Metformin." *New Engl. J. Med.* 346 (2002): 393–403.

25. Tuomilehto J, Lindstrom J, Eriksson JG, et al. "Prevention of Type 2 diabetes mellitus by changes in lifestyle among subjects with impaired glucose tolerance." *New Engl. J. Med.* 344 (2001): 1343–350.

Chapter 8 유방암, 전립선암, 대장암

1. Wu AH, Pike MC, and Stram DO. "Meta-analysis: dietary fat intake, serum estrogen levels, and the risk of breast cancer." *J. Nat. Cancer Inst.* 91 (1999): 529–534.

2. Bernstein L, and Ross RK. "Endogenous hormones and breast cancer risk." *Epidemiol. Revs.* 15 (1993): 48–65.

3. Pike MC, Spicer DV, Dahmoush L, et al. "Estrogens, progestogens, normal breast cell proliferation, and breast cancer risk." *Epidemiol. Revs.* 15 (1993): 17–35.

4. Bocchinfuso WP, Lindzey JK, Hewitt SC, et al. "Induction of mammary gland development in estrogen receptor-alpha knockout mice." *Endocrinology* 141 (2000): 2982–2994.

5. Atwood CS, Hovey RC, Glover JP, et al. "Progesterone induces side-branching of the ductal epithelium in the mammary glands of peripubertal mice." *J. Endocrinol.* 167(2000): 39–52.

6. Rose DP, and Pruitt BT. "Plasma prolactin levels in patients with breast cancer." *Cancer* 48 (1981): 2687–2691.

7. Dorgan JF, Longcope C, Stephenson HE, Jr., et al. "Relation of prediagnostic serum estrogen and androgen levels to breast cancer risk." *Cancer Epidemiol Biomarkers Prev* 5 (1996): 533–539.

8. Dorgan JF, Stanczyk FZ, Longcope C, et al. "Relationship of serum dehydroepiandrosterone (DHEA), DHEA sulfate, and 5-androstene-3 beta, 17 beta-diol to risk of breast cancer in postmenopausal women." *Cancer Epidemiol Biomarkers Prev* 6 (1997): 177–181.

9. Thomas HV, Key TJ, Allen DS, et al. "A prospective study of endogenous serum hormone concentrations and breast cancer risk in post-menopausal women on the island of Guernsey." *Brit. J. Cancer* 76 (1997): 410–415.

10. Hankinson SE, Willett W, Manson JE, et al. "Plasma sex steroid hormone levels and risk of breast cancer in postmenopausal women." *J. Nat. Cancer Inst.* 90 (1998): 1292–1299.

11. Rosenthal MB, Barnard RJ, Rose DP, et al. "Effects of a high-complex-carbohydrate, lowfat, low-cholesterol diet on levels of serum lipids and estradiol." *Am. J. Med.* 78 (1985): 23–27.

12. Adlercreutz H. "Western diet and Western diseases: some hormonal and biochemical mechanisms and associations." *Scand. J. Clin. Lab. Invest.* 50 (Suppl. 201) (1990): 3–23.

13. Heber D, Ashley JM, Leaf DA, et al. "Reduction of serum estradiol in postmenopausal women given free access to low-fat high-carbohydrate diet." *Nutrition* 7 (1991): 137–139.

14. Rose DP, Goldman M, Connolly JM, et al. "High-fiber diet reduces serum estrogen concentrations in premenopausal women." *Am. J. Clin. Nutr.* 54 (1991): 520–525.

15. Rose DP, Lubin M, and Connolly JM. "Effects of diet supplementation with wheat bran on serum estrogen levels in the follicular and luteal phases of the menstrual cycle." *Nutrition* 13 (1997): 535–539.

16. Tymchuk CN, Tessler SB, and Barnard RJ. "Changes in sex hormone-binding globulin, insulin, and serum lipids in postmenopausal women on a low-fat, high-fiber diet combined with exercise." *Nutr. Cancer* 38 (2000): 158–162.

17. Key TJA, Chen J, Wang DY, et al. "Sex hormones in women in rural China and in Britain." *Brit. J. Cancer* 62 (1990): 631–636.

18. Prentice R, Thompson D, Clifford C, et al. "Dietary fat reduction and plasma estradiol concentration in healthy postmenopausal women." *J. Natl. Cancer Inst.* 82 (1990): 129–134.

19. Boyar AP, Rose DP, and Wynder EL. "Recommendations for the *prevention* of chronic disease: the application for breast disease." *Am. J. Clin. Nutr.* 48 (3 Suppl) (1988): 896–900.

20. Nandi S, Guzman RC, and Yang J. "Hormones and mammary carcinogenesis in mice, rats and humans: a unifying hypothesis." *Proc. National Acad. Sci.* 92 (1995): 3650–3657.

21. Peto J, Easton DF, Matthews FE, et al. "Cancer mortality in relatives of women with breast cancer, the OPCS study." *Int. J. Cancer* 65 (1996): 275–283.

22. Colditz GA, Willett W, Hunter DJ, et al. "Family history, age, and risk of breast cancer. Prospective data from the Nurses' Health Study." *JAMA* 270 (1993): 338–343.

23. National Human Genome Research Institute. "Learning About Breast Cancer." Accessed at http://www.genome.gov/10000507#ql.

24. Futreal PA, Liu Q, Shattuck-Eidens D, et al. "BRCA1 mutations in primary breast and ovarian carcinomas." *Science* 266 (1994): 120–122.

25. Miki Y, Swensen J, Shatttuck-Eidens D, et al. "A strong candidate for the breast and ovarian cancer susceptibility gene BRCA1." *Science* 266 (1994): 66–71.

26. Wooster R, Bignell G, Lancaster J, et al. "Identification of the breast cancer susceptibility gene BRCA2." *Nature* 378 (1995): 789–792.

27. Tavtigian SV, Simard J, Rommens J, et al. "The complete BRCA2 gene and mutations in chromosome 13q-linked kindreds." *Nat. Genet.* 12 (1996): 333–337.

28. Ford D, Easton D, Bishop DT, et al. "Risks of cancer in BRCA1 mutation carriers." *Lancet* 343 (1994): 692–695.

29. Antoniou A, Pharoah PDP, Narod S, et al. "Average risks of breast and ovarian cancer associated with BRCA1 or BRCA2 mutations detected in case series unselected for family history: a combined analysis of 22 studies." *Am. J. Hum. Genet.* 72 (2003): 1117–1130.

30. Newman B, Mu H, Butler LM, et al. "Frequency of breast cancer attributable to BRCA1 in a population-based series of American women." *JAMA* 279 (1998): 915–921.

31. Peto J, Collins N, Barfoot R, et al. "Prevalence of BRCA1 and BRCA2 gene mutations in patients with early-onset breast cancer." *J. Nat. Cancer Inst.* 91 (1999): 943–949.

32. Tabar L, Fagerberg G, Chen HH, et al. "Efficacy of breast cancer screening by age. New results from the Swedish Two-County Trial." *Cancer* 75 (1995): 2507–2517.

33. Bjurstram N, Bjorneld L, Duffy SW, et al. "The Gothenburg Breast Cancer Screening Trial: first results on mortality, incidence, and mode of detection for women ages 39–49years at randomization." *Cancer* 80 (1997): 2091–2099.

34. Frisell J, Lidbrink E, Hellstrom L, and Rutqvist LE. "Follow-up after 11 years: update of mortality results in the Stockholm mammographic screening trial." *Breast Cancer Res. Treat* 45 (1997): 263–270.

35. Greenlee RT, Hill-Harmon MB, Murray T, et al. "Cancer statistics, 2001." *CA Cancer J. Clin.* 51 (2001): 15–36.

36. Cairns J. "The treatment of diseases and the war against cancer." *Sci. Am.* 253 (1985): 31–39.

37. Cuzick J, and Baum M. "Tamoxifen and contralateral breast cancer." *Lancet* 2 (1985): 282.

38. Cuzick J, Wang DY, and Bulbrook RD. "The *prevention* of breast cancer." *Lancet*

무엇을 먹을 것인가

1 (1986): 83–86.

39. Fisher B, Costantino JP, Wickerham DL, et al. "Tamoxifen for prevention of breast cancer: report of the National Surgical Adjuvant Breast and Bowel Project P-1 Study." *J. Nat. Cancer Inst.* 90 (1998): 1371–1388.

40. Freedman AN, Graubard BI, Rao SR, et al. "Estimates of the number of U.S. women who could benefit from tamoxifen for breast cancer chemoprevention." *J. Nat. Cancer Inst.* 95 (2003): 526–532.

41. Powles T, Eeles R, Ashley S, et al. "Interim analysis of the incidence of breast cancer in the Royal Marsden Hospital tamoxifen randomised chemoprevention trial." *Lancet* 352 (1998): 98–101.

42. Veronesi U, Maisonneuve P, Costa A, et al. "*Prevention* of breast cancer with tamoxifen: preliminary findings from the Italian randomised trial among hysterectomised women." *Lancet* 352 (1998): 93–97.

43. Cuzick J. "A brief review of the current breast cancer *prevention* trials and proposals for future trials." *Eur. J. Cancer* 36 (2000): 1298–1302.

44. Cummings SR, Eckert S, Krueger KA, et al. "The effect of raloxifene on risk of breast cancer in postmenopausal women: results from the MORE randomized trial." *JAMA* 281 (1999): 2189–2197.

45. Dorgan JF, Hunsberger S, A., McMahon RP, et al. "Diet and sex hormones in girls: findings from a randomized controlled clinical trial." *J. Nat. Cancer Inst.* 95 (2003): 132–141.

46. Ornish D, Scherwitz LW, Billings JH, et al. "Intensive lifestyle changes for reversal of coronary heart disease." *JAMA* 280 (1998): 2001–2007.

47. Esselstyn CB, Ellis SG, Medendorp SV, et al. "A strategy to arrest and reverse coronary artery disease: a 5-year longitudinal study of a single physician's practice." *J. Family Practice* 41 (1995): 560–568.

48. Ornish D, Weidner G, Fair WR, et al. "Intensive lifestyle changes may affect the progression of *prostate* cancer." *J. Urol.* 174 (2005): 1065–1069; discussion 1069–1070.

49. Hildenbrand GLG, Hildenbrand LC, Bradford K, et al. "Five-year survival rates of melanoma patients treated by diet therapy after the manner of Gerson: a retrospective review." *Alternative Therapies in Health and Medicine* 1 (1995): 29–37.

50. Youngman LD, and Campbell TC. "Inhibition of aflatoxin B1-induced gamma-glutamyl transpeptidase positive (GGT+) hepatic preneoplastic foci and tumors by low protein diets: evidence that altered GGT+ foci indicate neoplastic potential." *Carcinogenesis* 13 (1992): 1607–1613.

51. Ronai Z, Gradia S, El-Bayoumy K, et al. "Contrasting incidence of ras mutations in rat mammary and mouse skin tumors induced by anti-benzo[c] phenanthrene-3,4-diol-1,2-epoxide." *Carcinogenesis* 15 (1994): 2113–2116.

52. Gammon MD, Santella RM, Neugut AI, et al. "Environmental toxins and breast cancer on Long Island. I. Polycyclic aromatic hydrocarbon DNA adducts." *Cancer Epidemiol. Biomarkers Prev.* 11 (2002): 677–685.

53. Gammon MD, Wolff MS, Neugut AI, et al. "Environmental toxins and breast cancer on Long Island. II. Organochlorine compound levels in blood." *Cancer Epidemiol. Biomarkers Prev.* 11 (2002): 686–697.

54. Gray J, Evans N, Taylor B, Rizzo J, and Walker M. "State of the evidence:

the connection between breast cancer and the environment." *Int. J. Occup. Environ. Health* 15 (2009): 43–48; Brophy JT, et al. "Breast cancer risk in relation to occupations with exposure to carcinogens and endocrine disruptors: a Canadian case-control study." *Environ. Health* 11 (2012): 1–7.

55. Brophy JT, et al. "Breast cancer risk in relation to occupations with exposure to carcinogens and endocrine disruptors: a Canadian case-control study." *Environ. Health* 11 (2012): 1–7.

56. Gray J, Evans N, Taylor B, Rizzo J, and Walker M. "State of the evidence: the connection between breast cancer and the environment." *Int. J. Occup. Environ. Health* (2009): 15, 43–48.

57. Michels KB, Mohllajee AP, Roset-Bahmanyar E, Beehler GP, and Moysich KB. "Diet and breast cancer. A review of the prospective observational studies." *Cancer* 109 (2007): 2712–2749.

58. Campbell TC, and Hayes JR. "Role of nutrition in the drug metabolizing system." *Pharmacol. Revs.* 26 (1974): 171–197; Campbell TC, and Hayes JR. "The effect of quantity and quality of dietary protein on drug metabolism." *Fed. Proc.* 35 (1976): 2470–2474.

59. Weatherholz WM, Campbell TC, and Webb RE. "Effect of dietary protein levels on the toxicity and metabolism of heptaclor." *J. Nutr.* 98 (1969): 90–94.

60. Mgbodile MUK, Hayes JR, and Campbell TC. "Effect of protein deficiency on the inducibility of the hepatic microsomal drug-metabolizing enzyme system. II. Effect on enzyme kinetics and electron transport system." *Biochem. Pharmacol.* 22 (1973): 1125–1132; Hayes JR, and Campbell TC. "Effect of protein deficiency on the inducibility of the hepatic microsomal drug-metabolizing enzyme system. III. Effect of 3-methylcholanthrene induction on activity and binding kinetics." *Biochem. Pharmacol.* 23 (1974): 1721–1732.

61. Huang HH, Hawrylewicz EJ, Kissane JQ, and Drab EA. "Effect of protein diet on release of prolactin and ovarian steroids in female rats." *Nutr. Rpts. Int.* 26 (1982): 807–820.

62. Rose DP, Goldman M, Connolly JM, and Strong LE. "High-fiber diet reduces serum estrogen concentrations in premenopausal women." *Am. J. Clin. Nutr.* 54 (1991): 520–525.

63. Rose DP, Boyar AP, Cohen L, and Strong, LE. "Effect of a low-fat diet on hormone levels in women with cystic breast disease. I. Serum steroids and gonadotropins." *J. Natl. Cancer Inst.* 78 (1987): 623–626.

64. Humphries KH, and Gill S. "Risks and benefits of hormone replacement therapy: the evidence speaks." *Canadian Med. Assoc. J.* 168 (2003): 1001–1010.

65. Writing Group for the Women's Health Initiative Investigators. "Risks and benefits of estrogen plus progestin in healthy postmenopausal women: principal results from the Women's Health Initiative Randomized Controlled Trial." *JAMA* 288 (2002): 321–333.

66. Hulley S, Grady D, Bush T, et al. "Randomized trial of estrogen plus progestin for secondary prevention of coronary heart disease in postmenopausal women. Heart and Estrogen/progestin Replacement Study (HERS) Research Group." *JAMA* 280 (1998): 605–613.

67. Ravdin PM, et al. "The decrease in breast-cancer incidence in 2003 in the United States." *New Engl. J. Med.* 356 (2007): 1670–1674.

68. International Agency for Cancer Research. "Globocan." Accessed 18 October 2002 at http://www-dep.iarc/globocan.html.
69. Kinzler KW, and Vogelstein B. "Lessons from Heredity. Colorectal Cancer." Cell 87 (1996): 159–170.
70. Ferlay J, Bray F, Pisani P, et al. GLOBOCAN 2000: Cancer Incidence, Mortality and Prevalence Worldwide, Version 1.0. Lyon, France: IARCPress, 2001.
71. Limited version of Ferlay et al. document available at http://www-dep.iarc/globocan.html.
72. Expert Panel. Food, Nutrition and the Prevention of Cancer, a Global Perspective. Washington, DC: American Institute for Cancer Research/World Cancer Research Fund, 1997.
73. Armstrong D, and Doll R. "Environmental factors and cancer incidence and mortality in different countries, with special reference to dietary practices." Int. J. Cancer 15 (1975): 617–631.
74. Burkitt DP. "Epidemiology of cancer of the colon and the rectum." Cancer 28 (1971): 3–13.
75. Jansen MCJF, Bueno-de-Mesquita HB, Buzina R, et al. "Dietary fiber and plant foods in relation to colorectal cancer mortality: The Seven Countries Study." Int. J. Cancer 81 (1999): 174–179.
76. Whiteley LO, and Klurfeld DM. "Are dietary fiber-induced alterations in colonic epithelial cell proliferation predictive of fiber's effect on colon cancer?" Nutr. Cancer 36 (2000): 131–149.
77. Campbell TC, Wang G, Chen J, et al. "Dietary fiber intake and colon cancer mortality in The People's Republic of China." In: D. Kritchevsky, C. Bonfield, and J. W. Anderson(eds.), Dietary Fiber, pp. 473–480. New York: Plenum Publishing Corporation, 1990.
78. Trock B, Lanza E, and Greenwald P. "Dietary fiber, vegetables, and colon cancer: critical review and meta-analysis of the epidemiologic evidence." J. Nat. Cancer Inst. 82 (1990): 650–661.
79. Howe GR, Benito E, Castelleto R, et al. "Dietary intake of fiber and decreased risk of cancers of the colon and rectum: evidence from the combined analysis of 13 casecontrol studies." J. Nat. Cancer Inst. 84 (1992): 1887–1896.
80. Bingham SA, Day NE, Luben R, et al. "Dietary fibre in food and protection against colorectal cancer in the European Prospective Investigation into Cancer and Nutrition(EPIC): an observational study." Lancet 361 (2003): 1496–1501.
81. O'Keefe SJD, Ndaba N, and Woodward A. "Relationship between nutritional status, dietary intake patterns and plasma lipoprotein concentrations in rural black South Africans." Hum. Nutr. Clin. Nutr. 39 (1985): 335–341.
82. Sitas F. "Histologically diagnosed cancers in South Africa, 1988." S. African Med. J. 84 (1994): 344–348.
83. O'Keefe SJD, Kidd M, Espitalier-Noel G, et al. "Rarity of colon cancer in Africans is associated with low animal product consumption, not fiber." Am. J. Gastroenterology 94 (1999): 1373–1380.
84. McKeown-Eyssen G. "Epidemiology of colorectal cancer revisited: are serum triglycerides and/or plasma glucose associated with risk?" Cancer Epidemiol Biomarkers Prev 3 (1994): 687–695.

85. Giovannucci E. "Insulin and colon cancer." *Cancer Causes and Control* 6 (1995): 164–179.
86. Bruce WR, Giacca A, and Medline A. "Possible mechanisms relating diet and risk of colon cancer." *Cancer Epidemiol. Biomarkers Prev.* 9 (2000): 1271–1279.
87. Kono S, Honjo S, Todoroki I, et al. "Glucose intolerance and adenomas of the sigmoid colon in Japanese men (Japan)." *Cancer Causes and Control* 9 (1998): 441–446.
88. Schoen RE, Tangen CM, Kuller LH, et al. "Increased blood glucose and insulin, body size, and incident colorectal cancer." *J. Nat. Cancer Inst.* 91 (1999): 1147–1154.
89. Bruce WR, Wolever TMS, and Giacca A. "Mechanisms linking diet and colorectal cancer: the possible role of insulin resistance." *Nutr. Cancer* 37 (2000): 19–26.
90. Lipkin M, and Newmark H. "Development of clinical chemoprevention trials." *J. Nat. Cancer Inst.* 87 (1995): 1275–1277.
91. Holt PR, Atillasoy EO, Gilman J, et al. "Modulation of abnormal colonic epithelial cell proliferation and differentiation by low-fat dairy foods. A randomized trial." *JAMA* 280 (1998): 1074–1079.
92. Alberts DS, Ritenbuagh C, Story JA, et al. "Randomized, double-blinded, placebocontrolled study of effect of wheat bran fiber and calcium on fecal bile acids in patients with resected adenomatous colon polyps." *J. Nat. Cancer Inst.* 88 (1996): 81–92.
93. Chen J, Campbell TC, Li J, et al. *Diet, Life-style and Mortality in China. A Study of the Characteristics of 65 Chinese Counties.* Oxford, UK; Ithaca, NY; Beijing, PRC: Oxford University Press; Cornell University Press; People's Medical Publishing House, 1990.
94. Lee ML, Wang R-T, Hsing AW, et al. "Case-control study of diet and prostate cancer in China." *Cancer Causes and Control* 9 (1998): 545–552.
95. Villers A, Soulie M, Haillot O, et al. "Prostate cancer screening (III): risk factors, natural history, course without treatment." *Progr. Urol.* 7 (1997): 655–661.
96. Stanford JL. "Prostate cancer trends 1973–995." Bethesda, MD: SEER Program, National Cancer Institute, 1998.
97. Chan JM, and Giovannucci EL. "Dairy products, calcium, and vitamin D and risk of prostate cancer." *Epidemiol. Revs.* 23 (2001): 87–92.
98. Giovannucci E. "Dietary influences of 1,25 (OH)2 vitamin D in relation to prostate cancer: a hypothesis." *Cancer Causes and Control* 9 (1998): 567–582.
99. Chan JM, Stampfer MJ, Ma J, et al. "Insulin-like growth factor-I (IGF-I) and IGF binding protein-3 as predictors of advanced-stage prostate cancer." *J Natl Cancer Inst* 94 (2002): 1099–1109.
100. Doi SQ, Rasaiah S, Tack I, et al. "Low-protein diet suppresses serum insulinlike growth factor-1 and decelerates the progression of growth hormone-induced glomerulosclerosis." *Am. J. Nephrol.* 21 (2001): 331–339.
101. Heaney RP, McCarron DA, Dawson-Hughes B, et al. "Dietary changes favorably affect bond remodeling in older adults." *J. Am. Diet. Assoc.* 99 (1999): 1228–1233.
102. Allen NE, Appleby PN, Davey GK, et al. "Hormones and diet: low insulin-

like growth factor-I but normal bioavailable androgens in vegan men." *Brit. J. Cancer* 83 (2000): 95–97.

103. Cohen P, Peehl DM, and Rosenfeld RG. "The IGF axis in the prostate." *Horm. Metab. res.* 26 (1994): 81–84.
104. Ornish D, Weidner G, Fair WR, et al. "Intensive lifestyle changes may affect the progression of prostate cancer. *J. Urol.* 174 (2005): 1065–1069; discussion 1069–1070.
105. Ornish D, Magbanua MJ, Weidner G, et al. "Changes in prostate gene expression in men undergoing an intensive nutrition and lifestyle intervention." *Proc. Natl. Acad. Sci. USA.* 105 (2008): 8369–8374.
106. Frattaroli J, Weidner G, Dnistrian AM, et al. "Clinical events in prostate cancer lifestyle trial: results from two years of follow-up." *Urol.* 72 (2008): 1319–1323.
107. Yang M, Kenfield SA, Van Blarigan EL, et al. "Dietary patterns after prostate cancer diagnosis in relation to disease-specific and total mortality." *Cancer Prev. Res.* 8 (2015): 545–551.
108. Yang M, Kenfield SA, Van Blarigan EL, et al. "Dairy intake after prostate cancer diagnosis in relation to disease-specific and total mortality." *Int. J. Cancer* 137 (2015): 2462–2469.

Chapter 9 자가면역질환

1. Mackay IR. "Tolerance and immunity." *Brit. Med. J.* 321 (2000): 93–96.
2. Jacobson DL, Gange SJ, Rose NR, et al. "Short analytical review. Epidemiology and estimated population burden of selected autoimmune diseases in the United States." *Clin. Immunol. Immunopath.* 84 (1997): 223–243.
3. Cooper GS, Bynum ML, Somers EC. "Recent insights in the epidemiology of autoimmune diseases: improved prevalence estimates and understanding of clustering of diseases." *J. Autoimmun.* 33 (2009): 197–207.
4. Davidson A, and Diamond B. "Autoimmune diseases." *New Engl. J. Med.* 345 (2001): 340–350.
5. Aranda R, Sydora BC, McAllister PL, et al. "Analysis of intestinal lymphocytes in mouse colitis mediated by transfer of CD4+, CD45RBhigh T cells to SCID recipients." *J. Immunol.* 158 (1997): 3464–3473.
6. Folgar S, Gatto EM, Raina G, et al. "Parkinsonism as a manifestation of multiple sclerosis." *Movement Disorders* 18 (2003): 108–113.
7. Cantorna MT. "Vitamin D and autoimmunity: is vitamin D status an environmental factor affecting autoimmune disease prevalence?" *Proc. Soc. Exp. Biol. Med.* 223(2000): 230–233.
8. DeLuca HF, and Cantorna MT. "Vitamin D: its role and uses in immunology." *FASEB J.* 15 (2001): 2579–2585.
9. Winer S, Astsaturov I, Cheung RK, et al. "T cells of multiple sclerosis patients target a common environmental peptide that causes encephalitis in mice." *J. Immunol.* 166 (2001): 4751–4756.
10. Davenport CB. "Multiple sclerosis from the standpoint of geographic distribution and race." *Arch. Neurol. Psychiatry* 8 (1922): 51–58.

11. Alter M, Yamoor M, and Harshe M. "Multiple sclerosis and nutrition." *Arch. Neurol.* 31 (1974): 267–272.
12. Carroll M. "Innate immunity in the etiopathology of autoimmunity." *Nature Immunol.* 2 (2001): 1089–1090.
13. Karjalainen J, Martin JM, Knip M, et al. "A bovine albumin peptide as a possible trigger of insulin-dependent Diabetes Mellitus." *New Engl. J. Med.* 327 (1992): 302–307.
14. Akerblom HK, and Knip M. "Putative environmental factors and Type 1 diabetes." *Diabetes/Metabolism Revs.* 14 (1998): 31–37.
15. Naik RG, and Palmer JP. "Preservation of beta-cell function in Type 1 diabetes." *Diabetes Rev.* 7 (1999): 154–182.
16. Virtanen SM, Rasanen L, Aro A, et al. "Infant feeding in Finnish children less than 7yr of age with newly diagnosed IDDM. Childhood diabetes in Finland Study Group." *Diabetes Care* 14 (1991): 415–417.
17. Savilahti E, Akerblom HK, Tainio V-M, et al. "Children with newly diagnosed insulin dependent diabetes mellitus have increased levels of cow's milk antibodies." *Diabetes Res.* 7 (1988): 137–140.
18. Yakota A, Yamaguchi T, Ueda T, et al. "Comparison of islet cell antibodies, islet cell surface antibodies and anti-bovine serum albumin antibodies in Type 1 diabetes." *Diabetes Res. Clin. Pract.* 9 (1990): 211–217.
19. Hammond-McKibben D, and Dosch H-M. "Cow's milk, bovine serum albumin, and IDDM: can we settle the controversies?" *Diabetes Care* 20 (1997): 897–901.
20. Akerblom HK, Vaarala O, Hyoty H, et al. "Environmental factors in the etiology of Type 1 diabetes." *Am. J. Med. Genet. (Semin. Med. Genet.)* 115 (2002): 18–19.
21. Gottlieb MS, and Root HF. "Diabetes mellitus in twins." *Diabetes* 17 (1968): 693–704.
22. Barnett AH, Eff C, Leslie RDG, et al. "Diabetes in identical twins: a study of 200 pairs." *Diabetologia* 20 (1981): 87–93.
23. Borch-Johnsen K, Joner G, Mandrup-Poulsen T, et al. "Relation between breast feeding and incidence rates of insulin-dependent diabetes mellitus: a hypothesis." *Lancet* 2 (1984): 1083–1086.
24. Perez-Bravo F, Carrasco E, Gutierrez-Lopez MD, et al. "Genetic predisposition and environmental factors leading to the development of insulin-dependent diabetes mellitus in Chilean children." *J. Mol. Med.* 74 (1996): 105–109.
25. Kostraba JN, Cruickshanks KJ, Lawler-Heavner J, et al. "Early exposure to cow's milk and solid foods in infancy, genetic predisposition, and risk of IDDM." *Diabetes* 42 (1993): 288–295.
26. Pyke DA. "The genetic perspective: putting research into practice." In: Diabetes 1988, Amsterdam, 1989, pp. 1227–1230.
27. Kaprio J, Tuomilehto J, Koskenvuo M, et al. "Concordance for Type 1 (insulin-dependent) and Type 2 (non-insulin-dependent) diabetes mellitus in a population-based cohort of twins in Finland." *Diabetologia* 35 (1992): 1060–1067.
28. Dahl-Jorgensen K, Joner G, and Hanssen KF. "Relationship between cow's milk consumption and incidence of IDDM in childhood." *Diabetes Care* 14

(1991): 1081–1083.

29. LaPorte RE, Tajima N, Akerblom HK, et al. "Geographic differences in the risk of insulin-dependent diabetes mellitus: the importance of registries." *Diabetes Care* 8(Suppl. 1) (1985): 101–107.

30. Bodansky HJ, Staines A, Stephenson C, et al. "Evidence for an environmental effect in the aetiology of insulin dependent diabetes in a transmigratory population." *Brit. Med. J.* 304 (1992): 1020–1022.

31. Burden AC, Samanta A, and Chaunduri KH. "The prevalence and incidence of insulindependent diabetes in white and Indian children in Leicester city (UK)." *Int. J. Diabetes Dev. Countries* 10 (1990): 8–10.

32. Elliott R, and Ong TJ. "Nutritional genomics." *Brit. Med. J.* 324 (2002): 1438–1442.

33. Onkamo P, Vaananen S, Karvonen M, et al. "Worldwide increase in incidence of Type 1 diabetes—he analysis of the data on published incidence trends." *Diabetologia* 42 (1999): 1395–1403.

34. Gerstein HC. "Cow's milk exposure and Type 1 diabetes mellitus: a critical overview of the clinical literature." *Diabetes Care* 17 (1994): 13–19.

35. Kimpimaki T, Erkkola M, Korhonen S, et al. "Short-term exclusive breastfeeding predisposes young children with increased genetic risk of Type 1 diabetes to progressive beta-cell autoimmunity." *Diabetologia* 44 (2001): 63–69.

36. Virtanen SM, Laara E, Hypponen E, et al. "Cow's milk consumption, HLA-DQB1 genotype, and Type 1 diabetes." *Diabetes* 49 (2000): 912–917.

37. Monetini L, Cavallo MG, Stefanini L, et al. "Bovine beta-casein antibodies in breast- and bottle-fed infants: their relevance in Type 1 diabetes." *Diabetes Metab. Res. Rev.* 17 (2001): 51–54.

38. Visser JTJ et al. "Potential mechanisms explaining why hydrolyzed casein-based diets outclass single amino acid-based diets in the prevention of autoimmune diabetes in diabetes-prone BB rats." *Diabetes Metab. Res. Rev.* 28 (2012): 505–513.

39. Stankov K, Benc D, and Draskovic D. "Genetic and epigenetic factors in etiology of diabetes mellitus type 1." *Pediatr.* 132 (2013): 1112–1122.

40. The EURODIAB Substudy 2 Study Group. "Vitamin D supplement in early childhood and risk of type I (insulin-dependent) diabetes mellitus." Diabetiolgia 42 (1999): 51–54; Hypponen E, Laara E, Jarvelin MR, and Virtanen SM. "Intake of vitamin D and risk of type I diabetes." *Lancet* 358 (2001): 1500–1504.

41. Knip M, Virtanen SM, and Akerblom HK. "Infant feeding and the risk of type 1 diabetes." *Am. J. Clin. Nutr.* 91 (2010): 1506S–1513S; Kondrashova A., et al. "A sixfold gradient in the incidence of type 1 diabetes at the eastern border of Finland." *Ann. Med.* 37 (2005): 67–72.

42. Norris JM, and Pietropaolo M. "Review article. Controversial topics series: milk proteins and diabetes." *J. Endocrinol. Invest.* 22 (1999): 568–580.

43. Borchers AT, Uibo R, and Gershwin ME. "The geoepidemiology of type 1 diabetes." *Autoimmun. Rev.* 9 (2010): A355–A365; Stankov K, Benc D, and Draskovic D. "Genetic and epigenetic factors in etiology of diabetes mellitus type 1." *Pediatr.* 132 (2013): 1112–1122.

44. Carroll KK. "Dietary proteins and amino acids—heir effects on cholesterol metabolism." In: MJ Gibney, and D. Kritchevsky (eds.), *Current Topics in Nutrition and Disease, Volume 8: Animal and Vegetable Proteins in Lipid Metabolism and Atherosclerosis*, pp. 9–17. New York: Alan R. Liss, 1983; Terpstra AHM, Hermus RJJ, and West CE. "Dietary protein and cholesterol metabolism in rabbits and rats." In: MJ Gibney & D Kritchevsky (eds.), *Current Topics in* Nutrition *and Disease, Volume 8: Animal and Vegetable Proteins in Lipid Metabolism and Atherosclerosis*, pp. 19–49. New York: Alan R. Liss, 1983.

45. Newburgh LH, and Clarkson S. "The production of arteriosclerosis in rabbits by feeding diets rich in meat." *Arch. Intern. Med.* 31 (1932): 653–676; Meeker DR, and Kesten HD. "Experimental atherosclerosis and high protein diets." *Proc. Soc. Exp. Biol. Med.* 45 (1940): 543–545; Meeker DR, and Kesten HD. "Effect of high protein diets on experimental atherosclerosis of rabbits." *Arch. Pathol.* 31 (1941): 147–162.

46. Appleton BS, and Campbell TC. "Effect of high and low dietary protein on the dosing and postdosing periods of aflatoxin B1-induced hepatic preneoplastic lesion development in the rat." *Cancer Res.* 43 (1983): 2150–2154; Appleton BS, and Campbell TC. "Dietary protein intervention during the post-dosing phase of aflatoxin B1-induced hepatic preneoplastic lesion development." *J. Natl. Cancer Inst.* 70 (1983): 547–549.

47. Reingold SC. "Research Directions in Multiple Sclerosis." National Multiple Sclerosis Society, November 25, 2003. Accessed at http://www.nationalmssociety.org/%5CBrochures-Research.asp.

48. Ackermann A. "Die multiple sklerose in der Schweiz." *Schweiz. Med. Wchnschr.* 61 (1931): 1245–1250.

49. Swank RL. "Multiple sclerosis: correlation of its incidence with dietary fat." *Am. J. Med.* Sci. 220 (1950): 421–430.

50. Dip JB. "The distribution of multiple sclerosis in relation to the dairy industry and milk consumption." *New Zealand Med. J.* 83 (1976): 427–430.

51. McDougall JM. 2002. Multiple sclerosis stopped by McDougall/Swank Program. http://www.nealhendrickson.com/McDougall/McDnewannouncementSwank021112.htm. Accessed Nov. 16, 2002.

52. McLeod JG, Hammond SR, and Hallpike JF. "Epidemiology of multiple sclerosis in Australia. With NSW and SA survey results." *Med. J. Austr.* 160 (1994): 117–122.

53. Lawrence JS, Behrend T, Bennett PH, et al. "Geographical studies of rheumatoid arthritis." *Ann. Rheum. Dis.* 25 (1966): 425–432.

54. Keen H, and Ekoe JM. "The geography of diabetes mellitus." *Brit. Med. J.* 40 (1984): 359–365.

55. Swank RL. "Effect of low saturated fat diet in early and late cases of multiple sclerosis." *Lancet* 336 (1990): 37–39.

56. Swank RL. "Treatment of multiple sclerosis with low fat diet." *A.M.A. Arch. Neurol. Psychiatry* 69 (1953): 91–103.

57. Swank RL, and Bourdillon RB. "Multiple sclerosis: assessment of treatment with modified low fat diet." *J. Nerv. Ment. Dis.* 131 (1960): 468–488.

58. Swank RL. "Multiple sclerosis: twenty years on low fat diet." *Arch. Neurol.* 23 (1970): 460–474.

59. Agranoff BW, and Goldberg D. "Diet and the geographical distribution of multiple sclerosis." *Lancet* 2(7888) (November 2 1974): 1061–1066.
60. Malosse D, Perron H, Sasco A, et al. "Correlation between milk and dairy product consumption and multiple sclerosis prevalence: a worldwide study." *Neuroepidemiology* 11 (1992): 304–312.
61. Malosse D, and Perron H. "Correlation analysis between bovine populations, other farm animals, house pets, and multiple sclerosis prevalence." *Neuroepidemiology* 12 (1993): 15–27.
62. Lauer K. "Diet and multiple sclerosis." *Neurology* 49 (Suppl. 2) (1997): S55–S61.
63. Swank RL, Lerstad O, Strom A, et al. "Multiple sclerosis in rural Norway. Its geographic distribution and occupational incidence in relation to nutrition." *New Engl. J. Med.* 246 (1952): 721–728.
64. Dalgleish AG. "Viruses and multiple sclerosis." *Acta Neurol. Scand. Suppl.* 169 (1997): 8–15.
65. McAlpine D, Lumsden CE, and Acheson ED. Multiple sclerosis: a reappraisal. Edinburgh and London: E&S Livingston, 1965.
66. Alter M, Liebowitz U, and Speer J. "Risk of multiple sclerosis related to age at immigration to Israel." *Arch. Neurol.* 15 (1966): 234–237.
67. Kurtzke JF, Beebe GW, and Norman JE, Jr. "Epidemiology of multiple sclerosis in U.S. veterans: 1. Race, sex, and geographic distribution." *Neurology* 29 (1979): 1228–1235.
68. Ebers GC, Bulman DE, Sadovnick AD, et al. "A population-based study of multiple sclerosis in twins." *New Engl. J. Med.* 315 (1986): 1638–1642.
69. Yadav V, Marracci G, Kim E, et al. "Effects of a low fat plant based diet in multiple sclerosis (MS): Results of a 1-year long randomized controlled (RC) study." *Neurol.* 82 (2014): supp. P6.152.
70. Acheson ED, Bachrach CA, and Wright FM. "Some comments on the relationship of the distribution of multiple sclerosis to latitude solar radiation and other variables." *Acta Psychiatrica Neurologica Scand.* 35 (Suppl. 147) (1960): 132–147.
71. Warren S, and Warren KG. "Multiple sclerosis and associated diseases: a relationship to diabetes mellitus." *J. Canadian Sci. Neurol.* 8 (1981): 35–39.
72. Wertman E, Zilber N, and Abransky O. "An association between multiple sclerosis and Type 1 diabetes mellitus." *J. Neurol.* 239 (1992): 43–45.
73. Marrosu MG, Cocco E, Lai M, et al. "Patients with multiple sclerosis and risk of Type 1 diabetes mellitus in Sardinia, Italy: a cohort study." *Lancet* 359 (2002): 1461–1465.
74. Buzzetti R, Pozzilli P, Di Mario U, et al. "Multiple sclerosis and Type 1 diabetes." *Diabetologia* 45 (2002): 1735–1736.
75. Lux WE, and Kurtzke JF. "Is Parkinson's disease acquired? Evidence from a geographic comparison with multiple sclerosis." *Neurology* 37 (1987): 467–471.
76. Prahalad S, Shear ES, Thompson SD, et al. "Increased prevalence of familial autoimmunity in simplex and multiplex families with juvenile rheumatoid arthritis." *Arthritis Rheumatism* 46 (2002): 1851–1856.
77. Cantorna MT, Munsick C, Bemiss C, et al. "1,25-dihydroxycholecalciferol prevents and ameliorates symptoms of experimental murine inflammatory bowel disease." *J. Nutr.* 130 (2000): 2648–2652.

78. Cantorna MT, Woodward WD, Hayes CE, et al. "1,25-Dihydroxyvitamin D3 is a positive regulator for the two anti-encephalitogenic cytokines TGF-B1 and IL-4." *J Immunol.* 160 (1998): 5314–5319.
79. Cantorna MT, Humpal-Winter J, and DeLuca HF. "Dietary calcium is a major factor in 1,25-dihydroxycholecalciferol suppression of experimental autoimmune encephalomyelitis in mice." *J. Nutr.* 129 (1999): 1966–1971.
80. Multiple Sclerosis International Federation. "Alternative Therapies." November 25, 2003. Accessed at http://www.msif.org/en/symptoms_treatments/treatment_overview/alternative.html.

Chapter 10 뼈, 신장, 눈, 뇌질환

1. Frassetto LA, Todd KM, Morris C, Jr., et al. "Worldwide incidence of hip fracture in elderly women: relation to consumption of animal and vegetable foods." *J. Gerontology* 55 (2000): M585–M592.
2. Abelow BJ, Holford TR, and Insogna KL. "Cross-cultural association between dietary animal protein and hip fracture: a hypothesis." *Calcif. Tissue Int.* 50 (1992): 14–18.
3. Wachsman A, and Bernstein DS. "Diet and osteoporosis." *Lancet* May 4 (1968): 958–959.
4. Barzel U.S. "Acid loading and osteoporosis." *J. Am. Geriatr. Soc.* 30 (1982): 613.
5. Sherman HC. "Calcium requirement for maintenance in man." *J. Biol. Chem.* 39 (1920): 21–27.
6. Brosnan JT, and Brosnan ME. "Dietary protein, metabolic acidosis, and calcium balance." In: H. H. Draper (ed.), *Advances in Nutritional Research*, pp. 77–105. New York: Plenum Press, 1982.
7. Frassetto LA, Todd KM, Morris RC, Jr., et al. "Estimation of net endogenous noncarbonic acid production in humans from diet potassium and protein contents." *Am. J. Clin. Nutri.* 68 (1998): 576–583.
8. Margen S, Chu J-Y, Kaufmann NA, et al. "Studies in calcium metabolism. I. The calciuretic effect of dietary protein." *Am. J. Clin. Nutr.* 27 (1974): 584–589.
9. Hegsted M, Schuette SA, Zemel MB, et al. "Urinary calcium and calcium balance in young men as affected by level of protein and phosphorus intake." *J. Nutr.* 111 (1981): 553–562.
10. Kerstetter JE, and Allen LH. "Dietary protein increases urinary calcium." *J. Nutr.* 120 (1990): 134–136.
11. Westman EC, Yancy WS, Edman JS, et al. "Carbohydrate Diet Program." *Am. J. Med.* 113 (2002): 30–36.
12. Sellmeyer DE, Stone KL, Sebastian A, et al. "A high ratio of dietary animal to vegetable protein increases the rate of bone loss and the risk of fracture in postmenopausal women." *Am. J. Clin. Nutr.* 73 (2001): 118–122.
13. Hegsted DM. "Calcium and osteoporosis." *J. Nutr.* 116 (1986): 2316–2319.
14. Heaney RP. "Protein intake and bone health: the influence of belief systems on the conduct of nutritional science." *Am. J. Clin. Nutr.* 73 (2001): 5–6.
15. Cummings SR, and Black D. "Bone mass measurements and risk of fracture in Caucasian women: a review of findings for prospective studies." *Am. J. Med.*

98 (Suppl 2A) (1995): 2S–24S.

16. Marshall D, Johnell O, and Wedel H. "Meta-analysis of how well measures of bone mineral density predict occurrence of osteoporotic fractures." *Brit. Med. J.* 312 (1996): 1254–1259.

17. Lips P. "Epidemiology and predictors of fractures associated with osteoporosis." *Am. J. Med.* 103(2A) (1997): 3S–11S.

18. Lane NE, and Nevitt MC. "Osteoarthritis, bone mass, and fractures: how are they related?" *Arthritis Rheumatism* 46 (2002): 1–4.

19. Lucas FL, Cauley JA, Stone RA, et al. "Bone mineral density and risk of breast cancer: differences by family history of breast cancer." *Am. J. Epidemiol.* 148 (1998): 22–29.

20. Cauley JA, Lucas FL, Kuller LH, et al. "Bone mineral density and risk of breast cancer in older women: the study of osteoporotic fractures." *JAMA* 276 (1996): 1404–1408.

21. Mincey BA. "Osteoporosis in women with breast cancer." *Curr. Oncol. Rpts.* 5 (2003): 53–57.

22. Riis BJ. "The role of bone loss." *Am. J. Med.* 98 (Suppl 2A) (1995): 2S–29S.

23. Ho SC. "Body measurements, bone mass, and fractures: does the East differ from the West?" *Clin. Orthopaed. Related Res.* 323 (1996): 75–80.

24. Aspray TJ, Prentice A, Cole TJ, et al. "Low bone mineral content is common but osteoporotic fractures are rare in elderly rural Gambian women." *J. Bone Min. Res.* 11 (1996): 1019–1025.

25. Tsai K-S. "Osteoporotic fracture rate, bone mineral density, and bone metabolism in Taiwan." *J. Formosan Med. Assoc.* 96 (1997): 802–805.

26. Wu AH, Pike MC, and Stram DO. "Meta-analysis: dietary fat intake, serum estrogen levels, and the risk of breast cancer." *J. Nat. Cancer Inst.* 91 (1999): 529–534.

27. UCLA Kidney Stone Treatment Center. "Kidney Stones—Index." March, 1997. Accessed at http://www.radsci.ucla.edu:8000/gu/stones/kidneystone.html.

28. Stamatelou KK, Francis ME, Jones CA, et al. "Time trends in reported prevalence of kidney stones." *Kidney Int.* 63 (2003): 1817–1823.

29. Ramello A, Vitale C, and Marangella M. "Epidemiology of nephrolothiasis." *J. Nephrol.* 13(Suppl 3) (2000): S65–S70.

30. Robertson WG, Peacock M, and Hodgkinson A. "Dietary changes and the incidence of urinary calculi in the U.K. between 1958 and 1976." *Chron. Dis.* 32 (1979): 469–476.

31. Robertson WG, Peacock M, Heyburn PJ, et al. "Risk factors in calcium stone disease of the urinary tract." *Brit. J. Urology* 50 (1978): 449–454.

32. Robertson WG. "Epidemiological risk factors in calcium stone disease." *Scand. J. Urol. Nephrol. Suppl.* 53 (1980): 15–30.

33. Robertson WG, Peacock M, Heyburn PJ, et al. "Should recurrent calcium oxalate stone formers become vegetarians?" *Brit. J. Urology* 51 (1979): 427–431.

34. Robertson WG. "Diet and calcium stones." *Miner Electrolyte Metab.* 13 (1987): 228–234.

35. Cao LC, Boeve ER, de Bruijn WC, et al. "A review of new concepts in renal stone research." *Scanning Microscopy* 7 (1993): 1049–1065.

36. Scales CDJ, Smith AC, Hanley JM, Seigal CS, and Urologic Diseases in

America Project. "Prevalence of kidney stones in the United States." *Eur. Urol.* 62 (2012): 160–165.

37. Broghi L. et al. "Urinary volume, water and recurrences in idiopathic calcium nephrolithiasis: a 5-year randomized prospective study." *J Urol.* 155 (1996): 839–843.

38. Turney BW et al. "Diet and risk of kidney stones in the Oxford cohort of the European Prospective Investigation into Cancer and Nutrition (EPIC)." *Eur. J. Epidemiol.* 29 (2014): 363–369.

39. Friedman DS, Congdon N, Kempen J, et al. "Vision problems in the U.S.: prevalence of adult vision impairment and age-related eye disease in America." Bethesda, MD: Prevent Blindness in America. National Eye Institute, 2002.

40. Foote CS. *Photosensitized Oxidation and Singlet Oxygen: Consequences in Biological Systems.* Vol. 2 New York: Academic Press, 1976.

41. Seddon JM, Ajani UA, Sperduto RD, et al. "Dietary carotenoids, vitamins A, C, and E, and advanced age-related macular degeneration." *JAMA* 272 (1994): 1413–1420.

42. Eye Disease Case-Control Study Group. "Antioxidant status and neovascular age-related macular degeneration." *Arch. Ophthalmol.* 111 (1993): 104–109.

43. 나머지 식품군은 브로콜리, 당근, 고구마, 겨울 호박으로 각각 53퍼센트, 28퍼센트, 33퍼센트, 44퍼센트의 질병 감소율을 보였다.

44. Berman ER. *Biochemistry of the Eye. (Perspectives in Vision Research).* New York: Plenum Publishing Corporation, 1991.

45. Lyle BJ, Mares-Perlman JA, Klein BEK, et al. "Antioxidant intake and risk of incident age-related nuclear cataracts in the Beaver Dam Eye Study." *Am. J. Epidemiol.* 149 (1999): 801–809.

46. Bates CJ, Chen SJ, Macdonald A, et al. "Quantitation of vitamin E and a carotenoid pigment in cataracterous human lenses, and the effect of a dietary supplement." *Int. J. Vitam. Nutr. Res.* 66 (1996): 316–321.

47. Varma SD, Beachy NA, and Richards RD. "Photoperoxidation of lens lipids: *prevention* by vitamin E." *Photochem. Photobiol.* 36 (1982): 623–626.

48. Talan J. "Alzheimer's diagnoses can be two years late." *Ithaca J.:* 8A.

49. Alzheimer's Association. "2016 Alzheimer's Disease Facts and Figures." Accessed September 2, 2016 at http://www.alz.org/facts/.

50. Petersen RC, Smith GE, Waring SC, et al. "Mild cognitive impairment." *Arch. Neurol.* 56 (1999): 303–308.

51. Kivipelto M, Helkala E-L, Hanninen T, et al. "Midlife vascular risk factors and late-life mild cognitive impairment. A population based study." *Neurology* 56 (2001): 1683–1689.

52. Breteler MMB, Claus JJ, Grobbee DE, et al. "Cardiovascular disease and distribution of cognitive function in elderly people: the Rotterdam Study." *Brit. Med. J.* 308 (1994): 1604–1608.

53. Haan MN, Shemanski L, Jagust WJ, et al. "The role of APOE e4 in modulating effects of other risk factors for cognitive decline in elderly persons." *JAMA* 282 (1999): 40–46.

54. Sparks DL, Martin TA, Gross DR, et al. "Link between heart disease, cholesterol, and Alzheimer's Disease: a review." *Microscopy Res. Tech.* 50 (2000):

287–290.

55. Slooter AJ, Tang MX, van Duijn CM, et al. "Apolipoprotein E e4 and risk of dementia with stroke. A population based investigation." *JAMA* 277 (1997): 818–821.

56. Messier C, and Gagnon M. "Glucose regulation and cognitive functions: relation to Alzheimer's disease and diabetes." *Behav. Brain Res.* 75 (1996): 1–11.

57. Ott A, Stolk RP, Hofman A, et al. "Association of diabetes mellitus and dementia: the Rotterdam Study." *Diabetologia* 39 (1996): 1392–1397.

58. Kannel WB, Wolf PA, Verter J, et al. "Epidemiologic assessment of the role of blood pressure in stroke." *JAMA* 214 (1970): 301–310.

59. Launer LJ, Masaki K, Petrovitch H, et al. "The association between midlife blood pressure levels and late-life cognitive function." *JAMA* 274 (1995): 1846–1851.

60. White L, Petrovitch H, Ross GW., et al. "Prevalence of dementia in older Japanese-American men in Hawaii. The Honolulu-Asia Aging Study." *JAMA*, 276: 955–960, 1996.

61. Hendrie HC, Ogunniyi A, Hall KS, et al. "Incidence of dementia and Alzheimer Disease in 2 communities: Yoruba residing in Ibadan, Nigeria and African Americans residing in Indianapolis, Indiana." *JAMA* 285 (2001): 739–747.

62. Chandra V, Pandav R, Dodge HH, et al. "Incidence of Alzheimer's disease in a rural community in India: the Indo-U.S. Study." *Neurology* 57 (2001): 985–989.

63. Grant WB. "Dietary links to Alzheimer's Disease: 1999 Update." *J. Alzheimer's Dis* 1 (1999): 197–201.

64. Grant WB. "Incidence of dementia and Alzheimer disease in Nigeria and the United States." *JAMA* 285 (2001): 2448.

65. 최근 발표된 이 연구는 비타민 E가 혈중 지방에 포함되어 있다는 사실을 고려해 보다 차별적인 방식으로 비타민 E를 측정했기 때문에 다른 연구들보다 더 흥미롭다. 즉, 혈중 비타민 E 수치가 높은 것은 혈중 지방 수치가 높기 때문일 수 있다. *Am. J. Epidemiol.* 150 (1999): 37–44.

66. Ortega RM, Requejo AM, Andres P, et al. "Dietary intake and cognitive function in a group of elderly people." *Am. J. Clin. Nutr.* 66 (1997): 803–809.

67. Perrig WJ, Perrig P, and Stahelin HB. "The relation between antioxidants and memory performance in the old and very old." *J. Am. Geriatr. Soc.* 45 (1997): 718–724.

68. Gale CR, Martyn CN, and Cooper C. "Cognitive impairment and mortality in a cohort of elderly people." *Brit. Med. J.* 312 (1996): 608–611.

69. Goodwin JS, Goodwin JM, and Garry PJ. "Association between nutritional status and cognitive functioning in a healthy elderly population." *JAMA* 249 (1983): 2917–2921.

70. *JAMA* JW, Launer LJ, Witteman JCM, et al. "Dietary antioxidants and cognitive function in a population-based sample of older persons: the Rotterdam Study." *Am. J. Epidemiol.* 144 (1996): 275–280.

71. Martin A, Prior R, Shukitt-Hale B, et al. "Effect of fruits, vegetables or vitamin E-rich diet on vitamins E and C distribution in peripheral and brain tissues: implications for brain function." *J. Gerontology* 55A (2000): B144–B151.

72. Joseph JA, Shukitt-Hale B, Denisova NA, et al. "Reversals of age-related declines in neuronal signal transduction, cognitive, and motor behavioral deficits with blueberry, spinach, or strawberry dietary supplementation." *J. Neurosci.* 19 (1999): 8114–8121.
73. Gillman MW, Cupples LA, Gagnon D, et al. "Protective effect of fruits and vegetables on development of stroke in men." *JAMA* 273 (1995): 1113–1117.
74. Kalmijn S, Launer LJ, Ott A, et al. "Dietary fat intake and the risk of incident dementia in the Rotterdam Study." *Ann. Neurol.* 42 (1997): 776–782.
75. 알츠하이머병의 추세는 적은 수의 질병 사례 때문에 통계적으로 유의미하지 않았다.
76. Clarke R, Smith D, Jobst KA, et al. "Folate, vitamin B12, and serum total homocysteine levels in confirmed Alzheimer disease." *Arch. Neurol.* 55 (1998): 1449–1455.
77. McCully KS. "Homocysteine theory of arteriosclerosis: development and current status." In: A. M. Gotto, Jr. and R. Paoletti (eds.), *Atherosclerosis Reviews,* Vol. 11, pp. 157–246. New York: Raven Press, 1983.
78. 그러나 이 논리에는 잠재적인 문제가 있다. 호모시스테인 수치는 비타민 B, 특히 엽산과 비타민 B12에 의해 부분적으로 조절되며, 이런 비타민이 부족한 사람들은 더 높은 호모시스테인 수치를 가질 수 있다. 동물성 식품을 섭취하지 않는 사람들은 B12 수치가 낮아 호모시스테인 수치가 높아질 위험이 있다. 그러나 11장에서 설명했듯이, 이것은 식물성 식단의 결핍이 아니라 자연과의 분리와 더 관련이 있다.

PART 3 건강한 영양 지침

1. Scelfo J. "Dieting: The Next Atkins?" *Newsweek* (2003, May 4).

Chapter 11 올바르게 먹기: 음식과 건강에 관한 8가지 원칙

1. U.S. Food and Drug Administration. "What Is a Dietary Supplement?" Silver Spring, MD: U.S. Food and Drug Administration, 2015.
2. Lariviere D. "Nutritional supplements flexing muscles as growth industry." *Forbes*, April 18, 2013. Accessed at http://www.forbes.com/sites/davidlariviere/2013/04/18/nutritional-supplements-flexing-their-muscles-as-growth-industry/.
3. CodexFund. "CODEX and dietary supplements. Frequently asked questions." CodexFund, 2010.
4. U.S. Federal Trade Commission. "Complaint counsel's proposed findings of fact, conclusions of law and proposed order (Docket No. 9175)." Washington, DC: U.S. Federal Trade Commission, December 27, 1985.
5. Atkins RC. *Dr. Atkins' New Diet Revolution.* New York: Avon Books, 1999.
6. The Alpha-Tocopherol Beta Carotene Cancer *Prevention* Study Group. "The effect of vitamin E and beta carotene on the incidence of lung cancer and other cancers in male smokers." *New Engl. J. Med.* 330 (1994): 1029–1035.
7. Omenn GS, Goodman GE, Thornquist MD, et al. "Effects of a combination of beta carotene and vitamin A on lung cancer and cardiovascular disease." *New Engl. J. Med.* 334 (1996): 1150–1155.

8. U.S. Preventive Services Task Force. "Routine vitamin supplementation to prevent cancer and cardiovascular disease: recommendations and rationale." *Ann. Internal Med.* 139 (2003): 51–55.

9. Morris CD, and Carson S. "Routine vitamin supplementation to prevent cardiovascular disease: a summary of the evidence for the U.S. Preventive Services Task Force." *Ann. Internal Med.* 139 (2003): 56–70.

10. Kolata G. "Vitamins: more may be too many (Science Section)." *New York Times*, April 29, 2003: 1, 6.

11. de Souza A, and Moloi MW. "Involuntary movements due to the vitamin B12 deficiency." *Neurol. Res.* 36 (2014): 1121–1128.

12. LeBlanc E, Chou R, Zakher B, Daeges M, and Pappas M. "Screening for vitamin D deficiency: systematic review for the U.S. Preventive Services Task Force Recommendation." Rockville, MD: Agency for Healthcare Research and Quality.

13. Pines A. "Vitamin D and health issues—questioned benefits." *Climacteric* 17 (2014): 657–659.

14. Bowen R. "Vitamin D (calcitrol)." *Vitamins: Introduction and Index.* Accessed at http://www.vivo.colostate.edu/hbooks/pathphys/endocrine/otherendo/vitamind.html.

15. U.S. Department of Agriculture. "USDA Nutrient Database for Standard Reference." Washington, DC: U.S. Department of Agriculture, Agriculture Research Service, 2002. Accessed at https://ndb.nal.usda.gov/.

16. Holden JM, Eldridge AL, Beecher GR, et al. "Carotenoid content of U.S. foods: an update of the database." *J. Food Comp. Anal.* 12 (1999): 169–196.

17. Mozafar A. "Enrichment of some B-vitamins in plants with application of organic fertilizers." *Plant and Soil* 167 (1994): 305–311.

18. Brand D, and Segelken R. "Largest scientific effort in Cornell's history announced." *Cornell Chronicle*, May 9, 2002.

19. Ashrafi K, Chang FY, Watts JL, et al. "Genome-wide RNAi analysis of Caenorhabitis elegans fat regulatory genes." *Nature* 421 (2003): 268–272.

20. Shermer M. "Skeptical sayings. Wit and wisdom from skeptics past and present." *Skeptic* 9 (2002): 28.

21. Ornish D, Weidner G, Fair WR, et al. "Intensive lifestyle changes may affect the progression of prostate cancer." *J. Urol.* 174 (2005): 1065–1069; discussion 1069–1070.

22. McDougall JA. *McDougall's Medicine, A Challenging Second Opinion.* Piscataway, NJ: New Century, 1985.

23. Swank RL. "Multiple sclerosis: twenty years on low fat diet." *Arch. Neurol.* 23 (1970): 460–474.

24. Swank RL. "Effect of low saturated fat diet in early and late cases of multiple sclerosis." *Lancet* 336 (1990): 37–39.

25. Kim, T. K., and Han, P. L. "Chronic stress and moderate physical exercise prompt widespread common activation and limited differential activation in specific brain regions." *Neurochemistry international* (2016).

Chapter 12 무엇을 먹어야 할까?

1. Davey, G. K. et al. "EPIC-Oxford: lifestyle characteristics and nutrient intakes in a cohort of 33, 883 meat eaters and 31, 546 non meat-eaters in the UK." *Publ. Health Nutr.* 6 (2003): 259-268; Sobiecki, J. G., Appleby, P. N., Bradbury, K. E., and Key, T. J. "High compliance with dietary recommendations in a cohort of meat eaters, fish eaters, vegetarians, and vegans: results from the European Prospective Investigation into Cancer and Nutrition-Oxford study." *Nutr. Res.* 36 (2016): 464-477.

Chapter 13 과학의 어두운 이면

1. Colen BD. "To die in Tijuana; a story of faith, hope and laetrile." *Washington Post Magazine,* September 4, 1977: 10.
2. Burros M. "The sting? America's supplements appetite; scientists are dubious, but America's appetite for food supplements keeps growing." *Washington Post,* August 2, 1979: E1.
3. Hilgartner S. *Science on Stage. Expert Advice As Public Drama.* Stanford, CA: Stanford University Press, 2000.
4. National Research Council. *Diet, Nutrition and Cancer.* Washington, DC: National Academy Press, 1982.
5. U.S. Senate. "Dietary goals for the United States, 2nd Edition." Washington, DC: U.S. Government Printing Office, 1977.
6. American Council of Science and Health. "About American Council on Science and Health." Accessed September 3, 2016 at http://acsh.org/wp-admin/admin-ajax.php.
7. Mindfully.org. "American Council on Science and Health (ACSH)." Accessed September 3, 2016 at http://www.mindfully.org/Pesticide/ACSH-Koop.htm.
8. American Society for Nutrition. Accessed September 3, 2016 at http://www.nutrition.org.

Chapter 14 과학적 환원론

1. National Research Council. *Diet, Nutrition and Cancer.* Washington, DC: National Academy Press, 1982.
2. United States Federal Trade Commission. "Complaint counsel's proposed findings of fact, conclusions of law and proposed order (Docket No. 9175)." Washington, DC: United States Federal Trade Commission, December 27, 1985.
3. Associated Press. "Company news; General Nutrition settles complaint." *The New York Times* June 14, 1988: D5.
4. Willett W. "Diet and cancer: one view at the start of the millennium." *Cancer Epi. Biom. Prev.* 10 (2001): 3–8.
5. Belanger CF, Hennekens CH, Rosner B, et al. "The Nurses' Health Study." *Am. J. Nursing* (1978): 1039–1040.

6. Carroll KK. "Experimental evidence of dietary factors and hormone-dependent cancers." *Cancer Res.* 35 (1975): 3374–3383.

7. Chen J, Campbell TC, Li J, et al. *Diet, life-style and mortality in China. A study of the characteristics of 65 Chinese counties.* Oxford, UK; Ithaca, NY; Beijing, PRC: Oxford University Press; Cornell University Press; People's Medical Publishing House, 1990.

8. Hu FB, Stampfer MJ, Manson JE, et al. "Dietary protein and risk of ischemic heart disease in women." *Am. Journ. Clin. Nutr.* 70 (1999): 221–227.

9. Holmes MD, Hunter DJ, Colditz GA, et al. "Association of dietary intake of fat and fatty acids with risk of breast cancer." *JAMA* 281 (1999): 914–920.

10. U.S. Department of Agriculture. "Agriculture Fact Book." Washington, DC: U.S. Department of Agriculture, 1998. cited in: Information Plus *Nutrition: a key to good health.* Wylie, TX: Information Plus, 1999.

11. Information Plus. *Nutrition: a key to good health.* Wylie, TX: Information Plus, 1999.

12. Wegmans.com. 01/19/04. Accessed at http://www.wegmans.com/recipes; Mardiweb.com. "Cheesecake." 01/19/04. Accessed at http://mardiweb.com/lowfat/dessert.ht m#Recipe000857

13. Anonymous. "Center to Coordinate Women's Health Study." *Chicago Sun-Times* October 12, 1992: 14N.; Prentice RL, Kakar F, Hursting S, et al. "Aspects of the rationale for the Women's Health Trial." *J. Natl. Cancer Inst.* 80 (1988): 802–814.

14. Henderson MM, Kushi LH, Thompson DJ, et al. "Feasibility of a randomized trial of a low-fat diet for the prevention of breast cancer: dietary compliance in the Women's Health Trial Vanguard Study." *Prev. Med.* 19 (1990): 115–133.

15. Self S, Prentice R, Iverson D, et al. "Statistical design of the Women's Health Trial." *Controlled Clin. Trials* 9 (1988): 119–136.

16. Armstrong D, and Doll R. "Environmental factors and cancer incidence and mortality in different countries, with special reference to dietary practices." *Int. J. Cancer* 15 (1975): 617–631.

17. Willett WC, Hunter DJ, Stampfer MJ, et al. "Dietary fat and fiber in relation to risk of breast cancer. An 8-year follow-up." *J. Am. Med. Assoc.* 268 (1992): 2037–2044.

18. Willett W. "Dietary fat and breast cancer." *Toxicol. Sci.* 52[Suppl] (1999): 127–146.

19. Hunter DJ, Spiegelman D, Adami H-O, et al. "Cohort studies of fat intake and the risk of breast cancer—a pooled analysis." *New Engl. J. Med.* 334 (1996): 356–361.

20. Missmer SA, Smith-Warner SA, Spiegelman D, et al. "Meat and dairy consumption and breast cancer: a pooled analysis of cohort studies." *Int. J. Epidemiol.* 31 (2002): 78–85.

21. Rockhill B, Willett WC, Hunter DJ, et al. "Physical activity and breast cancer risk in a cohort of young women." *J. Nat. Cancer Inst.* 90 (1998): 1155–1160.

22. Smith-Warner SA, Spiegelman D, Adami H-O, et al. "Types of dietary fat and breast cancer: a pooled analysis of cohort studies." *Int. J. Cancer* 92 (2001): 767–774.

23. Hunter DJ, Morris JS, Stampfer MJ, et al. "A prospective study of selenium status and breast cancer risk." *JAMA* 264 (1990): 1128–1131.

24. Smith-Warner SA, Spiegelman D, Yaun S-S, et al. "Intake of fruits and vegetables and risk of breast cancer: a pooled analysis of cohort studies." *JAMA* 285 (2001): 769–776.
25. Marchione M. "Taking the long view; for 25 years, Harvard's Nurses' Health Study has sought answers to women's health questions." *Milwaukee Journal-Sentinel* July 16, 2001: 01G.
26. Mukamal KJ, Conigrave KM, Mittleman MA, et al. "Roles of drinking pattern and type of alcohol consumed in coronary heart disease in men." *New Engl. J. Med.* 348 (2003): 109–118.
27. Tanasescu M, Hu FB, Willett WC, et al. "Alcohol consumption and risk of coronary heart disease among men with Type 2 diabetes mellitus." *J. Am. Coll. Cardiol.* 38 (2001): 1836–1842.
28. Smith-Warner SA, Spiegelman D, Yaun S-S, et al. "Alcohol and breast cancer in women. A pooled analysis of cohort studies." *JAMA* 279 (1998): 535–540.
29. He K, Rimm EB, Merchant A, et al. "Fish consumption and risk of stroke in men." *JAMA* 288 (2002): 3130–3136.
30. Albert CM, Hennekens CH, O'Donnell CJ, et al. "Fish consumption and risk of sudden cardiac death." *JAMA* 279 (1998): 23–28.
31. Hu FB, Stampfer MJ, Rimm EB, et al. "A prospective study of egg consumption and risk of cardiovascular disease in men and women." *JAMA* 281 (1999): 1387–1394.
32. Hu FB, Manson JE, and Willett WC. "Types of dietary fat and risk of coronary heart disease: a critical review." *J. Am. Coll. Nutr.* 20 (2001): 5–19.
33. Mitchell S. "Eggs might reduce breast cancer risk." United Press International Feb. 21, 2003
34. Steinmetz, K. A. and Potter, J. D. "Egg consumption and cancer of the colon and rectum." *Eur. J. Cancer Prev.*, 3: 237–245, 1994.
35 Higginson J. "Present trends in cancer epidemiology." *Proc. Can. Cancer Conf.* 8 (1969): 40–75.
36. Boyd NF, Martin LJ, Noffel M, et al. "A meta-analysis of studies of dietary-fat and breast cancer risk." *Brit. J. Cancer* 68 (1993): 627–636.
37. Campbell TC. "Animal protein and ischemic heart disease." *Am. J. Clin. Nutr.* 71 (2000): 849–850.
38. Hu FB, and Willett W. "Reply to TC Campbell." *Am. J. Clin. Nutr.* 71 (2000): 850.
39. Morris CD, and Carson S. "Routine vitamin supplementation to prevent cardiovascular disease: a summary of the evidence for the U.S. Preventive Services Task Force." *Ann. Internal Med.* 139 (2003): 56–70.
40. U.S. Preventive Services Task Force. "Routine vitamin supplementation to prevent cancer and cardiovascular disease: recommendations and rationale." *Ann. Internal Med.* 139 (2003): 51–55.
41. Nurse's Health Study. Accessed at http://www.nurseshealthstudy.org/.
42. Satija A, Yu E, Willett WC and Hu FB. "Understanding nutritional epidemiology and its role in policy." *Adv. Nutr.* 6 (2015): 5-18.
43. Vitamins and supplements: Miracle healers. "*The Economist*, Septepber 19. 2015.
44. Bradley J. "NBJ: The US supplement industry is $37billion, not $12billion." *NutraIngredients-USA.com*, June 1, 2015. Accessed at https://www. nutraingredients-usa.com/Markets/NBJ-The-US-supplement-industry-is-37-

무엇을 먹을 것인가

billion-not-12-billion.

45. Daniells S. "TABS Analytics Vitamins & Minerals Study: Are heavy users in decline?" *Nutraingredients-USA.com*, May 23, 2016. Accessed at https://www.nutraingredients-usa.com/Markets/TABS-Analytics-Vitamins-Minerals-Study-Are-heavy-users-in-decline.

46. Hooper L, Thompson RL, Harrison RA, et al. "Risks and benefits of omega 3 fats for mortality, cardiovascular disease, and cancer: systematic review." *BMJ* 332(2006): 752-760.

47. Gaziano JM, Glynn RJ, Christen WG, et al. "Vitamins E and C in the prevention of prostate and total cancer in men: the Physicians' Health Study II randomized controlled trial." *JAMA* 301 (2009): 52-62.

48. Christen WG, Glynn RJ, Sesso HD, et al. "Age-related cataract in a randomized trial of vitamins E and C in men." *Arch. Ophthalmol.* 128(2010): 1397-1405.

49. Christen WG, Glynn RJ, Manson JE, et al. "Effects of multivitamin supplement on cataract and age-related macular degeneration in a randomized trial of male physicians." *Ophthalmol.* 121 (2014):525-534.

50. Gaziano JM, Sesso HD, Christen WG, et al. "Multivitamins in the prevention of cancer in men: the Physicians' Health Study II randomized controlled trial." *JAMA* 308 (2012): 1871-1880.

51. Sesso HD, Christen WG, Bubes V, et al. "Multivitamins in the prevention of cardiovascular disease in men: the Physicians' Health Study II randomized controlled trial." *JAMA* 17 (2012): 1751-1760.

52. Wang L, Sesso HD, Glynn RJ, et al. "Vitamin E and C supplementation and risk of cancer in men: posttrial follow-up in the Physicians' Health Study II randomized trial." *Am. J. Clin. Nutr.* 100 (2014): 915-923.

53. Wang J, Eliassen AH, Spiegelman D, et al. "Plasma free 25-hydroxyvitamin D, vitamin D binding protein, and risk of breast cancer in the Nurses' Health Study II." *Cancer Causes Control.* 25 (2014): 819-827; Bertrand KA, Rosner B, Eliassen AH, et al. "Premenopausal plasma 25-hydroxyvitamin D, mammographic density, and risk of breast cancer." *Breast Cancer Res. Treat.* 149(2015): 479-487.

54. Massa J, Cho E, Orav EJ, et al. "Long-term use of multivitamins and risk of colorectal adenoma in women." *Brit. J. Cancer* 110 (2014): 249–255.

Chapter 15 기업과 과학의 공생

1. MRC Agriculture Marketing Resource Center. "Food consumption trends." July 2012.

2. Dairy Management Inc. Press release. "Dairy checkoff 2003 unified marketing plan budget geared to help increase demand in domestic and international markets." Rosemont, IL: January 24, 2003. Accessed at http://www.dairycheckoff.com/news/release-012403.asp

3. National Watermelon Promotion Board. January 12, 2004. Accessed at http://www.watermelon.org

4. Dairy Management Inc. "2001 Annual Report." Dairy Management, Inc., 2001.

Accessed at http://www.dairycheckoff.com/annualreport.htm/.

5. United States Department of Agriculture. "Report to Congress on the National Dairy Promotion and Research Program and the National Fluid Milk Processor Promotion Program." 2000. Accessed 2004 at http://www.ams.usda.gov/dairy/prb_intro.htm.IN.

6. United States Department of Agriculture. "Report to Congress on the National Dairy Promotion and Research Program and the National Fluid Milk Processor Promotion Program." 2000. Accessed 2004 at http://www.ams.usda.gov/dairy/prb_intro.htm.IN.

7. Nutrition Explorations. July, 2003. Accessed at http://www.nutritionexplorations.com

8. United States Department of Agriculture. "Report to Congress on the National Dairy Promotion and Research Program and the National Fluid Milk Processor Promotion Program." 2000. Accessed 2004 at http://www.ams.usda.gov/dairy/prb_intro.htm.IN.

9. Powell A. "School of Public Health hosts food fight: McDonald's, dairy industry, dietary reformers face off at symposium." *Harvard Gazette*: 24 October 2002. Accessed at http: //www.news.harvard.edu/gazette/2002/10.24/09-food.html.

10. Ha YL, Grimm NK, and Pariza MW. "Anticarcinogens from fried ground beef: heat-altered derivatives of linoleic acid." *Carcinogensis* 8 (1987): 1881–1887.

11. Ha YL, Storkson J, and Pariza MW. "Inhibition of benzo(a)pyrene-induced mouse forestomach neoplasia by conjugated denoic derivatives of linoleic acid." *Cancer Res.* 50 (1990): 1097–1101.

12. Aydin R, Pariza MW, and Cook ME. "Olive oil prevents the adverse effects of dietary conjugated linoleic acid on chick hatchability and egg quality." *J. Nutr.* 131 (2001): 800–806.

13. Peters JM, Park Y, Gonzalez FJ, et al. "Influence of conjugated linoleic acid on body composition and target gene expression in peroxisome proliferator-activated receptor alpha-null mice." *Biochim. Biophys. Acta* 1533 (2001): 233–242.

14. Ntambi JM, Choi Y, Park Y, et al. "Effect of conjugated linoleic acid (CLA) on immune responses, body composition and stearoyl-CoA desaturase." *Can. J. Appl. Physiol.* 27 (2002): 617–627.

15. Ip C, Chin SF, Scimeca JA, et al. "Mammary cancer *prevention* by conjugated dienoic derivative of linoleic acid." *Cancer Res.* 51 (1991): 6118–6124.

16. Ip C, Cheng J, Thompson HJ, et al. "Retention of conjugated linoleic acid in the mammary gland is associated with tumor inhibition during the post-initiation phase of carcinogenesis." *Carcinogensis* 18 (1997): 755–759.

17. Yaukey J. "Changing cows' diets elevates milks' cancer-fighting." *Ithaca Journal* November 12, 1996: 1.

18. Belury MA. "Inhibition of carcinogenesis by conjugated linoleic acid: potential mechanisms of action." *J. Nutr.* 132 (2002): 2995–2998.

19. Ip C, Banni S, Angioni E, et al. "Conjugated linoleic acid-enriched butter fat alters mammary gland morphogenesis and reduces cancer risk in rats." *J. Nutr.* 129 (1999): 2135–2142.

20. Giovannucci E. "Insulin and colon cancer." *Cancer Causes and Control* 6 (1995): 164–179.

21. Mills PK, Beeson WL, Phillips RL, et al. "Cohort study of diet, lifestyle, and prostate cancer." *Cancer* 64 (1989): 598–604.
22. http://www.ncbi.nlm.nih.gov에서 '리코펜lycopene'을 검색해보라.
23. Christian MS, Schulte S, and Hellwig J. "Developmental (embryo-fetal toxicity/teratogenecity) toxicity studies of synthetic crystalline lycopene in rats and rabbits." *Food Chem. Toxicol.* 41 (2003): 773–783.
24. Giovannucci E, Rimm E, Liu Y, et al. "A prospective study of tomato products, lycopene, and prostate cancer risk." *J. Nat. Cancer Inst.* 94 (2002): 391–398.
25. Gann PH, and Khachik F. "Tomatoes or lycopene versus prostate cancer: is evolution anti-reductionist?" *J. Nat. Cancer Inst.* 95 (2003): 1563–1565.
26. Tucker G. "Nutritional enhancement of plants." *Curr. Opin.* 14 (2003): 221–225.
27. He Y. *Effects of carotenoids and dietary carotenoid extracts on aflatoxin B₁-induced mutagenesis and hepatocarcinogenesis.* Ithaca, NY: Cornell University, PhD Thesis, 1990.
28. He Y, and Campbell TC. "Effects of carotenoids on aflatoxin B₁-induce mutagenesis in S. typhimurium TA 100 and TA 98." *Nutr. Cancer* 13 (1990): 243–253.
29. Kotecha R, Takami A, and Espinoza JL. Dietary phytochemicals and cancer chemoprevention: a review of the clinical evidence. *Oncotarget* (2016, May 25).
30. Gontero, P., et al. A randomized double-blind placebo controlled phase I-II study on clinical and molecular effects of dietary supplements in men with precancerous prostatic lesions. Chemoprevention or "chemopromotion"? *Prostate* 75 (2015): 1177-1186

Chapter 16 누구를 위한 정부인가?

1. National Academy of Sciences. Press Release. "Report offers new eating and physical activity targets to reduce chronic disease risk." September 5, 2002. Washington, DC: National Research Council, Institute of Medicine. Accessed at http://www8.nationalacademies.org/onpinews/newsitem. aspx?RecordID=10490.
2. Wegmans Company. *Recipe and nutrient facts.* Accessed 2003. Available from http:// www.wegmans.com.
3. U.S. Department of Agriculture. "USDA Nutrient Database for Standard Reference." Washington, DC: U.S. Department of Agriculture, Agriculture Research Service, 2002. Accessed at http://www.nal.usda.gov/fnic/foodcomp
4. Boseley S. "Sugar industry threatens to scupper WHO." *The Guardian* April 21, 2003.
5. Brundtland GH. "Sweet and sour; The WHO is accused by the sugar industry of giving unscientific nutrition advice. But its recommendations are based on solid evidence, says Gro Harlem Brundtland." *New Scientist*, May 03, 2003: 23.
6. Boseley S. "Sugar industry threatens to scupper WHO." *The Guardian* April 21, 2003.
7. International Life Sciences Institute. ILSI North America. Accessed September 3, 2016. Available from http://www.ilsina.org.

8. Kursban M. Commentary: conflicted panel makes for unfit guidelines. Physicians Committee for Responsible Medicine. Accessed June, 2003. Available from http://www.pcrm.org/health/ commentary/commentary0004. html.

9. Food and Nutrition Board, and Institute of Medicine. "Dietary reference intakes for energy, carbohydrates, fiber, fat, fatty acids, cholesterol, protein, and amino acids (macronutrients)."Washington, DC: The National Academy Press, 2002. Accessed at http://www.nap.edu/ catalog/10490.html?onpi_newsdoc090502

10. Chaitowitz S. Court rules against USDA's secrecy and failure to disclose conflict of interest in setting nutrition policies. Physicians Committee for Responsible Medicine. Accessed January 27, 2004. Available from http://www.pcrm.org/news/health001002.html.

11. National Academy of Sciences, and Institute of Medicine. "Dietary Reference Intakes for Energy, Carbohydrates, Fiber, Fat, Fatty Acids, Cholesterol, Protein, and Amino Acids [summary statement]."Washington, DC: National Academy Press, September, 2002.

12. National Institutes of Health. "Operating Plan for FY 2016." Accessed September 3, 2016, at https://officeofbudget.od.nih.gov/pdfs/FY17/FY%20 2016%20NIH%20Operating%20Plan%20Posting.pdf.

13. National Institutes of Health. "Estimates of Funding for Various Research, Condition, and Disease Categories(RCDC)." Bethesda, MD: National Institutes of Health, February 10, 2016. Accessed at https://report.nih.gov/categorical_spending.aspx.

14. "Estimates of Funding for Various Research, Condition, and Disease Categories(RCDC)"(13번 주註)의 데이터로 계산했다.

15. National Cancer Institute. "FY 1999 Questions and Answers provided for the record for the FY 1999 House Appropriations Subcommitee." July 15, 2003. Accessed at http: //www3.cancer.gov/admin/fmb/1999QAs.htm.

16. National Cancer Institute. FY 2001 Congressional Justification. Accessed March 2, 2004. Available from http://www3.cancer.gov/admin/fmb/index. html.

17. National Cancer Institute. "FY 1999 Questions and Answers provided for the record for the FY 1999 House Appropriations Subcommitee." July 15, 2003. Accessed at http://www3.cancer.gov/admin/fmb/1999QAs.htm.

18. Angell M. "The pharmaceutical industry—to whom is it accountable?" *New Engl. J. Med.* 342 (2000): 1902–1904.

19. National Cancer Institute. FY 2004 Congressional Justification. Accessed 2003. Available from http://www3.cancer.gov/admin/fmb/index/html.

20. Demas A. *Food Education in the Elementary Classroom as a Means of Gaining Acceptance of Diverse Low Fat Foods in the School Lunch Program* [PhD Dissertation]. Ithaca, NY: Cornell University, 1995: 325pp.

21. Dietary Guidelines Advisory Committee. "Scientific Report of the 2015 Dietary Guidelines Advisory Committee: Part A. Executive Summary." Rockville, MD: Office of Disease Prevention and Health Promotion. Accessed August 27, 2016. Available from https://health.gov/dietaryguidelines/2015-scientific-report/02-executive-summary.asp.

22. Dietary Guidelines Advisory Committee. "Scientific Report of the 2015 Dietary Guidelines Advisory Committee: Part A. Executive Summary." Rockville, MD: Office of Disease Prevention and Health Promotion. Accessed August 27, 2016. Available from https://health.gov/dietaryguidelines/2015-scientific-report/02-executive-summary.asp.

23. Thune J, et al. Letter to The Honorable Sylvia Matthews Burwell and The Honorable Thomas J. Vilsack. March 12, 2015. Available from http://www.agri-pulse.com/Uploaded/DietaryGuidelinesLetter03122015.pdf.

24. Hartzler V. Letter to The Honorable Thomas J. Vilsack and The Honorable Sylvia Matthews Burwell. March 31, 2015. Available from https://health.gov/dietaryguidelines/2015/resources/2015-2020_Dietary_Guidelines.pdf.

25. Center for Science in the Public Interest. Congressional Catering: How Big Food and Agricultural Special Interests Wield Influence in Congress and Undermine Public Health." June 2015. Available from https://cspinet.org/new/pdf/riders-dga-campaign-analysis-report.pdf.

26. U.S. Department of Health and Human Services and U.S. Department of Agriculture. *2015-2020 Dietary Guidelines for Americans* (8th ed.). Washington, DC: Author, December 2015. Available from https://health.gov/dietaryguidelines/2015/resources/2015-2020_Dietary_Guidelines.pdf.

Chapter 17 식습관과 건강

1. Austoker J. "The 'treatment of choice': breast cancer surgery 1860–1985." *Soc. Soc. Hist. Med. Bull.*(London) 37 (1985): 100–107.

2. Naifeh SW. *The Best Doctors in America,* 1994–1995. Aiken, S.C.: Woodward & White, 1994.

3. McDougall JA, and McDougall MA. *The McDougall Plan.* Clinton, NJ: New Win Publishing, Inc., 1983.

4. Committee on Nutrition in Medical Education. "Nutrition Education in U.S. Medical Schools." Washington, DC: National Academy of Sciences, 1985.

5. White PL, Johnson OC, and Kibler MJ. "Council on Foods and Nutrition, American Medical Association—its relation to physicians." *Postgraduate Med.* 30 (1961): 502–507.

6. Lo C. "Integrating nutrition as a theme throughout the medical school curriculum." *Am. J. Clin. Nutr.* 72(Suppl) (2000): 882S–889S.

7. Pearson TA, Stone EJ, Grundy SM, et al. "Translation of nutrition science into medical education: the Nutrition Academic Award Program." *Am. J. Clin. Nutr.* 74 (2001): 164–170.

8. Kassler WJ. "Appendix F: Testimony of the American Medical Student Association." Washington, DC: National Academy of Sciences, 1985.

9. Zeisel SH, and Plaisted CS. "CD-ROMs for Nutrition Education." *J. Am. Coll. Nutr.* 18 (1999): 287.

10. 2, 3개의 명망 있는 기관들도 이 프로그램을 후원해왔지만, 나는 이 기관의 관리자들이 다른 기관의 의심스러운 명단과 상관없이 그들 자신의 목적을 위해 의학 교육 프로젝트와 연관시킬 필요가 있다고 느꼈을 거라고 의심한다.

11. http://www.med.unc.edu/nutr/nim/FAQ.htm#anchor197343.

12. Weinsier RL, Boker JR, Brooks CM, et al. "Nutrition training in graduate medical (residency) education: a survey of selected training programs." *Am. J. Clin. Nutr.* 54 (1991): 957–962.
13. Young EA. "National Dairy Council Award for Excellence in Medical/Dental Nutrition Education Lecture, 1992: perspectives on nutrition in medical education." *Am. J. Clin. Nutr.* 56 (1992): 745–751.
14. Kushner RF. "Will there be a tipping point in medical nutrition education?" *Am. J. Clin. Nutr.* 77 (2003): 288–291.
15. Angell M. "Is academic medicine for sale?" *New Engl. J. Med.* 342 (2000): 1516–1518.
16. Moynihan R. "Who pays for the pizza? Redefining the relationships between doctors and drug companies 1: Entanglement." *Brit. Med. Journ.* 326 (2003): 1189–1192.
17. Moynihan R. "Who pays for the pizza? Redefining the relationships between doctors and drug companies. 2. Disentanglement." *Brit. Med. Journ.* 326 (2003): 1193–1196.
18. Avorn J, Chen M, and Hartley R. "Scientific versus commercial sources of influence on the prescribing behavior of physicians." *Am. J. Med.* 73 (1982): 4–8.
19. Lurie N, Rich EC, Simpson DE, et al. "Pharmaceutical representatives in academic medical centers: interaction with faculty and housestaff." *J. Gen. Intern. Med.* 5 (1990): 240–243.
20. Steinman MA, Shlipak MG, and McPhee SJ. "Of principles and pens: attitudes and practices of medicine housestaff toward pharmaceutical industry promotions." *Am. J. Med.* 110 (2001): 551–557.
21. Lexchin J. "Interactions between physicians and the pharmaceutical industry: what does the literature say?" *Can. Med. Assoc. J.* 149 (1993): 1401–1407.
22. Lexchin J. "What information do physicians receive from pharmaceutical representatives?" *Can. Fam. Physician* 43 (1997): 941–945.
23. Baird P. "Getting it right: industry sponsorship and medical research." *Can. Med. Assoc. Journ.* 168 (2003): 1267–1269.
24. Smith R. "Medical journals and pharmaceutical companies: uneasy bedfellows." *Brit. Med. Journ.* 326 (2003): 1202–1205.
25. Chopra SS. "Industry funding of clinical trials: benefit or bias?" *JAMA* 290 (2003): 113–114.
26. Healy D. "In the grip of the python: conflicts at the university-industry interface." *Sci. Engineering Ethics* 9 (2003): 59–71.
27. Olivieri NF. "Patients' health or company profits? The commercialization of academic research." *Sci. Engineering Ethics* 9 (2003): 29–41.
28. Lasser KE, Allen PD, Woolhandler SJ, et al. "Timing of new black box warnings and withdrawals for prescription medications." *JAMA* 287 (2002): 2215–2220.
29. Lazarou J, Pomeranz B, and Corey PN. "Incidence of adverse drug reactions in hospitalized patients." *JAMA* 279 (1998): 1200–1205.
30. Adams KM, Kohlmeier M, Zeisel SH. "gNutrition education in U.S. medical schools: latest update of a national survey." *Acad. Med.* 85 (2010): 1537–1542.
31. Giocomino B, Cram P, Vaughan-Sarrazin M, Girotra S. "Abstract 208: Association of hospital prices for coronary artery bypass graft surgery with

hospital quality and reimbursement." *Circulation: Cardiovascular Quality and Outcomes* 8 (2015): A208 (poster session).

32. Shanafelt TD, Hasan O, Dyrbye LN, et al. "Changes in Burnout and Satisfaction With Work-Life Balance in Physicians and the General US Working Population Between 2011 and 2014." *Mayo Clin. Proc.* 90 (2015): 1600–1613.

Chapter 18 무너진 상아탑

1. National Center for Education Statistics. "Fast Facts." Accessed September 3, 2016, at https://nces.ed.gov/fastfacts/.
2. National Institutes of Health. "About NIH: What We Do: Budget." April 4, 2016. Accessed September 3, 2016, at https://www.nih.gov/about-nih/what-we-do/budget.
3. U.S. Department of Agriculture, National Institute of Food and Agriculture. "Extension." Accessed September 3, 2016, at https://nifa.usda.gov/extension.
4. Center for Media and Democracy. "SourceWatch: Physicians Committee for Responsible Medicine: Court Rules against USDA Secrecy & Conflicts of Interest." Last modified March 12, 2015. Accessed September 3, 2016, at http://www.sourcewatch.org/index.php/Physicians_Committee_for_Responsible_Medicine#Court_rules_against_USDA_secrecy_.26_conflicts_of_interest.
5. National Research Council. *Diet, Nutrition, and Cancer.* Washington, DC: National Academy Press, 1982.
6. Kingkade T. "Tenure decline: Inside Higher Ed survey finds provosts relying on non-tenured faculty." *Huffington Post,* January 23, 2013. Accessed at http://www.huffingtonpost.com/2013/01/23/tenure-decline_n_2537418.html.
7. Pankin R, and Weiss C. "Part-time faculty in higher education: a selected annotated bibliography." DigitalCommons@Providence, Sociology Department Faculty Publications, October 1, 2011. Accessed at http://digitalcommons.providence.edu/cgi/viewcontent.cgi?article=1000&context=sociology_fac.
8. Washburn J. "Science's worst enemy: corporate funding." *DiscoverMagazine.com*, October 11, 2007. Accessed at http://discovermagazine.com/2007/oct/sciences-worstenemy-private-funding.
9. Association of American Colleges & Universities. "Academic freedom and educational responsibility." January 6, 2006. Accessed at https://www.aacu.org/about/statements/academic-freedom.

Chapter 19 반복되는 역사

1. Macilwain G. *The General Nature and Treatment of Tumors.* London, UK: John Churchill, 1845.
2. Williams H. *The Ethics of Diet. A Catena of Authorities Deprecatory of the Practice of Flesh-Eating.* London: F. Pitman, 1883.
3. U.S. Census Bureau. "U.S. Popclock Projection." March, 2004. Accessed at http:// www.census.gov/cgi-bin/popclock

4. Centers for Disease Control. "Prevalence of adults with no known risk factors for coronary heart disease-behavioral risk factor surveillance system, 1992." *Morbidity and mortality weekly Report* 43 (February 4, 1994): 61–63,69.

5. Kaufman DW, Kelly JP, Rosenberg L, et al. "Recent patterns of medication use in the ambulatory adult population of the United States: the Slone survey." *J. Am. Med. Assoc.* 287 (2002): 337–344.

6. Flegal KM, Carroll MD, Ogden CL, et al. "Prevalence and trends in obesity among U.S. adults, 1999–2000." *JAMA* 288 (2002): 1723–1727.

7. American Heart Association. "High blood cholesterol and other lipids— statistics." March, 2004. Accessed at ttp://www.americanheart.org/presenter. jhtml?identifier=2016

8. Wolz M, Cutler J, Roccella EJ, et al. "Statement from the National High Blood Pressure Education Program: prevalence of hypertension." *Am. J. Hypertens.* 13 (2000): 103–104.

9. Lucas JW, Schiller JS, and Benson V. "Summary health statistics for U.S. Adults: National Health Interview Survey, 2001." National Center for Health Statistics. *Vital Health Stat.* 10(218). 2004

10. Robbins J. *The Food Revolution.* Berkeley, California: Conari Press, 2001.

11. 식생활과 환경 사이의 연관성이 설득력 있게 담긴 존 로빈스의 『먹거리 혁명』(한울아카데미, 2015)을 읽기를 강력히 추천한다.

12. World Health Organization. "The World Health Report 1997: Press Release. Human and social costs of chronic diseases will rise unless confronted now, WHO Director-General says." Geneva, Switzerland: World Health Organization, 1997. Accessed at http://www.who.int/ whr2001/2001/ archives/1997/presse.htm

13. Ornish, D., Brown, S. E., Scherwitz, L. W., Billings, J. H., Armstrong, W. T., Ports, T. A., McLanahan, S. M., Kirkeeide, R. L., Brand, R. J., and Gould, K. L. "Can lifestyle changes reverse coronary heart disease?" *Lancet,* 336(1990): 129–133.; Esselstyn, C. B., Ellis, S. G., Medendorp, S. V., and Crowe, T. D. "A strategy to arrest and reverse coronary artery disease: a 5-year longitudinal study of a single physician's practice." *J. Family Practice,* 41(1995): 560–568.

14. Vegetarian Resource Group. "How Many Vegetarians Are There?" March, 2004. Accessed at http://www.vrg.org/journal/vj2003issue3/vj2003issue3poll. htm

15. Herman-Cohen V. "Vegan revolution." *Ithaca Journal* (reprinted from *LA Times*) Aug 11, 2003: 12A.

16. Sabate J, Duk A, and Lee CL. "Publication trends of vegetarian nutrition articles in biomedical literature, 1966–1995." *Am. J. Clin. Nutr.* 70(Suppl) (1999): 601S–607S.

무엇을 먹을 것인가

무엇을
먹을
것인가

개정증보판 1쇄 발행 2020년 12월 31일
개정증보판 3쇄 발행 2023년 11월 15일

지은이 콜린 캠벨, 토마스 캠벨
옮긴이 유자화, 홍원표
감수 이의철(전문의)
편집 한정윤
디자인 디자인 엘비스
펴낸이 정갑수

펴낸곳 열린과학
출판등록 2004년 5월 10일 제300-2005-83호
주소 06691 서울시 서초구 방배천로 6길 27, 104호
전화 02-876-5789   팩스 02-876-5795
이메일 open_science@naver.com

ISBN 978-89-92985-78-9 (13510)